临床专科护理技术与护理管理

主编　王立军　李　侠　霍秀华　单德平
　　　吴占凤　王玉芳　杨莉娜

黑龙江科学技术出版社

图书在版编目（CIP）数据

临床专科护理技术与护理管理 / 王立军等主编. --
哈尔滨：黑龙江科学技术出版社，2022.7
ISBN 978-7-5719-1531-5

Ⅰ．①临… Ⅱ．①王… Ⅲ．①护理学 Ⅳ．①R47

中国版本图书馆CIP数据核字（2022）第134926号

临床专科护理技术与护理管理
LINCHUANG ZHUANKE HULI JISHU YU HULI GUANLI

主　　编　王立军　李　侠　霍秀华　单德平　吴占凤　王玉芳　杨莉娜
责任编辑　陈兆红
封面设计　宗　宁
出　　版　黑龙江科学技术出版社
　　　　　地址：哈尔滨市南岗区公安街70-2号　邮编：150007
　　　　　电话：（0451）53642106　传真：（0451）53642143
　　　　　网址：www.lkcbs.cn
发　　行　全国新华书店
印　　刷　山东麦德森文化传媒有限公司
开　　本　787 mm×1092 mm　1/16
印　　张　28
字　　数　710千字
版　　次　2022年7月第1版
印　　次　2023年1月第1次印刷
书　　号　ISBN 978-7-5719-1531-5
定　　价　198.00元

前言 FOREWORD

护理工作是医疗卫生工作的重要组成部分,护理质量的好坏不仅直接影响患者在看病就医过程中的体验和感受,而且关系到医院甚至整个医疗行业的服务面貌。随着社会经济的飞速发展和人们物质文化生活水平的不断提高,人们对护理的依赖日益明显。加之护理学向高效能和专业化方向发展的趋势(专科护理技术使用范围窄,专业性强,往往仅限于本专科,有的甚至只限于某一种疾病),护理人员要掌握专科基础知识和技术,以便能在专科领域为护理对象提供全面的、系统的、连续的护理服务。为此,我们特组织出版了这本《临床专科护理技术与护理管理》。

本书落笔于基础,先简单介绍了临床护理工作者必备的护理技能,如机械吸痰法、导尿术、膀胱冲洗术等,以及护理管理的部分内容;然后结合临床,不仅具体地介绍了临床常见疾病的护理内容,还对每种疾病的病因病理、临床表现、辅助检查、诊断等进行了简要叙述。本书内容丰富又不长篇累牍,兼顾科学性、指导性和实用性,注重对护理人员专科基础知识和技术的培养,对推进临床专科护理工作、指导护理教学活动有一定的积极作用,适合广大临床护理工作者和医学院校护理专业师生阅读使用。

本书由多人执笔,编者们编撰风格不一,加之时间仓促、篇幅有限,若存在疏漏之处,敬请广大读者批评指正。

《临床专科护理技术与护理管理》编委会
2022 年 5 月

目录
CONTENTS

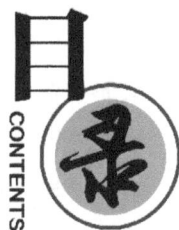

第一章　基础护理操作技术

第一节　测量体温

一、正常体温及生理性变化

(一)正常体温

通常说的体温是指机体内部的温度,即胸腔、腹腔、中枢神经的温度,又称体核温度,较高且稳定。皮肤温度称体壳温度。临床上通常用口温、肛温、腋温来代替体温。在这3个部位测得的温度接近身体内部的温度,且测量较为方便。3个部位测得的温度略有不同,口腔温度居中,直肠温度较高,腋下温度较低。同时在3个部位进行测量,其温度差一般不超过1 ℃。这是由于血液在不断地流动,将热量很快地由温度较高处带往温度较低处,因而机体各部的温度一般差异不大。

成人体温平均值及正常值范围。

口温:平均37.0℃,正常范围为36.3～37.2 ℃。

腋温:平均36.5 ℃,正常范围为36.0～37.0 ℃。

肛温:平均37.5 ℃,正常范围为36.5～37.7 ℃。

(二)生理性变化

人的体温在一些因素的影响下,会出现生理性的变化,但这种体温的变化,往往是在正常范围内或是一闪而过的。

1.时间

人的体温24小时内的变动在0.5～1.0 ℃,一般清晨2～6时体温最低,下午13～18时体温最高。这种昼夜的节律波动,可能与人体活动代谢的相应周期性变化有关。如长期从事夜间工作的人员,可出现夜间体温上升,日间体温下降的现象。

2.年龄

新生儿因体温调节中枢尚未发育完全,调节体温的能力差,体温易受环境温度影响而变化;儿童由于代谢率高,体温可略高于成人;老年人代谢率较低,血液循环变慢,加上活动量减少,因此体温偏低。

3.性别

一般来说,女性比男性有较厚的皮下脂肪层,维持体热能力强,故女性体温较男性高约

0.3 ℃。女性的基础体温随月经周期出现呈规律变化,即月经来潮后逐渐下降,至排卵后,体温又逐渐上升。这种体温的规律性变化与血中孕激素及其代谢产物的变化相吻合。

4.环境温度

在寒冷或炎热的环境下,机体的散热受到明显的抑制或加强,体温可暂时性地降低或升高。另外,气流、个体暴露的范围大小亦影响个体的体温。

5.活动

任何需要耗力的活动,都使肌肉代谢增强,产热增加,可以使体温暂时性地上升1~2 ℃。

6.饮食

进食物的冷热可以暂时性地影响口腔温度,进食后,由于食物的特殊动力作用,可以使体温暂时性地升高 0.3 ℃左右。

另外,强烈的情绪反应、冷热的应用及个体的体温调节机制都对体温有影响,在测量体温的过程中要加以注意并能够做出解释。

二、异常体温的观察

(一)体温过高

体温过高又称发热,是指由于各种原因使下丘脑体温调节中枢的调定点上移,产热增加而散热减少,导致体温升高超过正常范围的现象。

1.原因

(1)感染性:如病毒、细菌、真菌、螺旋体、立克次体、支原体、寄生虫等感染引起的发热,最多见。

(2)非感染性:无菌性坏死物质的吸收引起的吸收热、变态反应性发热等。

2.临床分度(以口腔温度为标准)

按照发热的高低将发热分为低热 37.5~37.9 ℃,中等热 38.0~38.9 ℃,高热 39.0~40.9 ℃,超高热 41 ℃及以上。

人体最高的耐受热为 40.6~41.4 ℃,高达 43 ℃则很少存活。直肠温度持续升高超过41 ℃,可引起永久性的脑损伤;高热持续在 42 ℃以上 24 小时常导致休克及严重并发症。

3.发热过程

发热的过程常依据疾病在体内的发展情况而定,一般分为 3 个阶段。

(1)体温上升期。①特点:产热大于散热。②主要表现:皮肤苍白、干燥无汗,患者畏寒、疲乏,体温升高,有时伴寒战。③方式:骤升和渐升。骤升指体温在数小时内升至高峰,如肺炎球菌导致的肺炎;渐升指体温在数小时内逐渐上升,数天内达高峰,如伤寒。

(2)高热持续期。①特点:产热和散热在较高水平上趋于平衡。②主要表现:体温居高不下,皮肤潮红,呼吸加深加快,脉搏增快并有头痛、食欲缺乏、恶心、呕吐、口干、尿量减少等症状,甚至惊厥、谵妄。

(3)体温下降期。①特点:散热增加,产热趋于正常,体温逐渐恢复至正常水平。②主要表现:大量出汗、皮肤潮湿、温度降低。老年人易出现血压下降、脉搏细速、四肢厥冷等循环衰竭的症状。③方式:骤降和渐降。骤降指体温在数小时内降至正常,如大叶性肺炎、疟疾;渐降指体温在数天内降至正常,如伤寒、风湿热。

4.热型

将不同的时间测得的体温绘制在体温单上,互相连接就构成体温曲线。各种体温曲线形状称为热型。有些发热性疾病有特殊的热型,通过观察体温曲线可协助诊断。但需注意,药物的应用可使热型变得不典型。常见的热型有以下几种(图 1-1)。

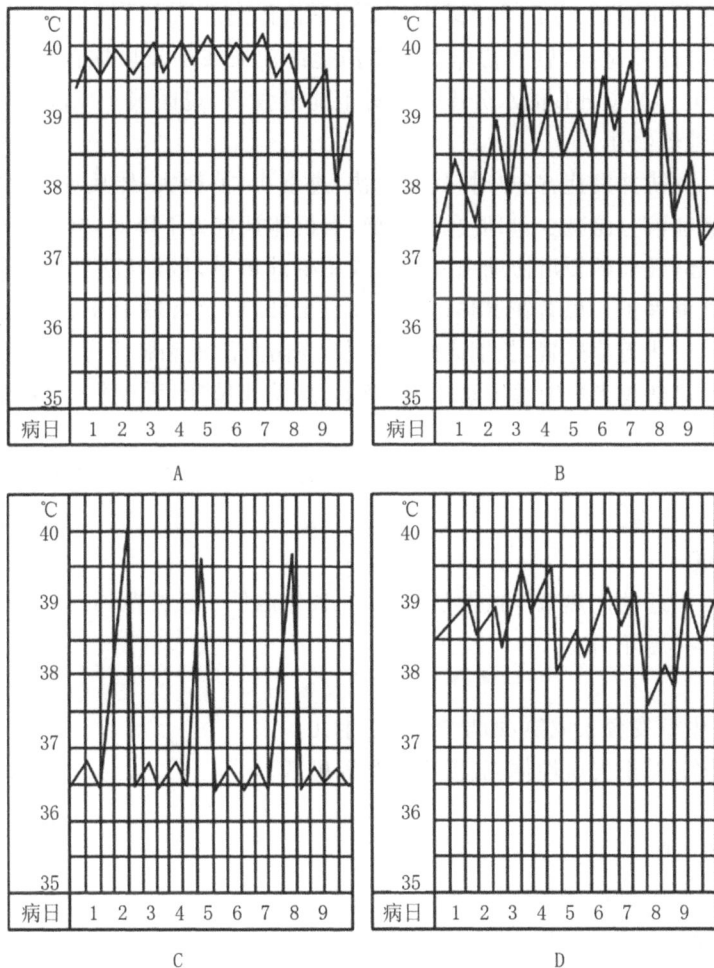

图 1-1　常见热型
A.稽留热;B.弛张热;C.间歇热;D.不规则热

(1)稽留热:体温持续在 39～40 ℃,达数天或数周,24 小时波动范围不超过 1 ℃。常见于大叶性肺炎、伤寒等急性感染性疾病的极期。

(2)弛张热:体温多在 39 ℃以上,24 小时体温波动幅度可超过 2 ℃,但最低温度仍高于正常水平。常见于化脓性感染、败血症、浸润性肺结核等疾病。

(3)间歇热:体温骤然升高达高峰后,持续数小时又迅速降至正常,经过 1 天或数天间歇后,体温又突然升高,如此有规律地反复发作,常见于疟疾。

(4)不规则热:发热不规律,持续时间不定。常见于流行性感冒、肿瘤等疾病引起的发热。

5.护理

(1)降温:较好的降温措施是物理降温(特别是病因未明时)。体温超过 39 ℃,可用冰袋冷敷头部,体温超过 39.5 ℃时,可用乙醇擦浴、温水擦浴或做大动脉冷敷。物理降温半小时后观测体温,并做好记录及交班。

(2)密切观察:高热患者应每隔 4 小时测量体温一次,注意观察患者的面色、脉搏、呼吸、血压及出汗等体征,体温降至 38.5 ℃以下时,改为每天测量 4 次。小儿高热易出现惊厥,如有异常应及时处理。体温恢复正常 3 天后,可递减为每天测 2 次体温。

(3)营养和水分的补充:给患者营养丰富易消化的流质或半流质饮食,鼓励少量多餐,多饮水,一天应有 2 500～3 000 mL 的水分摄入。对不能进食者,遵医嘱予以静脉输液或鼻饲,以补充水分、电解质和营养物质。

(4)增进舒适,预防并发症:高热时,代谢增快,进食少,消耗大,体质虚弱,故应卧床休息,减少活动。高热患者唾液分泌减少,口腔黏膜干燥,当机体抵抗力下降时,极易引起口腔炎、舌炎和黏膜溃疡,应在晨起、睡前的饭后协助患者漱口或用棉球擦拭,做好口腔护理,防止口腔感染,口唇干裂者应涂护肤油保护。患者在退热过程中大量出汗,应及时擦干汗液,更换衣服及床单、被套、保持皮肤清洁,防止着凉感冒,长期高热卧床者,应防止压疮和肺炎等并发症。

(5)注意安全:高热患者有时会躁动不安、谵妄,应防止坠床、舌咬伤,必要时用床挡,约束带固定患者。

(6)心理护理:患者高热时易产生焦虑和恐惧心理,应体贴、安慰患者,及时有效地解除躯体痛苦,以消除其不安心理。

(二)体温过低

由于各种原因引起的产热减少或散热增加,导致体温低于正常范围,称为体温过低。当体温低于 35 ℃时,称为体温不升。

1.原因

(1)体温调节中枢发育未成熟:如早产儿、新生儿。

(2)疾病或创伤:见于失血性休克、极度衰竭等患者。

(3)药物中毒。

2.体温过低的护理

(1)保暖:给予棉被、热水袋等。

(2)密切观察病情变化,做好抢救工作。

(3)提高室温:室温保持在 24～26 ℃。

三、测量体温的技术

(一)体温计的种类及构造

水银体温计又称玻璃体温计,是最常用最普通的体温计。它是一种外标刻度的真空玻璃毛细管。其刻度范围为 35～42 ℃,每小格 0.1 ℃,在 37 ℃刻度处以红线标记,以示醒目。体温计一端贮存水银,当水银遇热膨胀后沿毛细管上升;因毛细管下端和水银槽之间有一凹陷,所以水银柱遇冷不至于下降,以便检视温度。

根据测量部位的不同可将体温计分为口表、肛表、腋表。口表的水银端呈圆柱形,较细长;肛表的水银端呈梨形,较粗短,适合插入肛门;腋表的水银端呈扁平鸭嘴形。临床上口表可代替腋表使用。

其他体温计有电子体温计、感温胶片、可弃式化学体温计、远红线快速测温仪、报警体温计等。

(二)测体温的方法

1.目的

通过测量体温,了解患者的一般情况及疾病的发生、发展规律,为诊断、预防、治疗提供依据。

2.用物准备

(1)测温盘内备体温计(水银柱甩至 35 ℃以下)、秒表、纱布、笔、记录本。

(2)若测肛温,另备润滑油、棉签、手套、卫生纸、屏风。

3.操作步骤

(1)洗手、戴口罩,备齐用物,携至床旁。

(2)核对患者并解释目的。

(3)协助患者取舒适卧位。

(4)测体温:根据病情选择合适的测温方法。

测腋温法:擦干汗液,将体温计放在患者腋窝,紧贴皮肤,屈肘臂过胸,夹紧体温计。测量10 分钟后,取出体温计用纱布擦拭。

测口温法:嘱患者张口,将口表汞柱端放于舌下热窝。嘱患者闭嘴用鼻呼吸,勿用牙咬体温计。测量时间 3 分钟。嘱患者张口,取出口表,用纱布擦拭。

测肛温法:协助患者取合适卧位,露出臀部。润滑肛表前端,戴手套,用手垫卫生纸分开臀部,轻轻插入肛表 3～4 cm。测量时间 3 分钟。用卫生纸擦拭肛表。

(5)检视读数,放体温计盒内,记录。

(6)整理床单位。

(7)洗手,绘制体温于体温单上。

(8)消毒用过的体温计。

4.注意事项

(1)测温前应注意有无影响体温波动的因素存在,如 30 分钟内有无进食、剧烈活动、冷热敷、坐浴等。

(2)发现体温值如与病情不符时,应在旁重新监测,必要时肛温和口温对照复查。

(3)腋下有创伤、手术或消瘦夹不紧体温计者不宜测腋温;腹泻、肛门手术、心肌梗死的患者禁测肛温;精神异常、昏迷、婴幼儿等不能合作者及口鼻疾病或张口呼吸者禁测口温;进热食或面颊部热敷者,应间隔 30 分钟后再测口温。

(4)对小儿、重症患者测温时,应守护在旁。

(5)测口温时,如不慎咬破体温计,应立即清除玻璃碎屑,以免损伤唇、舌、口腔、食管、胃肠道黏膜,然后口服蛋清或牛奶,以保护消化道黏膜并延缓汞的吸收。如病情允许者,进食粗纤维丰富的食物(如韭菜、芹菜等),以加快汞的排出。

(三)体温计的消毒与检查

1.体温计的消毒

为防止测体温引起的交叉感染,保证体温计清洁,用过的体温计应消毒。

(1)先将体温计分类浸泡于含氯消毒液内 30 分钟后取出,再用冷开水冲洗擦干,放入清洁容器中备用。集体测温后的体温计,用后全部浸泡于消毒液中,5 分钟后取出清水冲净,擦干后放入另一消毒液容器中进行第二次浸泡,半小时后取出,清水冲净,擦干后放入清洁容器中备用。

（2）消毒液的容器及清洁体温计的容器每周进行两次高压蒸汽灭菌消毒,消毒液每天更换一次,若有污染随时消毒。

（3）传染病患者应设专人体温计,单独消毒。

2.体温计的检查

在使用新的体温计前,或定期消毒体温计后,应对体温计进行校对,以检查其准确性。将全部体温计的水银柱甩至 35 ℃以下,同一时间放入已测好的 40 ℃水内,3分钟后取出检视。若体温计之间相差 0.2 ℃以上或体温计上有裂痕者,取出不用。

（王立军）

第二节　测　量　脉　搏

一、正常脉搏及生理性变化

（一）正常脉搏

随着心脏节律性收缩和舒张,动脉内的压力也发生周期性的波动,这种周期性的压力变化可引起动脉血管发生扩张与回缩的搏动,这种搏动在浅表的动脉可触摸到,临床简称为脉搏。正常人的脉搏节律均匀、规则,间隔时间相等,每搏强弱相同且有一定的弹性,每分钟搏动的次数为60～100 次（即脉率）。脉搏通常与心率一致,是心率的指标。

（二）生理性变化

脉率受许多生理性因素影响而发生一定范围的波动。

1.年龄

一般新生儿、幼儿的脉率较成人快。

2.性别

同龄女性比男性快。

3.情绪

兴奋、恐惧、发怒时脉率增快,忧郁时则慢。

4.活动

一般人运动、进食后脉率会加快;休息、禁食则相反。

5.药物

兴奋剂可使脉搏增快,镇静剂、洋地黄类药物可使脉搏减慢。

二、异常脉搏的观察

（一）脉率异常

1.速脉

成人脉率在安静状态下＞100 次/分,又称为心动过速。见于高热、甲状腺功能亢进（由于代谢率增加而使脉率增快）、贫血或失血等患者。正常人可有窦性心动过速,为一过性的生理现象。

2.缓脉

成人脉率在安静状态下低于 60 次/分,又称心动过缓。颅内压升高、病态窦房结综合征、二度以上房室传导阻滞,或服用某些药物如地高辛、普尼拉明、利舍平、普萘洛尔等可出现缓脉。正常人可有生理性窦性心动过缓,多见于运动员。

(二)脉律异常

脉搏的搏动不规则,间隔时间时长时短,称为脉律异常。

1.间歇脉

在一系列正常均匀的脉搏中出现一次提前而较弱的脉搏,其后有一较正常延长的间歇(即代偿性间歇),亦称期前收缩。见于各种心脏病或洋地黄中毒的患者,正常人在过度疲劳、精神兴奋、体位改变时也偶尔出现间歇脉。

2.脉搏短绌

脉搏短绌是指同一单位时间内脉率少于心率。由于心肌收缩力强弱不等,有些心排血量少的搏动可发出心音,但不能引起周围血管搏动,导致脉率少于心率。特点是脉律完全不规则,心率快慢不一、心音强弱不等。多见于心房纤颤者。

(三)强弱异常

1.洪脉

当心排血量增加,血管充盈度和脉压较大时,脉搏强大有力,称洪脉。见于高热、甲状腺功能亢进、主动脉关闭不全等患者,运动后、情绪激动时也常触到洪脉。

2.细脉

当心排血量减少,动脉充盈度降低时,脉搏细弱无力,扪之如细丝,称细脉或丝脉。见于大出血、主动脉瓣狭窄和休克、全身衰竭的患者,是一种危险的脉象。

3.交替脉

交替脉指节律正常而强弱交替时出现的脉搏,称为交替脉。交替脉是左心室衰竭的重要体征。常见于高血压性心脏病、急性心肌梗死、主动脉关闭不全等患者。

4.水冲脉

脉搏骤起骤落,有如洪水冲涌,故名水冲脉。主要见于主动脉关闭不全、动脉导管未闭、甲状腺功能亢进、严重贫血患者。检查方法是将患者前臂抬高过头,检查者用手紧握患者手腕掌面,可明显感知。

5.奇脉

在吸气时脉搏明显减弱或消失为奇脉。其产生主要与吸气时左心室的搏出量减少有关。常见于心包积液、缩窄性心包炎等患者,是心脏压塞的重要的体征之一。

(四)动脉壁异常

由于动脉壁弹性减弱,动脉变得迂曲不光滑,有条索感,如按在琴弦上,多见于动脉硬化的患者。

三、测量脉搏的技术

(一)部位

临床上常在浅在、靠近骨骼的动脉测量脉搏,最常用、最方便的是桡动脉,患者也乐于接受。其次为颞动脉、颈动脉、肱动脉、腘动脉、足背动脉、胫后动脉和股动脉等。如怀疑患者心搏骤停或休克时,应选择大动脉为诊脉点,如颈动脉、股动脉。

(二)测脉搏的方法

1.目的

通过测量脉搏,可间接了解心脏的情况,观察相关疾病发生、发展规律,为诊断、治疗提供依据。

2.准备

治疗盘内备带秒钟的表、笔、记录本及听诊器。

3.操作步骤

(1)洗手,戴口罩,备齐用物,携至床旁。

(2)核对患者,解释目的。

(3)协助患者取坐位或半坐卧位,手臂放在舒适位置,腕部伸展。

(4)以示指、中指、无名指的指端按在桡动脉表面,压力大小以能清楚地触及脉搏为宜,注意脉律、强弱、动脉壁的弹性。

(5)一般情况下测 30 秒,所测得的数值乘以 2,心脏病患者、脉率异常者、危重患者则应以 1 分钟记录。

(6)协助患者取舒适体位。

(7)将脉搏绘制在体温单上。

4.注意事项

(1)诊脉前患者应保持安静,剧烈运动后应休息 20 分钟后再测。

(2)偏瘫患者应选择健侧肢体测量。

(3)脉搏细、弱难以测量时,用听诊器测心率。

(4)脉搏短绌的患者,应由两人同时测量,一人听心率,另一人测脉率,由听心率者发出"开始"和"停止"的口令,计数 1 分钟,以分数式记录:心率/脉率。若心率 120 次,脉率 90 次,即应写成 120/90 次/分。

(王立军)

第三节 测 量 呼 吸

一、正常呼吸及生理性变化

(一)正常呼吸

机体不断地从外界环境摄取氧气并将二氧化碳排出体外的气体交换过程称为呼吸。呼吸是维持机体新陈代谢和功能活动所必需的生理过程之一,一旦呼吸停止,生命也将终止。正常成人在安静状态下呼吸是自发的,节律规则,均匀无声且不费力,每分钟 16～20 次。

(二)生理性变化

呼吸受许多因素的影响,在不同生理状态下,正常人的呼吸也会在一定范围内波动。呼吸与脉搏的比例为 1:4,男性及儿童以腹式呼吸为主,女性以胸式呼吸为主。

1.年龄

年龄越小,呼吸频率越快(表 1-1)。

表 1-1 各年龄段呼吸频率

年龄	呼吸频率(次/分)	年龄	呼吸频率(次/分)
新生儿	30～40	学龄儿童	15～25
婴儿	20～45	青少年	15～20
幼儿	20～35	成人	12～20
学龄前儿童	20～30	老年人	12～18

2.性别

同年龄的女性呼吸频率比男性稍快。

3.运动

肌肉的活动可使呼吸系统加快,呼吸也因说话、唱歌、哭、笑及吞咽、排泄等动作有所改变。

4.情绪

强烈的情绪变化,如害怕、恐惧、愤怒、紧张等会刺激呼吸中枢,导致屏气或呼吸加快。

5.其他

如环境温度升高或海拔增加,均会使呼吸加快加深。

二、异常呼吸的观察

(一)频率异常

1.呼吸过速

呼吸过速指呼吸频率超过 24 次/分,但节律规则,又称气促。多见于高热、疼痛、甲状腺功能亢进的患者。一般体温每升高 1 ℃,呼吸频率增加 3～4 次/分。

2.呼吸过慢

呼吸过慢指呼吸频率缓慢,低于 10 次/分,但仍有规则。多见于麻醉药或镇静剂过量、颅脑疾病等呼吸中枢受抑制者。

(二)节律异常

1.潮式呼吸

潮式呼吸又称陈-施呼吸,是一种周期性的呼吸异常。其表现为呼吸由浅慢到深快,达高潮后又逐渐变浅变慢,经过 5～10 秒的暂停,又重复出现上述状态的呼吸,呈潮水般涨落。

发生机制:由于呼吸中枢兴奋性减弱,血中正常浓度的二氧化碳不能引起呼吸中枢兴奋,只有当缺氧严重、动脉血二氧化碳分压增高到一定程度,才能刺激呼吸中枢,使呼吸加强;当积聚的二氧化碳呼出后,呼吸中枢失去有效刺激,呼吸逐渐减弱甚至停止。多见于脑炎、尿毒症等患者,常表现为呼吸衰竭。一些老年人在深睡时也可出现潮式呼吸,是脑动脉硬化的表现。

2.间断呼吸

间断呼吸又称比奥呼吸,表现为有规律地呼吸几次后,突然停止呼吸,间隔一个短时期后又开始呼吸,如此反复交替。其产生机制与潮式呼吸一样,但预后更严重,常在呼吸停止前发生。见于颅内病变或呼吸中枢衰竭的患者。

3.点头呼吸

在呼吸时,头随呼吸上下移动,患者已处于昏迷状态,是呼吸中枢衰竭的表现。

4.叹气式呼吸

间断一段时间后做一次大呼吸,伴叹气声。偶然的一次叹气是正常的,可以扩张小肺泡,多见于精神紧张、神经症患者。如反复发作叹气式呼吸,是临终前的表现。

(三)深浅度异常

1.深度呼吸

深度呼吸又称库斯莫尔呼吸,是一种深长而规则的呼吸。见于糖尿病酮症酸中毒和尿毒症酸中毒等,以便机体排出较多的二氧化碳,调节血中的酸碱平衡。

2.浅快呼吸

呼吸浅表而不规则。见于呼吸肌麻痹、胸肺疾病、休克患者。

(四)声音异常

1.鼾声呼吸

由于气管或大支气管内有分泌物积聚,呼吸深大带鼾声。多见于昏迷或神经系统疾病的患者。

2.蝉鸣样呼吸

由于细支气管、小支气管堵塞,吸气时出现高调的哮鸣音,多见于支气管哮喘、喉头水肿的患者。

(五)呼吸困难

呼吸困难是指因呼吸频率、节律或深浅度的异常,导致气体交换不足,机体缺氧。患者自感空气不足、胸闷、呼吸费力,表现为焦虑、烦躁、鼻翼翕动、口唇发紫等,严重者不能平卧。

1.吸气性呼吸困难

吸气性呼吸困难特点是吸气明显困难、吸气时间延长,出现三凹征(吸气时胸骨上窝、锁骨上窝、肋间隙或腹上角出现凹陷)。由于上呼吸道部分梗阻,气流不能顺利进入肺,吸气时呼吸肌收缩,肺内负压极度增高所致。常见于气管阻塞、气管异物、喉头水肿等。

2.呼气性呼吸困难

呼气性呼吸困难特点是呼气费力,呼气时间延长。由于下呼吸道部分梗阻、气流呼出不畅所致。常见于支气管哮喘、阻塞性肺气肿。

3.混合性呼吸困难

混合性呼吸困难特点是吸气和呼气均感费力,呼吸浅而快。由于广泛性肺部病变使呼吸面积减少,影响换气功能所致。常见于重症肺炎、广泛肺纤维化、大片肺不张、大量胸腔积液等。

三、呼吸的测量

(一)目的

通过测量呼吸,观察、评估患者的呼吸状况。

(二)准备

治疗盘内备秒表、笔、记录本、棉签(必要时)。

(三)操作步骤

测量脉搏后,护士仍保持诊脉手势,观察患者的胸、腹部起伏情况及呼吸的节律、性质、声音、深浅,呼出气体有无特殊气味,呼吸运动是否对称等;以胸(腹)部一起一伏为一次呼吸,计数1分钟;记录,将呼吸次数绘制于体温单上。

(四)注意事项

(1)尽量去除影响呼吸的各种生理性因素,在患者精神松弛的状态下测量。

(2)由于呼吸受意识控制,所以,测呼吸时,不应使患者察觉。

(3)呼吸微弱或危重患者,可用少许棉花置其鼻孔前,观察棉花纤维被吹动的次数,计数1分钟。

(4)小儿、呼吸异常者应测1分钟。

(魏　晶)

第四节　测量血压

一、正常血压及生理性变化

(一)正常血压

血压是指血液在血管内流动时对血管壁的侧压力。一般指动脉血压,如无特别注明均指肱动脉的血压。

当心脏收缩时,主动脉压急剧升高,至收缩中期达最高值,此时的动脉血压称收缩压。当心室舒张时,主动脉压下降,至心舒末期达动脉血压的最低值,此时的动脉血压称舒张压。血压的计量单位,过去多用mmHg(毫米汞柱),后改用国际统一单位kPa(千帕)。目前仍用mmHg(毫米汞柱)。以下为两者换算公式。

$$1\ kPa=7.5\ mmHg$$
$$1\ mmHg=0.133\ kPa$$

在安静状态下,正常成人的血压范围为(12.0~18.5)/(8.0~11.9)kPa[(90~139)/(60~89)mmHg],脉压为4.0~5.3 kPa(30~40 mmHg)。

(二)生理性变化

在各种生理情况下,动脉血压可发生各种变化,影响血压的生理因素有以下几点。

1.年龄

随着年龄的增长血压逐渐升高,以收缩压升高较明显。以下为儿童血压的计算公式。

$$收缩压(mmHg)=80+年龄\times 2$$
$$舒张压=收缩压\times 2/3$$

2.性别

青春期前的男女血压差别不明显。成年男子的血压比女性高0.7 kPa(5 mmHg);绝经期后的女性血压又逐渐升高,与男性差不多。

3.昼夜和睡眠

血压在上午8~10时达全天最高峰,之后逐渐降低;午饭后又逐渐升高,下午16~18时出现全天次高值,然后又逐渐降低;至入睡后2小时,血压降至全天最低值;早晨醒来又迅速升高。睡眠欠佳时,血压稍升高。

4.环境

寒冷时血管收缩,血压升高;气温高时血管扩张,血压下降。

5.部位

一般右上肢血压常高于左上肢,下肢血压高于上肢。

6.情绪

紧张、恐惧、兴奋及疼痛均可引起血压升高。

7.体重

正常人发生高血压的危险性与体重增加成正比。

8.其他

吸烟、劳累、饮酒、药物等都对血压有一定的影响。

二、异常血压的观察

(一)高血压

目前基本上采用1999年世界卫生组织(WHO)和国际高血压联盟(ISH)高血压治疗指南的高血压定义:在未服抗高血压药的情况下,成人收缩压≥18.7 kPa(140 mmHg)和/或舒张压≥12.0 kPa(90 mmHg)。95%的患者为病因不明的原发性高血压,多见于动脉硬化、肾炎、颅内压增高等,最易受损的部位是心、脑、肾、视网膜。

(二)低血压

一般认为血压低于正常范围且有明显的血容量不足表现如脉搏细速、心悸、头晕等,即可诊断为低血压。常见于休克、大出血等。

(三)脉压异常

脉压增大多见于主动脉瓣关闭不全、主动脉硬化等;脉压减小多见于心包积液、缩窄性心包炎等。

三、血压的测量

(一)血压计的种类和构造

1.水银血压计

分立式和台式两种,其基本结构都包括输气球、调节空气的阀门、袖带、能充水银的玻璃管、水银槽几部分。袖带的长度和宽度应符合标准;宽度比被测肢体的直径宽20%,长度应能包绕整个肢体。能充水银的玻璃管上标有刻度,范围为0.0~40.0 kPa(0~300 mmHg),每小格表示0.3 kPa(2 mmHg);玻璃管上端和大气相通,下端和水银槽相通。当输气球送入空气后,水银由玻璃管底部上升,水银柱顶端的中央凸起可指出压力的刻度。水银血压计测得的数值相当准确。

2.弹簧表式血压计

由一袖带与有刻度2.7~4.0 kPa(20~30 mmHg)的圆盘表相连而成,表上的指针指示压力。此种血压计携带方便,但欠准确。

3.电子血压计

袖带内有一换能器,可将信号经数字处理,在显示屏上直接显示收缩压、舒张压和脉搏的数值。此种血压计操作方便,清晰直观,不需听诊器,使用方便、简单,但欠准确。

(二)测血压的方法

1.目的

通过测量血压,了解循环系统的功能状况,为诊断、治疗提供依据。

2.准备

听诊器、血压计、记录纸、笔。

3.操作步骤

(1)测量前,让患者休息片刻,以消除活动或紧张因素对血压的影响。检查血压计,如袖带的宽窄是否适合患者,玻璃管有无裂缝,橡胶管和输气球是否漏气等。

(2)向患者解释,以取得合作。患者取坐位或仰卧,被测肢体的肘臂伸直、掌心向上,肱动脉与心脏在同一水平。坐位时,肱动脉平第 4 软骨;卧位时,肱动脉平腋中线。如手臂低于心脏水平,血压会偏高;手臂高于心脏水平,血压会偏低。

(3)放平血压计于上臂旁,打开水银槽开关,将袖带平整地缠于上臂中部,袖带的松紧以能放入一指为宜,袖带下缘距肘窝 2～3 cm。如测下肢血压,袖带下缘距腘窝 3～5 cm,将听诊器胸件置于腘动脉搏动处,记录时注明下肢血压。

(4)戴上听诊器,关闭输气球气门,触及肱动脉搏动。将听诊器胸件放在肱动脉搏动最明显的地方,但勿塞入袖带内,以一手稍加固定。

(5)挤压输气球,打气至肱动脉搏动音消失,水银柱又升高 2.7～4.0 kPa(20～30 mmHg)后,以每秒 0.5 kPa(4 mmHg)左右的速度放气,使水银柱缓慢下降,视线与水银柱所指刻度平行。

(6)在听诊器中听到第一声动脉音时,水银柱所指刻度即为收缩压;当搏动音突然变弱或消失时,水银柱所指的刻度即为舒张压。当变音与消失音之间有差异时,或危重者应记录两个读数。

(7)测量后,驱尽袖带内的空气,解开袖带。安置患者于舒适卧位。

(8)血压计右倾 45°,关闭气门,气球放在固定的位置,以免压碎玻璃管,关闭血压计盒盖。

(9)用分数式,即收缩压/舒张压记录测得的血压值,如 14.7/9.3 kPa(110/70 mmHg)。

4.注意事项

(1)测血压前,要求安静休息 20～30 分钟,如运动、情绪激动、吸烟、进食等可导致血压偏高。

(2)血压计要定期检查和校正,以保证其准确性,切勿倒置或震动。

(3)打气不可过猛、过高,如水银柱里出现气泡,应调节或检修,不可带着气泡测量。

(4)如所测血压异常或血压搏动音听不清时,需重复测量。先将袖带内气体排尽,使水银柱降至"0",稍等片刻再行第二次测量。

(5)对偏瘫、一侧肢体外伤或手术后患者,应在健侧手臂上测量。

(6)排除影响血压值的外界因素,如袖带太窄、袖带过松、放气速度太慢测得的血压值偏高,反之则测得的血压值偏低。

(7)长期测血压应做到四定:定部位、定体位、定血压计、定时间。

(魏　晶)

第五节 静 脉 输 液

一、准备

(一)仪表

着装整洁,佩戴胸牌,洗手、戴口罩。

(二)用物

注射盘内放干棉球缸、一次性输液器、网套、止血带、橡皮小枕及一次性垫巾、弯盘、0.75%碘酊、棉签、胶布、启盖器、药液瓶外贴输液标签(上写患者姓名、床号、输液药品、剂量、用法、日期、时间、输液架)。

二、操作步骤

(1)根据医嘱备齐用物,携至床旁查对床号、姓名、剂量、用法、时间、药液瓶和面貌,并摇动药瓶对光检查。

(2)做好解释工作,询问大小便,备胶布。

(3)开启铝盖中心部分(如备物时加完药可省去)套网套,消毒瓶塞中心及瓶颈,挂于输液架上,检查输液器并打开,插入瓶塞至针头根部。

(4)排气,排液3~5 mL至弯盘内。

(5)选择血管、置小枕及垫巾,扎止血带、消毒皮肤,待干。

(6)再次查对床号、姓名、剂量、用法、时间、药液瓶和面貌。

(7)再次检查空气是否排尽,夹紧,穿刺时左手绷紧皮肤并用拇指固定静脉,见回血,松止血带及螺旋夹。

(8)胶布固定,干棉球遮盖针眼,调节滴速,开始15分钟应慢,无异常调节至正常速度。

(9)交代注意事项,整理床及用物。

(10)爱护体贴患者,协助卧舒适体位。

(11)洗手、消毒用物。

三、临床应用

(一)静脉输液注意事项

(1)严格执行无菌操作和查对制度。

(2)根据病情需要,有计划地安排轮流顺序,如需加入药物,应合理安排,以尽快达到输液目的,注意配伍禁忌。

(3)需长期输液者,要注意保护和合理使用静脉,一般从远端小静脉开始。

(4)输液前应排尽输液管及针头内空气,药液滴尽前要按需及时更换溶液瓶或拔针,严防造成空气栓塞。

(5)输液过程中应加强巡视,耐心听取患者的主诉,严密观察注射部位皮肤有无肿胀,针头有无脱出,阻塞或移位,针头和输液器衔接是否紧密,输液管有无扭曲受压,输液滴速是否适宜,以及输液瓶内溶液量等,及时记录在输液卡或护理记录单上。

(6)需 24 小时连续输液者,应每天更换输液器。

(7)颈外静脉穿刺置管,如硅胶管内有回血,须及时用稀释肝素溶液冲注,以免硅胶管被血块堵塞;如遇输液不畅,须注意是否存在硅胶管弯曲或滑出血管外等情况。

(二)常见输液反应及防治

1.发热反应

(1)减慢滴注速度或停止输液,及时与医师联系。

(2)对症处理,寒战时适当增加盖被或用热水袋保暖,高热时给予物理降温。

(3)按医嘱给抗过敏药物或激素治疗。

(4)保留余液和输液器,必要时送检验室做细菌培养。

(5)严格检查药液质量、输液用具的包装及灭菌有效期等,防止致热物质进入体内。

2.循环负荷过重(肺水肿)

(1)立即停止输液,及时与医师联系,积极配合抢救,安慰患者,使患者有安全感和信任感。

(2)为患者安置端坐位,使其两腿下垂,以减少静脉回流,减轻心脏负担。

(3)加压给氧,可使肺泡内压力升高,减少肺泡内毛细血管渗出液的产生,同时给予 20%～30%乙醇湿化吸氧。因乙醇能降低肺泡内泡沫的表面张力,使泡沫破裂消散,从而改善肺部气体交换,迅速缓解缺氧症状。

(4)按医嘱给用镇静剂、扩血管药物和强心剂如洋地黄等。

(5)必要时进行四肢轮流结扎,即用止血带或血压计袖带做适当加压,以阻断静脉血流,但动脉血流仍通畅。每隔 5～10 分钟轮流放松一侧肢体的止血带,可有效地减少静脉回心血量,待症状缓解后,逐步解除止血带。

(6)严格控制输液滴速和输液量,对有心、肺疾病者,以及老年人、儿童尤应慎重。

3.静脉炎

(1)严格执行无菌操作,对血管壁有刺激性的药物应充分稀释后应用,并防止药物溢出血管外。同时,要有计划地更换注射部位,以保护静脉。

(2)患肢抬高并制动,局部用 95%乙醇或 50%硫酸镁行热湿敷。

(3)理疗。

(4)如合并感染,根据医嘱给予抗生素治疗。

4.空气栓塞

(1)立即停止输液,及时通知医师,积极配合抢救,安慰患者,以减轻恐惧感。

(2)立即为患者置左侧卧位(可使肺的位置低于右心室,气泡侧向上漂移到右心室,避开肺动脉口)和头低足高位(在吸气时可增加胸内压力,以减少空气进入静脉。由于心脏搏动将空气混成泡沫,分次小量进入肺动脉内)。

(3)氧气吸入。

(4)输液前排尽输液管内空气,输液过程中密切观察,加压输液或输血时应专人守护,以防止空气栓塞发生。

（李　侠）

第六节 机械吸痰法

一、目的

清除呼吸道分泌物,保持呼吸道通畅,预防并发症发生。适用于排痰无力、痰液黏稠、意识不清、危重、老年体弱及身体各脏器衰竭者。可通过患者口腔、鼻腔、气管插管或气管切开处进行负压吸引。

二、准备

(一)用物准备

治疗盘外:电动吸引器或中心吸引器包括马达、偏心轮、气体过滤器、压力表、安全瓶、贮液瓶、开口器、舌钳、压舌板、电源插座等。

治疗盘内:带盖缸2只(1只盛消毒一次性吸痰管若干根、1只盛有消毒液的盐水瓶)、消毒玻璃接管、治疗碗2个(1只内盛无菌生理盐水、1只内盛消毒液用于消毒玻璃接管)、弯盘、消毒纱布、无菌弯血管钳一把、消毒镊子一把、棉签一包、液状石蜡、冰硼散等,急救箱1个备用。

(二)患者、护理人员及环境准备

患者取舒适体位,稳定情绪,了解吸痰目的、方法、注意事项及配合要点。护理人员应衣帽整齐,修剪指甲,洗手,戴口罩。环境安静、整洁、光线、温湿度适宜。

三、操作步骤

(1)携用物至病床旁,接通电源,打开开关,调节负压,检查吸引器性能。

(2)检查患者口腔(昏迷患者可借助压舌板及开口器)、鼻腔,有无义齿,如有应先取下活动义齿,患者头部转向一侧,面向操作者。

(3)连接吸痰管,先吸少量生理盐水。用于检查吸痰管是否通畅,并润滑吸痰管前端。

(4)一手反折吸痰管末端,另一手持无菌弯血管钳或无菌镊子夹取吸痰管前端,插入口咽部10～15 cm(过深可触及支气管处,易堵塞呼吸道)后,放松吸痰管末端,先吸口咽部分泌物,再吸气管内分泌物。吸痰时采取上下左右旋转向上提吸痰管的方法,有利于呼吸道分泌物吸出,避免损伤呼吸道黏膜。每次吸引时间少于15秒,防止缺氧。

(5)吸痰管拔出后,用生理盐水抽吸。防止分泌物堵塞吸痰管。

(6)观察患者呼吸道是否畅通及面部、呼吸、心率、血压等情况及吸出液的色、质、量。

(7)协助患者擦净面部分泌物,整理床单位,取舒适体位。

(8)处理用物,吸痰管玻璃接头清洁后,放入盛有消毒液的治疗碗中浸泡,或清洁后,置低温消毒箱内消毒备用。

(9)洗手,观察并记录治疗效果与反应。

四、注意事项

(1)严格无菌操作,吸痰管应即吸即弃。

(2)吸痰动作应轻柔,以防呼吸道黏膜损伤。

(3)痰液黏稠者可配合叩击、雾化吸入,提高治疗效果。

(4)储液瓶内的液体不得超过 2/3。

(5)每次吸痰时间不超过 15 秒,以免缺氧。

(6)两次吸痰间隔不少于 30 分钟。

(7)气管隆嵴处不宜反复刺激,避免引起咳嗽反射。

(李　侠)

第七节　导　尿　术

一、目的

(1)为尿潴留患者解除痛苦;使尿失禁患者保持会阴清洁干燥。

(2)收集无菌尿标本,做细菌培养。

(3)避免盆腔手术时误伤膀胱,为危重、休克患者正确记录尿量,测尿比重提供依据。

(4)检查膀胱功能,测膀胱容量、压力及残余尿量。

(5)鉴别尿闭和尿潴留,以明确肾功能不全或排尿功能障碍。

(6)诊断及治疗膀胱和尿道的疾病,如进行膀胱造影或对膀胱肿瘤患者进行化疗等。

二、准备

(一)物品准备

治疗盘内:橡皮圈 1 个,别针 1 枚,备皮用物 1 套,一次性无菌导尿包一套(治疗碗两个、弯盘、双腔气囊导尿管根据年龄选不同型号尿管,弯血管钳一把、镊子一把、小药杯内置棉球若干个,液状石蜡棉球瓶一个,洞巾一块),弯盘一个,一次性手套一双,治疗碗一个(内盛棉球若干个),弯血管钳一把、镊子两把、无菌手套一双,常用消毒溶液如 0.1% 苯扎溴铵(新洁尔灭)、0.1% 氯己定等,无菌持物钳及容器一套,男患者导尿另备无菌纱布 2 块。

治疗盘外:小橡胶单和治疗巾一套(或一次性治疗巾),便盆及便盆巾。

(二)患者、护理人员及环境准备

患者了解导尿目的、方法、注意事项及配合要点。取仰卧屈膝位,调整情绪,指导或协助患者清洗外阴,备便盆。护理人员应衣帽整齐,修剪指甲,洗手,戴口罩。环境安静、整洁、光线、温湿度适宜,关闭门窗,备屏风或隔帘。

三、评估

(1)评估患者病情、治疗情况、意识、心理状态及合作度。

(2)患者排尿功能异常的程度,膀胱充盈度及会阴部皮肤、黏膜的完整性。

(3)向患者解释导尿的目的、方法、注意事项及配合要点。

四、操作步骤

将用物推至患者处,核对患者床号、姓名,向患者解释导尿的目的、方法、注意事项及配合要点。消除患者紧张和窘迫的心理,以取得合作。

(1)用屏风或隔帘遮挡患者,保护患者的隐私,使患者精神放松。

(2)帮助患者清洗外阴部,减少逆行尿路感染的机会。

(3)检查导尿包的日期,是否严密干燥,确保物品无菌性,防止尿路感染。

(4)根据男女性尿道解剖特点执行不同的导尿术。

(一)男性患者导尿术操作步骤

(1)操作者位于患者右侧,帮助患者取仰卧屈膝位,脱去对侧裤腿,盖在近侧腿上,对侧下肢和上身用盖被盖好,两腿略外展,暴露外阴部。

(2)将一次性橡胶单和治疗巾垫于患者臀下,弯盘放于患者臀部,治疗碗内盛棉球若干个。

(3)左手戴手套,用纱布裹住阴茎前1/3,将阴茎提起,另一手持镊子夹消毒棉球按顺序消毒,阴茎后2/3部-阴阜-阴囊暴露面。

(4)用无菌纱布包裹消毒过的阴茎后2/3部-阴阜-阴囊暴露面,消毒阴茎前1/3,并将包皮向后推,换另一把镊子夹消毒棉球消毒尿道口,向外螺旋式擦拭龟头-冠状沟-尿道口数次,包皮和冠状沟易藏污,应彻底消毒,预防感染。污棉球置于弯盘内移至床尾。

(5)在患者两腿间打开无菌导尿包,用持物钳夹浸消毒液的棉球于药杯内。

(6)戴无菌手套,铺洞巾,使洞巾与包布内面形成无菌区域。嘱患者勿移动肢体保持体位,以免污染无菌区。

(7)按操作顺序排列好用物,用镊子取液状石蜡棉球,润滑导尿管前端。

(8)左手用纱布裹住阴茎并提起,使之与腹壁呈60°,使耻骨前弯消失,便于插管。将包皮向后推,右手用镊子夹取浸消毒液的棉球,按顺序消毒尿道口、螺旋消毒龟头、冠状沟、尿道口数遍,每个棉球只可用一次,禁止重复使用,确保消毒部位不受污染,污棉球置于弯盘内,右手将弯盘移至靠近床尾无菌区域边沿,便于操作。

(9)左手固定阴茎,右手将治疗碗置于洞巾口旁,男性尿道长而且又有3个狭窄处,当插管受阻时,应稍停片刻嘱患者深呼吸,减轻尿道括约肌紧张,再徐徐插入导尿管,切忌用力过猛而损伤尿道。

(10)用另一只血管钳夹持导尿管前端,对准尿道口轻轻插入20～22 cm,见尿液流出后,再插入约2 cm,将尿液引流入治疗碗(第一次放尿不超过1 000 mL,防止大量放尿,腹腔内压力急剧下降,血液大量滞留腹腔血管内,血压下降虚脱及膀胱内压突然降低,导致膀胱黏膜急剧充血,发生血尿)。

(11)治疗碗内尿液盛2/3满后,可用血管钳夹住导尿管末端,将尿液导入便器内,再打开导尿管继续放尿。注意询问患者的感觉,观察患者的反应。

(12)导尿毕,夹住导尿管末端,轻轻拔出导尿管,避免损伤尿道黏膜。撤下洞巾,擦净外阴,脱去手套置弯盘内,撤出臀部一次性橡胶单和治疗巾置治疗车下层。协助患者穿好裤子,整理床单位。

(13)整理用物。

(14)洗手,记录。

(二)女性患者导尿术操作步骤

(1)操作者位于患者右侧,帮助患者取仰卧屈膝位,脱去对侧裤腿,盖在近侧腿上,对侧下肢和上身用盖被盖好,两腿略外展,暴露外阴部。

(2)将一次性橡胶单和治疗巾垫于患者臀下,弯盘放于患者臀部,治疗碗内盛棉球若干个。

(3)左手戴手套,右手持血管钳夹取消毒棉球做外阴初步消毒,按由外向内,自上而下,依次消毒阴阜、两侧大阴唇。

(4)左手分开大阴唇,换另一把镊子按顺序消毒大小阴唇之间-小阴唇-尿道口-自尿道口至肛门,减少逆行感染的机会。污棉球置于弯盘内,消毒完毕,脱下手套置于治疗碗内,污物放置治疗车下层。

(5)在患者两腿间打开无菌导尿包,用持物钳夹浸消毒液的棉球于药杯内。

(6)戴无菌手套,铺洞巾,使洞巾与包布内面形成无菌区域。嘱患者勿移动肢体保持体位,以免污染无菌区。

(7)按操作顺序排列好用物,用镊子取液状石蜡棉球,润滑导尿管前端。

(8)左手拇指、食指分开并固定小阴唇,右手持弯持物钳夹取消毒棉球,按由内向外,自上而下顺序消毒尿道口、两侧小阴唇、尿道口,尿道口处要重复消毒一次,污棉球及弯血管钳置于弯盘内,右手将弯盘移至靠近床尾无菌区域边沿,便于操作。

(9)右手将无菌治疗碗移至洞巾旁,嘱患者张口呼吸,用另一只弯血管钳持导尿管对准导尿口轻轻插入尿道 4~6 cm,见尿液后再插入 1~2 cm。

(10)左手松开小阴唇,下移固定导尿管,将尿液引入治疗碗。注意询问患者的感觉,观察患者的反应。

(11)导尿毕,夹住导管末端,轻轻拔出导尿管,避免损伤尿道黏膜。撤下洞巾,擦净外阴,脱去手套置弯盘内,撤出臀部一次性橡胶单和治疗巾置治疗车下层。协助患者穿好裤子,整理床单位。

(12)整理用物。

(13)洗手,记录。

五、注意事项

(1)向患者及其家属解释留置导尿管的目的和护理方法,使其认识到预防泌尿道感染的重要性,并主动参与护理。

(2)保持引流通畅,避免导尿管扭曲堵塞,造成引流不畅。

(3)防止泌尿系统逆行感染。

(4)患者每天摄入足够的液体,每天尿量维持在 2 000 mL 以上,达到自然冲洗尿路的目的,以减少尿路感染和结石的发生。

(5)保持尿道口清洁,女患者用消毒棉球擦拭外阴及尿道口,如分泌物过多,可用 0.02% 高锰酸钾溶液冲洗,再用消毒棉球擦拭外阴及尿道口。男患者用消毒棉球擦拭尿道口、阴茎头及包皮,1~2 次/天。

(6)每周定时更换集尿袋 1 次,定时排空集尿袋,并记录尿量。

(7)每月定时更换导尿管 1 次。

(8)采用间歇性夹管方式,训练膀胱反射功能。关闭导尿管,每 4 小时开放 1 次,使膀胱定时充盈和排空,促进膀胱功能的回复。

(9)离床活动时,应用胶布将导尿管远端固定在大腿上,集尿袋不得超过膀胱高度,防止尿液逆流。

(10)协助患者更换体位,倾听患者主诉,并观察尿液性状、颜色和量,尿常规每周检查一次,若发现尿液混浊、沉淀、有结晶,应做膀胱冲洗。

(赵欣欣)

第八节　膀胱冲洗术

一、目的

(1)对留置导尿管的患者,保持其尿液引流通畅。

(2)清除膀胱内的血凝块、黏液、细菌等异物,预防感染的发生。

(3)治疗某些膀胱疾病,如膀胱炎、膀胱肿瘤。

二、准备

(一)用物准备

治疗盘(消毒物品)1套、无菌膀胱冲洗装置1套、冲洗液按医嘱备、弯血管钳1把、输液调节器1个、必要时备启瓶器、输液架各1个。

(二)患者、护理人员及环境准备

患者了解膀胱冲洗目的、方法、注意事项及配合要点。护理人员应衣帽整齐,修剪指甲,洗手,戴口罩。环境安静、整洁、光线、温湿度适宜,关闭门窗。

三、操作步骤

(1)准备物品和冲洗溶液(生理盐水、0.02%呋喃西林溶液、3%硼酸溶液、0.2%氯己定溶液、0.1%新霉素溶液、0.1%雷夫奴尔溶液、2.5%醋酸等),仔细检查冲洗液有无浑浊、沉淀或絮状物;备齐用物,携至患者床边。

(2)核对患者床号、姓名,向患者解释操作目的和过程。

(3)按医嘱取冲洗液,冬季冲洗液应加温至38~40 ℃,以防低温刺激膀胱,常规消毒瓶塞,打开膀胱冲洗装置,将冲洗导管针头插入瓶塞,严格执行无菌操作技术,将冲洗液瓶倒挂于输液架上,瓶内液面距床面60 cm,以便产生一定的压力使液体能够顺利滴入膀胱,排气后用弯血管钳夹导管。

(4)打开引流管夹子,排空膀胱,降低膀胱内压,便于冲洗液顺利滴入膀胱。

(5)夹毕引流管,开放冲洗管,使溶液滴入膀胱,调节滴速,滴速一般为每分钟60~80滴,以免患者尿意强烈,膀胱收缩,迫使冲洗液从导尿管侧溢出尿道外。

(6)待患者有尿意或滴入溶液200~300 mL后,夹毕冲洗管,放开引流管,将冲洗液全部引流出来后,再夹毕引流管。

(7)按需要量,如此反复冲洗,一般每天冲洗2次,每次500~1 000 mL,冲洗过程中,经常询问患者感受,观察患者反应及引流液性状。

(8)冲洗完毕,取下冲洗管,清洁外阴部,固定好导尿管。

(9)协助患者取舒适卧位,整理床单位,清理物品。

(10)洗手记录冲洗液名称、冲洗量、引流量、引流液性质,冲洗过程中患者的反应。

四、注意事项

(1)严格遵医嘱并根据病情准备冲洗液。

(2)根据膀胱冲洗"微温、低压、少量、多次"的原则进行冲洗。

(3)保持冲洗管及引流管的无菌,冲洗过程中注意无菌原则。

(4)冲洗过程若患者出现不适或有出血情况,应立即停止冲洗,并与医师联系。

(5)如滴入治疗用药,须在膀胱内保留30分钟后再引流出体外,有利于药液与膀胱内液充分接触,并保持有效浓度。

(6)冲洗时不宜按压膀胱。

(赵欣欣)

第九节　灌　肠　术

一、目的

(1)刺激肠蠕动,软化和清除粪便,排出肠内积气,减轻腹胀。

(2)清洁肠道,为手术、检查和分娩做准备。

(3)稀释和清除肠道内有害物质,减轻中毒。

(4)为高热患者降温。

根据灌肠的目的不同分为保留灌肠和不保留灌肠。不保留灌肠按灌入液体量不同,分大量不保留灌肠和小量不保留灌肠(小量不保留灌肠适用于危重患者、老年体弱、小儿、孕妇等)。

二、准备

(一)物品准备

治疗盘内备:通便剂按医嘱备、一次性手套一双、剪刀(用开塞露时)1把,弯盘一个,卫生纸、纱布1块。

治疗盘外备:温开水(用肥皂栓时)适量、屏风、便盆、便盆布1个。

(二)患者、护理人员及环境准备

患者了解通便目的、方法、注意事项及配合要点。取侧卧屈膝位,调整情绪,指导或协助患者清洗肛周,备便盆。护理人员应衣帽整齐,修剪指甲,洗手,戴口罩。环境安静、整洁、光线、温湿度适宜,关闭门窗,备屏风或隔帘,保护患者隐私,消除紧张、恐惧心理,取得合作。

三、评估

(1)评估患者病情、治疗情况、意识、心理状态及合作度。

(2)评估患者的腹胀情况、肛周皮肤、黏膜的完整性。

四、操作步骤

(1)关闭门窗,用屏风遮挡患者,保护患者隐私。

(2)条件许可患者可帮助其取左侧卧位,双腿屈曲,背向操作者,暴露肛门,便于操作。

(3)患者臀部移至床沿,臀下铺一次性尿垫,保持床单位清洁,便器放置在床旁。

(4)将弯盘置于臀部旁,用血管钳关闭灌肠筒胶管倒灌肠液于筒内,悬挂灌肠筒于输液架上,灌肠筒内液面与肛门距离不超过 30 cm。

(5)将玻璃接头一头连接肛管,另一头连接灌肠筒胶管。

(6)戴一次性手套,一手分开肛门,暴露肛门口,嘱患者张口呼吸,使患者放松便于插管,另一手将肛管轻轻旋转插入肛门,沿着直肠壁进入直肠 7～10 cm。

(7)固定肛管,打开血管钳,缓缓注入灌肠液,速度不可过快过猛,以防刺激肠黏膜,出现排便。

(8)用血管钳关闭灌肠筒胶管,一手持卫生纸紧贴肛周下沿,防止灌肠液流出,另一手将肛管轻轻拔出,置弯盘内。

(9)擦净肛周,协助患者取舒适卧位,灌肠液在体内保留 10～20 分钟再排便。充分软化粪便,提高灌肠效果。

(10)清理用物。

(11)协助患者排便,整理床单位。洗手、记录。

五、注意事项

(1)灌肠液温度控制在 38 ℃,温度过高损伤肠黏膜,温度过低可引起肠痉挛。

(2)灌肠如遇患者有便意、腹胀时,嘱患者做深呼吸,让灌肠液在体内尽量保留 10～20 分钟后再排便。

(3)消化道出血、急腹症、妊娠、严重心血管疾病患者禁忌灌肠。

六、相关护理方法

(一)人工取便术

(1)条件许可患者可帮助其取左侧卧位,双腿屈曲,背向操作者,暴露肛门,便于操作。

(2)患者臀下铺一次性尿垫保持床单位清洁,便器放置在床旁。

(3)戴一次性手套,在右手示指端倒 1～2 mL 的 2% 利多卡因,插入肛门停留 5 分钟,利多卡因对肛管和直肠起麻醉作用,能减少刺激,减轻疼痛。

(4)嘱患者张口呼吸,轻轻旋转插入肛门,沿着直肠壁进入直肠。

(5)手指轻轻摩擦,松弛粪块,取出粪块,放入便器,重复数次,直至取净,动作轻柔,避免损伤肠黏膜或引起肛周水肿。

(6)取便过程中注意观察患者的生命体征和反应,如发现面色苍白、出汗、疲惫等表现,应暂停,休息片刻,若患者心率明显改变,应立即停止操作。

(7)操作结束,清洗肛门和臀部并擦干,病情许可时可行热水坐浴,促进局部血液循环,减轻疼痛防止病原微生物传播。

(8)整理消毒用物,洗手并做记录。

(9)注意事项:有肛门黏膜溃疡、肛裂及肛门剧烈疼痛者禁用此法。

(二)便秘的护理

(1)正确引导,安排合理膳食结构。

(2)协助患者适当增加运动量。

(3)养成良好的排便习惯。

(4)腹部进行环形按摩,通过按摩腹部,刺激肠蠕动,促进排便。方法:用右手或双手叠压稍微按压腹部,自右下腹盲肠部开始,依结肠蠕动方向,经升结肠、横结肠、降结肠、乙状结肠做环形按摩,或在乙状结肠部,由近心端向远心端做环形按摩,每次 5～10 分钟,每天 2 次。可由护士操作或指导患者自己进行。

(5)遵医嘱给予口服缓泻药物,禁忌长期使用,产生依赖性而失去正常的排便功能。

(6)简便通便术包括通便剂通便术和人工取便术。是患者及家属经过护士指导,可自行完成的一种简单易行、经济有效的护理技术。常用剂通便剂有开塞露(由 50%的甘油或少量山梨醇制成,装于塑料胶壳内一种溶剂)、甘油栓(由甘油和硬脂酸制成,为无色透明或半透明栓剂,呈圆锥形,密封于塑料袋内一种溶剂,需冷藏储存)、肥皂栓(将普通肥皂削成底部直径 1 cm,长 3～4 cm圆锥形栓剂)。具有吸收水分、软化粪便、润滑肠壁刺激肠蠕动的作用。人工取便术是用手指插入直肠,破碎并取出嵌顿粪便的方法。常用于粪便嵌塞的患者采用灌肠等通便术无效时,以解除患者痛苦的方法。

(鲍庆玲)

第二章 护理管理

第一节 护理组织管理

一、医院护理管理体系

二级和二级以上的医院应设护理部,实行院长(或副院长)领导下的护理部主任负责制。三级医院实行护理部主任科-护士长-护士长三级管理;二级医院实行总护士长-护士长二级管理。医院应当通过公开竞聘,选拔符合条件的护理人员从事各级护理管理工作。

三级护理管理组织结构:300 张病床以上有条件的三级医院设专职护理副院长,可兼任护理部主任,另设副主任 1～2 名,可设干事 1 名;500 张病床以上的三级医院设护理部主任 1 名,副主任 1～3 名,病区、门急诊、手术部根据工作任务及范围可设科护士长及护士长。

二级护理管理组织结构:二级医院设总护士长 1 名,可设干事 1 名。病房、门急诊、手术部、消毒供应中心设护士长。

护理部根据护理活动的要求设置相关委员会,如护理质量持续改进委员会(即质量管理组,包括门急诊组、病房组、危重症组、手术部组、消毒供应中心组、专科护理小组等)、教学及继续医学教育委员会、安全管理委员会、科研委员会等。各委员会要根据其工作特点制定职责范围、工作内容、工作程序及考核标准等。

二、护理部管理职能

护理管理职能是实现管理目标的重要保证,是通过护理管理者运用管理职能对管理对象施加影响和进行控制的过程。

(一)计划职能

计划是护理管理职能中最基本的职能,是管理的重要环节。计划能使决策具体化,使管理者在工作前有充分的准备。计划要通过科学的预测、权衡客观需要和主观可能,针对未来一段时间内要达到的目标和有待解决的问题去进行组织安排,制定实施方案,合理使用人力、财力、物力和时间,确保目标的完成和问题的解决。

(二)组织职能

组织是实施管理的手段,是为了实现目标,对人们的活动进行合理的分工和组合、合理的配备和使用资源。在管理中必须通过组织管理对管理中的各要素和人们在管理中的相互关系进行合理、有效地组织,才能保证计划的落实和目标的实现。组织工作主要有以下内容。

(1)按照目标要求合理地建立组织机构和人员配备。

(2)按照业务性质进行分工,确定各部门的职责范围。

(3)确定各级管理人员的职责和权力。

(4)为了保证目标实施和工作顺利进行,须制定有效的规章制度,包括考核、晋升、奖惩等制度。

(5)建立信息沟通渠道,及时反馈各部门的信息。

(6)对各级护理人员进行培训。

(三)领导职能

领导是一个对组织(或群体)内的部门或个人的行为施加影响,以引导实现组织目标的过程。领导的本质是处理人际关系,通过沟通联络等方式影响组织或群体中的每一个成员,促使大家统一认识,使他们自觉地和有信心地为实现组织目标而努力奋斗。领导者要为下属提供发挥自身潜能的机会,协调好组织成员的个人需要与组织效率之间的关系。

(四)控制职能

控制是对实现计划目标的各种活动及规定的标准进行检查、监督和调节。即发现偏差时及时采取有效的纠正措施,使工作按原定计划进行。各种活动是由各要素有机地组成并且有着极为复杂的内部联系和外部联系,尽管在制订计划时尽可能地做到全面、细致、周密的考虑,制定出切实可行的方案,但在管理过程中还会出现预料不到的情况,同时各种活动要素及其相互间也会存在一些事先预测不到的变异。因此,在计划实施的过程中,一旦发生偏差就需要通过控制职能进行调节,必要时可调整计划,确保目标的实现。控制的基本步骤如下。

1.确定标准

标准是衡量成效的依据,是体现各项工作计划方案的预期效果和达标依据。

2.衡量成效

将实际情况与预期目标相比较,通过检查获取大量信息,以了解计划执行的进度和目标实施过程中的偏差。

3.纠正偏差

偏差是指实际工作状态与目标标准的离度。纠正偏差主要是对已经或可能发生的偏差及时采取纠正和防范措施,如调整计划、修改指标、更换人员或改变措施等方法,以保证目标的实现。

（吴占凤）

第二节　护理安全管理

一、护理风险管理与护理安全管理

医疗护理风险是一种职业风险。即从事医疗护理服务职业,具有一定的发生频率并由该职业者承受的风险。风险包括经济风险、政治风险、法律风险、人身风险。因此,现代医院管理者必须对风险因素进行安全管理及有效控制。

(一)护理风险管理与护理安全管理

1.护理风险与护理安全的概念

护理风险指患者在医疗护理过程中,由于风险因素直接或间接影响导致可能发生的一切不安全事件。除具有一般风险的特征外,尚具有风险水平高、风险客观性、不确定性、复杂性及风险后果严重等特征。

护理安全是服务质量的首要特征,是指在医疗服务过程中,既要保证患者的人身安全不因医疗护理失误或过失而受到危害,又要避免因发生事故和医源性纠纷而造成医院及当事人承受风险。

护理风险是与护理安全相并存的概念,二者是因果关系,即在医疗护理风险较低的情况下,医疗护理安全就会得到有效的保障。因此护理管理者首先要提高护理人员护理风险意识,才能确保护理安全。

2.护理风险管理与护理安全管理的概念

(1)护理风险管理是指对患者、医护人员、医疗护理技术、药物、环境、设备、制度、程序等不安全因素进行管理的活动。即采用护理风险管理程序的方法,有组织、有系统地消除或减少护理风险事件的发生及风险对患者和医院的危害及经济损失,以保障患者和医护人员的安全。

(2)护理安全管理是指为保证患者身心健康,对各种不安全因素进行有效控制。通过护理安全管理可以提高护理人员安全保护意识,最大限度地降低不良事件的发生率,是护理质量管理中的重要组成部分。

因此,安全管理强调的是减少事故及消除事故,而风险管理是为了最大限度地降低由于各种风险因素而造成的风险损失,其管理理念是提高护理风险防范意识,预防风险的发生。风险管理不仅包含了预测和预防不安全事件的发生,而且还延伸到保险、投资甚至政治风险等领域,以此达到保证患者及医护人员的人身安全。由于护理风险管理与安全管理的着重点不同,也就决定了它们控制方法的差异。

3.护理风险管理的理念

护理风险管理的理念即将发生不良事件后的消极管理变为事件发生前的前馈控制。瑞士奶酪模式已经用于临床风险的管控,其理论也被称为"累积行为效应"。该理论认为在一个组织中,事件的发生有4个层面(四片奶酪)的因素,包括组织的影响、不安全监管、不安全行为先兆、不安全的操作行为。每一片奶酪代表一层防御体系,每片奶酪上的孔洞代表防御体系中存在的漏洞和缺陷。这些孔的位置和大小都在不断变化,当每片奶酪上的孔排列在一条直线上时,风险就会穿过所有防御屏障上的孔,导致风险事件的发生。如果每个层面的防御屏障对其漏洞互相拦截,系统就不会因为单一的不安全行为导致风险事件的发生。因此,加强护理风险防范和管理则需要不断强化护理人员的风险防范意识,加强过程质量中各环节质量监管,人人强化质量第一、预防为主、及时发现安全问题,通过事前控制将可能发生的风险事件进行预警,防止不良事件的发生,保证患者安全。

(二)护理风险管理程序

护理风险管理程序是指对患者、工作人员、探视者等可能产生伤害的潜在风险进行识别、评估,采取正确行动的过程。

1.护理风险的识别

护理风险的识别是对潜在的和客观存在的各种护理风险进行系统地、连续地识别和归类,并分析产生护理风险事件原因的过程。常用的护理风险识别方法有以下几种。

（1）鼓励护理人员、护士长及时上报风险事件,掌握可能发生风险事件的信息,以利于进一步监控全院风险事件的动态,制定回避风险的措施,以杜绝类似事件的发生。

（2）通过常年积累的资料及数据分析掌握控制风险的规律,使管理者能抓住管理重点,如各类风险事件过程质量中的高发部门、高发时间、高发人群等,针对薄弱环节加强质量控制,规避风险事件。

（3）应用工作流程图,包括综合流程图及高风险部分的详细流程图,了解总体的医疗护理风险分布情况,全面综合地分析各个环节的风险,以预测临床风险。

（4）采用调查法,通过设计专用调查表调查重点人员,以掌握可能发生风险事件的信息。

2.护理风险的评估

护理风险的评估是在风险识别的基础上进行的。评估的重点是识别可能导致不良事件的潜在危险因素。即在明确可能出现的风险后,对风险发生的可能性及造成损失的严重性进行评估,对护理风险进行定量、定性地分析和描述并对风险危险程度进行排序,确定危险等级,为采取相应风险预防管理对策提供依据。

3.护理风险的控制

护理风险控制是护理风险管理的核心,是针对经过风险的识别衡量和评估之后的风险问题所应采取的相应措施,主要包括风险预防及风险处置两方面内容。

（1）风险预防:在风险识别和评估基础上,对风险事件出现前采取的防范措施,如长期进行风险教育、加强新护士规范化培训、举办医疗纠纷及医疗事故防范专题讲座等,强化护理人员的职业道德、风险意识及法律意识,进一步增强护理人员的责任感,加强护理风险监控。

（2）风险处置:包括风险滞留和风险转移两种方式。①风险滞留是将风险损伤的承担责任保留在医院内部,由医院自身承担风险。②风险转移是将风险责任转移给其他机构,最常见的风险控制方式如购买医疗风险保险,将风险转移至保险公司,达到对医护人员自身利益的保护。

4.护理风险的监测

护理风险的监测是对风险管理手段的效益性和适用性进行分析、检查、评估和修正。如通过调查问卷、护理质控检查、理论考试等方法获得的数据进行分析和总结,评价风险控制方案是否最佳,所达效果如何,以完善内控建设,进一步提高风险处理的能力并为下一个风险循环管理周期提供依据。

二、护理安全文化与护理行为风险管理

（一）安全文化概念

1.安全文化

早在1986年,国际原子能机构的国际和安全咨询组在前苏联切尔诺贝利核电站核泄漏事故报告中,首次提出"安全文化",即实现安全的目标必须将安全文化渗透到所要进行的一切活动中,进一步树立了安全管理的新理念。

安全文化即借助一种文化氛围,将"以人为本"的理念渗透在安全管理的过程中,通过潜移默化的教育、影响塑造良好的安全素质,营造一种充满人性,互为尊重、关爱的人文氛围,使之形成一种安全高效的工作环境,以建立起安全可靠的保障体系。

2.护理安全文化

护理人员在护理实践中通过长期的安全文化教育和培养,进一步强化其质量意识、责任意识、法规意识、风险意识,并通过潜移默化的渗透使外在教育与影响,自觉渗透到内心之中,变为内在信念,形成能够约束个人思想和行为,凝聚其道德规范、价值观念为准则的精神因素的总和,以此激发护士内在的潜能,将安全第一、预防为主的理念转化为自觉的行为,使其从"要我做"变为"我要做"的自律行为,保障护理安全。

(二)安全文化和安全法规在规范护理行为中的作用

2003年,由Singer等提出:安全文化可以理解为将希波格拉底的格言"无损于患者为先"整合到组织的每一个单元,注入每一个操作规程之中,就是将安全提升到最优先地位的一种行为。

安全行为的建立可受多种因素影响,包括内因及外因的作用,其中安全文化和安全法规、规章对安全行为的影响最为重要。

1.安全文化对安全行为的影响

安全文化是无形的制度,它是依赖于内在的约束机制,发挥作用的自律制度。因此,安全文化有助于员工建立并形成自觉的安全行为准则、安全目标及安全价值观,使护理人员在护理实践中,逐步认识到自己对社会所承担的责任,并将个人的价值观和维护生命与健康重任统一起来,建立关爱患者、关爱生命的情感及良好的慎独修养,以高度的敬业精神不断完善自我行为,更好地履行安全法规、规范、操作规程,规避风险的发生。

2.安全法规规章对安全行为的影响

安全法规规章均为由国家制定并强制实施的行为规范,护理制度、护理常规均是在长期的护理实践中总结的客观规律,是指导护理行为的准则。两者均为有型的、并依赖外在约束发挥作用的他律制度,使其逐步形成护理人员所遵循的工作规范,因此具有强制性的管理作用。

安全行为的产生既要依赖于安全、法规、规章、制度,又要依赖于安全文化,两者之间是互补的关系。因为任何有形的安全制度都无法深入到护理过程的细枝末节中,也无法完全调动护理人员的安全创造力,因此安全文化只有与安全法规相结合,才能达到规范安全护理行为的效果。

3.营造非惩罚的安全文化

构建安全文化首先需要护理管理者更新观念,积极倡导安全文化,建立不良事件自愿报告系统。安全文化的重要标志之一是针对"系统+无惩罚环境",调动护理人员积极性,主动报告不良事件,并不受惩罚,畅通护理缺陷的上报系统,使被动的事后分析模式转变为主动汇报潜在隐患,有利于尽早发现不安全因素,调动护理人员主动参与护理安全管理,从根源上分析原因,并对系统加以改进,使护理人员从发生事件中得到启示,以有效预防护理风险的发生。

(三)护理行为风险的防范措施

(1)建立健全风险管理组织,使其风险管理活动有系统、有计划、有目的、有程序,以此形成长效、稳固的风险管理体系,保证临床护理工作的有效监管及控制护理风险的发生。

(2)护理管理者应根据行业标准要求,制定并及时修订相关的工作制度、操作规范、操作流程及各项护理风险预案,抓好安全管理的环节,并在其预案制定的基础上,进一步完善事件发生后的应急处理措施,使护理风险降至最低水平。

(3)各级护理管理人员应加强质量改进意识,在牢固树立"预防为主、强化一线、持续改进"等原则的基础上,充分运用现代护理安全管理工具和方法,针对临床质量问题建立院内护理质量评价体系,以此发现问题,聚焦重点,把握要因,落实对策,促进临床护理质量的持续改进。

（4）合理配置护理人力资源,使护理人员数量与临床实际工作相匹配,并根据护士资质、专业水平、工作经历等,合理构建人员梯队,使护理人员最大限度地发挥专长,进一步增强责任心和竞争意识,减少和避免护理行为不安全因素的发生。

（5）加强护理专业技术培训和继续医学教育,护理管理者需要有计划、有目的的结合专业需求,组织护士业务学习,选送护理骨干参加专科护士培训或外出进修,不断更新知识,以适应护理学科的发展。

（6）护理人员在工作中,要建立良好的护患关系,加强与患者的沟通,及时将可能发生的风险因素告知患者及家属,并在进行特殊治疗、检查、高风险的护理操作时,要认真履行告知义务,征得患者及家属的同意,并执行知情同意的签字手续,以将职业风险化解到最低限度。

（7）构建安全文化,将安全文化视为一种管理思路,运用到护理管理工作中,使安全文化的理念不断渗透在护理行为中,培养和影响护理人员的安全管理的态度及信念,并使护理人员能够从法规的高度认识职业的责任、权利和义务,规范安全护理行为,以建立安全的保障体系。

三、患者安全目标管理规范

随着医疗领域高科技设备在临床的广泛应用和药品更新的不断加快,医疗过程中的不安全因素日益凸显出来。患者安全和医疗护理过程中潜在的风险已成为世界各国医院质量管理关注的焦点。因此患者安全目标的制定对于进一步加强医疗安全管理、强化患者安全意识是至关重要的。

（一）严格执行查对制度,正确识别患者身份

患者身份确认是指医护人员在医疗护理活动中,通过严格执行查对制度对患者的身份进行核实,使所执行的诊疗活动过程准确无误,保证每一位患者的安全。

（1）对门诊就诊和住院患者执行唯一标识（医保卡、新型农村合作医疗卡编号、身份证、病案号等）管理,制定准确确认患者身份的制度和规程,并在全院范围内统一实施。

（2）建立使用腕带作为识别标识的制度,作为操作前、用药前、输血前等诊疗活动时识别患者的一种有效手段。①住院患者应佩戴腕带,特别是对手术部、重症监护病房（ICU、CCU、SICU、RICU）、急诊抢救室、新生儿科/室、意识不清、抢救、输血、不同语言、交流障碍及无自主能力的重症患者使用腕带识别患者身份。②腕带标识清楚,须注明患者姓名、性别、出生年月日、病案号等信息,有条件的医院建议使用带有可扫描自动识别的条码腕带识别患者身份。对于传染病、药物过敏、精神病等特殊患者,应有明显的识别标识（腕带、床头卡等）。③腕带佩戴前护士应根据病历填写腕带信息,双人核对后逐一与患者或其家属进行再次核对,确认无误后方可佩戴。若腕带损坏或丢失时,仍需要双人按以上方法核对后立即补戴。④患者佩戴腕带应松紧适宜,保持皮肤完整、无损伤,手部血供良好。⑤患者出院时,须将腕带取下。

（3）职能部门应落实其督导职能并有记录。

（二）强化手术安全核查、手术风险评估制度及工作流程

（1）多部门共同合作制定与执行“手术部位识别标识制度”“手术安全核查”与“手术风险评估制度”及其工作流程。

（2）择期手术患者在完成各项术前检查、病情和风险评估,以及履行知情同意手续后方可下达手术医嘱。

（3）手术医师应在术前对患者手术部位进行体表标识,并主动请患者参与认定,避免错误手术的发生。

(4)接患者时将手术患者确认单与病历核对,确认后,手术室工作人员、病房护士与手术患者或家属共同核对患者信息、手术部位及标识三方核对无误并签字,确认手术所需物品及药品均已备妥,方可接患者。

(5)认真执行安全核查制度,手术医师、麻醉医师、手术室护士应共同合作实施三步安全核查流程,并进行三方确认签字。①第一步:麻醉实施前,由麻醉医师主持,三方根据手术安全核查单的内容,依次核对患者身份(姓名、性别、年龄、病案号)、手术方式、知情同意情况、手术部位与标识、麻醉安全检查、皮肤是否完整、术野皮肤准备、静脉通道建立情况、患者过敏史、抗菌药物皮试结果、术前备血情况、假体、体内植入物、影像学资料等内容。局部麻醉患者由手术医师、巡回护士和手术患者共同核对。②第二步:手术开始前,由手术医师主持,三方共同核查患者身份(姓名、性别、年龄)、手术方式、手术部位与标识,并确认风险预警等内容。手术物品准备情况的核查由手术室护士执行并向手术医师和麻醉医师报告。准备切开皮肤前,手术医师、麻醉医师、巡回护士共同遵照"手术风险评估"制度规定的流程,实施再次核对患者身份、手术部位、手术名称等内容,并根据手术切口清洁程度、麻醉分级、手术持续时间判定手术风险分级并正确记录。③第三步:患者离开手术室前,由巡回护士主持,三方共同核查患者身份(姓名、性别、年龄)、实际手术方式、术中用药、输血的核查,清点手术用物,确认手术标本,检查皮肤完整性、动静脉通路、引流管,确认患者去向等内容。

(6)手术安全核查项目填写完整。

(三)加强医护人员之间有效沟通

1.建立规范化信息沟通程序,加强医疗环节交接制度

它包括医疗护理交接班、患者转诊转运交接、跨专业团队协作等。

2.规范医嘱开具、审核、执行与监管程序及处理流程

(1)正确执行医嘱:①在通常诊疗活动中医护人员之间应进行有效沟通,做到正确执行医嘱。对有疑问的医嘱护士应及时向医师查询,严防盲目执行,除抢救外不得使用口头或电话通知医嘱。②只有在对危重症患者紧急抢救的特殊情况下,对医师下达的口头医嘱护士应复诵,经医师确认后方可执行,并在执行时实施双人核对,操作后保留安瓿,经二人核对后方可弃去。抢救结束后督促医师即刻据实补记医嘱。③开具医嘱后,护士必须分别将医嘱打印或转抄至各类长期医嘱治疗单或执行单上,并由两人核对无误后在医嘱执行单上双人签名。④医嘱执行后,执行护士在医嘱执行单上的执行栏内注明执行时间并签名。

(2)患者"危急值"处理:护士在接获信息系统、电话或口头通知的患者"危急值"或其他重要的检验/检查结果时,必须规范、完整、准确地记录患者识别信息、检验结果/检查结果和报告者的信息(如姓名与电话),进行复述确认无误后及时向主管医师或值班医师报告,并做好记录。

3.严格执行护理查对制度

(1)严格执行服药、注射、输液查对制度:①执行药物治疗医嘱时要进行三查七对,即操作前、中、后分别核对床号、姓名、药名、剂量、浓度、时间、用法。②清点药品时和使用药品前,要检查药品质量、标签、有效期和批号,如不符合要求不得使用。

③给药前注意询问有无过敏史;使用麻、精、限、剧药时要经过反复核对;静脉给药要注意有无变质,瓶口有无松动、裂缝,给予多种药物时,要注意配伍禁忌。④摆药后必须经二人分次核对无误方可执行。

(2)严格执行输血查对制度:要求在取血时、输血前、输血时必须经双人核对无误,方可输入。输血时须注意观察,保证安全。

(3)严格执行医嘱查对制度:①开医嘱、处方或进行治疗时,应查对患者姓名、性别、床号、病案号。②医嘱下达后,办公室护士按要求处理并做到班班查对和签字。③对有疑问的医嘱必须与医师进行核实,确认无误后方可执行。④在紧急抢救的情况下,对医师下达的口头医嘱护士应清晰复诵,经医师确认后方可执行,并在执行时实施双人核对,操作后保留安瓿,经二人核对后方可弃去。抢救结束后督促医师即刻据实补记医嘱。⑤整理医嘱单后,须经第二人查对。⑥办公室护士及夜班护士每天各查对一次医嘱。⑦护士长每天查对,每周组织大查对。⑧建立医嘱查对登记本,办公室护士、夜班护士每天查对医嘱、护士长每周查对医嘱后应在登记本上记录医嘱核实情况并注明查对时间及查对者双签名。

(四)减少医院感染的风险

(1)严格执行手卫生规范,落实医院感染控制的基本要求。①按照手卫生规范正确配置有效、便捷的手卫生设备和设施,为执行手部卫生提供必需的保障与有效的监管措施。②医护人员在临床诊疗活动中,应严格遵循手卫生相关要求,尽可能降低医院内医疗相关感染的风险。③对医护人员提供手卫生培训,要求医护人员严格掌握手卫生指征,提高手卫生的依从性,正确执行六步洗手法,确保临床操作的安全性。

(2)医护人员在无菌操作过程中,应严格遵循无菌操作规范,确保临床操作的安全性。

(3)各临床科室应使用在有效期内的、合格的无菌医疗器械(器具、耗材)。

(4)有创操作的环境消毒,应当遵循医院感染控制的基本要求。

(5)各部门的医疗废物处理应当遵循医院感染控制的基本要求。

(五)提高用药安全

1.严格执行药品管理制度

(1)认真执行诊疗区药品管理规范。

(2)认真执行特殊药品管理制度/规范。①高浓度电解质(如超过0.9%的氯化钠溶液)、氯化钾溶液、磷化钾溶液、肌肉松弛剂、细胞毒化疗药等特殊药品必须单独存放,禁止与其他药品混合存放,且有醒目标识。②有麻醉药品、精神药品、放射性药品、医疗用毒性药品及药品类易制毒化学品等特殊药品的存放区域、标识和贮存方法的相关规定。③对包装相似、听似、看似药品、一品多规或多剂型药物的存放有明晰的"警示标识",并且临床人员应具备识别能力。④药学部门应定期提供药物识别技能的培训与警示信息,规范药品名称与缩写标准。

2.严格执行服药、注射、输液安全用药原则

(1)转抄和执行医嘱均应严格执行核对程序,由转抄者或执行者签名。

(2)严格执行三查七对制度,保证患者身份识别的准确性。

(3)执行医嘱给药前认真评估患者病情,如发现患者不宜使用该药物时,应告知医师停止医嘱,保证患者安全。

(4)用药前仔细阅读药品说明书,开具与执行注射剂的医嘱时要注意药物的配伍禁忌,熟悉常用药物用量、给药途径、不良反应、处理方法等。

3.严格执行输液操作规程与安全管理制度

(1)医院应设有集中配置或病区配置的专用设施。

(2)护士应掌握配制药物的相关知识:静脉输液用药要合理按照输液加药顺序,分组摆药,双

人核对;静脉输液时不可将两瓶以上液体以串联形式同时输入;评估患者并根据药物作用机制调节静脉输液速度,密切观察用药过程中输液反应,并制定其应急预案。

(3)药师应为医护人员、患者提供合理用药方法及用药不良反应的咨询。

(六)建立临床实验室"危急值"报告制度

危急值即某项危急值检验结果出现时,说明患者可能处于危险状态,此时临床医师如能及时得到检验信息,迅速给予患者有效的治疗措施,即可能抢救患者生命,否则失去最佳的抢救时机。

(1)医院应制定出适合本单位的"危急值"报告制度、流程及项目表。

(2)"危急值"报告应有可靠途径且医技部门(含临床实验室、病理、医学影像部门、电生理检查与内镜、血药浓度监测等)能为临床提供咨询服务。"危急值"报告重点对象是急诊科、手术室、重症监护病房及普通病房等部门的急危重症患者。

(3)对"危急值"报告的项目实行严格的质量控制,尤其是分析前对标本的质量控制措施,如建立标本采集、储存、运送、交接、处理的规定并认真落实。

(4)"危急值"项目可根据医院实际情况认定,至少应包括有血钙、血钾、血糖、血气、白细胞计数、血小板计数、凝血酶原时间、活化部分凝血活酶时间等,是表示危及生命的检验结果。

(七)防范与减少患者跌倒、坠床、压疮等事件发生

1.防范与减少患者跌倒、坠床等意外事件的发生

(1)有防范患者跌倒、坠床的相关制度,并体现多部门协作。

(2)对住院患者跌倒、坠床风险评估及根据病情、用药变化再评估,并在病历中记录。

(3)主动告知患者跌倒、坠床风险及防范措施并有记录。

(4)医院环境有防止跌倒安全措施,如走廊扶手、卫生间及地面防滑。

(5)对特殊患者,如儿童、老年人、孕妇、行动不便和残疾等患者,主动告知跌倒、坠床危险,采取适当措施防止跌倒、坠床等意外,如警示标识、语言提醒、搀扶或请人帮助、床栏等。

(6)建立并执行患者跌倒/坠床报告与伤情认定制度和程序。

2.防范与减少患者压疮发生

(1)建立压疮风险评估与报告制度和程序。

(2)认真实施有效的压疮防范制度与措施。

(3)制定压疮诊疗与护理规范实施措施,并对发生压疮案例有分析及改进措施。

(4)护理部建立对上报压疮的追踪、评估及评价系统。

(八)加强全员急救培训,保障安全救治

(1)建立全员急救技能培训机制,确定必备急救技能项目,并有相关组织培训机构。

(2)对过敏性休克、火灾、地震、溺水、中暑、电梯事故、气管异物、中毒等进行应急培训和演练,对相关人员进行高级生命支持的培训。

(3)医院建立院内抢救车及药品规范管理制度,在规定的地点部署并实施统一的管理。

(4)定期对员工急救技能及应急能力进行考评,建立考评标准及反馈机制。

(5)加强员工急救时自身防护意识及自身救护能力评估,保障员工安全。

四、医疗事故的管理

(一)医疗事故分级

医疗事故是指医疗机构及其医护人员在医疗活动中,违反医疗卫生管理法律、行政法规、部门规章制度和诊疗护理规范、常规或发生过失造成患者人身损害的事故。根据对患者人身造成的损害程度,医疗事故分为四级。

(1)一级医疗事故:造成患者死亡、重度残疾者。

(2)二级医疗事故:造成患者中度残疾,器官组织损伤导致严重功能障碍者。

(3)三级医疗事故:造成患者轻度残疾,器官组织损伤导致一般功能障碍者。

(4)四级医疗事故:造成患者明显人身损害的其他后果者。

(二)医疗事故中医疗过失行为责任程度的标准

它是由专家鉴定组综合分析医疗过失行为在导致医疗事故损害后果中的作用,患者原有疾病状况等因素,判定医疗过失行为的责任程度。医疗事故中医疗过失行为责任程度分为以下几方面。

1.完全责任

完全责任指医疗事故损害后果完全由医疗过失行为造成。

2.主要责任

主要责任指医疗事故损害后果主要由医疗过失行为造成,其他因素起次要作用。

3.次要责任

次要责任指医疗事故损害后果绝大部分由其他因素造成,医疗过失行为起次要作用。

4.轻微责任

轻微责任指医疗事故损害后果绝大部分由其他因素造成,医疗过失行为起轻微作用。

(三)医疗纠纷

患者或其他家属亲友对医疗服务的过程、内容、结果、收费或服务态度不满而发生的争执,或对同一医疗事件医患双方对其原因及后果、处理方式或轻重程度产生分歧发生争议,称为医疗纠纷。

(四)医疗护理事故或纠纷上报及处理规定

随着《条例》的颁布与实施,对医疗事故、纠纷处理已逐渐向法制化、规范化发展,对维护医患双方合法权益,保持社会稳定起到积极的作用。

1.医疗护理事故与纠纷上报程序

(1)在医疗护理活动中,一旦发生或发现医疗事故及可能引起医疗事故或纠纷的医疗过失行为时,当事人或知情人应立即向科室负责人报告;科室负责人应当及时向本院负责医疗服务质量监控部门及护理部报告;护理部接到报告后应立即协同院内主管部门进行调查核实,迅速将有关情况如实向主管院领导汇报。

(2)一旦发生或发现医疗过失行为,医疗机构及医护人员应当立即采取有效抢救措施,避免或减轻对患者身体健康的损害,防止不良后果。

(3)如果发现下列重大医疗护理过失行为,导致患者死亡或可能二级以上医疗事故者、导致3人以上人身损害后果者,医院应将调查及处理情况报告上一级卫生行政部门。

2.医疗护理事故或纠纷处理途径

(1)处理医疗事故与纠纷首要途径是立足于化解矛盾,即经过医患双方交涉,多方联系沟通,进行院内协商解决,避免矛盾激化。

(2)院内协调无效时,可申请由上级机构,即医学会医疗事故技术鉴定专家组进行医疗鉴定或医疗纠纷人民调解机构解决医疗纠纷。

(3)通过法律诉讼程序解决。

3.纠纷病历的管理规定

(1)病历资料的复印或者复制:医院应当由负责医疗服务质量监控的部门负责受理复印或者复制病历资料的申请。应当要求申请人按照下列要求提供有关证明。①申请人为患者本人时,应提供其有效身份证明。②申请人为患者代理人时,应提供患者及其代理人的有效身份证明、申请人与患者代理人关系的法定证明材料。③申请人为死亡患者近亲属时,应当提供患者死亡证明、申请人是死亡患者近亲属的法定证明材料。④申请人为死亡患者近亲属代理人时,应提供患者死亡证明、死亡患者近亲属及其代理人的有效身份证明、死亡患者与其近亲属关系的法定证明材料、申请人与其死亡患者近亲属代理关系的法定证明材料。⑤申请人为保险机构时,应当提供保险合同复印件、承办人员的有效身份证明、患者本人或者其代理人同意的法定证明材料。

(2)紧急封存病历程序:①患者家属提出申请后护理人员应及时向科主任、护士长汇报,同时向医务部门或专职人员汇报。若发生在节假日或夜间应直接通知医院行政值班人员。②在各种证件齐全的情况下,由医院管理人员或科室医护人员、患者家属双方在场的情况下封存病历(可封存复印件)。③封闭的病历由医院负责医疗服务质量监控部门保管,护理人员不可直接将病历交给患者或家属。

(3)封存病历前护士应完善的工作:①完善护理记录,要求护理记录要完整、准确、及时,护理记录内容与医疗记录一致,如患者死亡时间、病情变化时间、疾病诊断等。②检查体温单、医嘱单记录是否完整,医师的口头医嘱是否及时记录。

(4)可复印的病历资料:门(急)诊病历和住院病历中的住院志(入院记录)、体温单、医嘱单、化验单、医学影像检查资料、特殊检查同意书、手术同意书、手术及麻醉记录单、病理报告、护理记录、出院记录。

4.纠纷实物的管理

(1)疑似输液、输血、注射、药物等引起不良后果的,医患双方应共同对现场实物进行封存和启封,封存的现场实物由医院保管;需要检验的,应当由双方共同指定的、依法具有检验资质的机构进行检验;双方无法共同指定时,由卫生行政部门决定。

(2)疑似输血引起不良后果,需要对血液进行封存保管的医院应当通知提供该血液的采供血机构派专人到场。

五、护理不良事件的管理

不良事件是指在诊疗护理活动中,因违反医疗卫生法律、规章和护理规范、常规等造成的任何可能影响患者的诊疗结果、增加患者痛苦和负担并可能引发护理纠纷或事故的事件。医院应积极倡导、鼓励医护人员主动报告不良事件,通过对"错误"的识别能力和防范能力,使医院在质量管理与持续改进活动过程中,提升保障患者安全的能力。

（一）护理不良事件的分级

护理不良事件按照事件的严重程度分为四个等级。

（1）Ⅰ级（警讯事件）：非预期的死亡，或是非疾病自然进展过程中造成永久性功能丧失。

（2）Ⅱ级（不良后果事件）：在疾病医疗过程中因诊疗活动而非疾病本身造成的患者机体与功能损害。

（3）Ⅲ级（未造成后果事件）：虽然发生了错误事件，但未给患者机体与功能造成任何损害，或虽有轻微后果但不需任何处理可完全康复。

（4）Ⅳ级（临界错误事件）：由于及时发现，错误事件在对患者实施之前被发现并得到纠正。

（二）护理不良事件的分类

1.药物事件

药物事件即给药过程相关的不良事件，如医嘱开立、配液、输液过程相关的不良事件。

2.输血事件

输血事件与输血过程相关的不良事件，如自医嘱开立、备血、输血过程相关的不良事件。

3.手术事件

手术事件即在术前、术中、术后过程中的不良事件。

4.医疗处置事件

医疗处置事件与医疗护理措施及治疗处置相关的不良事件。

5.院内非预期心跳、呼吸骤停事件

院内非预期心跳、呼吸骤停事件即发生在院内，非原疾病病程可预期的心脏呼吸骤停事件。

6.管路事件

任何管路滑脱、自拔、错接、阻塞、未正常开启等事件。

7.跌倒/坠床事件

因意外跌倒/坠床而造成不良事件。

8.组织损伤事件

因手术、卧床等因素而致压疮、烫伤、静脉注射因药物外渗而致组织损伤等不良事件。

9.检查、检验病理标本事件

与检查、检验等病理标本等过程相关的不良事件。

10.其他事件

除上述类型以外的导致患者损伤的事件。

（三）护理不良事件报告系统

1.报告护理不良事件的原则

根据所报告事件的种类可分为强制性报告系统和自愿报告系统两种。

（1）强制性报告系统：针对Ⅰ级警讯事件、Ⅱ级不良后果事件，即因不良事件造成患者严重伤害或死亡事件，要求必须遵循主动、及时上报原则，有助于分析事件原因，不良事件。

（2）自愿报告系统：针对Ⅲ级未造成后果事件、Ⅳ级临界错误事件鼓励自愿报告不良事件，遵循保密、非惩罚、自愿上报原则，充分体现了护理安全质量管理的人性化特点。

2.不良事件自愿报告系统的特点

（1）非惩罚性：报告者不用担心因为报告而受到责备和处罚。

（2）保密性：为患者、报告者和报告科室保密，不将有关上报信息泄露。

（3）独立性：报告系统应独立于任何有权处理报告者和组织的报告部门。

（4）时效性：上报事件应由临床专家及时分析，从而迅速提出改进建议，以为临床反馈准确而有指导价值的信息，有助于借鉴和防范相关事件的发生。

（5）系统性：能够针对系统将上报的不良事件进行深入分析，如对工作流程、管理体系、仪器、人、环境等问题提出改进建议，以避免事件再次发生。

（三）不良事件报告系统途径

1.匿名报告

发生事件的个人或他人通过电话、书面报告等形式报告至相关部门。

2.建立不良信息网络上报系统

通过网络上报系统使不良事件上报更为规范化、系统化，同时简化了上报流程。目前系统上报护理不良事件主要包括给药事件、管路滑脱、跌倒、坠床、压疮、药物外渗、组织损伤、输血错误、手术核查等，报告内容主要包括事件名称、性质、发生时间、发生部门、涉及人员、事件结果、原因分析、采取对策等，内容简洁，便于上报及汇总分析。

（四）SHEL 模式在不良事件分析中的应用

国外学者认为个体犯错误的背后大多存在某种产生错误的条件和环境，并主要由系统缺陷所造成，并非仅由个人的因素所致。个人仅是一系列环节中最后一道关口，因此采用多角度的临床事件系统分析有助于安全体系的完善。本节仅介绍 SHEL 模式事故分析法。

（1）S（soft）为软件部分：包括医疗、护理人员的业务素质和能力，具体包括医德素质、专业素质、技术素质、身体素质等。

（2）H（hard）为硬件部分：指医疗护理人员工作相关的设备、材料、工具等硬件。

（3）E（environment）为临床环境：是指医疗护理人员工作的环境。

（4）L（litigant）为当事人及他人：从管理者及他人的因素（患者的违医行为等）分析，找出管理者存在的问题。

应用 SHEL 模式对临床护理不良事件分析发现，不良事件容易发生在以人为中心的与硬件、软件、环境等相关作用的界面上。因此，从系统观分析其事件的发生，是由上述因素相互作用的结果，很少由单一因素形成。对于所发生的不良事件，应从管理者及他人因素中进行分析，从而发现管理环节存在的问题及护理质量管理体系的缺陷并加以改善。

（吴占凤）

第三节　护理服务质量管理

一、优质护理服务管理

优质护理服务即深化"以患者为中心"的服务理念，紧紧围绕"改革护理模式、实施岗位管理、履行护理职责、提供优质护理服务、提高护理水平"的工作宗旨，充分调动临床广大护理工作者的积极性，以贴近患者、贴近临床、贴近社会为重点，进一步加强护理专业内涵建设，为人民群众提供全程、全面、优质的护理服务，保证医疗安全，改善患者就医体验，促进医患和谐，达到患者满意、社会满意、护士满意、政府满意。

(一)加强护理工作领导,加大支持保障力度

(1)医院要充分认识改善护理服务对于提高医疗服务质量和医院运行效率、促进医院健康可持续发展的重要意义。

(2)要切实加强对护理工作的领导,实行在护理副院长领导下的护理部主任-科护士长-护士长三级垂直管理体系,建立并落实岗位责任制。

(3)要建立人事、财务、医务、护理、后勤、药学等多部门联动机制,采取有效措施提高护士福利待遇,改善护士工作条件。建立医护合作机制,规范临床用药行为。

(二)加强护理人力配备,满足临床护理服务需求

(1)医院要高度重视护士人力资源的配备,优先保证临床护理岗位护士数量,并根据科室疾病特点和护理工作量,合理配置护士。

(2)医院可以聘用并合理配备一定数量、经过规范培训并取得相应资质的护理员,在责任护士的指导和监督下,对患者提供简单生活护理等。要求医院对护理员实施规范管理,严禁护理员代替护士从事治疗性护理专业技术工作,保证护理质量和医疗安全。

(三)加强护士规范培训,提升护理服务能力

医院要加强护士岗位规范化培训,完善以岗位需求为导向、以岗位胜任力为核心的护士规范培训机制,结合责任制整体护理要求,制订有针对性的培训内容,提高护士对患者的评估、病情观察、康复指导和护患沟通等能力。

(四)加强护理科学管理,充分调动护士工作积极性

(1)医院要按照开展护士岗位管理的有关要求,结合实际情况,科学设置护理岗位,明确护理岗位任职条件和工作职责。

(2)责任护士分管患者的原则:①在实施责任制整体护理的基础上,根据患者病情、护理难度和技术要求等要素,对责任护士进行合理分工,分层管理,体现能级对应、分层不分等。危重患者护理由年资高、专业能力强的高级责任护士担任,病情稳定的患者可由低年资护士负责。②责任护士分管患者应相对固定,每名责任护士分管患者数量平均为6~8人,在此基础上可根据患者病情及护士能力做适当调整。③责任护士在全面评估分管患者病情及自理能力基础上,侧重危重及自理能力缺陷患者的护理,兼顾其他患者,保证按需服务及患者安全。④兼顾临床需要和护士的意愿实施合理排班,减少交接班次数,以利于责任护士对患者提供全程、连续的护理服务。

(3)护理部应根据护理人员的工作数量、质量、患者满意度,结合护理岗位的护理难度、技术要求等要素,建立绩效考核制度及考核方案,并将考核结果与护理人员评优、晋升、奖金分配等结合,实现优劳优酬、多劳多得,调动护理人员的积极性。

(五)深化优质护理、改善护理服务

1.明确门(急)诊护理服务职责,创新服务形式

(1)医院要建立门(急)诊护理岗位责任制,明确并落实护理服务职责。

(2)优先安排临床护理经验丰富、专业能力强的护士承担分诊工作,做好分诊、咨询、解释和答疑。

(3)对急、危重症患者要实行优先诊治及护送入院。

(4)对候诊、就诊患者要加强巡视,密切观察患者病情变化,给予及时、有效处置。

(5)要采取各种措施加强候诊、输液、换药、留观等期间的患者健康教育。

2.规范病房患者入、出院护理流程,改善服务面貌

(1)责任护士应当按照要求为患者提供入、出院护理服务,不得交由进修护士和实习护生代

替完成。

(2)有条件的医院,应当明确专(兼)职人员为出院患者提供有针对性的延续性护理服务,保证护理服务连续性,满足患者需求。

3.落实病房责任制整体护理,规范护理行为

(1)强化病房落实责任制整体护理,根据患者的疾病特点,生理、心理和社会需求,规范提供身心整体护理。责任护士全面履行护理职责,为患者提供医学照顾。协助医师实施诊疗计划,密切观察患者病情,及时与医师沟通。对患者开展健康教育、康复指导,提供心理支持。采用评判性的思维方法提高护理质量及水平。责任护士根据重症患者需求制定护理计划或护理重点,护理措施落实到位。

(2)要严格落实护理分级制度,按照病情对患者实施全面评估,并予以必要的专业照护。

(3)根据患者病情及护理级别要求定时巡视患者,及时观察病情变化、用药及治疗后反应,发现问题及时与医师沟通,并采取有效措施。

(4)临床护理服务充分体现专科特色,丰富服务内涵,将基础护理与专科护理有机结合,保障患者安全,体现人文关怀。

(5)要求责任护士在具有专业能力的基础上,对患者实施科学、有效的个性化健康教育,注重用药、检查、手术前后注意事项及疾病相关知识等指导。

(6)中医类医院要广泛应用中医特色护理技术,优化中医护理方案,创新中医护理服务模式,增强中医护理服务能力,充分体现中医护理特色优势。

4.强化人文关怀意识,加强护患沟通

(1)护士要增强主动服务和人文关怀意识,深化"以患者为中心"的理念,尊重和保护患者隐私,给予患者悉心照护、关爱、心理支持和人文关怀。

(2)要加强与患者的沟通交流,关注患者的不适和诉求,并及时帮助解决。

(3)树立良好的护理服务形象,持续改善护理服务态度,杜绝态度不热情、解释没耐心、服务不到位等现象,防止护理纠纷的发生。

二、基础护理及危重护理质量管理

(一)基础护理质量管理要求

基础护理是指满足患者生理、心理和治疗需要的基本护理技能,是护理工作中最常用的,也是提高护理质量的重要保证。基础护理包括对床单位、皮肤、口腔、头发、各种导管、出入院等护理内容,其标准是患者达到清洁、整齐、舒适、安全。

(1)患者在住院期间,医护人员根据患者病情和生活自理能力进行综合评定,确定并实施不同级别的护理。分级护理与医嘱、病情、患者生活自理能力相符,标识明确。护理人员根据患者病情,正确实施基础护理和专科护理,如口腔护理、压疮护理、气道护理及管路护理等,操作过程注意保护患者隐私。

(2)病室环境:保持病室环境清洁、整齐、安静、舒适、安全。室内温度保持在 18～22 ℃,相对湿度保持在 50%～60% 为宜。病室定时通风,保证室内空气新鲜。保持床单位清洁、干燥、平整、美观、舒适,患者均穿患者服装。病室物品摆放整齐,床旁桌清洁,床上床下无杂物,患者通行安全。

(3)患者清洁与皮肤护理:做好患者生活护理,晨晚间护理质量合格,保证患者"三短",即患者指(趾)甲、头发、胡须短,甲端光洁;"四无",即床上无臭味、褥垫无潮湿、床单位无皱褶,皮肤无

压疮;"六洁",即患者面部、口腔、皮肤、手、足、会阴清洁。长期卧床患者,根据病情适时温水擦浴,头发每周清洗,如有异味或不适随时清洗,并梳理整齐。对于压疮高危患者采用定时翻身、垫软枕、体位垫、减压床垫、减压贴等方法做好压疮预防。

(4)卧位护理:根据病情取舒适体位,协助患者翻身、坐起或床上移动,进行有效咳嗽,有伤口时注意伤口保护,特殊患者根据病情需要保持功能位。

(5)管路护理:管路标识清晰,妥善固定,防止滑脱、扭曲、打折和受压,保持引流通畅,严密观察引流液颜色、性质及量,预防管路滑脱的发生。

(6)饮食护理:指导患者合理饮食,切实落实治疗饮食。保持进餐环境清洁,根据患者的需要协助患者进食、进水。

(7)排泄护理:协助卧床患者床上使用便器,注意会阴部皮肤清洁,有失禁的患者采取相应措施,如留置尿管或男患者采用尿套。导尿管及尿袋妥善固定,定期更换,及时观察尿液颜色、性状及量,及时倾倒尿液。

(8)睡眠护理:夜间拉好窗帘,定时熄灯,为患者创造良好的睡眠环境。

(9)巡视病房:护士根据护理级别巡视病房,严密观察患者病情、输液情况、有无输液反应等,了解患者需求,如有特殊情况及时给予相应处理。

(二)危重患者护理质量管理

危重患者是指病情严重,随时可能发生生命危险的患者。危重患者的护理是指用现代监测、护理手段解决危及患者生命和健康的各种问题。面对病情复杂的危重患者,高质量的护理是保证患者生命和健康的前提,也是反映医院护理水平的重要指标。危重患者护理质量在达到基础护理质量标准的同时,还应达到以下要求。

1.保证患者安全

(1)危重患者应进行各项高危评估,包括压疮、跌倒坠床、管道滑脱等评估并实施相应预防措施。

(2)危重或昏迷患者加床栏,防止坠床。

(3)抽搐患者使用牙垫。

(4)双眼不能闭合的患者,应采用生理盐水潮湿纱布遮盖。

(5)危重患者避免佩戴首饰,贵重物品应交与家属保存。

2.病情观察

(1)护士掌握患者姓名、诊断、病情、治疗、护理、饮食、职业、心理状态、家庭情况、社会关系等,汇报病例应层次清楚、简洁、重点突出。

(2)能运用护理程序密切观察患者病情变化,护理措施具体。准确记录生命体征,详细记录病情变化,即症状、与疾病相关的阴性及阳性体征、特殊检查、治疗性医嘱、出入量等。

(3)静脉输液通畅,根据患者病情、年龄及药物性质合理调整滴速,密切观察用药后反应,及时准确做好记录。

(4)管路标识清晰,妥善固定,防止滑脱、扭曲、打折和受压,保持引流通畅,严密观察引流液颜色、性质及量,预防管路滑脱的发生。

(5)保证患者呼吸道通畅,协助患者排痰,吸痰方法正确,符合操作规程。

(6)严格执行交接班制度和查对制度,对病情变化、抢救经过、用药情况等要做好详细交班并及时、准确记录危重症患者护理记录。

(吴占凤)

第三章 呼吸内科护理

第一节 慢性支气管炎

慢性支气管炎是由于感染或非感染因素引起气管、支气管黏膜及其周围组织的慢性非特异性炎症。临床以咳嗽、咳痰或伴有喘息反复发作为特征,每年持续 3 个月以上,且连续 2 年以上。

一、病因和发病机制

慢性支气管炎的病因极为复杂,迄今尚有许多因素不够明确,往往是多种因素长期相互作用的综合结果。

(一)感染

病毒、支原体和细菌感染是本病急性发作的主要原因。病毒感染以流感病毒、鼻病毒、腺毒和呼吸道合胞病毒常见;细菌感染以肺炎链球菌、流感嗜血杆菌和卡他莫拉菌及葡萄球菌常见。

(二)大气污染

化学气体如氯气、二氧化氮、二氧化硫等刺激性烟雾,空气中的粉尘等均可刺激支气管黏膜,使呼吸道清除功能受损,为细菌入侵创造条件。

(三)吸烟

吸烟为本病发病的主要因素。吸烟时间的长短与吸烟量决定发病率的高低,吸烟者的患病率较不吸烟者高 2～8 倍。

(四)过敏因素

喘息型支气管患者,多有过敏史。患者痰中嗜酸性粒细胞和组胺的含量及血中 IgE 明显高于正常。此类患者实际上应属慢性支气管炎合并哮喘。

(五)其他因素

气候变化,特别是寒冷空气对慢支的病情加重有密切关系。自主神经功能失调,副交感神经功能亢进,老年人肾上腺皮质功能减退,慢性支气管炎的发病率增加。维生素 C 缺乏,维生素 A 缺乏,易患慢性支气管炎。

二、临床表现

(一)症状

患者常在寒冷季节发病,出现咳嗽、咳痰,尤以晨起显著,白天多于夜间。病毒感染痰液为白色黏液泡沫状,继发细菌感染,痰液转为黄色或黄绿色黏液脓性,偶可带血。慢性支气管炎反复发作后,支气管黏膜的迷走神经感受器反应性增高,副交感神经功能亢进,可出现过敏现象而发生喘息。

(二)体征

早期多无体征。急性发作期可有肺底部闻及干、湿性啰音。喘息型支气管炎在咳嗽或深吸气后可闻及哮鸣音,发作时有广泛哮鸣音。

(三)并发症

(1)阻塞性肺气肿:为慢性支气管炎最常见的并发症。

(2)支气管肺炎:慢性支气管炎蔓延至支气管周围肺组织中,患者表现寒战、发热、咳嗽加剧、痰量增多且呈脓性;白细胞总数及中性粒细胞增多;X线胸片显示双下肺野有斑点状或小片阴影。

(3)支气管扩张症。

三、诊断

(一)辅助检查

1.血常规

白细胞总数及中性粒细胞数可升高。

2.胸部X线

单纯型慢性支气管炎,X线片检查阴性或仅见双下肺纹理增多、增粗、模糊、呈条索状或网状。继发感染时为支气管周围炎症改变,表现为不规则斑点状阴影,重叠于肺纹理之上。

3.肺功能检查

早期病变多在小气道,常规肺功能检查多无异常。

(二)诊断要点

凡咳嗽、咳痰或伴有喘息,每年发作持续3个月,连续2年或2年以上者,并排除其他心肺疾病(如肺结核、肺尘埃沉着病、支气管哮喘、支气管扩张症、肺癌、肺脓肿、心脏病、心功能不全等)、慢性鼻咽疾病后,即可诊断。如每年发病不足3个月,但有明确的客观检查依据(如胸部X线片、肺功能等)亦可诊断。

(三)鉴别诊断

1.支气管扩张

多于儿童或青年期发病,常继发于麻疹、肺炎或百日咳后,并有咳嗽、咳痰反复发作的病史,合并感染时痰量增多,并呈脓性或伴有发热,病程中常反复咯血。在肺下部周围可闻及不易消散的湿性啰音。晚期重症患者可出现杵状指(趾)。胸部X线片上可见双肺下野纹理粗乱或呈卷发状。薄层高分辨CT(HRCT)检查有助于确诊。

2.肺结核

活动性肺结核患者多有午后低热、消瘦、乏力、盗汗等中毒症状。咳嗽痰量不多,常有咯血。老年肺结核的中毒症状多不明显,常被慢性支气管炎的症状所掩盖而误诊。胸部X线片上可发现结核病灶,部分患者痰结核菌检查可获阳性。

3.支气管哮喘

支气管哮喘常为特质性患者或有过敏性疾病家族史,多于幼年发病。一般无慢性咳嗽、咳痰史。哮喘多突然发作,且有季节性,血和痰中嗜酸性粒细胞常增多,治疗后可迅速缓解。发作时双肺布满哮鸣音,呼气延长,缓解后可消失,且无症状,但气道反应性仍增高。慢性支气管炎合并哮喘的患者,病史中咳嗽、咳痰多发生在喘息之前,迁延不愈较长时间后伴有喘息,且咳嗽、咳痰的症状多较喘息更为突出,平喘药物疗效不如哮喘等可资鉴别。

4.肺癌

肺癌多发生于40岁以上男性,并有多年吸烟史的患者,刺激性咳嗽常伴痰中带血和胸痛。X线胸片检查肺部常有块影或反复发作的阻塞性肺炎。痰脱落细胞及支气管镜等检查,可明确诊断。

5.慢性肺间质纤维化

慢性咳嗽,咳少量黏液性非脓性痰,进行性呼吸困难,双肺底可闻及爆裂音(Velcro 啰音),严重者发绀并有杵状指。X线胸片见中下肺野及肺周边部纹理增多紊乱呈网状结构,其间见弥漫性细小斑点阴影。肺功能检查呈限制性通气功能障碍,弥散功能减低,PaO_2 下降。肺活检是确诊的手段。

四、治疗

(一)急性发作期及慢性迁延期的治疗

以控制感染、祛痰、镇咳为主,同时解痉平喘。

1.抗感染药物

及时、有效、足量,感染控制后及时停用,以免产生细菌耐药或二重感染。一般患者可按常见致病菌用药。可选用青霉素 G 80 万 U 肌内注射;复方磺胺甲噁唑(SMZ),每次 2 片,2 次/天;阿莫西林 2~4 g/d,3~4 次口服;氨苄西林 2~4 g/d,分 4 次口服;头孢氨苄 2~4 g/d 或头孢拉定 1~2 g/d,分 4 次口服;头孢呋辛 2 g/d 或头孢克洛 0.5~1.0 g/d,分 2~3 次口服。亦可选择新一代大环内酯类抗生素,如罗红霉素,0.3 g/d,2 次口服。抗菌治疗疗程一般 7~10 天,反复感染病例可适当延长。严重感染时,可选用氨苄西林、环丙沙星、氧氟沙星、阿米卡星、奈替米星或头孢菌素类联合静脉滴注给药。

2.祛痰镇咳药

刺激性干咳者不宜单用镇咳药物,否则痰液不易咳出。可给盐酸溴环己胺醇 30 mg 或羧甲基半胱氨酸 500 mg,3 次/天,口服。乙酰半胱氨酸(富露施)及氯化铵甘草合剂均有一定的疗效。α-糜蛋白酶雾化吸入亦有消炎祛痰的作用。

3.解痉平喘

解痉平喘主要为解除支气管痉挛,利于痰液排出。常用药物为氨茶碱每次 0.1~0.2 g,每 8 小时1 次口服;丙卡特罗50 mg,2 次/天;特布他林 2.5 mg,2~3 次/天。慢性支气管炎有可逆性气道阻塞者应常规应用支气管舒张剂,如异丙托溴铵(异丙阿托品)气雾剂、特布他林等吸入治疗。阵发性咳嗽常伴不同程度的支气管痉挛,应用支气管扩张药后可改善症状,并有利于痰液的排出。

(二)缓解期的治疗

应以增强体质、提高机体抗病能力和预防发作为主。

(三)中药治疗

采取扶正固本原则,按肺、脾、肾的虚实辨证施治。

五、护理措施

(一)常规护理

1.环境

保持室内空气新鲜、流通,安静,舒适,温湿度适宜。

2.休息

急性发作期应卧床休息,取半卧位。

3.给氧

持续低流量吸氧。

4.饮食

给予高热量、高蛋白、高维生素、易消化饮食。

(二)专科护理

(1)解除气道阻塞,改善肺泡通气。及时清除痰液,神志清醒患者应鼓励咳嗽,痰稠不易咳出时,给予雾化吸入或雾化泵药物喷入,减少局部淤血水肿,以利痰液排出。危重体弱患者,定时更换体位,叩击背部,使痰易于咳出,餐前应给予胸部叩击或胸壁震荡。方法:患者取侧卧位,护士两手手指并拢,手背隆起,指关节微屈,自肺底由下向上,由外向内叩拍胸壁,震动气管,边拍边鼓励患者咳嗽,以促进痰液的排出,每侧肺叶叩击 3～5 分钟。对神志不清者,可进行机械吸痰,需注意无菌操作,抽吸压力要适当,动作轻柔,每次抽吸时间不超过 15 秒,以免加重缺氧。

(2)合理用氧,减轻呼吸困难。根据缺氧和二氧化碳潴留的程度不同,合理用氧,一般给予低流量、低浓度、持续吸氧,如病情需要提高氧浓度,应辅以呼吸兴奋剂刺激通气或使用呼吸机改善通气,吸氧后如呼吸困难缓解、呼吸频率减慢、节律正常、血压上升、心率减慢、心律正常、发绀减轻、皮肤转暖、神志转清、尿量增加等,表示氧疗有效。若呼吸过缓,意识障碍加深,需考虑二氧化碳潴留加重,必要时采取增加通气量措施。

(单德平)

第二节　肺　脓　肿

肺脓肿是由多种病原菌引起肺实质坏死的肺部化脓性感染。早期为肺组织的化脓性炎症,继而坏死、液化,由肉芽组织包绕形成脓肿。高热、咳嗽和咳大量脓臭痰为其临床特征。本病可见于任何年龄,青壮年男性及年老体弱有基础疾病者多见。自抗生素广泛应用以来,发病率有明显降低。

一、护理评估

(一)病因及发病机制

急性肺脓肿的主要病原体是细菌,常为上呼吸道、口腔的定植菌,包括需氧、厌氧和兼性厌氧菌。厌氧菌感染占主要地位,较重要的厌氧菌有核粒梭形杆菌、消化球菌等。常见的需氧和兼性厌氧菌为金黄色葡萄球菌、化脓链球菌(A 组溶血性链球菌)、肺炎克雷伯菌和铜绿假单胞菌等。

免疫力低下者,如接受化学治疗、白血病或艾滋病患者其病原菌也可为真菌。根据不同病因和感染途径,肺脓肿可分为以下三种类型。

1.吸入性肺脓肿

吸入性肺脓肿是临床上最多见的类型,病原体经口、鼻、咽吸入致病,误吸为最主要的发病原因。正常情况下,吸入物可由呼吸道迅速清除,但当受凉、劳累等诱因导致全身或局部免疫力下降时,在有意识障碍,如全身麻醉或气管插管、醉酒、脑血管意外时,吸入的病原菌即可致病。此外,也可由上呼吸道的慢性化脓性病灶,如扁桃体炎、鼻窦炎、牙槽脓肿等脓性分泌物经气管被吸入肺内致病。吸入性肺脓肿发病部位与解剖结构有关,常为单发性,由于右主支气管较陡直,且管径较粗大,因而右侧多发。病原体多为厌氧菌。

2.继发性肺脓肿

继发性肺脓肿可继发于:①某些肺部疾病如细菌性肺炎、支气管扩张、空洞型肺结核、支气管肺癌、支气管囊肿等感染。②支气管异物堵塞也是肺脓肿尤其是小儿肺脓肿发生的重要因素。③邻近器官的化脓性病变蔓延至肺,如食管穿孔感染、膈下脓肿、肾周围脓肿及脊柱脓肿等波及肺组织引起肺脓肿。阿米巴肝脓肿可穿破膈肌至右肺下叶,形成阿米巴肺脓肿。

3.血源性肺脓肿

因皮肤外伤感染、痈、疖、骨髓炎、静脉吸毒、感染性心内膜炎等肺外感染病灶的细菌或脓毒性栓子经血行播散至肺部引起小血管栓塞,产生化脓性炎症、组织坏死导致肺脓肿。金黄色葡萄球菌、表皮葡萄球菌及链球菌为常见致病菌。

(二)病理

肺脓肿早期为含致病菌的污染物阻塞细支气管,继而形成小血管炎性栓塞,进而致病菌繁殖引起肺组织化脓性炎症、坏死,形成肺脓肿,继而肺坏死组织液化破溃经支气管部分排出,形成有气液平的脓腔。另因病变累及部位不同,可并发支气管扩张、局限性纤维蛋白性胸膜炎、脓胸、脓气胸、支气管胸膜瘘等。急性肺脓肿经积极治疗或充分引流,脓腔缩小甚至消失,或仅剩少量纤维瘢痕。如治疗不彻底或支气管引流不畅,炎症持续存在,超过3个月以上称为慢性肺脓肿。

(三)健康史

多数吸入性肺脓肿患者有齿、口咽部的感染灶,故要了解患者是否有口腔、上呼吸道慢性感染病灶,如龋齿、化脓性扁桃休炎、鼻窦炎、牙周溢脓等,或手术、劳累、受凉等,是否应用了大量抗生素。

(四)身体状况

1.症状

急性肺脓肿患者,起病急,寒战、高热,体温高达39～40 ℃,伴有咳嗽、咳少量黏液痰或黏液脓性痰,典型痰液呈黄绿色、脓性,有时带血。炎症累及胸膜可引起胸痛。伴精神不振、全身乏力、食欲减退等全身毒性症状。如感染未能及时控制,于发病后10～14天可突然咳出大量脓臭痰及坏死组织,痰量可达300～500 mL/d,痰静置后分三层。厌氧菌感染时痰带腥臭味。一般在咳出大量脓痰后,体温明显下降,全身毒性症状随之减轻。约1/3患者有不同程度的咯血,偶有中、大量咯血而突然窒息死亡者。部分患者发病缓慢,仅有一般的呼吸道感染症状。血源性肺脓肿多先有原发病灶引起的畏寒、高热等全身脓毒血症的表现。经数天或数周后出现咳嗽、咳痰,痰量不多,极少咯血。慢性肺脓肿患者除咳嗽、咳脓痰、不规则发热、咯血外,还有贫血、消瘦等慢性消耗症状。

2.体征

肺部体征与肺脓肿的大小、部位有关。早期病变较小或位于肺深部,多无阳性体征;病变发展较大时可出现肺实变体征,有时可闻及异常支气管呼吸音;病变累及胸膜时,可闻及胸膜摩擦音或胸腔积液体征。慢性肺脓肿常有杵状指(趾)、消瘦、贫血等。血源性肺脓肿多无阳性体征。

(五)实验室及其他检查

1.实验室检查

急性肺脓肿患者血常规白细胞计数明显增高,中性粒细胞在90%以上,多有核左移和中毒颗粒。慢性肺脓肿血白细胞可稍升高或正常,红细胞和血红蛋白减少。血源性肺脓肿患者的血培养可发现致病菌。并发脓胸时,可做胸腔脓液培养及药物敏感试验。

2.痰细菌学检查

气道深部痰标本细菌培养可有厌氧菌和/或需氧菌存在。血培养有助于确定病原体和选择有效的抗菌药物。

3.影像学检查

X线胸片早期可见肺部炎性阴影,肺脓肿形成后,脓液排出,脓腔出现圆形透亮区和气液平面,四周有浓密炎症浸润。炎症吸收后遗留有纤维条索状阴影。慢性肺脓肿呈厚壁空洞,周围有纤维组织增生及邻近胸膜增厚。CT能更准确定位及发现体积较小的脓肿。

4.纤维支气管镜检查

纤维支气管镜检查有助于明确病因、病原学诊断及治疗。

(六)心理、社会评估

部分肺脓肿患者起病多急骤,畏寒、高热伴全身中毒症状明显,厌氧菌感染时痰有腥臭味等,使患者及家属常深感不安。患者会表现出忧虑、悲观、抑郁和恐惧。

二、主要护理诊断及医护合作性问题

(一)体温过高
与肺组织炎症性坏死有关。

(二)清理呼吸道无效
与脓痰聚积有关。

(三)营养失调,低于机体需要量
与肺部感染导致机体消耗增加有关。

(四)气体交换受损
与气道内痰液积聚、肺部感染有关。

(五)潜在并发症
咯血、窒息、脓气胸、支气管胸膜瘘。

三、护理目标

体温降至正常,营养改善,呼吸系统症状减轻或消失,未发生并发症。

四、护理措施

(一)一般护理

保持室内空气流通、适宜温湿度、阳光充足。晨起、饭后、体位引流后及睡前协助患者漱口，做好口腔护理。鼓励患者多饮水，进食高热量、高蛋白、高维生素等营养丰富的食物。

(二)病情观察

观察痰的颜色、性状、气味和静置后是否分层。准确记录 24 小时排痰量。当大量痰液排出时，要注意观察患者咳痰是否顺畅，咳嗽是否有力，避免脓痰引起窒息；当痰液减少时，要观察患者中毒症状是否好转，若中毒症状严重，提示痰液引流不畅，做好脓液引流的护理，以保持呼吸道通畅。若发现血痰，应及时报告医师，咯血量较多时，应严密观察体温、脉搏、呼吸、血压及神志的变化，准备好抢救药品和用品，嘱患者患侧卧位，头偏向一侧，警惕大咯血或窒息的突然发生。

(三)用药及体位引流护理

肺脓肿治疗原则是抗生素治疗和痰液引流。

1.抗生素治疗

吸入性肺脓肿一般选用青霉素，对青霉素过敏或不敏感者可用林可霉素、克林霉素或甲硝唑等药物。开始给药采用静脉滴注，体温通常在治疗后 3~10 天降至正常，然后改为肌内注射或口服。如抗生素有效，宜持续 8~12 周，直至胸片上空洞和炎症完全消失，或仅有少量稳定的残留纤维化。若疗效不佳，要注意根据细菌培养和药物敏感试验结果选用有效抗菌药物。遵医嘱使用抗生素、祛痰药、支气管扩张剂等药物，注意观察疗效及不良反应。

2.痰液引流

痰液引流可缩短病程，提高疗效。无大咯血、中毒症状轻者可进行体位引流排痰，每天 2~3 次，每次 10~15 分钟。痰黏稠者可用祛痰药、支气管舒张药或生理盐水雾化吸入，以利脓液引流。有条件应尽早应用纤维支气管镜冲洗及吸引治疗，脓腔内还可注入抗生素，加强局部治疗。

3.手术治疗

内科积极治疗 3 个月以上效果不好或有并发症，可考虑手术治疗。

(四)心理护理

向患者及家属及时介绍病情，解释各种症状和不适的原因，说明各项诊疗、护理操作目的、操作程序和配合要点。由于疾病带来口腔脓臭气味使患者害怕与人接近，在帮助患者口腔护理的同时消除患者的紧张心理。主动关心并询问患者的需要，使患者增加治疗的依从性和信心，指导患者正确对待本病，使其勇于说出内心感受，并积极进行疏导。教育患者家属配合医护人员做好患者的心理指导，使患者树立治愈疾病的信心，以促进患者早日康复。

(五)健康指导

1.疾病知识指导

指导患者及家属了解肺脓肿发生、发展、治疗和有效预防方面的知识。积极治疗肺炎、皮肤疖、痈或肺外化脓性等原发病灶。教会患者练习深呼吸，鼓励患者咳嗽并采取有效的咳嗽方式进行排痰，保持呼吸道的通畅，促进病变的愈合。对重症患者做好监护，教育家属及时发现病情变化，并及时向医师报告。

2.生活指导

指导患者生活要有规律，注意休息，劳逸结合，应增加营养物质的摄入。提倡健康的生活方式,重视口腔护理,在晨起、饭后、体位引流后、晚睡前要漱口、刷牙,防止污染分泌物误吸入下呼吸道。鼓励平日多饮水,戒烟、酒。保持环境整洁、舒适,维持适宜的室温与湿度,注意保暖,避免受凉。

3.用药指导

抗生素治疗非常重要,但需要时间较长,为防止病情反复,应遵从治疗计划。指导患者及家属根据医嘱服药,向患者讲解抗生素等药物的用药疗程、方法、不良反应,发现异常及时向医师报告。

4.加强易感人群护理

对意识障碍、慢性病、长期卧床者,应注意指导家属协助患者经常变换体位、翻身、拍背促进痰液排出,疑有异物吸入时要及时清除。有感染征象时应及时就诊。

五、护理评价

患者体温平稳,呼吸系统症状消失,营养改善,无并发症发生或发生后及时得到处理。

(单德平)

第三节　慢性阻塞性肺疾病

一、概述

(一)疾病概念

慢性阻塞性肺疾病(chronic obstructive pulmonary disease,COPD)是一组气流受限为特征的肺部疾病,气流受限不完全可逆,呈进行性发展,但是可以预防和治疗的疾病。COPD主要累及肺部,但也可以引起肺外各器官的损害。

COPD是呼吸系统疾病中的常见病和多发病,患病率和病死率均居高不下。近年来对我国7个地区20 245名成年人进行调查,COPD的患病率占40岁以上人群的8.2%。因肺功能进行性减退,严重影响患者的劳动力和生活质量。

(二)相关病理生理

慢性支气管炎并发肺气肿时,视其严重程度可引起一系列病理生理改变。早期病变局限于细小气道,仅闭合容积增大,反映肺组织弹性阻力及小气道阻力的动态肺顺应性降低。病变累及大气道时,肺通气功能障碍,最大通气量降低。随着病情的发展,肺组织弹性日益减退,肺泡持续扩大,回缩障碍,则残气量及残气量占肺总量的百分比增加。肺气肿加重导致大量肺泡周围的毛细血管受膨胀肺泡的挤压而退化,致使肺毛细血管大量减少,肺泡间的血流量减少,此时肺泡虽有通气,但肺泡壁无血液灌流,导致生理无效腔气量增大;也有部分肺区虽有血液灌流,但肺泡通气不良,不能参与气体交换。如此,肺泡及毛细血管大量丧失,弥散面积减少,产生通气与血流比例失调,导致换气功能发生障碍。通气和换气功能障碍可引起缺氧和二氧化碳潴留,发生不同程度的低氧血症和高碳酸血症,最终出现呼吸功能衰竭。

（三）病因与诱因

确切的病因不清楚。但认为与肺部对香烟烟雾等有害气体或有害颗粒的异常炎症反应有关。这些反应存在个体易感因素和环境因素的互相作用。

（1）吸烟：为重要的发病因素，吸烟者慢性支气管炎的患病率比不吸烟者高 2～8 倍，烟龄越长，吸烟量越大，COPD 患病率越高。

（2）职业粉尘和化学物质：接触职业粉尘及化学物质，如烟雾、变应原、工业废气及室内空气污染等，浓度过高或时间过长时，均可能产生与吸烟类似的 COPD。

（3）空气污染：大气中的有害气体如二氧化硫、二氧化氮、氯气等可损伤气道黏膜上皮，使纤毛清除功能下降，黏液分泌增加，为细菌感染增加条件。

（4）感染因素：与慢性支气管炎类似，感染亦是 COPD 发生发展的重要因素之一。

（5）蛋白酶-抗蛋白酶失衡。

（6）炎症机制。

（7）其他：自主神经功能失调、营养不良、气温变化等都有可能参与 COPD 的发生、发展。

（四）临床表现

起病缓慢、病程较长。主要症状如下。

1.慢性咳嗽

随病程发展可终身不愈。常晨间咳嗽明显，夜间有阵咳或排痰。

2.咳痰

一般为白色黏液或浆液性泡沫性痰，偶可带血丝，清晨排痰较多。急性发作期痰量增多，可有脓性痰。

3.气短或呼吸困难

早期在劳力时出现，后逐渐加重，以致在日常活动甚至休息时也感到气短，是 COPD 的标志性症状。

4.喘息和胸闷

部分患者特别是重度患者或急性加重时出现喘息。

5.其他

晚期患者有体重下降、食欲减退等。

6.COPD 病程分期

COPD 的病程可以根据患者的症状和体征的变化分为：①急性加重期：是指在疾病发展过程中，短期内出现咳嗽、咳痰、气促和/或喘息加重、痰量增多，呈脓性或黏液脓性痰，可伴发热等症状。②稳定期：指患者咳嗽、咳痰、气促等症状稳定或较轻。

7.并发症

（1）慢性呼吸衰竭：常在 COPD 急性加重时发生，其症状明显加重，发生低氧血症和/或高碳酸血症，可具有缺氧和二氧化碳潴留的临床表现。

（2）自发性气胸：如有突然加重的呼吸困难，并伴有明显的发绀，患侧肺部叩诊为鼓音，听诊呼吸音减弱或消失，应考虑并发自发性气胸，通过 X 线检查可以确诊。

（3）慢性肺源性心脏病：由于 COPD 肺病变引起肺血管床减少及缺氧致肺动脉痉挛、血管重塑，导致肺动脉高压、右心室肥厚扩大，最终发生右心功能不全。

(五)辅助检验

1.肺功能检查

肺功能检查是判断气流受限的主要客观指标,对 COPD 诊断、严重程度评价、疾病进展、预后及治疗反应等有重要意义。

(1)第一秒用力呼气容积占用力肺活量百分比(FEV_1/FVC)是评价气流受限的一项敏感指标。

(2)第一秒用力呼气容积占预计值百分比(FEV_1/预计值)是评估 COPD 严重程度的良好指标,其变异性小,易于操作。

(3)吸入支气管舒张药后 $FEV_1/FVC<70\%$ 及 $FEV_1<80\%$ 预计值者,可确定为不能完全可逆的气流受限。

2.胸部 X 线检查

COPD 早期胸片可无变化,以后可出现肺纹理增粗、紊乱等非特异性改变,也可出现肺气肿改变。X 线胸片改变对 COPD 诊断特异性不高,主要作为确定肺部并发症及与其他肺疾病鉴别之用。

3.胸部 CT 检查

CT 检查不应作为 COPD 的常规检查。高分辨 CT 对有疑问病例的鉴别诊断有一定意义。

4.血气分析

对确定发生低氧血症、高碳酸血症、酸碱平衡失调,以及判断呼吸衰竭的类型有重要价值。

5.其他

COPD 合并细菌感染时,外周血白细胞计数增高,核左移。痰培养可能查出病原菌;常见病原菌为肺炎链球菌、流感嗜血杆菌、卡他莫拉菌、肺炎克雷伯菌等。

(六)治疗原则

1.缓解期治疗原则

减轻症状,阻止 COPD 病情发展,缓解或阻止肺功能下降,改善 COPD 患者的活动能力,提高其生活质量,降低病死率。

2.急性加重期治疗原则

控制感染、抗炎、平喘、解痉,纠正呼吸衰竭与右心衰竭。

(七)缓解期药物治疗

1.支气管舒张药

包括短期按需应用以暂时缓解症状,以及长期规则应用以减轻症状。

(1)β_2 肾上腺素受体激动剂:主要有沙丁胺醇气雾剂,每次 $100\sim200~\mu g$($1\sim2$ 喷),定量吸入,疗效持续 $4\sim5$ 小时,每 24 小时不超过 $8\sim12$ 喷。特布他林气雾剂亦有同样作用,可缓解症状,尚有沙美特罗、福莫特罗等长效 β_2 肾上腺素受体激动剂,每天仅需吸入 2 次。

(2)抗胆碱能药:COPD 常用的药物,主要品种为异丙托溴铵气雾剂,定量吸入,起效较沙丁胺醇慢,持续 $6\sim8$ 小时,每次 $40\sim80~mg$,每天 $3\sim4$ 次。长效抗胆碱能药有噻托溴铵选择性作用于 M_1、M_3 受体,每次吸入 $18~\mu g$,每天 1 次。

(3)茶碱类:茶碱缓释或控释片,$0.2~g$,每 12 小时 1 次;氨茶碱,$0.1~g$,每天 3 次。

2.祛痰药

对痰不易咳出者可应用。常用药物有盐酸氨溴索,30 mg,每天 3 次,N-乙酰半胱氨酸 0.2 g,每天 3 次,或羧甲司坦 0.5 g,每天 3 次。稀化黏素 0.5 g,每天 3 次。

3.糖皮质激素

对重度和极重度患者(Ⅲ级和Ⅳ级),反复加重的患者,长期吸入糖皮质激素与长效 β_2 肾上腺素受体激动剂联合制剂,可增加运动耐量、减少急性加重发作频率、提高生活质量,甚至有些患者的肺功能得到改善。

4.长期家庭氧疗(LTOT)

对 COPD 慢性呼吸衰竭者可提高生活质量和生存率。对血流动力学、运动能力、肺生理和精神状态均会产生有益的影响。LTOT 指征:①$PaO_2 \leqslant 7.3$ kPa(55 mmHg)或 $SaO_2 \leqslant 88\%$,有或没有高碳酸血症。②PaO_2 7.3～8.0 kPa(55～60 mmHg),或 $SaO_2 < 89\%$,并有肺动脉高压、心力衰竭水肿或红细胞增多症(血细胞比容 > 0.55)。一般用鼻导管吸氧,氧流量为 1.0～2.0 L/min,吸氧时间 10～15 h/d。目的是使患者在静息状态下,达到 $PaO_2 \geqslant 8.0$ kPa(60 mmHg)和/或使 SaO_2 升至 90%。

(八)急性发作期药物治疗

1.支气管舒张药

药物同稳定期。有严重喘息症状者可给予较大剂量雾化吸入治疗,如应用沙丁胺醇 500 μg 或异丙托溴铵 500 μg,或沙丁胺醇 1 000 μg 加异丙托溴铵 250～500 μg,通过小型雾化器给患者吸入治疗以缓解症状。

2.抗生素

应根据患者所在地常见病原菌类型及药物敏感情况积极选用抗生素治疗。如给予 β 内酰胺类/β 内酰胺酶抑制剂;第二代头孢菌素、大环内酯类或喹诺酮类。如果找到确切的病原菌,根据药敏结果选用抗生素。

3.糖皮质激素

对需住院治疗的急性加重期患者可考虑口服泼尼松龙 30～40 mg/d,也可静脉给予甲泼尼龙 40～80 mg,每天 1 次。连续 5～7 天。

4.祛痰剂

溴己新 8～16 mg,每天 3 次;盐酸氨溴索 30 mg,每天 3 次,酌情选用。

5.吸氧

低流量吸氧。

二、护理评估

(一)一般评估

1.生命体征

急性加重期时合并感染患者可有体温升高;呼吸频率常达每分钟 30～40 次。

2.患者主诉

有无慢性咳嗽、咳痰、气短、喘息和胸闷等症状。

3.相关记录

体温、呼吸、心率、皮肤、饮食、出入量、体重等记录结果。

(二)身体评估

1.视诊

胸廓前后径增大,肋间隙增宽,剑突下胸骨下角增宽,称为桶状胸。部分患者呼吸变浅,频率增快,严重者可有缩唇呼吸等。

2.触诊

双侧语颤减弱。

3.叩诊

肺部过清音,心浊音界缩小,肺下界和肝浊音界下降。

4.听诊

两肺呼吸音减弱,呼气延长,部分患者可闻及湿啰音和/或干啰音。

(三)心理-社会评估

患者在疾病治疗过程中的心理反应与需求、家庭及社会支持情况,引导患者正确配合疾病的治疗与护理。

(四)辅助检查结果评估

1.肺功能检查

吸入支气管舒张药后 $FEV_1/FVC<70\%$ 及 $FEV_1<80\%$ 预计值者,可确定为不能完全可逆的气流受限。

2.血气分析

对确定发生低氧血症、高碳酸血症、酸碱平衡失调,以及判断呼吸衰竭的类型有重要价值。

3.痰培养

痰培养可能查出病原菌。

(五)COPD 常用药效果的评估

1.应用支气管扩张剂的评估要点

(1)用药剂量/天、用药的方法(雾化吸入法、口服、静脉滴注)的评估与记录。

(2)评估急性发作时,是否能正确使用定量吸入器(MDI),用药后呼吸困难是否得到缓解。

(3)评估患者是否掌握常用三种雾化吸入器的正确使用方法:定量吸入器(MDI)、都保干粉吸入器、准纳器。并注意用后漱口。

2.应用抗生素的评估要点

参照其他相关章节。

三、主要护理诊断/问题

(一)气体交换受损

与气道阻塞、通气不足、呼吸肌疲劳、分泌物过多和肺泡呼吸面积减少有关。

(二)清理呼吸道无效

与分泌物增多而黏稠、气道湿度减低和无效咳嗽有关。

(三)焦虑

与健康状况改变、病情危重、经济状况有关。

四、护理措施

(一)休息与活动

中度以上 COPD 急性加重期患者应卧床休息,协助患者采取舒适体位,极重度患者宜采取身体前倾坐位,视病情增加适当的活动,以患者不感到疲劳、不加重病情为宜。

(二)病情观察

观察咳嗽、咳痰及呼吸困难的程度,观察血压、心率,监测动脉血气和水、电解质、酸碱平衡情况。

(三)控制感染

遵医嘱给予抗感染治疗,有效地控制呼吸道感染。

(四)合理用氧

采用低流量持续给氧,流量 1～2 L/min。提倡长期家庭氧疗,每天氧疗时间在 15 小时以上。

(五)用药护理

遵医嘱应用抗生素、支气管舒张药和祛痰药,注意观察疗效及不良反应。

(六)呼吸功能训练

指导患者正确进行缩唇呼吸和腹式呼吸训练。

1.缩唇呼吸

呼气时将口唇缩成吹笛子状,气体经缩窄的口唇缓慢呼出。作用:提高支气管内压,防止呼气时小气道过早陷闭,以利肺泡气体排出。

2.腹式呼吸

患者可取立位、平卧位、半卧位,两手分别放于前胸部和上腹部。用鼻缓慢吸气,膈肌最大程度下降,腹部松弛,腹部凸出,手感到腹部向上抬起;经口呼气,呼气时腹肌收缩,膈肌松弛,膈肌随腹腔内压增加而上抬,推动肺部气体排出,手感到下降。

3.缩唇呼吸和腹式呼吸训练

每天训练 3～4 次,每次重复 8～10 次。

(七)保持呼吸道通畅

(1)痰多黏稠,难以咳出的患者需要多饮水,以达到稀释痰液的目的。

(2)遵医嘱每天进行氧气或超声雾化吸入。

(3)护士或家属协助给予胸部叩击和体位引流。

(4)指导有效咳嗽。尽可能加深吸气,以增加或达到必要的吸气容量;吸气后要有短暂的闭气,以使气体在肺内得到最大的分布,稍后关闭声门,可进一步增强气道中的压力,而后增加胸内压即增高肺泡内压力,这是使呼气时产生高气流的重要措施;最后声门开放,肺内冲出的高速气流使分泌物从口中喷出。

(5)必要时给予机械吸痰或纤支镜吸痰。

(八)减轻焦虑

护士与家属共同帮助患者去除焦虑产生的原因;与家属、患者共同制订和实施康复计划;指导患者放松技巧。但要向家属与患者强调镇静安眠药对该病的危害,会抑制呼吸中枢,加重低氧血症和高碳酸血症。需慎用或不用。

(九)健康指导

1.疾病预防指导

戒烟是预防 COPD 的重要措施,避免粉尘和刺激性气体的吸入;避免和呼吸道感染患者接触,在呼吸道传染病流行期间,尽量避免去人群密集的公共场所;指导患者要根据气候变化及时增减衣物,避免受凉感冒。

制订个体化锻炼计划:增强体质,按患者情况坚持全身有氧运动;坚持进行腹式呼吸及缩唇呼吸训练。

2.饮食指导

重视缓解期营养摄入,改善营养状况。应制订高热量、高蛋白、高维生素饮食计划。

3.家庭氧疗的指导

护士应指导患者和家属做到:①了解氧疗的目的、必要性及注意事项。②注意安全:供氧装置周围严禁烟火,防止氧气燃烧爆炸。③氧疗装置定期更换、清洁、消毒。

4.就诊指标

(1)患者咳嗽、咳痰症状加重。

(2)原有的喘息症状加重,或出现呼吸困难伴或不伴皮肤、口唇、甲床发绀。

(3)咳出脓性或黏液脓性痰,伴发热。

(4)突发明显的胸痛,咳嗽时明显加重。

(5)出现下垂部位水肿,如下肢等。

五、护理效果评估

(1)患者自觉症状好转(咳嗽、咳痰、呼吸困难减轻)。

(2)患者体温降至正常,生命体征稳定。

(3)患者能学会缩唇呼吸与腹式呼吸,学会有效咳嗽。

(4)患者能掌握 3 种常用支气管扩张剂气雾剂的使用方法和注意事项。

(5)患者能掌握家庭氧疗的方法与使用注意事项。

(6)患者情绪稳定。

(单德平)

第四节　支气管扩张

一、疾病概述

(一)概念和特点

支气管扩张是由于急、慢性呼吸道感染和支气管阻塞后,反复发生支气管炎症,致使支气管组织结构病理性破坏,引起的支气管异常和持久性扩张。临床上以慢性咳嗽、大量脓痰和/或反复咯血为特征,患者多有童年麻疹、百日咳或支气管肺炎等病史。

(二)相关病理生理

支气管扩张的主要病因是支气管-肺组织感染和支气管阻塞,两者相互影响,促使支气管扩张的发生和发展。支气管扩张发生于有软骨的支气管近端分支,主要分为柱状、囊状和不规则扩张3种类型,腔内含有多量分泌物并容易积存。呼吸道相关疾病损伤气道清除机制和防御功能,使其清除分泌物的能力下降,易发生感染和炎症;细菌反复感染使气道内因充满包含炎性介质和病原菌的黏稠液体而逐渐扩大、形成瘢痕和扭曲;炎症可导致支气管壁血管增生,并伴有支气管动脉和肺动脉终末支的扩张和吻合,形成小血管瘤而易导致咯血。病变支气管反复炎症,使周围结缔组织和肺组织纤维化,最终引起肺的通气和换气功能障碍。继发于支气管肺组织感染病变的支气管扩张多见于下肺,尤以左下肺多见。继发于肺结核则多见于上肺叶。

(三)病因与诱因

1.支气管-肺组织感染

支气管扩张与扁桃体炎、鼻窦炎、百日咳、麻疹、支气管肺炎、肺结核等呼吸道感染密切相关,引起感染的常见病原体为铜绿假单胞菌、流感嗜血杆菌、卡他莫拉菌、肺炎克雷伯菌、金黄色葡萄球菌、非结核分枝杆菌、腺病毒和流感病毒等。婴幼儿期支气管-肺组织感染是支气管扩张最常见的病因。

2.支气管阻塞

异物、肿瘤、外源性压迫等可使支气管阻塞导致肺不张,胸腔负压直接牵拉支气管管壁导致支气管扩张。

3.支气管先天性发育缺损与遗传因素

支气管先天性发育缺损与遗传因素也可形成支气管扩张,可能与软骨发育不全或弹性纤维不足导致局部管壁薄弱或弹性较差有关。部分遗传性 α-抗胰蛋白酶缺乏者也可伴有支气管扩张。

4.其他全身性疾病

支气管扩张可能与机体免疫功能失调有关,目前已发现类风湿关节炎、溃疡性结肠炎、克罗恩病、系统性红斑狼疮等疾病同时伴有支气管扩张。

(四)临床表现

1.症状

(1)慢性咳嗽、大量脓痰:咳嗽多为阵发性,与体位改变有关,晨起及晚上临睡时咳嗽和咳痰尤多。严重程度可用痰量估计:轻度每天少于 10 mL,中度每天 10～150 mL,重度每天多于150 mL。感染急性发作时,黄绿色脓痰量每天可达数百毫升,将痰液放置后可出现分层的特征,即上层为泡沫,下悬脓性成分;中层为浑浊黏液;下层为坏死组织沉淀物。合并厌氧菌感染时,痰和呼气具有臭味。

(2)咯血:反复咯血为本病的特点,可为痰中带血或大量咯血。少量咯血每天少于 100 mL,中量咯血每天 100～500 mL,大量咯血每天多于 500 mL 或一次咯血量>300 mL。咯血量有时与病情严重程度、病变范围不一致。部分病变发生在上叶的"干性支气管扩张"患者以反复咯血为唯一症状。

(3)反复肺部感染:由于扩张的支气管清除分泌物的功能丧失,引流差,易反复发生感染,其特点是同一肺段反复发生肺炎并迁延不愈。

(4)慢性感染中毒症状:可出现发热、乏力、食欲减退、消瘦、贫血等,儿童可影响发育。

2.体征

早期或病变轻者无异常肺部体征,病变严重或继发感染时,可在病变部位尤其下肺部闻及固定而持久的局限性粗湿啰音,有时可闻及哮鸣音,部分患者伴有杵状指(趾)。

（五）辅助检查

1.影像学检查

胸部 X 线检查:囊状支气管扩张的气道表现为显著的囊腔,腔内可存在气液平面,纵切面可显示"双轨征",横切面显示"环形阴影",并可见气道壁增厚。胸部 CT 检查:可在横断面上清楚地显示扩张的支气管。高分辨 CT 进一步提高了诊断敏感性,成为支气管扩张症的主要诊断方法。

2.纤维支气管镜检查

有助于发现患者的出血部位或阻塞原因。还可局部灌洗,取灌洗液做细菌学和细胞学检查。

（六）治疗原则

保持引流通畅,处理咯血,控制感染,必要时手术治疗。

1.保持引流通畅,改善气流受限

清除气道分泌物、保持气道通畅能减少继发感染和减轻全身中毒症状,如应用祛痰药物(盐酸氨溴索、溴己新、α-糜蛋白酶)等稀释痰液,痰液黏稠时可加用雾化吸入。应用振动、拍背、体位引流等方法促进气道分泌物的清除。应用支气管舒张剂可改善气流受限,伴有气道高反应及可逆性气流受限的患者疗效明显。如体位引流排痰效果不理想,可用纤维支气管镜吸痰法,以保持呼吸道通畅。

2.控制感染

急性感染期的主要治疗措施。应根据症状、体征、痰液性状,必要时根据痰培养及药物敏感试验选择有效的抗生素。常用阿莫西林、头孢类抗生素、氨基糖苷类等药物,重症患者尤其是铜绿假单胞菌感染者,常需第三代头孢菌素加氨基糖苷类药联合静脉用药。如有厌氧菌混合感染,加用甲硝唑或替硝唑等。

3.外科治疗

保守治疗不能缓解的反复大咯血且病变局限者,可考虑手术治疗。经充分的内科治疗后仍反复发作且病变为局限性支气管扩张,可通过外科手术切除病变组织。

二、护理评估

（一）一般评估

1.患者的主诉

有无胸闷、气促、心悸、疲倦、乏力等症状。

2.生命体征

严密观察呼吸的频率、节律、深浅和音响,患者呼吸可正常或增快,感染严重时或合并咯血可伴随不同程度的呼吸困难和发绀。患者体温正常或偏高,感染严重时可为高热。

3.咳嗽咳痰情况

观察咳嗽咳痰的发作时间、频率、持续时间、伴随的症状和影响因素等,患者反复继发肺部感染,支气管引流不畅,痰不易咳出时可导致咳嗽加剧,大量脓痰咳出后,患者感觉轻松,体温下降,精神改善。重点观察痰液的量、颜色、性质、气味和与体位的关系,痰液静置后的分层现象,记录

24 小时痰液排出量。注意患者是否出现面色苍白、出冷汗、烦躁不安等出血的症状,观察咯血的颜色、性质及量。

4.其他

血气分析、血氧饱和度、体重、体位等记录结果。

(二)身体评估

1.头颈部

患者的意识状态,面部颜色(贫血),皮肤黏膜有无脱水、是否粗糙干燥;呼吸困难和缺氧的程度(有无气促、口唇有无发绀、血氧饱和度数值等)。

2.胸部

检查胸廓的弹性,有无胸廓的挤压痛,两肺呼吸运动是否一致。病变部位可闻及固定而持久的局限性粗湿啰音或哮鸣音。

3.其他

患者有无杵状指(趾)。

(三)心理-社会评估

询问健康史,发病原因、病程进展时间及以往所患疾病对支气管扩张的影响,评估患者对支气管扩张的认识;另外,患者常因慢性咳嗽、咳痰或痰量多、有异味等症状产生恐惧或焦虑的心理,并缺乏治愈的信心。

(四)辅助检查阳性结果评估

血氧饱和度的数值,血气分析结果报告,胸部 CT 检查明确的病变部位。

(五)常用药物治疗效果的评估

抗生素使用后咳嗽咳痰症状有无减轻,原有增高的血白细胞计数有无回降至正常范围,核左移情况有无得到纠正。

三、主要护理诊断/问题

(一)清理呼吸道无效

与大量脓痰滞留呼吸道有关。

(二)有窒息的危险

与大咯血有关。

(三)营养失调

营养低于机体需要量与慢性感染导致机体消耗有关。

(四)焦虑

与疾病迁延、个体健康受到威胁有关。

(五)活动无耐力

与营养不良、贫血等有关。

四、护理措施

(一)环境

保持室内空气新鲜、无臭味,定期开窗换气使空气流通,维持适宜的温湿度,注意保暖。

(二)休息和活动

休息能减少肺活动度,避免因活动诱发咯血。小量咯血者以静卧休息为主,大量咯血患者应绝对卧床休息,尽量避免搬动。取患侧卧位,可减少患侧胸部的活动度,既防止病灶向健侧扩散,同时有利于健侧肺的通气功能。缓解期患者可适当进行户外活动,但要避免过度劳累。

(三)饮食护理

提供高热量、高蛋白质、富含维生素、易消化的饮食,多进食含铁食物有利于纠正贫血,饮食中富含维生素 A、C、E 等(如新鲜蔬菜、水果),以提高支气管黏膜的抗病能力。大量咯血者应禁食,小量咯血者宜进少量温、凉流质饮食,避免冰冷食物诱发咳嗽或加重咯血,少食多餐。为痰液稀释利于排痰,鼓励患者多饮水,每天不少于 2 000 mL。指导患者在咳痰后及进食前后漱口,以祛除口臭,促进食欲。

(四)病情观察

严密观察病情,正确记录每天痰量及痰的性质,留好痰标本。有咯血者备好吸痰和吸氧设备。

(五)用药护理

遵医嘱使用抗生素、祛痰剂和支气管舒张剂,指导患者进行有效咳嗽,辅以叩背,及时排出痰液。指导患者掌握药物的疗效、剂量、用法和不良反应。

(六)体位引流的护理

体位引流是利用重力作用促使呼吸道分泌物流入气管、支气管排出体外的方法,其效果与需引流部位所对应的体位有关。体位引流的护理措施如下。

(1)体位引流由康复科医师执行,引流前向患者说明体位引流的目的、操作过程和注意事项,消除顾虑,取得合作。

(2)操作前测量生命体征,听诊肺部明确病变部位。引流前 15 分钟遵医嘱给予支气管舒张剂(有条件可使用雾化器或手按定量吸入器)。备好排痰用纸巾或一次性容器。

(3)根据病变部位、病情和患者经验选择合适体位(自觉有利于咳痰的体位)。引流体位的选择取决于分泌物潴留的部位和患者的耐受程度,原则上抬高病灶部位的位置,使引流支气管开口向下,有利于潴留的分泌物随重力作用流入支气管和气管排出。首先引流上叶,然后引流下叶后基底段。如果患者不能耐受,应及时调整姿势。头部外伤、胸部创伤、咯血、严重心血管疾病和病情状况不稳定者,不宜采用头低位进行体位引流。

(4)引流时鼓励患者做腹式深呼吸,辅以胸部叩击或震荡,指导患者进行有效咳嗽等措施,以提高引流效果。

(5)引流时间视病变部位、病情和患者身体状况而定,一般每天 1～3 次,每次 15～20 分钟。在空腹或饭前一个半小时前进行,早晨清醒后立即进行效果最好。咯血时不宜进行体位引流。

(6)引流过程应有护士或家人协助,注意观察患者反应,如出现咯血、面色苍白、出冷汗、头晕、发绀、脉搏细弱、呼吸困难等情况,应立即停止引流。

(7)体位引流结束后,协助患者采取舒适体位休息,给予清水或漱口液漱口。记录痰液的性质、量及颜色,复查生命体征和肺部呼吸音及啰音的变化,评价体位引流的效果。

(七)窒息的抢救配合

(1)对大咯血及意识不清的患者,应在病床旁备好急救器械。

（2）一旦患者出现窒息征象,应立即取头低脚高 45°俯卧位,面向一侧,轻拍背部,迅速排出在气道和口咽部的血块,或直接刺激咽部以咯出血块。嘱患者不要屏气,以免诱发喉头痉挛。必要时用吸痰管进行负压吸引,以解除呼吸道阻塞。

（3）给予高浓度吸氧,做好气管插管或气管切开的准备与配合工作。

（4）咯血后为患者漱口,擦净血迹,防止因口咽部异物刺激引起剧烈咳嗽而诱发咯血,及时清理患者咯出的血块及污染的衣物、被褥,安慰患者,以助于稳定情绪,增加安全感,避免因精神过度紧张而加重病情。对精神极度紧张、咳嗽剧烈的患者,可按医嘱给予小剂量镇静剂或镇咳剂。

（5）密切观察咯血的量、颜色、性质及出血的速度,观察生命体征及意识状态的变化,有无胸闷、气促、呼吸困难、发绀、面色苍白、出冷汗、烦躁不安等窒息征象;有无阻塞性肺不张、肺部感染及休克等并发症的表现。

（6）用药护理：①垂体后叶素可收缩小动脉,减少肺血流量,从而减轻咯血。但也能引起子宫、肠道平滑肌收缩和冠状动脉收缩,故冠心病、高血压患者及孕妇忌用。静脉点滴时速度勿过快,以免引起恶心、便意、心悸、面色苍白等不良反应。②年老体弱、肺功能不全者在应用镇静剂和镇咳药后,应注意观察呼吸中枢和咳嗽反射受抑制情况,以早期发现因呼吸抑制导致的呼吸衰竭和不能咯出血块而发生窒息。

（八）心理护理

护士应以亲切的态度多与患者交谈,讲明支气管扩张反复发作的原因和治疗进展,帮助患者树立战胜疾病的信心,解除焦虑不安心理。呼吸困难患者应根据其病情采用恰当的沟通方式,及时了解病情,安慰患者。

（九）健康教育

（1）预防感冒等呼吸道感染,吸烟患者戒烟。不要滥用抗生素和止咳药。

（2）疾病知识指导：帮助患者和家属正确认识和对待疾病,了解疾病的发生、发展与治疗、护理过程,与患者及家属共同制订长期防治计划。

（3）保健知识的宣教：学会自我监测病情,一旦发现症状加重,应及时就诊。指导掌握有效咳嗽、胸部叩击、雾化吸入及体位引流的排痰方法,长期坚持,以控制病情的发展。

（4）生活指导：讲明加强营养对机体康复的作用,使患者能主动摄取必需的营养素,以增加机体抗病能力。鼓励患者参加体育锻炼,建立良好的生活习惯,劳逸结合,消除紧张心理,防止病情进一步恶化。

（5）及时到医院就诊的指标：体温过高,痰量明显增加;出现胸闷、气促、呼吸困难、发绀、面色苍白、出冷汗、烦躁不安等症状;咯血。

五、护理效果评估

（1）呼吸道保持通畅,痰易咳出,痰量减少或消失,血氧饱和度、动脉血气分析值在正常范围。

（2）肺部湿啰音或哮鸣音减轻或消失。

（3）患者体重增加,无并发症（咯血等）发生。

（单德平）

第五节 间质性肺疾病

间质性肺疾病(interstitial lung disease,ILD)是一组肺间质的炎症性疾病,是主要累及肺间质、肺泡和/或细支气管的一组肺部弥漫性疾病。除细支气管以上的各级支气管外,ILD 几乎累及所有肺组织。由于细支气管和肺泡壁纤维化,使肺顺应性下降,肺容量减少和限制性通气功能障碍,细支气管的炎症及肺小血管闭塞引起通气/血流比例失调和弥散功能降低,最终发生低氧血症和呼吸衰竭。

一、病因与病理生理

(一)病因

1.职业/环境

无机粉尘包括二氧化硅、石棉、滑石、铍、煤、铝、铁等引起的尘肺;有机粉尘吸入导致的外源性过敏性肺泡炎(如霉草、蘑菇肺、蔗尘、饲鸽肺等)。

2.药物

抗肿瘤药物(博莱霉素、甲氨蝶呤等),心血管药物(胺碘酮等),抗癫痫药(苯妥英钠等),其他药物(呋喃妥因、口服避孕药、口服降糖药等)。

3.其他

治疗诱发:放射线照射、氧中毒等治疗因素。感染:结核、病毒、细菌、真菌、卡氏肺孢子菌、寄生虫等感染。恶性肿瘤:癌性淋巴管炎、肺泡细胞癌、转移性肺癌等。

4.病因不明

结缔组织病相关的肺间质病包括类风湿关节炎、全身性硬化症、系统性红斑狼疮、多发性肌炎、皮肌炎、干燥综合征、混合性结缔组织病、强直性脊柱炎等。遗传性疾病相关的肺间质病包括家族性肺纤维化、结节性硬化病、神经纤维瘤病等。

(二)病理生理

肺泡结构的破坏,纤维化伴蜂窝肺形成。早期主要是炎性细胞渗出,晚期是成纤维细胞和胶原纤维增生,逐渐形成纤维化,气腔变形扩张成囊状大小从 1 厘米至数厘米,称之为蜂窝肺。

二、临床表现

(一)咳嗽、咳痰

初期仅有咳嗽,多以干咳为主,个别病例有少量白痰或白色泡沫痰,部分患者痰中带血,但大咯血非常少见。

(二)气促、发绀

气促是最常见的首诊症状,多为隐袭性,在较剧烈活动时开始,渐进性加重,常伴浅快呼吸,很多患者伴有明显的易疲劳感,偶有胸痛、严重时出现胸闷,呼吸困难。病情进一步加重可出现发绀,并可发展为肺心病。

（三）发热

急性感染时可有发热。

三、诊断要点

（一）胸部 X 线

可见双肺弥漫性网状、结节状阴影。双肺底部网状形提示间质水肿或纤维化，随病情发展，出现粗网状影，至病变晚期可出现环状条纹影。结节大小、形状和边缘可各不相同，为肺内肉芽肿和肺血管炎。

（二）肺功能检查

间质性肺疾病常为限制性通气功能障碍，如肺活量和肺总量减少，残气量随病情进展而减低。第 1 秒用力呼气量与用力肺活量之比值升高，流量容积曲线呈限制性描图。间质纤维组织增生，弥散距离增加，弥散功能降低，肺顺应性差，中晚期出现通气与血流比例失调，因而出现低氧血症，并引起通气代偿性增加所致的低碳酸血症。间质性肺病在 X 线影像未出现异常之前，即有弥散功能降低和运动负荷时发生低氧血症。肺功能检查对评价呼吸功能损害的性质和程度，以及治疗效果有帮助。

四、治疗要点

（一）首要的治疗

祛除诱因。有部分患者在脱离病因及诱因后，可自然缓解，不需要应用激素治疗。

（二）主要的治疗

抗感染、抗纤维化、抗氧化剂、抗蛋白酶、抗凝剂、细胞因子拮抗剂、基因治疗及肺移植等。

（三）最常用、有效的治疗

应用糖皮质激素和免疫抑制剂，以及应用干预肺间质纤维化形成的药物。

（四）氧疗

给予氧气吸入，必要时应用无创呼吸机辅助通气。

五、护理

（一）护理评估

(1)评估患者的病情、意识、呼吸状况、合作程度及缺氧程度。

(2)评估患者的咳痰能力、影响咳痰的因素、痰液的黏稠度及气道通畅情况。

(3)评估肺部呼吸音情况。

（二）氧疗护理

(1)护士必须掌握给氧的方法（如持续或间歇给氧和给氧的流量），正确安装氧气装置。

(2)了解肺功能检查和血气分析的临床意义，发现异常及时通知医师。

(3)用氧的过程中严密观察病情，密切观察患者的呼吸、神志、氧饱和度及缺氧程度改善情况等。

（三）用药护理

(1)嘱患者按时服用护胃药。避免粗糙过硬饮食。观察大便色、质，询问有无腹痛等情况。

(2)使用激素时必须规律、足量、全程服用药物，不能擅自停药或减量。劳逸结合，少去公共场所,以免交叉感染。

(3)建议补钙,预防骨质疏松,注意饮食中补充蛋白质,控制脂肪与糖分的摄入。注意血压及血糖的改变,定期、定时监测血压及血糖。

(四)健康指导

(1)注意保暖,随季节的变更加减衣服,预防感冒,少去公共场所,如有不适及时就医。

(2)适当锻炼,如慢走、上下楼等,以提高抗病能力。进行呼吸功能锻炼以改善通气功能。

(3)劝告患者戒烟。

(4)指导有效的咳嗽、排痰。间质性肺病的患者常有咳嗽,一般情况下为刺激性干咳,合并肺部感染时,有咳痰,因此有效的咳嗽能促进痰液的排出,保持呼吸道通畅。

(5)使用激素时必须规律、足量、全程服用药物,不能擅自停药或减量。

(李 侠)

第六节 肺 栓 塞

一、概述

肺栓塞(pulmonary embolism,PE)是由内源性或外源性栓子堵塞肺动脉或其分支引起肺循环和右心功能障碍的一组临床和病理生理综合征,包括肺血栓栓塞症(pulmonary thromboembolism,PTE)、脂肪栓塞综合征、羊水栓塞、空气栓塞、肿瘤栓塞等。

来自静脉系统或右心的血栓堵塞肺动脉或其分支引起肺循环和呼吸功能障碍的临床和病理综合征称为PTE,临床上95%以上的PE是由于PTE所致,是最常见的PE类型,因此,临床上所说的PE通常指的是PTE。PE中80%~90%的栓子来源于下肢或骨盆深静脉血栓,临床上又把PE和深静脉血栓形成(deep venous thrombosis,DVT)划归于静脉血栓栓塞症(venous thromboembolism,VTE),并认为PE和DVT具有相同的易患因素,大多数情况下二者伴随发生,为VTE的两种不同临床表现形式。PE可单发或多发,但常发生于右肺和下叶。当栓子堵塞肺动脉,如果其支配区的肺组织因血流受阻或中断而发生坏死,称之为肺梗死(pulmonary infarction,PI)。由于肺组织同时接受肺动脉、支气管动脉和肺泡内气体三重供氧,因此肺动脉阻塞时临床上较少发生肺梗死。如存在基础心肺疾病或病情严重,影响到肺组织的多重氧供,才有可能导致PI。

经济舱综合征(economy class syndrome,ECS)是指由于长时间空中飞行,静坐在狭窄而活动受限的空间内,双下肢静脉回流减慢,血液淤滞,从而发生DVT和/或PTE,又称为机舱性血栓形成。长时间坐车(火车、汽车、马车等)旅行也可以引起DVT和/或PTE,故广义的ECS又称为旅行者血栓形成。

"e栓塞"是指上网时间比较长而导致的下肢静脉血栓形成并栓塞的事件,与现代工作中电脑的普及和相应工作习惯有关。

二、病因与发病机制

PE 的栓子 99％是属血栓性质的,因此,导致血栓形成的危险因素均为 PE 的病因。这些危险因素包括自身因素(多为永久性因素)和获得性因素(多为暂时性因素)。自身因素一般指的是血液中一些抗凝物质及纤溶物质先天性缺损,如蛋白 C 缺乏、蛋白 S 缺乏、抗凝血酶Ⅲ(ATⅢ)缺乏,以及凝血因子 V Leiden 突变和凝血酶原(PTG)20210A 突变等,为明确的 VTE 危险因素,常以反复静脉血栓形成和栓塞为主要临床表现,称为遗传性血栓形成倾向,或遗传性易栓症。若 40 岁以下的年轻患者无明显诱因反复发生 DVT 和 PTE,或发病呈家族聚集倾向,应注意检测这些患者的遗传缺陷。获得性因素临床常见有:高龄、长期卧床、长时间旅行、动脉疾病(含颈动脉及冠状动脉病变)、近期手术史、创伤或活动受限如卒中、肥胖、真性红细胞增多症、管状石膏固定患肢、VTE 病史、急性感染、抗磷脂抗体综合征、恶性肿瘤、妊娠、口服避孕药或激素替代治疗等。另外随着医学科学技术的发展,心导管、有创性检查及治疗技术(如 ICD 植入和中心静脉置管等)的广泛开展,也大大增加了 DVT-PE 的发生,因此,充分重视上述危险因素将有助于对 PE 的早期识别。

引起 PTE 的血栓可以来源于下腔静脉径路、上腔静脉径路或右心腔,其中大部分来源于下肢深静脉,尤其是从腘静脉上端到髂静脉段的下肢近端深静脉(占 50％～90％)。盆腔静脉丛亦是血栓的重要来源。

由于 PE 致肺动脉管腔阻塞,栓塞部位肺血流量减少或中断,机械性肺毛细血管前动脉高压,加之肺动脉、冠状动脉反射性痉挛,使肺毛细血管床减少,肺循环阻力增加,肺动脉压力上升,使右心负荷加重,心排血量下降。由于右心负荷加重致右心压力升高,右室扩张致室间隔左移,导致左室舒张末期容积减少和充盈减少,使主动脉与右室压力阶差缩小及左心室功能下降,进而心排血量减少,体循环血压下降,冠状动脉供血减少及心肌缺血,致脑动脉及冠状动脉供血不足,患者可发生脑供血不足、脑梗死、心绞痛、急性冠状动脉综合征、心功能不全等。肺动脉压力升高程度与血管阻塞程度有关。由于肺血管床具备强大的储备能力,对于原无心肺异常的患者,肺血管床面积减少 25％～30％时,肺动脉平均压轻度升高;肺血管床面积减少 30％～40％时,肺动脉平均压可达 4.0 kPa(30 mmHg)以上,右室平均压可升高;肺血管床面积减少 40％～50％时,肺动脉平均压可达 5.3 kPa(40 mmHg),右室充盈压升高,心排血指数下降;肺血管床面积减少 50％～70％时,可出现持续性肺动脉高压;肺血管床面积减少达 85％以上时,则可发生猝死。PE 时由于低氧血症及肺血管内皮功能损伤,释放内皮素、血管紧张素Ⅱ,加之血栓中的血小板活化脱颗粒释放 5 羟色胺、缓激肽、血栓素 A、二磷酸腺苷、血小板活化因子等大量血管活性物质,均进一步使肺动脉血管收缩,致肺动脉高压等病理生理改变。PE 后堵塞部位肺仍保持通气,但无血流,肺泡不能充分地进行气体交换,致肺泡无效腔增大,导致肺通气/血流比例失调,低氧血症发生。由于右心房与左心房之间压差倒转,约 1/3 的患者超声可检测到经卵圆孔的右向左分流,加重低氧血症,同时也增加反常栓塞和卒中的风险。较小的和远端的栓子虽不影响血流动力学,但可使肺泡出血致咯血、胸膜炎和轻度的胸膜渗出,临床表现为"肺梗死"。

若急性 PE 后肺动脉内血栓未完全溶解,或反复发生 PTE,则可能形成慢性血栓栓塞性肺动脉高压(chronic thromboembolic pulmonary hypertension,CTEPH),继而出现慢性肺心病,右心代偿性肥厚和右心衰竭。

三、临床表现

PE 发生后临床表现多种多样,可涉及呼吸、循环及神经系统等多个系统,但是缺乏特异性。其表现主要取决于栓子的大小、数量、与肺动脉堵塞的部位、程度、范围,也取决于过去有无心肺疾病、血流动力学状态、基础心肺功能状态、患者的年龄及全身健康状况等。较小栓子可能无任何临床症状。小范围的 PE(面积小于肺循环 50%的 PE)一般没有症状或仅有气促,以活动后尤为明显。当肺循环>50%突然发生栓塞时,就会出现严重的呼吸功能和心功能障碍。

多数患者因呼吸困难、胸痛、先兆晕厥、晕厥和/或咯血而疑诊为急性肺栓塞。常见症状:①不明原因的呼吸困难及气促,尤以活动后明显,为 PE 最重要、最常见症状,发生率为80%~90%。②胸痛:为 PE 常见的症状,发生率为 40%~70%,可分为胸膜炎性胸痛(40%~70%)及心绞痛样胸痛(4%~12%)。胸膜炎性胸痛常为较小栓子栓塞周边的肺小动脉,局部肺组织中的血管活性物质及炎性介质释放累及胸膜所致。胸痛多与呼吸有关,吸气时加重,并随炎症反应消退或胸腔积液量的增加而消失。心绞痛样胸痛常为较大栓子栓塞大的肺动脉所致,是梗死面积较大致血流动力学变化,引起冠状动脉血流减少,患者发生典型心绞痛样发作,发生时间较早,往往在栓塞后迅速出现。③晕厥:发生率为 11%~20%,为大面积 PE 所致心排血量降低致脑缺血,值得重视的是临床上晕厥可见于 PE 首发或唯一临床症状。出现晕厥往往提示预后不良,有晕厥症状的 PTE 病死率高达 40%,其中部分患者可猝死。④咯血占 10%~30%,多于梗死后24 小时内发生,常为少量咯血,大咯血少见,多示肺梗死发生。⑤烦躁不安、惊恐甚至濒死感:多提示梗死面积较大,与严重呼吸困难或胸痛有关。⑥咳嗽、心悸等。各病例可出现以上症状的不同组合。临床上有时出现所谓"三联征",即同时出现呼吸困难、胸痛及咯血,但仅见于 20%的患者,常常提示肺梗死患者。急性肺栓塞也可完全无症状,仅在诊断其他疾病或尸检时意外发现。

(一)症状

常见体征如下。①呼吸系统:呼吸频率增加(>20 次/分)最常见;发绀;肺部有时可闻及哮鸣音和/或细湿啰音;合并肺不张和胸腔积液时出现相应的体征。②循环系统:心率加快(>90 次/分),主要表现为窦性心动过速,也可发生房性心动过速、心房颤动、心房扑动或室性心律失常;多数患者血压可无明显变化,低血压和休克罕见,但一旦发生常提示中央型急性肺栓塞和/或血流动力学受损;颈静脉充盈、怒张,或搏动增强;肺动脉瓣区第二心音亢进或分裂,三尖瓣可闻收缩期杂音。③其他:可伴发热,多为低热,提示肺梗死。

(二)体征

下肢 DVT 的主要表现为患肢肿胀、周径增大、疼痛或压痛、皮肤色素沉着,行走后患肢易疲劳或肿胀加重。但半数以上的下肢 DVT 患者无自觉症状和明显体征。应测量双侧下肢的周径来评价其差别。

(三)DVT 的症状与体征

周径的测量点分别为髌骨上缘以上 15 cm 处,髌骨下缘以下 10 cm 处。双侧相差>1 cm 即考虑有临床意义。

四、辅助检查

尽管血气分析的检测指标不具有特异性,但有助于对 PE 的筛选。为提高血气分析对 PE 诊断的准确率,应以患者就诊时卧位、未吸氧、首次动脉血气分析的测量值为准。由于动脉血氧分压随年龄的增长而下降,所以血氧分压的正常预计值应按照公式 $PaO_2(mmHg)=106-0.14\times$ 年龄(岁)进行计算。70%～86%的患者示低氧血症及呼吸性碱中毒,93%的患者有低碳酸血症,86%～95%的患者肺泡-动脉血氧分压差 $P_{(A-a)}O_2$ 增加[>2.0 kPa(15 mmHg)]。

(一)动脉血气分析

为目前诊断 PE 及 DVT 的常规实验室检查方法。急性血栓形成时,凝血和纤溶系统同时激活,引起血浆 D-二聚体水平升高,如>500 μg/L 对诊断 PE 有指导意义。D-二聚体水平与血栓大小、堵塞范围无明显关系。由于血浆中 2%～3%的血浆纤维蛋白原转变为血浆蛋白,故正带人血浆中可检测到微量 D-二聚体,正常时 D-二聚体<250 μg/L。D-二聚体测定敏感性高而特异性差,阴性预测价值很高,水平正常多可以排除急性 PE 和 DVT。在某些病理情况下也可以出现 D-二聚体水平升高,如肿瘤、炎症、出血、创伤、外科手术,以及急性心肌梗死和主动脉夹层,所以 D-二聚体水平升高的阳性预测价值很低。本项检查的主要价值在于急诊室排除急性肺栓塞,尤其是低度可疑的患者,而对确诊无益。中度急性肺栓塞可疑的患者,即使检测 D-二聚体水平正常,仍需要进一步检查。高度急性肺栓塞可疑的患者,不主张检测 D-二聚体水平,此类患者不论检测的结果如何,均不能排除急性肺栓塞,需行超声或 CT 肺动脉造影进行评价。

(二)血浆 D-二聚体测定

心电图改变是非特异性的,常为一过性和多变性,需动态比较观察有助于诊断。窦性心动过速是最常见的心电图改变,其他包括电轴右偏,右心前导联及 Ⅱ、Ⅲ、aVF 导联 T 波倒置(此时应注意与非 ST 段抬高性急性冠脉综合征进行鉴别),完全性或不完全性右束支传导阻滞等;最典型的心电图表现是 $S_ⅠQ_ⅢT_Ⅲ$(Ⅰ导联 S 波变深,S 波>1.5 mm,Ⅲ导联有 Q 波和 T 波倒置),但比较少见。房性心律失常,尤其是心房颤动也比较多见。

(三)心电图

在提示诊断、预后评估及排除其他心血管疾病方面有重要价值。超声心动图具有快捷、方便和适合床旁检查等优点,尤其适用于急诊,可提供急性肺栓塞的直接和间接征象,直接征象为发现肺动脉近端或右心腔(包括右心房和右心室)的血栓,如同时患者临床表现符合 PTE,可明确诊断。间接征象多是右心负荷过重的表现,如右室壁局部运动幅度降低;右室和/或右房扩大;室间隔左移和运动异常;近端肺动脉扩张;三尖瓣反流速度增快等。既往无心肺疾病的患者发生急性肺栓塞,右心室壁一般无增厚,肺动脉收缩压很少超过 4.7～5.3 kPa(35～40 mmHg)。因此在临床表现的基础上,结合超声心动图的特点,有助于鉴别急、慢性肺栓塞。

(四)超声心动图

PE 时 X 线检查可有以下征象。①肺动脉阻塞征:区域性肺血管纹理纤细、稀疏或消失,肺野透亮度增加。②肺动脉高压征及右心扩大征:右下肺动脉干增宽或伴截断征,肺动脉段膨隆,以及右心室扩大。③肺组织继发改变:肺野局部片段阴影,尖端指向肺门的楔形阴影,肺不张

(五)胸部 X 线检查

胸部 X 线检查或膨胀不全,肺不张侧可见膈肌抬高,有时合并胸腔积液。CT 肺动脉造影具有无创、快捷、图像清晰和较高的性价比等特点,同时由于可以直观的判断肺动脉阻塞的程度和形态,以及累及的部位和范围,因此是目前急诊确诊 PE 最主要确诊手段之一。CT 肺动脉造影可显示主肺动脉、左右肺动脉及其分支的血栓或栓子,不仅能够发现段以上肺动脉内的栓子,对亚段或以上的 PE 的诊断价值较高,其诊断敏感度为 83%,特异度为 78%～100%,但对亚段以下的肺动脉内血栓的诊断敏感性较差。PE 的直接征象为肺动脉内的低密度充盈缺损,部分或

完全包围在不透光的血流之间(轨道征),或者呈完全充盈缺损,远端血管不显影。间接征象包括肺野楔形密度增高影,条带状的高密度区或盘状肺不张,中心肺动脉扩张及远端血管分支减少或消失等。同时也可以对右室的形态和室壁厚度等右心室改变的征象进行分析。

(六)CT 肺动脉造影

本项检查是二线诊断手段,在急诊的应用价值有限,通常禁用于肾功能不全、造影剂过敏或者妊娠妇女。严重肺动脉高压,中度以上心脏内右向左分流及肺内分流者禁用此诊断方法。典型征象是与通气显像不匹配的肺段分布灌注缺损。其诊断肺栓塞的敏感性为 92%,特异性为 87%,且不受肺动脉直径的影响,尤其在诊断亚段以下肺动脉血栓栓塞中具有特殊意义。

(七)放射性核素肺通气灌注扫描

放射性核素肺通气灌注扫描是公认诊断 PE 的金指标,属有创性检查,不作为 PTE 诊断的常规检查方法。肺动脉造影可显示直径 1.5 mm 的血管栓塞,其敏感性为 98%,特异性为 95%～98%。肺动脉造影影像特点:直接征象为血管腔内造影剂充盈缺损,伴或不伴轨道征的血流阻断;间接征象为栓塞区域血流减少及肺动脉分支充盈及排空延迟。多在患者需要介入治疗如导管抽吸栓子、直接肺动脉内溶栓时应用。

(八)肺动脉造影

单次屏气 20 秒内完成 MRPA 扫描,可直接显示肺动脉内栓子及肺栓塞所致的低灌注区。与 CT 肺动脉造影相比,MRPA 的一个重要优势在于可同时评价患者的右心功能,对于无法进行造影的碘过敏患者也适用,缺点在于不能作为独立排除急性肺栓塞的检查。

(九)磁共振肺动脉造影(MRPA)

对于 PE 来讲这项检查十分重要,可寻找 PE 栓子的来源。血管超声多普勒检查为首选方法,可对血管腔大小、管壁厚度及管腔内异常回声均可直接显示。除下肢静脉超声外,对可疑的患者应推荐加压静脉超声成像(compression venous ultrasonography,CUS)检查,即通过探头压迫静脉等技术诊断 DVT,静脉不能被压陷或静脉腔内无血流信号为 DVT 的特定征象。CUS 诊断近端血栓的敏感度为 90%,特异度为 95%。

五、病情观察与评估

(1)监测生命体征,观察患者有无呼吸、脉搏增快,血压下降。

(2)观察有无剧烈胸痛、晕厥、咯血"肺梗死三联征"。

(3)观察有无口唇及肢端发绀、鼻翼扇动、三凹征、辅助呼吸肌参与呼吸等呼吸困难的表现。

(4)观察患者有无下肢肿胀、疼痛或压痛,皮肤发红或色素沉着等深静脉血栓的表现。

(5)评估辅助检查结果 D-二聚体在肺血栓栓塞症(PTE)急性期升高;动脉血气分析表现为低氧血症、低碳酸血症、肺泡-动脉血氧分压差增大;深静脉超声检查发现血栓。

(6)评估有无活动性出血、近期自发颅内出血等溶栓禁忌证。

六、护理措施

(一)体位与活动

抬高床头,绝对卧床休息。

(二)氧疗

根据缺氧严重程度选择鼻导管或面罩给氧。如患者有意识改变,氧分压(PaO_2)<8.0 kPa

（60 mmHg），二氧化碳分压（$PaCO_2$）＞6.7 kPa（50 mmHg）时行机械通气。

（三）用药护理

1.溶栓药

常用尿激酶、链激酶、重组纤溶酶原激活物静脉输注。

2.抗凝药物

常用普通肝素输注、低分子肝素皮下注射、华法林口服。

3.镇静止痛药物

常用吗啡或哌替啶止痛。

4.用药注意事项

溶栓、抗凝治疗期间观察大小便颜色，有无皮下、口腔黏膜、牙龈、鼻腔、穿刺点出血等。观察患者神志，警惕颅内出血征象。使用吗啡者观察有无呼吸抑制。定时测定国际标准化比值（INR）、部分凝血活酶时间（APTT）、凝血酶原时间（PT）及血小板。

七、健康指导

（1）告知患者避免挖鼻、剔牙及肌内注射，禁用硬毛牙刷，以免引起出血。

（2）禁食辛辣、坚硬、多渣饮食，服用华法林期间，避免食用萝卜、菠菜、咖啡等食物。

（3）告知患者戒烟，控制体重、血压、血脂、血糖。

（4）告知下肢静脉血栓患者患肢禁止按摩及冷热敷。

（5）定期随访，定时复查 INR、APTT、PT 及血小板。

（李　侠）

第七节　肺动脉高压

肺动脉高压（pulmonary arterial hypertension，PAH）是发病率较低、预后较差的恶性肺血管疾病，表现为肺动脉压力和肺血管阻力进行性升高，最终导致右心室衰竭和死亡。肺动脉高压是一种肺动脉循环血流受限引起肺血管阻力病理性增高，并最终导致右心衰竭的综合征。从血流动力学角度来看，是指海平面水平，右心导管测得平均肺动脉压（mPAP）≥3.3 kPa（25 mmHg），同时心排血量减少或正常和肺小动脉楔压（PAWP）≤2.0 kPa（15 mmHg）和肺血管阻力（PVR）＞3 WU（wood units）。

20 世纪 80 年代进行的美国原发性 PAH 登记注册研究（NIH）显示其 1 年、3 年、5 年生存率分别为 68％、48％、34％。近 10 余年来随着 PAH 规范化诊治的推广、新的靶向药物的应用，2000 年后进行的 PAH 登记注册研究结果均显示预后较前有所改善，2002－2003 年进行的法国登记注册研究显示 PAH 的 1 年、2 年、3 年生存率分别为 85.7％、69.6％、54.9％。

一、肺动脉高压病因、分类与发病机制

（一）病因、分类

2013 年 Nice 举行的第五次世界肺高血压会议对肺高血压的诊断分类再次进行更新。

(二)发病机制

PAH 的研究已有 100 多年,但其发病机制尚未完全明了。PAH 的病理改变为肺小动脉闭塞及有效循环血管床数量的锐减,肺血管内皮细胞损伤引起血管收缩反应增强和肺动脉平滑肌细胞增生、肥厚,外周小血管肌化,以及细胞外基质的增多,导致肺血管重构。研究认为与肺血管内皮功能异常、血管收缩及血栓形成有关。从病理学角度分析,是由于各种原因引起肺动脉内皮细胞,平滑肌细胞,包括离子通道的损伤,导致细胞内钙离子浓度升高,平滑肌细胞过度收缩和增殖,及凋亡减弱等一系列血管重构过程,引起肺血管闭塞,血管阻力增加。可能与缺氧、神经体液、先天性、遗传等因素有关。其组织病理学改变主要累及内径为 $100 \sim 1\,000\ \mu m$ 的肺毛细血管前肌型小动脉,早期病变为血管中层平滑肌细胞和内膜细胞增生,晚期为血管壁纤维化,胶原沉着,呈特征性的丛样病变。

随着 PAH 发病机制的深入研究,发现一氧化氮(NO)、内皮素(ET-1)、5-羟色胺(5-HT)、血栓烷(TX2)和前列环素失衡、血管生成素等细胞因子、基因分子等成分对肺血管的舒张和收缩调节失衡,引起肺血管收缩、增厚、内皮细胞瘤样增生、血栓形成等病理形态学改变,导致血管重塑、心力衰竭、静脉淤血等使病情进行性加重。近年来,细胞生物学和分子遗传学的飞速发展促进了对肺动脉高压发病机制的深入研究,进而带动了肺动脉高压诊断学和治疗学研究的进步。

二、临床表现

肺动脉高压缺乏特异性的临床症状,患者早期可无自觉症状或仅出现原发疾病的临床表现,随肺动脉压力升高出现一些非特异性症状,如劳力性呼吸困难、乏力、晕厥、胸痛、水肿、腹胀等。

(一)气短、呼吸困难

气短、呼吸困难是早期、常见的症状,其特征是劳力性,发生率超过 98%。主要表现为活动后气短,休息时好转;严重患者休息时亦可出现。

(二)疲乏

因心排血量下降,氧交换和运输减少引起的组织缺氧。各人的表现不尽相同,严重程度常与气喘相似。

(三)胸痛

约 30% 的患者会出现胸痛,多在活动时出现。其持续时间、部位和疼痛性质多变,并无特异性表现。

(四)晕厥

PAH 患者由于小肺动脉存在广泛狭窄甚至闭塞样病变,肺血管阻力明显增加,导致心脏排血量下降。患者活动时由于心排血量不能相应增加,脑供血不足,容易引起低血压甚至晕厥。诱发晕厥的可能因素:①肺血管高阻力限制运动心排血量的增加;②低氧性静脉血通过开放的卵圆孔分流向体循环系统;③体循环阻力下降;④肺小动脉痉挛;⑤大的栓子堵塞肺动脉;⑥突发心律失常,特别是恶性心动失常。有些患者晕厥前没有前驱症状,如患者出现胸痛、头晕、肢体麻木感应警惕晕厥发生。

(五)水肿

右心功能不全时可出现身体不同部位的水肿,严重时可有颈静脉充盈、怒张,肝大,腹水、胸腔积液甚至心包积液,这些症状的出现标志着患者右心功能不全已发展到比较严重的程度。

(六)咳嗽、咯血

PAH患者肺小动脉狭窄、闭塞,引起侧支循环血管开放。由于侧支循环血管的管壁较薄,在高压力血流的冲击下容易破裂出血。出血主要发生在毛细血管前小肺动脉及各级分支和/或肺泡毛细血管。约20%PAH患者有咳嗽,多为干咳,有时可能伴痰中带血或咯血。咯血量较少,也可因大咯血死亡。

(七)发绀

1.中心性发绀

多见于先天性心脏病、艾森曼格综合征、心力衰竭、支气管扩张的患者。出现中心性发绀提示患者全身组织缺氧,是疾病严重的标志之一。

2.差异性发绀

差异性发绀是动脉导管未闭、艾森曼格综合征患者特有的临床表现,有很高的诊断价值。

(八)杵状指

有些先天性心脏病和慢性肺疾病的患者,其手指或足趾末端增生、肥厚、呈杵状膨大,这种现象称为杵状指。

(九)雷诺现象

雷诺现象是由于手指和足趾对寒冷异常敏感所致,10%～14%的PAH患者存在雷诺现象,提示预后不佳。

(十)其他

如PAH患者出现声音嘶哑,系肺动脉扩张挤压左侧喉返神经所致,病情好转后可消失。

所有类型的PAH患者症状都类似,但上述症状都缺乏特异性,PAH以外的疾病也可引起。PAH患者症状的严重程度与PAH的发展程度有直接相关性。

三、肺动脉高压诊断标准与检查

(一)诊断标准

根据肺动脉高压诊治指南,PAH的诊断标准:静息状态下,右心导管测得的平均肺动脉压(mPAP)≥3.3 kPa(25 mmHg),并且PAWP≤2.0 kPa(15 mmHg),PVR>3 WU。肺动脉高压的诊断应包含两部分:①确诊肺动脉高压;②确定肺动脉高压的类型和病因。

(二)检查

PAH的早期诊断和治疗,是决定其预后的关键。美国胸科医师学会(ACCP)PAH诊断和治疗指南推荐对高危人群进行筛查。2009年欧洲心脏病学会和欧洲呼吸病学会(ESC/ERS)发布的《肺动脉高压诊治指南》提到下列实验室和辅助检查有助于PAH的诊断,确定PAH的分类。

1.实验室检查

主要包括脑钠肽、肌钙蛋白、C反应蛋白水平、代谢生化标志物等。脑钠肽能反应PAH患者病情的严重程度、疗效、生存和预后,且与血流动力学变化密切相关,是监测右心衰竭的重要指标。肌钙蛋白T检测敏感性和特异性很高,其血浆中浓度与心肌受损程度成正相关。C反应蛋白水平在PAH患者中明显升高,与疾病严重程度密切相关,是预测PAH死亡和临床恶化独立的风险因素。

2.心电图

PAH 特征性的心电图改变:①电轴右偏;②Ⅰ导联出现 s 波;③肺型 P 波;④右心肥厚的表现,右胸前导联可出现 ST-T 波低平或倒置。心电图检查作为筛查手段,其敏感性和特异性均不是很高。

3.胸部 X 线

PAH 患者胸片的改变包括肺动脉扩张和周围肺纹理减少。胸片检查可以帮助排除中至重度的肺部疾病或肺静脉高压患者。但肺动脉高压的严重程度和胸部 X 线检查的结果可不一致。

4.肺功能检查和动脉血气分析

PAH 患者的肺功能特点为通气功能相对正常,弥散功能减退,运动肺功能异常。由于过度换气,动脉二氧化碳分压通常降低。

5.超声心动图

超声心动图是筛选 PAH 最重要的无创性检查方法,它提供肺动脉压力估测数值,同时能评估病情严重程度和预后。每个疑似 PAH 患者都应该进行该项检查。右心的形态、功能与 PAH 患者的预后密切相关,也是超声心动图评价 PAH 的核心。研究显示临床常规采集的一些指标可以反应 PAH 患者的预后。超声探测到中量至大量心包积液的 PAH 患者病死率增加。

6.腹部超声

可以排除肝硬化和门脉高压。应用造影剂和彩色多普勒超声能够提高准确率。门脉高压可以通过右心导管检查阻塞静脉和非阻塞静脉压力差确诊。

7.高分辨率计算机体层成像(CTPA)

作为一种成熟的技术在肺动脉高压鉴别诊断中有重要的作用,也是不明原因的肺动脉高压的一线检查手段。

8.胸部磁共振(MRI)

MRI 诊断 PAH 可以从肺动脉形态改变,也可以从其功能变化上进行较全面分析肺动脉及其分支管径和右心功能情况。

9.通气/灌注显像

用于 PAH 中怀疑慢性血栓栓塞性肺动脉高压(CETPH)的患者。通气/灌注扫描在确诊 CTEPH 中比 CT 的敏感性高。

10.肺动脉造影(PAA)

肺动脉造影是了解肺血管分布、解剖结构、血流灌注的重要手段之一。

11.右心导管检查(RHC)

右心导管检查是目前临床测定肺动脉压力最为准确的方法,也是评价各种无创性测压方法准确性的"金标准",能准确评价血流动力学受损的程度、测试肺血管反应性。

12.急性血管扩张试验

这一试验现已成为国际上公认筛选钙通道阻滞剂敏感患者的最可靠检查手段。研究证实,急性血管扩张试验阳性患者使用钙通道阻滞剂治疗可以使预后得到显著的改善。

四、肺动脉高压患者功能分级评价标准

功能分级是临床上选择用药方案的根据及评价用药后疗效的重要指标。世界卫生组织(WHO)根据 PAH 患者临床表现的严重程度将 PAH 分为 4 级,从Ⅰ级到Ⅳ级表示病情逐渐加

重,是评估患者病情的重要指标。WHO心功能分级是对患者运动耐力的粗略评估,研究显示心功能分级是预后的强预测因子,与WHO心功能Ⅱ级患者相比,心功能Ⅲ级及Ⅳ级的患者预后差,而经治疗后心功能分级改善的患者生存率也改善。

五、肺动脉高压的治疗

目前PAH仍是一种无法根治的恶性疾病。现有的治疗手段无法从根本上逆转PAH,只能相对延缓病情恶化。

20世纪90年代前对PAH缺少治疗手段,医学界常采用主要针对右心功能不全和肺动脉原位血栓形成的、无特异性的传统治疗(氧疗、利尿、强心和抗凝等)。20世纪90年代后,联合新型靶向药物治疗(目前公认的PAH三大治疗途径靶向药物,如钙通道阻滞剂、内皮素受体拮抗剂、前列环素及其类似物、吸入一氧化氮和5型磷酸二酯酶抑制等),生存率得到明显提高。但PAH患者的治疗不能仅仅局限于单纯的药物治疗,专科医师根据PAH的不同临床类型、PAH的功能分类,评估患者的病情、血管反应性、药物有效性和不同药物联合治疗等,制订一套完整的个体化治疗方案,其中包括原发病、基础疾病的治疗,靶向治疗及手术治疗。

(一)肺动脉高压的传统治疗

吸氧、强心、利尿、抗凝是肺动脉高压的基本治疗措施。低氧是强烈的肺血管收缩因子,可影响肺动脉高压的发生和发展。通常认为将患者的动脉血氧饱和度持续维持在90%以上很重要。肺动脉高压患者合并右心衰竭失代偿时使用利尿剂可明显减轻症状。在使用利尿剂时,应密切观察电解质和肾功能的变化。肺动脉高压患者常有心力衰竭和体力活动减少等危险因素存在,易发生静脉血栓栓塞,抗凝治疗可提高患者生存率。

(二)肺动脉高压靶向药物治疗

包括钙通道阻滞剂类、前列环素类似物(贝前列素钠、吸入用伊洛前列素溶液)、内皮素受体拮抗剂(波生坦、安立生坦)、5型磷酸二酯酶抑制剂(西地那非、伐地那非)、Rho激酶抑制剂等。

1.钙通道阻滞剂(CCB)

钙通道阻滞剂在急性血管反应试验阳性患者中有较好的疗效,长期应用大剂量CCB可以延长此类患者的生存期,与CCB治疗无效的患者相比,其5年生存率明显提高,分别为95%和27%。但须指出的是,其仅对5%～10%的急性血管扩张试验阳性的轻、中度PAH患者有效,在不出现不良事件的情况下,可以最高耐受量进行治疗。

2.前列环素及类似物(PGI2)

能明显扩张肺循环和体循环,抑制血小板聚集,抑制平滑肌细胞的迁移和增殖,延缓肺血管结构重建,抑制ET合成和分泌等作用。PGI2类似物伊洛前列素、曲前列环素等药物相继在欧洲、美国、日本等国家上市用于治疗肺动脉高压,均取得较好疗效。

3.内皮素受体拮抗剂(ET)

ET-A受体激活引起血管收缩和血管平滑肌细胞增殖,ET-B受体激活后调节血管内皮素的清除和诱导内皮细胞产生NO和前列环素。内皮素受体拮抗剂有双重内皮素受体拮抗剂波生坦和选择性内皮素A受体拮抗剂西他生坦。多中心对照临床试验结果证实,该药可改善肺动脉高压患者的临床症状和血流动力学指标,提高运动耐量,改善生活质量和生存率,推迟临床恶化的时间。欧洲和美国的指南认为,该药是治疗心功能Ⅲ级肺动脉高压患者首选治疗药物。

4.磷酸二酯酶(PDE-5)抑制剂

西地那非是一种选择性口服 PDE-5 的抑制剂,通过升高细胞内环磷鸟苷水平舒张血管并起到抗血管平滑肌细胞增殖的作用。多项临床试验证实,西地那非能够改善 PAH 患者的运动力,降低肺动脉压力和改善血流动力学。

肺动脉高压是由多因素导致肺血管损伤的病理生理过程。药物联合治疗可以使药物的治疗作用相互叠加,互相促进,从而疗效增加。开展药物联合治疗可能寻找到长期有效的肺动脉高压治疗方案。

(三)肺动脉高压的外科治疗

介入和手术治疗适用于重度 PAH 患者,行房间隔造瘘术可提高生存率,但经导管或手术行房间隔造瘘术均是姑息方法,适应证为内科治疗无效或者为肺移植过渡治疗的患者。

六、肺动脉高压的护理

(一)护理评估

1.一般情况评估

(1)一般资料:包括护理对象的姓名、性别、年龄、民族、职业、婚姻状况、受教育水平、家庭住址、联系人等。

(2)目前健康状况:包括此次患病的情况,主述,当前的饮食、营养、排泄、睡眠、自理和活动等情况。

(3)既往健康状况:包括既往患病史、创伤史、手术史、过敏史、烟酒嗜好,女性患者的婚育史和月经史、家族史等。

(4)心理状态:包括护理对象对疾病的认识和态度,康复的信心,患病后精神、情绪及行为的改变等。

(5)社会文化状况:包括护理对象的职业、经济状况、卫生保健待遇,以及家庭、社会的支持系统状况等。

2.症状评估

(1)评估神志,面色,颈静脉充盈情况,皮肤温度、湿度;有无发绀、咯血、胸痛、晕厥、声音嘶哑、杵状指(趾)、四肢厥冷等症状。

(2)评估心率、心律、节律等变化。

(3)评估呼吸频率、节律、呼吸方式等变化,监测动脉血气等。

(4)评估血压,脉压的变化,询问患者有无头晕、乏力等症状。

(5)评估体温变化,尤其是危重患者及合并肺部感染患者。

(6)评估患者有无双下肢水肿、腹水等情况。

(二)病情观察

(1)加强患者生命体征情况的观察,及时发现病情变化,异常时及时通知医师,准确执行各项医嘱。

(2)观察患者神志,面色,颈静脉充盈情况,皮肤温度、湿度;有无发绀、咯血、胸痛、晕厥、声音嘶哑、杵状指(趾)、四肢厥冷等症状。

(3)心力衰竭患者输液速度控制在 20～30 滴/分;观察药物作用及不良反应。

(4)准确记录 24 小时出入量,每天测量腹围、体重等。

（三）氧疗护理

低氧会引起肺血管收缩，能加重肺动脉高压。氧疗可以缓解支气管痉挛、减轻呼吸困难，改善通气功能障碍；能改善睡眠和大脑供氧状况，提高运动耐力和生命质量；能减轻红细胞增多症，降低血液黏稠度，减轻右心室负荷，延缓右心衰竭的发生、发展。

（1）PAH患者需要长期氧疗，使患者动脉血氧饱和度＞90％。通常氧流量控制在2～3 L/min，每天吸氧时间一般不少于6小时；静息时指末氧饱和度低于90％患者吸氧不少于15 h/d。

（2）合并心力衰竭患者缺氧严重而无二氧化碳潴留时氧流量为6～8 L/min；低氧血症，伴二氧化碳潴留时氧流量为1～2 L/min。

（3）观察氧疗效果，如呼吸困难缓解，心率下降，发绀减轻，氧分压（PaO_2）上升等，表示纠正缺氧有效。若出汗、球结膜充血、呼吸过缓、意识障碍加深，二氧化碳氧分压（$PaCO_2$）升高，须警惕二氧化碳潴留加重，遵医嘱予呼吸兴奋剂静脉滴注或无创呼吸机辅助呼吸。

（4）为了预防呼吸道感染，清洁鼻腔2次/天，75％乙醇棉球消毒鼻导管2次/天，湿化瓶每天消毒。

（四）饮食护理

（1）指导患者进食易消化、低盐、低蛋白、维生素丰富和适量无机盐的食物。进餐时取端坐位，少量多餐，切忌过饱，避免餐后胃肠过度充盈及横膈抬高，增加心脏负荷；避免摄入过多碳酸饮料、进食产气、油腻食物；饭后取坐位或半卧位30分钟。香烟中的尼古丁可损伤血管内皮细胞，引起静脉收缩，影响血液循环，禁忌吸烟。

（2）合并心力衰竭的饮食护理：指导患者进流质、半流质饮食，病情好转后进食软饭；吃新鲜蔬菜、水果，适量吃鱼、瘦肉、牛奶等；维生素B_1及维生素C，可以保护心肌。低钾血症时会出现心律失常，长期利尿治疗的患者应多吃含钾丰富的食物及水果，如土豆、紫菜、油菜、西红柿、牛奶、香蕉、红枣、橘子等；限制钠盐摄入，每天2～3 g为宜。忌食用各种咸菜、豆制品、腌制食品等；一般情况下，量出而入，可根据患者的运动量、排尿量计算入水量；每天蛋白质可控制在25～30 g。一般情况下，量出而入，WHO心功能Ⅰ、Ⅱ级患者24小时液体摄入量为1 500 mL左右，夏季可稍增加；WHO心功能Ⅲ级、Ⅳ级者应严格控制饮水量，一般24小时不超过600～800 mL。

（3）抗凝治疗的饮食护理：适当减少摄入酸奶酪、猪肝、蛋黄、豆类、海藻类、绿色蔬菜和维生素E制剂。因为绿色蔬菜中含有丰富的维生素K，维生素K可以增加凝血酶的生成，导致华法林的作用减弱。

（五）用药观察

目前临床应用于PAH的药物有强心药、抗凝剂、利尿剂、靶向药物等。

1.地高辛

使用地高辛时应观察有无恶心、厌食、腹泻、腹痛、头痛、精神错乱、幻觉、抑郁、视力变化（黄绿色晕）等中毒反应；测心率、心律；心率小于60次/分或大于120次/分，心律不齐等及时报告医师，必要时停药。

2.抗凝剂

应用抗凝剂时，应重点观察患者口腔黏膜、牙龈、鼻腔及皮下的出血倾向；关注华法林用量、INR的监测间隔时间是否需要进行调整，还应指导患者规律服药，不能漏服、重复及延迟用药。

3.利尿剂

使用利尿剂的患者,应观察患者血电解质情况,要准确记录出入水量,观察其下肢水肿有无加重。

4.靶向药物

治疗者观察药物不良反应,如有无头晕、头痛、面部潮红、腹泻等症状。护士应落实药物宣教,必要时提供专用的分药器,指导患者正确分药,尽量使药物分割均匀,保证每次剂量准确。

(1)钙通道阻滞剂:患者可出现头痛、面红、心悸等不良反应,密切观察心律、心率,血压的变化。

(2)前列环素及类似物:如吸入性伊洛前列素(商品名:万他维)是一种治疗 PAH 安全有效的药物,主要不良反应有潮热、面部发红、头痛、颊肌痉挛(口腔开合困难)、咳嗽加重、血压降低(低血压)、抑制血小板功能和呼吸窘迫等。伊洛前列素雾化吸入时患者尽量取坐位或半卧位,如果患者出现呼吸困难、气急,可暂停,予吸氧。伊洛前列素的血管扩张作用,会引起颜面部血管扩张充血,皮肤潮红,在雾化治疗期间避免使用面罩,仅使用口含器来给药。有晕厥史的患者应避免情绪激动,每天清醒未下床时吸入首剂。

(3)内皮素受体拮抗剂:如波生坦,主要不良反应是肝功能异常,需要每个月检测 1 次肝功能,当转氨酶升高大于正常、血红蛋白减少时应减少剂量或停药,并对患者做好安抚工作。

(4)磷酸二酯酶(PDE-5)抑制剂:如西地那非。口服西地那非的患者常会出现晕厥现象。因此,护理人员要重视安全护理,患者服药后卧床休息 30~60 分钟,防止直立性低血压。另外,西地那非联合利尿剂使用会导致患者口渴,应注意控制饮水量在 600~800 mL/d,并向患者讲解限水的重要性。将湿纱布含于清醒无睡眠的患者口中,可起到解渴作用。

5.其他

如有异常及时报告医师,停止用药。

(六)休息与排便

1.建立良好的睡眠卫生习惯

根据心功能状况合理安排活动量。WHO 肺高压功能Ⅲ级的患者,护理人员协助进食、洗漱、大小便等生活护理,严格限制体力活动;WHO 肺高压功能Ⅳ级的患者需绝对卧床、进食、洗漱、大小便均在床上,由护理人员帮助完成一切生活护理。

2.养成按时排便习惯

保持大便通畅,避免发生便秘。如果排便不畅,予温水按摩腹部或开塞露纳肛,必要时甘油灌肠剂灌肠等通便治疗,严禁排便时用力屏气,防止诱发阿-斯综合征。

(七)心理护理

靶向药物基本上是进口药,价格较贵,目前大部分地区尚未列入医保。患者需要长期治疗,医疗费用高,精神压力、经济压力巨大。患者易生气,产生悲观、焦虑、抑郁、烦躁等心理。抑郁、焦虑、生气等使肺动脉压力升高,不利于疾病恢复。护士提供持续的情感支持,加强与患者沟通,提供优质护理服务,尽量满足患者的需求,鼓励、帮助患者树立战胜疾病的信心,积极配合治疗与护理。

(八)出院指导

(1)加强锻炼,按时作息,注意休息,避免劳累,劳累后易诱发心力衰竭。

(2)消除患者紧张、焦虑、恐惧情绪,保证睡眠质量。

（3）外出时注意保暖，尽量不要去人群密集的地方，避免感冒，因为感冒后易诱发心力衰竭。

（4）长期家庭氧疗。

（5）扩张肺血管、激素、抗凝、利尿、补钾等治疗药，必须规律、足量、全程用药，必须在专业医师指导下用药，不能擅自停药或减量。

（6）有咳嗽、胸闷、气急、呼吸困难、尿量减少、下肢水肿等病情变化，及时就医。

（7）禁烟，可以适量喝红葡萄酒。

（8）定期随访。

（李　侠）

第八节　慢性肺源性心脏病

慢性肺源性心脏病，简称慢性肺心病，是由肺组织、肺动脉血管或胸廓的慢性病变引起肺组织结构和/或功能异常，致肺血管阻力增加，肺动脉压力增高，使右心室扩张和/或肥厚，伴或不伴有右心功能衰竭的心脏病，并排除先天性心脏病和左心病变引起者。

慢性肺心病是一种常见病，在各种失代偿性心功能衰竭中占 10％～30％。从肺部基础疾病发展为慢性肺心病一般需 10～20 年。本病急性发作以冬、春季多见，以急性呼吸道感染为心肺功能衰竭的主要诱因。以往研究显示，慢性肺心病的患病率存在地区差异，北方地区患病率高于南方地区，农村患病率高于城市，并随年龄增高而增加，吸烟者比不吸烟者患病率明显增高，男女明显差异。

慢性肺心病常反复急性加重，随肺功能的进一步损害病情逐渐加重，多数预后不良，病死率在 10％～15％，但经积极治疗可以延长寿命，提高患者生活质量。

一、病因与发病机制

（一）病因

根据原发病的部位，可分为如下 3 类。

1.支气管、肺疾病

支气管、肺疾病最常见，慢性阻塞性肺疾病（COPD）是我国肺心病最主要的病因，占 80％～90％，其次为支气管哮喘、支气管扩张、肺结核、间质性肺疾病等。

2.胸廓运动障碍性疾病

胸廓运动障碍性疾病较少见，严重脊椎后凸、侧凸，脊椎结核，类风湿关节炎、胸廓广泛粘连及胸廓成形术后造成的严重胸廓或脊椎畸形，以及神经肌肉疾病（如脊髓灰质炎等），均可引起胸廓活动受限、肺受压、支气管扭曲或变形，以致肺功能受损。气道引流不畅，肺部反复感染，并发肺气肿或纤维化。

3.肺血管疾病

特发性肺动脉高压、慢性血栓栓塞性肺动脉高压及肺小动脉炎等，均可引起肺血管阻力增加、肺动脉高压和右心室负荷加重，发展为慢性肺心病。

4.其他

原发性肺泡通气不足及先天性口咽畸形、睡眠呼吸暂停综合征等均可产生低氧血症,引起肺血管收缩,导致肺动脉高压,发展为慢性肺心病。

(二)发病机制

疾病不同,所致肺动脉高压的机制也有差异,本文主要论述低氧性肺动脉高压,尤其是COPD所致肺动脉高压的机制及病理生理改变。

1.肺动脉高压的形成

(1)肺血管阻力增加的功能性因素:肺血管收缩在低氧性肺动脉高压的发生中起着关键作用。缺氧、高碳酸血症和呼吸性酸中毒使肺血管收缩、痉挛,其中缺氧是肺动脉高压形成最重要的因素。缺氧时收缩血管的活性物质增多,如白三烯、5-羟色胺(5-HT)、血管紧张素Ⅱ、血小板活化因子(PAF)等使肺血管收缩,血管阻力增加。其次,内皮源性舒张因子(EDRF)和内皮源性收缩因子(EDCF)的平衡失调,在缺氧性肺血管收缩中也起一定作用。缺氧使平滑肌细胞膜对Ca^{2+}的通透性增加,细胞内Ca^{2+}含量增高,肌肉兴奋-收缩耦联效应增强,直接使肺血管平滑肌收缩。此外,高碳酸血症,由于H^+产生过多,使血管对缺氧的收缩敏感性增强,致肺动脉压增高。

(2)肺血管阻力增加的解剖学因素:各种慢性胸、肺疾病可导致肺血管解剖结构的变化,形成肺循环血流动力学障碍。主要原因有:①长期反复发作的慢阻肺及支气管周围炎,可累及邻近肺小动脉,引起血管炎,管壁增厚、管腔狭窄或纤维化,甚至完全闭塞,使肺血管阻力增加,产生肺动脉高压。②肺气肿导致肺泡内压增高,压迫肺泡毛细血管,造成毛细血管管腔狭窄或闭塞。肺泡壁破裂造成毛细血管网的毁损,肺泡毛细血管床减损超过70%时肺循环阻力增大。③肺血管重构,慢性缺氧使肺血管收缩,管壁张力增高,同时缺氧时肺内产生多种生长因子(如多肽生长因子),可直接刺激管壁平滑肌细胞、内膜弹力纤维及胶原纤维增生,使肺血管构型重建。④血栓形成,部分慢性肺心病急性发作期患者存在多发性肺微小动脉原位血栓形成,引起肺血管阻力增加,加重肺动脉高压。

(3)血液黏稠度增加和血容量增高:慢性缺氧产生继发性红细胞增高,血液黏稠度增加。缺氧可使醛固酮分泌增加,导致水、钠潴留;缺氧又使肾小动脉收缩,肾血流减少也加重水、钠潴留,血容量增多。血黏粘稠度增加和血容量增多,可致肺动脉压进一步升高。

2.心脏病变和心力衰竭肺循环阻力增加

心脏病变和心力衰竭肺循环阻力增加导致肺动脉高压,右心发挥代偿功能,在克服肺动脉阻力升高时发生右心室肥厚。肺动脉高压早期,右心室尚能代偿,舒张末期仍正常。随着病情进展,特别是急性加重期,肺动脉高压持续升高,超过右心室的代偿能力,右心失代偿,右心排血量下降,右心室收缩末期血量增加,舒张末期压增高,促使右心室扩大和右心衰竭。

慢性肺心病除发现右心室改变外,也有少数可见左心室肥厚。由于缺氧、高碳酸血症、酸中毒、相对血流量增多等因素,使左心负荷加重。如病情进展,则可发生左心室肥厚,甚至导致左心衰竭。

3.其他重要器官的损害缺氧和高碳酸血症

除影响心脏外,还导致其他重要脏器如脑、肝、肾、胃肠及内分泌系统、血液系统等发生病理改变,引起多脏器的功能损害。

二、临床表现

本病发展缓慢,临床上除原有支气管、肺和胸廓疾病的各种症状和体征外,主要是逐步出现肺、心功能障碍及其他脏器功能损害的表现。按其功能的代偿期与失代偿期进行分述。

(一)肺、心功能代偿期

1.症状

咳嗽、咳痰、气促,活动后可有心悸、呼吸困难、乏力和劳动耐力下降。感染可加重上述症状。少数患者有胸痛或咯血。

2.体征

可有不同程度的发绀,原发肺脏疾病体征,如肺气肿体征,干、湿性啰音,$P_2 > A_2$,三尖瓣区可出现收缩期杂音或剑突下心脏搏动增强,提示有右心室肥厚。部分患者因肺气肿使胸腔内压升高,阻碍腔静脉回流,可有颈静脉充盈甚至怒张,或使横隔下降致肝界下移。

(二)肺、心功能失代偿期

1.呼吸衰竭

(1)症状:呼吸困难加重,夜间为甚,常有头痛、失眠、食欲下降,白天嗜睡,甚至出现肺性脑病的表现(如表情淡漠、神志恍惚、谵妄等)。

(2)体征:发绀明显,球结膜充血、水肿,严重时可有颅内压升高的表现(如视网膜血管扩张、视盘水肿等)。腱反射减弱或消失,出现病理反射。因高碳酸血症可出现周围血管扩张的表现,如皮肤潮红、多汗。

2.右心衰竭

(1)症状:明显气促,心悸、食欲缺乏、腹胀、恶心等。

(2)体征:发绀明显,颈静脉怒张,心率增快,可出现心律失常,剑突下可闻及收缩期杂音,甚至出现舒张期杂音。肝大并有压痛,肝颈静脉回流征阳性,下肢水肿,重者可有腹水。少数患者可出现肺水肿及全心衰竭的体征。

三、检查与诊断

根据患者有 COPD 或慢性支气管炎、肺气肿病史,或其他胸、肺疾病病史,并出现肺动脉压增高、右心室增大或右心功能不全的征象,如颈静脉怒张、$P_2 > A_2$、剑突下心脏搏动增强、肝大压痛、肝颈静脉反流征阳性、下肢水肿等,心电图、X 线胸片、超声心动图有肺动脉增宽和右心增大、肥厚的征象,可以作为诊断。

(一)X 线检查

除肺、胸基础疾病及急性肺部感染的特征外,尚有肺动脉高压征。X 线诊断标准如下(具备以下任一条均可诊断):①右下肺动脉干扩张,其横径≥15 mm 或右下肺动脉横径与气管横径比值≥右下肺动,或动态观察右下肺动脉干增宽>2 mm。②肺动脉段明显突出或其高度≥3 mm。③中心肺动脉扩张和外周分支纤细,形成"残根"征。④圆锥部显著凸出(右前斜位 45 度)或其高度≥7 mm。⑤右心室增大。

(二)心电图检查

心电图对慢性肺心病的诊断阳性率为 60.1%～88.2%。其诊断标准为(具备以下任一条均可诊断):①额面平均电轴≥面平均电;②$V_1 R/S2$;③重度顺钟向转位($V_5 R/S$ 钟向);④$R_{v1} + S_{v5}$

$\geqslant 1.05$ mV;⑤aVRR/S或 R/Q$\geqslant$1;⑥V$_1$-V$_3$呈 QS、Qr 或 qr(酷似心肌梗死,应注意鉴别);⑦肺型 P 波。

(三)超声心动图检查

超声心动图诊断肺心病的阳性率为 60.6%～87.0%。诊断标准为:①右心室流出道内径$\geqslant$30 mm;②右心室内径$\geqslant$20 mm;③右心室前壁厚度$\geqslant$5 mm 或前壁搏动幅度增强;④左、右心室内径比值<2;⑤右肺动脉内径$\geqslant$18 mm 或肺动脉干$\geqslant$20 mm;⑥右心室流出道/左心房内径>1.4;⑦肺动脉瓣曲线出现肺动脉高压征象者(a 波低平或<2 mm,或有收缩中期关闭征等)。

(四)血气分析

慢性肺心病肺功能失代偿期可出现低氧血症甚至呼吸衰竭或合并高碳酸血症。当 PaO$_2$<8.0 kPa(60 mmHg)、PaCO$_2$>6.7 kPa(50 mmHg)时,提示呼吸衰竭。

(五)血液检查

红细胞及血红蛋白可升高。全血及血浆黏滞度增加,红细胞电泳时间常延长;合并感染时白细胞总数增高,中性粒细胞增加。部分患者血清学检查可有肾功能或肝功能异常,以及电解质异常(如血清钾、钠、氯、钙、镁、磷)。

(六)其他

慢性肺心病合并感染时痰病原学检查可指导抗生素的选用。早期或缓解期慢性肺心病可行肺功能检查评价。

四、治疗

(一)肺、心功能代偿期

原则上采用中西医结合的综合治疗措施,延缓基础支气管、肺疾病的进展,增强患者的免疫功能,预防感染,减少或避免急性加重。如通过长期家庭氧疗、加强康复锻炼和营养支持等,以改善患者的生活质量。

(二)肺、心功能失代偿期

治疗原则为积极控制感染,保持呼吸道通畅,改善呼吸功能,纠正缺氧和二氧化碳潴留,控制呼吸衰竭和心力衰竭,防治并发症。

1.控制感染

呼吸系统感染是引起慢性肺心病急性加重以致肺、心功能失代偿的常见原因,需积极控制感染。可参考痰细菌培养及药物敏感实验选择抗生素。在结果出来前,根据感染环境及痰涂片革兰氏染色选用抗生素。院外感染以革兰氏阳性菌占多数,院内感染则以革兰氏阴性菌为主。或选用二者兼顾的抗菌药物。选用广谱抗菌药时必须注意可能继发的真菌感染。培养结果出来后,根据病原微生物的种类,选用针对性强的抗生素。以 10～14 天为一个疗程,但主要是根据患者情况而定。

2.控制呼吸衰竭

给予扩张支气管、祛痰等治疗,通畅呼吸道,改善通气功能。合理氧疗,予鼻导管或面罩给氧,以纠正缺氧。必要时给予无创正压通气或气管插管有创正压通气治疗。具体参见"呼吸衰竭"相关护理内容。

3.控制心力衰竭

慢性肺心病患者一般在积极控制感染、改善呼吸功能、纠正缺氧和二氧化碳潴留后,心力衰竭便能得到改善,患者尿量增多,水肿消退,不需常规使用利尿药和正性肌力药。但对经上述治疗无效或严重心力衰竭患者,可适当选用利尿药、正性肌力药或扩血管药物。

(1)利尿药:可减少血容量、减轻右心负荷、消除水肿。由于应用利尿药后易出现低钾、低氯性碱中毒,痰液黏稠不易排痰和血液浓缩,故原则上宜选用作用温和的利尿药,联合保钾利尿药,短期、小剂量使用。如氢氯噻嗪 25 mg,1～3 次/天,联用螺内酯 20～40 mg,1～2 次/天。

(2)正性肌力药:慢性肺心病患者由于慢性缺氧和感染,对洋地黄药物的耐受性降低,易发生毒性反应。应选用作用快、排泄快的洋地黄类药物,剂量宜小,一般为常规剂量的 1/2 或 2/3。应用指征:①感染已控制,低氧血症已纠正,使用利尿药后仍反复水肿的心力衰竭患者;②以右心衰竭为主要表现而无明显感染的患者;③出现急性左心衰竭者;④合并室上性快速性心律失常,如室上性心动过速、心房颤动伴快速心室率者。

(3)血管扩张药:钙通道阻滞剂、一氧化氮(NO)、川芎嗪等有一定的降低肺动脉压效果,对部分顽固性心力衰竭可能有一定效果,但并不像治疗其他心脏病那样效果明显。血管扩张药在扩张肺动脉时也扩张体动脉,可造成体循环血压下降,反射性产生心率增快、氧分压下降、二氧化碳分压上升等不良反应,因而限制了血管扩张药在慢性肺心病的临床应用。

4.控制心律失常

一般经抗感染、纠正缺氧等治疗后,心律失常可自行消失,如持续存在可根据心律失常的类型选用药物。

5.抗凝治疗

应用普通肝素或低分子肝素防止肺微小动脉原位血栓的形成。

五、护理措施

(一)护理评估

1.一般情况评估

(1)一般资料:包括护理对象的姓名、性别、年龄、民族、职业、婚姻状况、受教育水平、家庭住址、联系人等。

(2)目前健康状况:包括此次患病的情况,主述,当前的饮食、营养、排泄、睡眠、自理和活动等情况。

(3)既往健康状况:包括既往患病史、创伤史、手术史、过敏史、烟酒嗜好,女性患者的婚育史和月经史、家族史等。

(4)心理状态:包括护理对象对疾病的认识和态度,康复的信心,患病后精神、情绪及行为的改变等。

(5)社会文化状况:包括护理对象的职业、经济状况、卫生保健待遇,以及家庭、社会的支持系统状况等。

2.症状评估

(1)评估神志,面色,颈静脉充盈情况,皮肤温度、湿度;有无发绀、杵状指(趾)、四肢厥冷等症状。

(2)评估心率、心律、节律等变化。

(3)评估呼吸频率、节律、呼吸方式等变化,监测动脉血气等。

(4)评估血压,脉压的变化,询问患者有无头晕、乏力等症状。

(5)评估体温变化,尤其是危重患者及合并肺部感染患者。

(6)评估患者有无双下肢水肿、腹水等情况。

(二)病情观察

(1)观察患者的生命体征及意识状态,注意有无发绀和呼吸困难及其严重程度。

(2)定期检测动脉血气分析,观察有无右心衰竭的表现。

(3)警惕肺性脑病,密切观察患者有无头痛、烦躁不安、表情淡漠、神志恍惚、精神错乱、嗜睡和昏迷等症状,及时通知医师并协助处理。

(三)呼吸功能锻炼

(1)长期卧床、久病体弱无力咳嗽者及痰液黏稠不易咳出者,应鼓励患者勤翻身,协助拍背排痰,及时清除痰液改善肺泡通气功能。

(2)可针对患者有目的的进行肺康复呼吸功能锻炼,指导患者练习腹式呼吸、吹气球、做呼吸操等,以逐步增加呼吸肌力,提高呼吸功能,进而提高整体活动能力。

(四)氧疗护理

(1)持续低流量、低浓度给氧,氧流量 $1\sim2$ L/min,浓度在 $25\%\sim29\%$。防止高浓度吸氧抑制呼吸,加重缺氧和二氧化碳潴留。

(2)为了预防呼吸道感染,清洁鼻腔 2 次/天,75%乙醇棉球消毒鼻导管 2 次/天,湿化瓶每天消毒。

(3)观察氧疗效果,如呼吸困难缓解,心率下降,发绀减轻,氧分压(PaO_2)上升等,表示纠正缺氧有效。若出汗、球结膜充血、呼吸过缓、意识障碍加深,二氧化碳氧分压($PaCO_2$)升高,须警惕二氧化碳潴留加重,遵医嘱予呼吸兴奋剂静脉滴注或无创呼吸机辅助呼吸。

(五)用药观察

(1)对二氧化碳潴留、呼吸道分泌物多的重症患者慎用镇静剂、麻醉药、催眠药,若必须用药,使用后注意观察是否有抑制呼吸和咳嗽反射减弱的情况。

(2)应用利尿剂后易出现低钾、低氯性碱中毒而加重缺氧,过度脱水引起血液浓缩、痰液黏稠不易咳出等不良反应,应注意观察及预防。使用排钾利尿剂时,督促患者遵医嘱补钾。利尿剂尽可能在白天给药,避免患者由于夜间频繁排尿而影响睡眠。

(3)应用洋地黄类药物时,应询问有无洋地黄用药史,遵医嘱准确用药,注意观察药物毒性反应。

(4)应用血管扩张剂时,注意观察患者心率及血压情况。血管扩张药在扩张肺动脉的同时也扩张体循环动脉,往往造成患者血压下降、反射性心率增快、氧分压下降、二氧化碳分压上升等不良反应。

(5)应用抗生素时,注意观察感染控制的效果、有无继发性感染。

(6)应用呼吸兴奋剂时,观察药物的疗效和不良反应。出现心悸、呕吐、震颤、惊厥等症状,立即通知医师。

(六)皮肤护理

注意观察全身水肿情况,有无压疮发生。肺心病患者常有营养不良和身体下垂部位水肿,若长期卧床,极易形成压疮。可指导患者穿宽松、柔软的衣物;定时更换体位,在受压处垫气圈或海绵垫,或使用气垫床。

(七)饮食护理

(1)给予高纤维、易消化、清淡饮食,防止患者因便秘、腹胀而加重呼吸困难。

(2)避免含糖高的食物,以防引起痰液黏稠。

(3)如患者出现水肿、腹水或尿少时,应限制钠水摄入,每天钠盐<3 g、水分<1 500 mL、蛋白质 1.0~1.5 g/kg。

(4)少食多餐,减少用餐时的疲劳,进餐前后漱口,保持口腔清洁,增进食欲。必要时遵医嘱静脉补充营养。

(八)休息与活动

应使患者充分了解休息有助于心肺功能的恢复,同时也让其了解适宜活动的必要性和正确的方式方法。

(1)在心肺功能失代偿期,应绝对卧床休息,协助患者采取舒适体位(如半卧位或坐位),以减少机体耗氧量,促进心肺功能的恢复,减慢心率及减轻呼吸困难,意识障碍者给予床档进行安全保护,必要时专人护理。

(2)代偿期以量力而行、循序渐进为原则,鼓励患者进行适量活动,活动量以不引起疲劳、不加重症状为度。对卧床患者,应协助定时翻身、更换姿势。根据患者的耐受能力指导患者在床上进行缓慢的肌肉松弛活动,如上肢交替前伸、握拳,下肢交替抬离床面,使肌肉保持紧张 5 秒后,松弛平放床上。鼓励患者进行呼吸功能锻炼,提高活动耐力。指导患者采取既有利于气体交换又能节省能量的姿势,如站立时,背倚墙,使膈肌和胸廓松弛,全身放松;坐位时,凳高合适,两足平放在地,身体稍前倾,两手摆放于双腿上或趴在小桌上,桌上放软枕,使患者胸椎与腰椎尽可能在一直线上;卧位时,抬高床头,略抬高床尾,使下肢关节轻度屈曲。

(九)健康指导

1.疾病预防指导

慢性肺心病是各种原发肺、胸疾病晚期的并发症,应针对高危人群加强宣传教育,劝导戒烟,积极防治 COPD 等慢性支气管肺疾病,以降低发病率。

2.疾病知识指导

向患者和家属介绍疾病发生、发展过程,减少反复发作的次数。积极防治原发病,避免各种可能导致病情急性加重的诱因,坚持家庭氧疗等。加强营养支持,保证机体康复的需要。病情缓解期应根据肺、心功能及体力情况进行适当的体育锻炼和呼吸功能锻炼,如散步、气功、太极拳、腹式呼吸、缩唇呼吸等,改善呼吸功能,提高机体免疫功能。

3.病情监测指导

告知患者及家属病情变化的征象,如体温升高、呼吸困难加重、咳嗽剧烈、咳痰不畅、尿量减少、水肿明显或发现患者神志淡漠、嗜睡、躁动、口唇发绀加重等,均提示病情变化或加重,需及时就诊。

(李　侠)

第九节 胸 腔 积 液

一、疾病概述

(一)概念和特点

胸膜腔内液体简称胸液,其形成与吸收处于动态平衡状态,正常情况下胸膜腔内仅有13~15 mL的微量液体,在呼吸运动时起润滑作用。任何原因使胸液形成过多或吸收过少时,均可导致胸液异常积聚,称为胸腔积液,简称胸腔积液。胸腔积液可以根据其发生机制和化学成分不同分为漏出液、渗出液、血液(称为血胸)、脓液(称为脓胸)和乳糜液。

(二)相关病理生理

胸液的形成主要取决于壁层和脏层毛细血管与胸膜腔内的压力梯度,有两种方向相反的压力促使液体的移动,即流体静水压和胶体渗透压。胸膜腔内液体自毛细血管的静脉端再吸收,其余的液体由淋巴系统回收至血液,滤过与吸收处于动态平衡。许多肺、胸膜和肺外疾病破坏了此种动态平衡,致使胸膜腔内液体形成过快或吸收过缓,从而导致液体不正常地积聚在胸膜腔内引起胸腔积液。

(三)病因与诱因

1.胸膜毛细血管内静水压增高

体循环静水压的增加是生成胸腔积液最重要的因素,充血性心力衰竭、缩窄性心包炎、血容量增加、上腔静脉或奇静脉受阻等因素均可使胸膜毛细血管内静水压增高,胸膜液体滤出增加,产生胸腔漏出液。

2.胸膜毛细血管通透性增加

胸膜炎症、结缔组织病(如系统性红斑狼疮、类风湿关节炎)、胸膜肿瘤、肺梗死等,可使胸膜毛细血管通透性增加,毛细血管内细胞、蛋白和液体等大量渗入胸膜腔,产生胸腔渗出液。

3.胸膜毛细血管内胶体渗透压降低

如低蛋白血症、肝硬化、肾病综合征、急性肾小球肾炎等,产生胸腔漏出液。

4.壁层胸膜淋巴引流障碍

如淋巴导管阻塞、发育性淋巴引流异常等,产生胸腔渗出液。

5.损伤

如主动脉瘤破裂、食管破裂、胸导管破裂等,产生血胸、脓胸和乳糜胸。

(四)临床表现

1.症状

胸腔积液局部症状的轻重取决于积液量,全身症状取决于原发疾病。

(1)呼吸困难:最常见,与胸腔积液的量有关。少量胸腔积液常无症状或仅有咳嗽,常为干咳。当胸腔积液量超过500 mL时,大量积液可使胸廓顺应性下降、膈肌受压、纵隔移位和肺容量下降,患者出现胸闷和呼吸困难,并随积液量的增多而加重。

(2)胸痛:多为单侧锐痛,并随呼吸或咳嗽加重,可向患侧肩、颈或腹部放射,疼痛程度随着胸腔积液增多反而缓解。

（3）伴随症状：病因不同，其伴随症状不同。炎性积液多为渗出性，伴有咳嗽、咳痰和发热；心力衰竭所致胸腔积液为漏出液，伴有心功能不全的其他表现；结核性胸膜炎多见于青年人，常有发热、干咳；恶性胸腔积液多见于中年以上患者，伴有消瘦和呼吸道或原发部位肿瘤的症状；肝脓肿所致的右侧胸腔积液可为反应性胸膜炎，亦可为脓胸，常伴有发热和肝区疼痛。

2.体征

少量积液时，体征不明显或可闻及胸膜摩擦音。典型积液患者的体征为患侧肋间隙饱满，呼吸运动减弱；语颤减弱或消失，可伴有气管、纵隔向健侧移位；局部叩诊呈浊音；积液区呼吸音减弱或消失。肺外疾病引起的胸腔积液可有原发病的体征。

（五）辅助检查

相关辅助检查可帮助医师确定患者有无胸腔积液，区别漏出液和渗出液，寻找胸腔积液的病因。

1.X 线检查

少量胸腔积液时，仅见患侧肋膈角变钝；中等量积液时，呈内低外高的弧形积液影；平卧时积液散开，使整个肺野透亮度降低；大量积液时整个患侧胸部呈致密阴影，气管和纵隔推向健侧。CT 检查有较高的敏感性与密度分辨率，有助于病因诊断。

2.B 超检查

可探查胸液掩盖的肿块，估计胸腔积液的量和深度，协助胸腔穿刺的定位。

3.胸腔积液检查

（1）外观：漏出液常为清晰、透明的淡黄色液体，静置不凝固，渗出液可因病因不同而颜色不一，以草黄色多见，可有凝块。血性胸液呈程度不等的洗肉水样或静脉血样。乳糜胸的胸腔积液呈乳状。

（2）细胞：正常胸液中有少量间皮细胞或淋巴细胞。漏出液细胞数较少，常$< 100 \times 10^6 /L$（与渗出液鉴别时以 $500 \times 10^6 /L$ 为界），以淋巴细胞与间皮细胞为主。渗出液的细胞数较多，以白细胞为主，常$> 500 \times 10^6 /L$。中性粒细胞增多时，提示为急性炎症；淋巴细胞为主则多为结核性或恶性。胸液中红细胞$> 5 \times 10^9 /L$ 时呈淡红色，多由恶性肿瘤或结核所致。

（3）pH：正常胸液 pH 在 7.6 左右，pH 降低见于脓胸、食管破裂、结核性和恶性胸腔积液。

（4）生化检查：包括葡萄糖、蛋白质、类脂、酶和肿瘤标志物。漏出液和大多数渗出液葡萄糖定量与血糖近似，当葡萄糖含量< 3.35 mmol/L 时可能为脓胸、类风湿关节炎所致的胸腔积液、结核性或恶性胸腔积液，当葡萄糖与 pH 均较低，提示肿瘤广泛浸润。类脂用于鉴别乳糜胸。胸腔积液中乳酸脱氢酶（LDH）水平则是反映胸膜炎症程度的指标，其值越高，炎症越明显。胸腔积液淀粉酶升高可见于急性胰腺炎、恶性肿瘤等。结核性胸膜炎时，胸腔积液中腺苷脱氨酶（ADA）多高于 45 U/L。肿瘤标志物的测定可以用于区别良、恶性胸腔积液。

（5）病原体：胸液涂片查找细菌及培养，有助于病原学诊断。

（6）免疫学检查：结核性胸膜炎胸腔积液的 T 细胞增高；系统性红斑狼疮及类风湿关节炎引起的胸腔积液中补体 C3、C4 成分降低，免疫复合物的含量增高。

4.胸膜活检

经皮闭式胸膜活检或胸膜针刺活检对确定胸腔积液的病因具有重要意义；CT 或 B 超引导下活检可提高成功率，但脓胸或有出血倾向者不宜做胸膜活检。

5.纤维支气管镜检查

用于咯血或疑有气道阻塞患者。

(六)治疗原则

病因治疗最重要,因胸腔积液为胸部或全身疾病的一部分。漏出液常在纠正病因后可吸收,渗出液常见于结核性胸膜炎、类肺炎性胸腔积液、脓胸及恶性肿瘤。

1.结核性胸膜炎

(1)胸腔抽液:结核性胸膜炎患者胸腔积液中的蛋白含量高,为防止和减轻胸膜粘连,故应尽早抽尽胸腔内积液。抽液治疗可解除积液对心肺和血管的压迫作用,使被压迫的肺迅速复张,改善呼吸,减轻结核中毒症状。大量胸腔积液者首次抽液量不超过 700 mL,每周抽液 2～3 次,每次抽液量不应超过 1 000 mL,直至胸腔积液完全消失。抽液后无需向胸腔注入抗结核药物,但可注入链激酶预防胸膜粘连。

(2)抗结核药物治疗:执行早期、联合、适量、规律和全程的化学治疗原则。

(3)糖皮质激素:全身中毒症状严重、有大量胸腔积液者,需在有效抗结核药物治疗的同时,加用糖皮质激素治疗至体温正常,全身中毒症状消退、胸腔积液明显减少止。通常用泼尼松每天 30 mg,分 3 次口服,一般疗程为 4～6 周。

2.类肺炎性胸腔积液和脓胸

少量类肺炎性胸腔积液经有效抗生素治疗后可吸收,大量胸腔积液时需胸腔穿刺抽液,胸腔积液pH<7.2 时需行胸腔闭式引流。脓胸治疗原则是控制感染、引流胸腔积液、促使肺复张、恢复肺功能。

(1)抗生素治疗:原则是足量和联合用药,可全身和/或胸腔内给药。体温正常后还需继续用药 2 周以上,以防复发。

(2)引流:反复抽脓或胸腔闭式引流为脓胸最基本的治疗方法。可用 2% 碳酸氢钠或生理盐水反复冲洗胸腔,然后注入抗生素及链激酶,使脓液稀释易于引流。支气管胸膜瘘患者不宜进行胸腔冲洗,以免窒息或感染播散。慢性脓胸应改进原有的胸腔引流,也可采用外科胸膜剥脱术等治疗。

3.恶性胸腔积液

恶性胸腔积液是晚期恶性肿瘤的常见并发症,肺癌、乳腺癌、淋巴瘤、卵巢癌的转移是恶性胸腔积液最常见的病因,治疗方法包括原发病的治疗和胸腔积液的治疗。

(1)去除胸腔积液:恶性胸腔积液的生长速度极快,常因大量积液的压迫引起严重呼吸困难,甚至导致死亡,需反复穿刺抽液。可用细管做胸腔内插管进行持续闭式引流,细管引流具有创伤小、易固定、效果好、可随时胸腔内注入药物等优点。

(2)减少胸腔积液的产生:化学性胸膜固定术和免疫调节治疗可减少胸腔积液的产生。化学性胸膜固定术指在抽吸胸腔积液或胸腔插管引流后,在胸腔内注入博来霉素、顺铂、丝裂霉素等抗肿瘤药物,也可注入胸膜粘连剂如滑石粉等,使胸膜发生粘连,以减缓胸腔积液的产生。免疫调节治疗是在胸腔内注入生物免疫调节剂如短小棒状杆菌疫苗、白介素-2、干扰素等,可抑制恶性肿瘤细胞、增强淋巴细胞局部浸润及活性,并使胸膜粘连。

(3)外科治疗:经上述治疗仍不能使肺复张者,可行胸腹腔分流术或胸膜切除术。

二、护理评估

(一)一般评估

1.患者主诉

有无胸闷、气促、咳嗽、咳痰、疲倦、乏力等症状。

2.生命体征

体温正常或偏高,结核性胸膜炎患者可为午后潮热,脓胸患者体温可为高热。

3.通气功能

严密监测呼吸的形态、频率、节律、深浅和音响,观察患者的痰液情况和排痰能力。观察患者意识状态、皮肤黏膜的颜色、血氧饱和度的变化,判断呼吸困难的程度。患者呼吸可正常或增快,大量积液或感染严重时可伴随不同程度的呼吸困难和发绀。

4.疼痛情况

观察患者体位,疼痛的部位、范围、性质、程度、持续时间、伴随的症状和影响因素等。

5.其他

血气分析、血氧饱和度、体重、体位、出入量等记录结果。

(二)身体评估

1.头颈部

有无心慌气促、鼻翼扇动、口唇发绀等呼吸困难和缺氧的体征;患者的意识状态,呼吸方式;有无急性面容。

2.胸部

判断患者有无被迫体位;检查胸廓的弹性,两肺呼吸运动是否一致,有无胸廓的挤压痛,是否存在气管、纵隔向健侧移位。病变部位叩诊呈浊音。积液区呼吸音减弱或消失,可闻及胸膜摩擦音。

3.其他

重点观察胸腔引流液的量、颜色、性质、气味和与体位的关系,记录 24 小时胸腔引流液排出量。

(三)心理-社会评估

询问健康史,发病原因、病程进展时间及以往所患疾病对胸腔积液的影响,评估患者对胸部疼痛的控制能力、疲劳程度和应激水平。

(四)辅助检查阳性结果评估

血氧饱和度的数值;血气分析结果报告;组织灌注情况;胸腔积液生化检查结果;胸部 CT 检查明确的病变部位。

(五)常用药物治疗效果的评估

1.抗结核药物

严密观察体温、体重的变化;补充 B 族维生素可减轻胃肠道不良反应;注意观察的药物的毒性反应,定期检查视力和听力,定期复查肝、肾功能。

2.糖皮质激素及免疫抑制剂

严密观察患者有无体温过高及上呼吸道、泌尿道、皮肤等继发感染的表现。定期检查肝、肾功能和外周血象,及时发现骨髓抑制这一极为严重的不良反应。

三、主要护理诊断/问题

(一)气体交换受损

其与气体交换面积减少有关。

(二)疼痛

胸痛与胸膜摩擦或胸腔穿刺术有关。

(三)体温过高

其与感染有关。

(四)营养失调

营养低于机体需要量:与机体高消耗状态有关。

四、护理措施

(一)环境

提供安全舒适的环境,保持室内空气新鲜流通,维持适宜的温湿度,减少不良刺激。

(二)休息和活动

大量胸腔积液致呼吸困难或发热者,应卧床休息减少氧耗,以减轻呼吸困难症状。按照胸腔积液的部位采取舒适的体位,抬高床头,半卧或患侧卧位,减少胸腔积液对健侧肺的压迫以利呼吸。胸腔积液消失后,患者还需继续休养2～3个月,可适当进行户外活动,但要避免剧烈活动。

(三)饮食护理

给予高蛋白质、高热量、高维生素、营养丰富的食物,增强机体抵抗力。大量胸腔积液患者应控制液体入量,保持水、电解质平衡。

(四)促进呼吸功能

1.保持呼吸道通畅

避免剧烈咳嗽,鼓励患者积极排痰,保持呼吸道通畅。

2.给氧

大量胸腔积液影响呼吸时按患者的缺氧情况给予低、中流量持续吸氧(2～4 L/min,30％～40％),增加氧气吸入可弥补气体交换面积的不足,改善患者的缺氧状态。

3.缓解胸痛

胸腔积液患者常有随呼吸运动而加剧的胸痛,为了减轻疼痛,患者常采取浅快的呼吸方式,可导致缺氧加重和肺不张,因此,需协助患者取患侧卧位,必要时用宽胶布固定胸壁,以减少胸廓活动幅度,减轻疼痛,或遵医嘱给予止痛剂。

4.呼吸锻炼

胸膜炎患者在恢复期,应每天督导患者进行缓慢的腹式呼吸。经常进行呼吸锻炼可减少胸膜粘连的发生,提高通气量。

(五)病情观察

注意观察患者胸痛及呼吸困难的程度、体温的变化;监测血氧饱和度或动脉血气分析的改变;正确记录每天胸腔引流液的量及性状,必要时留取标本。有呼吸困难者准备好气管插管机械通气、吸痰、吸氧设备。

（六）用药护理

遵医嘱使用抗生素、抗结核药物、糖皮质激素，指导患者掌握药物的疗效、剂量、用法和不良反应。注意观察抗结核药物的毒性反应，糖皮质激素治疗时停药速度不宜过快，应逐渐减量至停用，避免出现反跳现象。

（七）胸腔闭式引流的护理

胸腔引流管是指放置在胸膜腔用于排出胸腔内积气或积液的管道。留置胸腔引流管可达到重建胸腔负压，维持纵隔的正常位置，平衡两侧胸腔压力，促使患侧肺复张，防止感染的作用。胸腔闭式引流是胸腔内插入引流管，管下端连接至引流瓶水中，维持引流单一方向，避免逆流，以重建胸腔负压。引流液体时，选腋中线和腋后线之间的第 6～8 肋间；引流气体时，一般选锁骨中线第 2 肋间或腋中线第 3 肋间插管。

1.体位

胸腔闭式引流术后常置患者于半卧位，以利呼吸和引流。鼓励患者进行有效咳嗽和深呼吸运动，利于积液排出，恢复胸膜腔负压，使肺扩张。

2.保持胸腔引流管的无菌

严格执行无菌操作，防止感染。胸壁伤口引流管周围，用油纱布包盖严密，每 48～72 小时更换。管道与水封瓶做好时间、刻度标识，接口处用无菌纱布包裹，并保持干净，每天更换。

3.保持管道的密闭性和有效固定

确认整个引流装置固定妥当、连接紧密，水封瓶长管应浸入水中 3～4 cm，并确保引流瓶保持直立状态。运送患者或更换引流瓶时必须用两把钳双向夹闭管道，防止气体进入胸膜腔。若引流管从胸腔滑脱，应迅速用无菌敷料堵塞、包扎胸壁引流管处伤口。

4.维持引流通畅

注意检查引流管是否受压、折曲、阻塞、漏气等，通过观察引流液的情况和水柱波动来判断引流是否通畅，一般水柱上下波动在 4～6 cm。定期以离心方向闭挤捏引流管，以免管口被血凝块堵塞。若患者出现胸闷气促，气管向健侧偏移等肺受压的症状，应疑为引流管被血块堵塞，需设法挤捏或使用负压间断抽吸引流管的短管，促使其通畅，并通知医师。

5.观察记录

观察引流液的量、颜色、性状、水柱波动范围，并准确记录。

6.拔管

24 小时引流液小于 50 mL，脓液小于 10 mL，无气体溢出，患者无呼吸困难，听诊呼吸音恢复，X 线检查肺膨胀良好，即可拔管。拔管后应观察患者有无胸闷、呼吸困难、切口漏气、渗液、出血、皮下气肿等症状。

（八）心理护理

耐心向患者解释病情，消除悲观、焦虑不安的情绪，配合治疗。教会患者调整自己的情绪和行为，指导使用各种放松技巧，采取减轻疼痛的合适体位。

（九）健康教育

1.饮食指导

向患者及家属讲解加强营养是胸腔积液治疗的重要组成部分，需合理调配饮食，高热量、高蛋白、富含维生素饮食。

2.合理安排休息与活动

指导患者合理安排休息与活动,适当进行户外运动以增加肺活量,但应避免剧烈活动或突然改变体位。

3.指导患者呼吸技巧

指导患者有意识地使用控制呼吸的技巧,如进行缓慢的腹式呼吸、有效咳嗽运动等。

4.用药指导

向患者及家属解释本病的特点及目前的病情,介绍所采用的治疗方法,药物剂量、用法和不良反应。对结核性胸膜炎的患者需特别强调坚持用药的重要性,即使临床症状消失,也不可自行停药。

5.病情监测

遵从治疗、定期复查,每2个用复查胸腔积液1次。

6.及时到医院就诊的指标

体温过高,出现胸闷、胸痛、气促、呼吸困难、发绀、面色苍白、出冷汗、烦躁不安等症状。

五、护理效果评估

(1)患者无气体交换障碍的发生,血氧饱和度、动脉血气分析值在正常范围。

(2)患者主动参与疼痛治疗护理,疼痛程度得到有效控制。

(3)患者胸腔闭式引流留置管道期间能保持有效的引流效果,患者自觉症状好转,无感染等并发症的发生。

(李　侠)

第十节　自发性气胸

自发性气胸系在没有创伤或人为因素的情况下,肺组织及脏层胸膜自发性破裂,空气进入胸膜腔,导致肺组织受压,引发的一系列综合征。是常见的急诊疾病之一,如不及时诊断和抢救则危及患者生命。因此,熟悉掌握气胸的类型及病因、并发症、急救措施、护理等方面的知识和技能是极其重要的。

一、病因

任何原因引起的肺或胸壁穿孔,破坏了胸膜腔的密闭性,导致气体进入胸膜腔内,均可形成气胸。诱发气胸的因素为剧烈运动、咳嗽、提重物或上臂高举、举重运动和用力解大便等。当剧烈咳嗽或用力解大便时,肺泡内压力升高,致使原有病损或缺陷的肺组织破裂引起气胸。使用人工呼吸器,若送气压力太高,就可能发生气胸。据统计,有50%～60%病例找不到明显诱因,有6%左右患者甚至会在卧床休息时发病。

二、临床表现及分类

(一)临床表现

在气胸同侧胸部突然发生胸痛,继以胸闷、气急、呼吸困难和刺激性咳嗽。

(二)分类

根据有无原发疾病,自发性气胸可分为原发性和继发性气胸两种类型。原发性气胸好发于青年人,特别是男性瘦长者,根据国外文献报道,原发性气胸占自发性气胸首位,而国内则以继发性气胸为主。根据气胸性质可分为闭合性、开放性和张力性3种。

1.闭合性气胸

胸膜破口小,可随肺萎缩而自行闭合,不再有空气进入胸膜腔,胸膜腔内压增高,抽气后压力下降,不再复升,表明其破口已闭合。

2.开放性气胸

破口较大或因两层胸膜间有粘连或牵拉,使其破口持续的开启,吸气与呼气时,空气自由进入胸膜腔。

3.张力性气胸

破口成活瓣样阻塞,吸气时开启,空气进入胸膜腔;呼气时关闭,使胸膜腔内空气越积越多形成高压。由于肺脏明显萎缩,纵隔移位,静脉回流受阻,回心血量减少而引起急性心肺功能衰竭。此型胸膜腔内压明显增高,甚至高达 $20\ cmH_2O$,抽气成负压后迅速转为正压,此型为内科急症,必须紧急抢救处理。

三、诊断要点

(一)X 线检查

X 线检查是诊断气胸可靠的方法,可显示肺萎陷的程度,肺部情况,有无胸膜粘连,胸腔积液及纵隔移位等。少量气胸时,往往局限于胸腔上部,常被骨骼掩盖,此时嘱患者深呼气,使萎陷的肺更为缩小,密度增高,与外带积气透光区形成更鲜明的对比,从而显示气胸带;大量气胸时,患侧肺被压缩,聚集在肺门区呈球形阴影,有些患者在 X 线胸片上可以见到肺尖部肺大疱;根据X 线影像,大致可计算气胸后肺脏受压缩的程度,这对临床处理气胸有一定指导意义。

(二)胸部 CT 扫描

能清晰显示胸腔积气的范围和积气量,肺被压缩的程度,有些患者可以见到肺尖部肺大疱的存在,同时胸部 CT 还能显示胸腔积液的多少,尤其是对含极少量气体的气胸和主要位于前中胸膜腔的局限性气胸。

四、急救与治疗要点

(一)急救

1.闭合性气胸

肺萎缩 30% 以上需做胸腔穿刺抽气,应用抗生素预防感染。

2.开放性气胸

迅速用凡士林纱布加厚敷料,于呼气末封闭胸腔伤口。清创,闭式胸膜腔引流,抗休克,预防感染。

3.张力性气胸

在伤侧锁骨中线第 2 肋间穿刺排气。闭式胸膜腔引流,抗休克,预防感染,必要时手术治疗。

(二)治疗

吸氧是气胸治疗的基本措施,通常氧流量为 $3\ L/min$。单纯抽气:在腋前线第 4、5 肋间进行抽气,直至不能抽出气体或发生突然咳嗽时停止。胸管闭式引流术:适用于经单纯抽气治疗失败的绝大部分患者,是目前治疗各种气胸常用的方法。手术治疗:剖胸或胸腔镜术。如剖胸术间进行胸膜机械性摩擦或胸膜剥离,可降低术后的气胸复发率。手术适应证:持续漏气;复发性气胸;两侧自发性气胸;首次发生气胸。

五、护理

(一)一般护理

给予高蛋白,适量进粗纤维饮食;半卧位,给予吸氧,氧流量一般在 3 L/min 以上;卧床休息。

(二)病情观察

观察患者胸痛、咳嗽、呼吸困难的程度,及时与医师联系采取相应措施。根据病情准备胸腔穿刺术、胸腔闭式引流术的物品及药物,并及时配合医师进行有关处理。观察患者呼吸、脉搏、血压及面色变化。胸腔闭式引流术后应观察创口有无出血、漏气、皮下气肿及胸痛情况。

(三)并发症

1.液气胸(血气胸、脓气胸)

宜尽早抽吸完积液或做低位闭式引流,肺复张后出血多能停止。如继续出血不止,除应适当输血外,需给予抗感染治疗。

2.皮下气肿

一般在胸腔内减压后可自行吸收。如皮下气肿过重,可将积气用手推挤至一处,用注射器经皮穿刺抽出。

3.纵隔气肿

产生压迫症状时,除胸腔排气外,必要时采用胸骨上窝穿刺或切口排气。

(四)胸腔闭式引流护理

1.常规护理

(1)术后患者如血压平稳,应取半卧位,以利体位引流和呼吸。给予吸氧,氧流量一般在 3 L/min 以上。

(2)水封瓶内的液面应低于胸腔 60 cm,以利引流。

(3)胸腔引流管接于引流瓶的水封管。连接时要用两把止血钳交叉夹紧胸腔引流管,消毒引流管连接接口,固定接口处,松钳。

(4)妥善固定胸腔引流管的位置,将引流管留出足够患者翻身活动的长度,不宜过长以免扭曲。

(5)在搬动患者时需用止血钳两把将引流管夹紧,以免搬动过程中发生管道脱节、漏气或倒吸等意外情况。

(6)保持引流管通畅,引流管不扭曲、受压、各接口衔接良好。观察水封瓶内水柱波动情况,如水封管内液面高于瓶内液面且随呼吸运动而波动,或水封管内有气泡溢出,表示引流良好。如水封管内液面不动,可自上而下交替挤压引流管,防止血块阻塞。如无效即通知医师。

(7)观察并记录胸腔引流液的量和色。如每小时引流液在 100 mL 以上,呈血性,持续 3 小时,提示有活动性出血的可能,应与医师联系。

(8)引流期间应观察患者有无呼吸困难及发绀等情况。鼓励患者咳嗽及深呼吸,以利肺的扩张。

(9)严格执行无菌操作,引流瓶 24 小时更换。

(10)做好拔管时配合工作,拔管后 24 小时内应注意患者呼吸情况及局部有无渗血、渗液或漏气,必要时通知医师。

2.负压吸引的护理

(1)负压引流装置应低于穿刺点 60 cm,放在易于观察且不易踢倒的地方。

(2)调节好负压,初设置为 -1 kPa,然后根据病情变化进行缓慢微调,一般不超过 -2 kPa,告知患者及家属不可自行调节负压,医护人员调节负压应遵医嘱并有记录。

(3)注意观察引流情况,负压吸引瓶中是否有气泡溢出,负压吸引最初阶段,气泡溢出较多,之后会逐渐减少。如气泡突然停止溢出,应查找原因及时配合医师处理。

(4)注意询问患者的感受及观察病情变化,负压吸引最初阶段,若患者气促等症状改善,发绀减轻,呼吸音恢复,提示负压吸引有效。肺复张过程中过大的负压吸引,会促使肺微血管内液体外渗,造成复张性肺水肿。若患者出现呼吸困难缓解后再次出现胸闷,并伴有顽固性咳嗽,肺部湿啰音,提示可能发生了复张性肺水肿,应暂停负压吸引,立即通知医师积极配合处理。

(5)更换负压吸引时应先关闭负压调节开关,另加用两把止血钳反方向夹紧导管,再断开负压吸引,避免空气进入胸腔。同时要严格无菌操作,预防逆行性胸腔感染。

(6)负压吸引过程中,不要随意中断负压,至无气泡溢出且患者症状改善时,多表示肺组织已复张,可遵医嘱停止负压吸引,观察 24 小时症状未加重,复查 X 线或 B 超,证实肺已复张,方可拔除引流管。

3.固定法

(1)胸管的固定:要求双固定,一是用胶布在伤口敷料处的固定;二是在距离伤口 2 cm 左右用纱带固定在对侧的胸廓上。

(2)带针胸管的固定:要求双固定,一是用胶布在伤口敷料处的固定;二是在带针胸管的蓝色接口处一上一下系上纱带,根据蓝色接口的长度固定在对侧的胸腹部上。

(3)微管的固定:一是用 7 cm×8 cm 的 3 M 透明敷贴 2 张,一张贴于伤口处,一张贴于微管的蝶翼处;二是用纱带固定在对侧的腹部上。

(4)嘱患者离床活动时,防止引流管移位脱出,勿使引流瓶和连接管高于胸壁引流口水平,以防引流液逆流进入胸腔。

(五)健康指导

(1)饮食护理,多进高蛋白饮食,不挑食,不偏食,适当进食粗纤维素食物。

(2)气胸痊愈后,1 个月内避免剧烈运动,避免抬、举重物,避免屏气。

(3)保持大便通畅,2 天以上未解大便应采取有效措施。

(4)预防上呼吸道感染,避免剧烈咳嗽。

(李　侠)

第十一节　肺　癌

一、概述

肺癌大多数起源于支气管黏膜上皮,因此也称支气管肺癌,是肺部最常见的恶性肿瘤。肺癌的发生与环境的污染及吸烟密切相关,肺部慢性疾病、人体免疫功能低下、遗传因素等对肺癌的发生也有一定影响。根据肺癌的生物学行为及治疗特点,将肺癌分为小细胞肺癌、鳞癌、腺癌、大细胞癌。根据肿瘤的位置分为中心型肺癌及周边型肺癌。肺癌转移途径有直接蔓延、淋巴结转移、血行转移及种植性转移。

二、诊断

(一)症状

肺癌的临床症状根据病变的部位、肿瘤侵犯的范围、是否有转移及肺癌副癌综合征全身表现不同而异,最常见的症状是咳嗽、咯血、气短、胸痛和消瘦,其中以咳嗽和咯血最常见,咳嗽的特征往往为刺激性咳嗽、无痰;咯血以痰中夹血丝或混有粉红色的血性痰液为特征,少数患者咯血可出现整口的鲜血,肺癌在胸腔内扩散侵犯周围结构可引起声音嘶哑、Hornet 综合征、吞咽困难和肩部疼痛。当肺癌侵犯胸膜和心包时可能表现为胸腔积液和心包积液,肿瘤阻塞支气管可引起阻塞性肺炎而发热,上腔静脉综合征往往是肿瘤或转移的淋巴结压迫上腔静脉所致。小细胞肺癌常见的副癌综合征主要表现恶病质、高血钙和肺性骨关节病或非恶病质患者清/球蛋白倒置、高血糖和肌肉分解代谢增加等。

(二)体征

1.一般情况

以消瘦和低热为常见。

2.专科检查

如前所述,肺癌的体征根据其病变的部位、肿瘤侵犯的范围、是否有转移及副癌综合征全身表现不同而异。肿瘤阻塞支气管可致一侧或叶肺不张而使该侧肺呼吸音消失或减弱,肿瘤阻塞支气管可继发肺炎出现发热和肺部啰音,肿瘤侵犯胸膜或心包造成胸腔或心包积液出现相应的体征,肿瘤淋巴转移可出现锁骨上、腋下淋巴结增大。

(三)检查

1.实验室检查

痰涂片检查找癌细胞是肺癌诊断最简单、最经济、最安全的检查,由于肺癌细胞的检出阳性率较低,因此往往需要反复多次的检查,并且标本最好是清晨首次痰液立即检查。肺癌的其他实验室检查往往是非特异性的。

2.特殊检查

(1)X线摄片:可见肺内球形灶,有分叶征、边缘毛刺状,密度不均匀,部分患者见胸膜凹陷征(兔耳征),厚壁偏心空洞,肺内感染、肺不张等。

（2）CT 检查：已成为常规诊断手段，特别是对位于肺尖部、心后区、脊柱旁、纵隔后等隐蔽部位的肿瘤的发现有益。

（3）MRI 检查：在于分辨纵隔及肺门血管，显示隐蔽部的淋巴结，但不作为首选。

（4）痰细胞学：痰细胞学检查阳性率可达 80％，一般早晨血性痰涂片阳性率高，至少需连查 3 次以上。

（5）支气管镜检查：可直接观察气管、主支气管、各叶、段管壁及开口处病变，可活检或刷检取分泌物进行病理学诊断，对手术范围及术式的确定有帮助。

（6）其他：①经皮肺穿刺活检，适用于周围型肺内占位性病变的诊断，可引起血胸、气胸等并发症；②对于有胸腔积液者，可经胸穿刺抽液离心检查，寻找癌细胞；③PET 对于肺癌鉴别诊断及有无远处转移的判断准确率可达 90％，但目前价格昂贵。

其他诊断方法如放射性核素扫描、淋巴结活检、胸腔镜下活检术等，可根据病情及条件酌情采用。

（四）诊断要点

（1）有咳嗽、咯血、低热和消瘦的病史和长期吸烟史；晚期患者可出现声音嘶哑、胸腔积液及锁骨淋巴结肿大。

（2）影像学检查有肺部肿块并具有恶性肿瘤的影像学特征。

（3）病理学检查发现癌细胞。

（五）鉴别诊断

1.肺结核

（1）肺结核球：易与周围型肺癌混淆。肺结核球多见于青年，一般病程较长，发展缓慢。病变常位于上叶尖后段或下叶背段。在 X 线片上肿块影密度不均匀，可见到稀疏透光区和钙化点，肺内常另有散在性结核病灶。

（2）粟粒型肺结核：易与弥漫型细支气管肺泡癌混淆。粟粒型肺结核常见于青年，全身毒性症状明显，抗结核药物治疗可改善症状，病灶逐渐吸收。

（3）肺门淋巴结结核：在 X 线片上肺门肿块影可能误诊为中心型肺癌。肺门淋巴结结核多见于青少年，常有结核感染症状，很少有咯血。

2.肺部炎症

（1）支气管肺炎：早期肺癌产生的阻塞性肺炎，易被误诊为支气管肺炎。支气管肺炎发病较急，感染症状比较明显。X 线片上表现为边界模糊的片状或斑点状阴影，密度不均匀，且不局限于一个肺段或肺叶。经抗菌药物治疗后，症状迅速消失。肺部病变吸收也较快。

（2）肺脓肿：肺癌中央部分坏死液化形成癌性空洞时，X 线片上表现易与肺脓肿混淆。肺脓肿在急性期有明显感染症状，痰量多，呈脓性，X 线片上空洞壁较薄，内壁光滑，常有液平面，脓肿周围的肺组织或胸膜常有炎性变。支气管造影空洞多可充盈，并常伴有支气管扩张。

3.肺部其他肿瘤

（1）肺部良性肿瘤：如错构瘤、纤维瘤、软骨瘤等有时需与周围型肺癌鉴别。一般良性肿瘤病程较长，生长缓慢，临床上大多没有症状。X 线片上呈现接近圆形的块影，密度均匀，可以有钙化点，轮廓整齐，多无分叶状。

（2）支气管腺瘤：是一种低度恶性肿瘤。发病年龄比肺癌轻，女性发病率较高。临床表现与肺癌相似，常反复咯血。X 线片表现有时也与肺癌相似。经支气管镜检查，诊断未能明确者宜尽早做剖胸探查术。

4.纵隔淋巴肉瘤

纵隔淋巴肉瘤可与中心型肺癌混淆。纵隔淋巴肉瘤生长迅速,临床上常有发热和其他部位浅表淋巴结肿大。在 X 线片上表现为两侧气管旁和肺门淋巴结肿大。对放射疗法高度敏感,小剂量照射后即可见到肿块影缩小。纵隔镜检查也有助于明确诊断。

三、治疗

治疗肺癌的方法主要有外科手术治疗、放射治疗、化学药物治疗、中医中药治疗及免疫治疗等。尽管 80％的肺癌患者在明确诊断时已失去手术机会,但手术治疗仍然是肺癌最重要和最有效的治疗手段。然而,目前所有的各种治疗肺癌的方法效果均不能令人满意,必须适当地联合应用,进行综合治疗以提高肺癌的治疗效果。具体的治疗方案应根据肺癌的分级和 TNM 分期、病理细胞学类型、患者的心肺功能和全身情况,以及其他有关因素等,进行认真详细地综合分析后再做决定。

(一)手术治疗

手术治疗的目的是彻底切除肺部原发癌肿病灶和局部及纵隔淋巴结,并尽可能保留健康的肺组织。

肺切除术的范围决定于病变的部位和大小。对周围型肺癌,一般施行肺叶切除术;对中心型肺癌,一般施行肺叶或一侧全肺切除术。有的病例,癌变位于一个肺叶内,但已侵及局部主支气管或中间支气管,为了保留正常的邻近肺叶,避免行一侧全肺切除术,可以切除病变的肺叶及一段受累的支气管,再吻合支气管上下切端,临床上称为支气管袖状肺叶切除术。如果相伴的肺动脉局部受侵,也可同时做部分切除、端端吻合,此手术称为支气管袖状肺动脉袖状肺叶切除术。

手术治疗效果:非小细胞肺癌、T_1 或 $T_2N_0M_0$ 病例经手术治疗后,约有半数的患者能获得长期生存,有的报道其 5 年生存率可达 70％以上。Ⅱ期及Ⅲ期病例生存率则较低。据统计,我国目前肺癌手术的切除率为 85％～97％,术后 30 天病死率在 2％以下,总的 5 年生存率 30％～40％。

手术禁忌证:①远处转移,如脑、骨、肝等器官转移(即 M_1 患者);②心、肺、肝、肾功能不全,全身情况差的患者;③广泛肺门、纵隔淋巴结转移,无法清除者;④严重侵犯周围器官及组织,估计切除困难者;⑤胸外淋巴结转移,如锁骨上(N_3)等,肺切除术应慎重考虑。

(二)放射治疗

放射治疗是局部消灭肺癌病灶的一种手段。临床上使用的主要放疗设备有^{60}Co治疗机和加速器等。

在各种类型的肺癌中,小细胞癌对放射疗法敏感性较高,鳞癌次之,腺癌和细支气管肺泡癌最低。通常是将放射疗法、手术与药物疗法综合应用,以提高治愈率。临床上常采用的是手术后放射疗法。对癌肿或肺门转移病灶未能彻底切除的患者,于手术中在残留癌灶区放置小的金属环或金属夹做标记,便于术后放疗时准确定位。一般在术后 1 个月左右患者健康状况改善后开始放射疗法,剂量为 40～60 Gy,疗程约 6 周。为了提高肺癌病灶的切除率,有的病例可手术前进行放射治疗。

晚期肺癌病例,并有阻塞性肺炎、肺不张、上腔静脉阻塞综合征或骨转移引起剧烈疼痛者,以及癌肿复发的患者,也可进行姑息性放射疗法,以减轻症状。

放射疗法可引起倦乏、胃纳减退、低热、骨髓造血功能抑制、放射性肺炎、肺纤维化和癌肿坏死液化空洞形成等放射反应和并发症,应给予相应处理。

下列情况一般不宜施行放射治疗:①健康状况不佳,呈现恶病质者;②高度肺气肿放射治疗后将引起呼吸功能代偿不全者;③全身或胸膜、肺广泛转移者;④癌变范围广泛,放射治疗后将引起广泛肺纤维化和呼吸功能代偿不全者;⑤癌性空洞或巨大肿瘤,后者放射治疗将促进空洞形成。

对于肺癌脑转移患者,若颅内病灶较局限,可采用γ刀放射治疗,有一定的缓解率。

(三)化学治疗

有些分化程度低的肺癌,特别是小细胞癌,疗效较好。化学疗法作用遍及全身,临床上可以单独应用于晚期肺癌病例,以缓解症状,或与手术、放射等疗法综合应用,以防止癌肿转移复发,提高治愈率。

常用于治疗肺癌的化学药物有:环磷酰胺、氟尿嘧啶、丝裂霉素、多柔比星、表柔比星、丙卡巴肼(甲基苄肼)、长春碱、甲氨蝶呤、洛莫司汀(环己亚硝脲)、顺铂、卡铂、紫杉醇等。应根据肺癌的类型和患者的全身情况合理选用药物,并根据单纯化疗还是辅助化疗选择给药方法、决定疗程的长短,以及哪几种药物联合应用、间歇给药等,以提高化疗的疗效。

需要注意的是,目前化学药物对肺癌疗效仍然较低,症状缓解期较短,不良反应较多。临床应用时,要掌握药物的性能和剂量,并密切观察不良反应。出现骨髓造血功能抑制、严重胃肠道反应等情况时要及时调整药物剂量或暂缓给药。

(四)中医中药治疗

按患者临床症状、脉象、舌苔等表现,应用辨证论治法则治疗肺癌,一部分患者的症状得到改善,生存期延长。

(五)免疫治疗

近年来,通过实验研究和临床观察,发现人体的免疫功能状态与癌肿的生长发展有一定关系,从而促使免疫治疗的应用。免疫治疗的具体措施有以下几种。

1.特异性免疫疗法

用经过处理的自体肿瘤细胞或加用佐剂后,皮下接种进行治疗。此外尚可应用各种白介素、肿瘤坏死因子、肿瘤核糖核酸等生物制品。

2.非特异性免疫疗法

用卡介苗、短小棒状杆菌、转移因子、干扰素、胸腺肽等生物制品,或左旋咪唑等药物以激发和增强人体免疫功能。

当前肺癌的治疗效果仍不能令人满意。由于治疗对象多属晚期,其远期生存率低,预后较差。因此,必须研究和开展以下几方面的工作,以提高肺癌治疗的总体效果:①积极宣传,普及肺癌知识,提高肺癌诊断的警惕性,研究和探索早期诊断方法,提高早期发现率和诊断率;②进一步研究和开发新的有效药物,改进综合治疗方法;③改进手术技术,进一步提高根治性切除的程度和同时最大范围地保存正常肺组织的技术;④研究和开发分子生物学技术,探索肺癌的基因治疗技术,使之能有效地为临床服务。

四、护理措施

(一)做好心理支持,克服恐惧绝望心理

当患者得知自己患肺癌时,会面临巨大的身心应激,而心理应对结果会对疾病产生明显的积

极或消极影响,护士通过多种途径给患者及家属提供心理与社会支持。根据患者的性别、年龄、职业、文化程度、性格等,多与其交谈,耐心倾听患者诉说,尽量解答患者提出的问题和提供有益的信息,帮助患者正确估计所面临的情况,让其了解肺癌的有关知识及将接受的治疗、患者和家属应如何配合、在治疗过程中的注意事项,请治愈患者现身说法,增强对治疗的信心,积极应对癌症的挑战,与疾病作斗争。

(二)保持呼吸道通畅,做好咳嗽、咳痰的护理

分析患者病情,判断引起呼吸困难的原因,根据不同病因,采取不同的护理措施。

(1)如肿瘤转移至胸膜,可产生大量胸腔积液,导致气体交换面积减少,引起呼吸困难,要配合医师及时行胸腔穿刺置管引流术。

(2)若患者肺部感染痰液过多、纤毛功能受损、机体活动减少,或放疗、化疗导致肺纤维化,痰液黏稠,无力咳出而出现呼吸困难,应密切观察咳嗽、咳痰情况,详细记录痰液的色、量、质,正确收集痰标本,及时送检,为诊断和治疗提供可靠的依据,并采取以下护理措施。①提供整洁、舒适的环境,减少不良刺激,病室内维持适宜的温度(18~20 ℃)和相对湿度(50%~60%),以充分发挥呼吸道的自然防御功能;避免尘埃与烟雾等刺激,对吸烟的患者与其共同制定有效的戒烟计划;注意患者的饮食习惯,保持口腔清洁,避免油腻、辛辣等刺激性食物,一般每天饮水1 500 mL以上,可保证呼吸道黏膜的湿润和病变黏膜的修复,利于痰液稀释和排除。②促进有效排痰:指导患者掌握有效咳嗽的正确方法:患者坐位,双脚着地,身体稍前倾,双手环抱一个枕头。进行数次深而缓慢的腹式呼吸,深吸气末屏气,然后缩唇,缓慢地通过口腔尽可能呼气(降低肋弓、使腹部往下沉)。在深吸一口气后屏气3~5秒,身体前倾,从胸腔进行2~3次短促有力的咳嗽,张口咳出痰液,咳嗽时收缩腹肌,或用自己的手按压上腹部,帮助咳嗽,有效咳出痰液。湿化和雾化疗法:湿化疗法可达到湿化气道、稀释痰液的目的。适用于痰液黏稠和排痰困难者。常用湿化液有蒸馏水、生理盐水、低渗盐水。临床上常在湿化的同时加入药物以雾化方式吸入。可在雾化液中加入痰溶解剂、抗生素、平喘药等,达到祛痰、消炎、止咳、平喘的作用。胸部叩击与胸壁震荡:适用于肺癌晚期长期卧床、体弱、排痰无力者,禁用于肺癌伴肋骨转移、咯血、低血压、肺水肿等患者。操作前让患者了解操作的意义、过程、注意事项,以配合治疗,肺部听诊,明确病变部位。叩击时避开乳房、心脏和骨突出部位及拉链、纽扣部位。患者侧卧,叩击者两手手指并拢,使掌侧呈杯状,以手腕力量,从肺底自下而上、由外向内、迅速而有节律地叩击胸壁,震动气道,每一肺叶叩击1~3分钟,120~180次/分,叩击时发出一种空而深的拍击音则表明手法正确。胸壁震荡法时,操作者双手掌重叠置于欲引流的胸壁部位,吸气时手掌随胸廓扩张慢慢抬起,不施加压力,从吸气最高点开始,在整个呼气期手掌紧贴胸壁,施加一定的压力并做轻柔的上下抖动,即快速收缩和松弛手臂和肩膀,震荡胸壁5~7次,每一部位重复6~7个呼吸周期,震荡法在呼气期进行,且紧跟叩击后进行。叩击力量以患者不感到疼痛为宜,每次操作时间5~15分钟,应在餐后2小时至餐前30分钟完成,避免治疗中呕吐。操作后做好口腔护理,除去痰液气味,观察痰液情况,复查肺部呼吸音及啰音变化。③机械吸痰:适用于意识不清、痰液黏稠无力咳出、排痰困难者。可经患者的口、鼻腔、气管插管或气管切开处进行负压吸痰,也可配合医师用纤维支气管镜吸出痰液。

(三)对于咯血或痰中带血的患者

应予以耐心解释,消除其紧张情绪,嘱患者轻轻将气管内存留的积血咯出,以保持呼吸道通畅,咯血时不能屏气,以免诱发喉头痉挛,血液引流不畅导致窒息。小量咯血者宜进少量凉或温的流质饮食,多饮水,多食富含纤维素食物,以保持大便通畅,避免排便时腹压增加而咯血加重;密切观察咯血的量、色,大咯血时,护理方法见应急措施。大量咯血不止者,可采用丝线固定双腔球囊漂浮导管经纤支镜气道内置入治疗大咯血的方法(详见应急措施);同时做好应用垂体后叶素的护理,静脉滴注速度勿过快,以免引起恶心、便意、心悸、面色苍白等不良反应,监测血压、血氧饱和度;冠心病患者、高血压病患者及孕妇忌用;配血备用,可酌情适量输血。

(四)疼痛的护理

(1)采取各种护理措施减轻疼痛。提供安静的环境,调整舒适的体位,小心搬动患者,避免拖、拉、拽动作,滚动式平缓地给患者变换体位,必要时支撑患者各肢体,指导、协助胸痛患者用手或枕头护住胸部,以减轻深呼吸、咳嗽或变换体位所引起的胸痛;胸腔积液引起的疼痛,可嘱患者患侧卧位,必要时用宽胶布固定胸壁,以减少胸部活动幅度,减轻疼痛;采用按摩、针灸、经皮肤电刺激止痛穴位或局部冷敷等,以降低疼痛的敏感性。

(2)药物止痛,按医嘱用药,根据患者疼痛再发时间,提前按时用药,在应用镇痛药期间,注意预防药物的不良反应,如便秘、恶心、呕吐、镇静和精神紊乱等,嘱患者多进食富含纤维素的蔬菜和水果,缓解和预防便秘。

(3)患者自控镇痛,可自行间歇性给药,做到个体化给药,增加了患者自我照顾和对疼痛的自主控制能力。

(五)饮食支持护理

根据患者的饮食习惯,给予高蛋白、高热量、高维生素、易消化饮食,调配好食物的色、香、味,以刺激食欲,创造清洁舒适、愉快的进餐环境,促进食欲。病情危重者应采取喂食、鼻饲或静脉输入脂肪乳、复方氨基酸和含电解质的液体。对于有大量胸腔积液的患者,应酌情输血、血浆或清蛋白,以减少胸腔积液的产生,补充癌肿或大量抽取胸腔积液等因素所引起的蛋白丢失,增强机体抗病能力。有吞咽困难者应给予流质饮食,进食宜慢,取半卧位以免发生吸入性肺炎或呛咳,甚至窒息。

(六)做好口腔护理

向患者讲解放疗、化疗后口腔唾液腺分泌减少,pH下降,易发生口腔真菌感染和牙周病,使其理解保持口腔卫生的重要性,以便主动配合。患者睡前及三餐后进行口腔护理;戒烟酒,以防刺激黏膜;忌食辛辣及可能引起黏膜创伤的食物,如带刺或醉骨头的食物,用软牙刷刷牙,勿用牙签剔牙,并延期牙科治疗,防止黏膜受损;进食后,用盐水或复方硼砂溶液漱口,控制真菌感染;口唇涂润滑剂,保持黏膜湿润,黏膜口腔溃疡,按医嘱应用表面麻醉剂止痛。

(七)化疗药物毒性反应的护理

1.骨髓抑制反应的护理

化疗后机体免疫力下降,发生感染、出血。护士接触患者之前要认真洗手,严格执行无菌操作,避免留置尿管或肛门指检,预防感染;告知患者不可到公共场所或接触感冒患者;在做全身卫生处置时,要特别注意易感染部位,如鼻腔、口腔、肛门、会阴等,各部位使用毛巾要分开,以免交叉感染;监测体温,观察皮肤温度、色泽、气味,早期发现感染征象;当白细胞总数降至 1×10^9/L 时,做好保护性隔离。对血小板计数小于 50×10^9/L 时,密切观察有无出血倾向,采取预防出血的措施,避免患者外出活动,防止身体受挤压或外伤,保持口腔、鼻腔清洁湿润,勿用手抠鼻痂、牙签剔牙,尽量减少穿刺次数,穿刺后应实施局部较长时间按压,必要时,遵医嘱输血小板控制出血。

2.恶心呕吐的护理

化疗期间如患者出现恶心呕吐,按医嘱给予止吐药,嘱患者深呼吸,勿大动作转动身体,给予高营养清淡易消化的饮食,少食多餐,不催促患者进食,忌食辛辣等刺激性食物,戒烟酒,不要摄入加香料、肉汁和油腻的食物,建议平时咀嚼口香糖或含糖果,加强口腔护理去除口腔异味。对已有呕吐患者灵活掌握进食时间,可在其间歇期进食,多饮清水,多食薄荷类食物及冷食等。

3.静脉血管的保护

在给化疗药时,要选择合适的静脉,给化疗药前,先观察是否有回血,强刺激性药物护士应在床旁监护,或采用静脉留置针及中小静脉插管;观察药物外渗的早期征象,如穿刺部位疼痛、烧灼感、输液速度减慢、无回血、药液外渗,应立即停止输注,应用地塞米松加利多卡因局部封闭,24小时内给予冷敷,50%硫酸镁湿敷,24小时后可给予热敷。

4.应用化疗药后

常出现脱发,影响患者形象,增加其心理压力,护士要告诉患者脱发是暂时的,停药后头发会再生,鼓励其诉说自己的感受,帮助其调整外观的变化,让患者戴假发或帽子、头巾遮挡,改善自我形象,夜间睡眠可佩戴发帽,减轻头发掉在床上而至的心理不适;指导患者头发的护理,如动作轻柔减少头发梳、刷、洗、烫等,可用中性洗发护发素。

五、健康教育

(1)宣传吸烟对健康的危害,提倡不吸烟或戒烟,并注意避免被动吸烟。

(2)对肺癌高危人群要定期进行体检,早期发现肿瘤,早期治疗。

(3)改善工作和生活环境,防止空气污染。

(4)给予患者和家属心理上的支持,使之正确认识肺癌,增强治疗信心,维持生命质量。

(5)督促患者坚持化疗或放疗,告诉患者出现呼吸困难、咯血或疼痛加重时应立即到医院就诊。

(6)指导患者加强营养支持,合理安排休息,适当活动,保持良好精神状态,避免呼吸道感染以调整机体免疫力,增强抗病能力。

(7)对晚期癌肿转移患者,要指导家属对患者临终前的护理,告知患者及家属对症处理的措施,使患者平静地走完人生最后一程。

(单德平)

第十二节 重症哮喘

支气管哮喘(简称哮喘)是常见的慢性呼吸道疾病之一,近年来,其患病率在全球范围内有逐年增加的趋势,参照全球哮喘防治创议(GINA)和我国2008年版支气管哮喘防治指南,将定义重新修订为哮喘是由多种细胞包括气道的炎性细胞和结构细胞(如嗜酸性粒细胞、肥大细胞、T淋巴细胞、中性粒细胞、平滑肌细胞、气道上皮细胞等)和细胞组分参与的气道慢性炎症性疾病。这种慢性炎症导致气道高反应性,通常出现广泛多变的可逆性气流受限,并引起反复发作性的喘息、气急、胸闷或咳嗽等症状,常在夜间和/或清晨发作、加剧,多数患者可自行缓解或经治疗缓解。如果哮喘急性发作,虽经积极吸入糖皮质激素(≤1 000 μg/d)和应用长效 β_2 受体激动药或茶碱类药物治疗数小时,病情不缓解或继续恶化;或哮喘呈暴发性发作,哮喘发作后短时间内即进入危重状态,则称为重症哮喘。如病情不能得到有效控制,可迅速发展为呼吸衰竭而危及生命,故需住院治疗。

一、病因和发病机制

(一)病因
哮喘的病因还不十分清楚,目前认为同时受遗传因素和环境因素的双重影响。

(二)发病机制
哮喘的发病机制不完全清楚,可能是免疫-炎症反应、神经机制和气道高反应性及其之间的相互作用。重症哮喘目前已经基本明确的发病因素主要有以下几种。

1.诱发因素的持续存在

诱发因素的持续存在使机体持续地产生抗原-抗体反应,发生气道炎症、气道高反应性和支气管痉挛,在此基础上,支气管黏膜充血水肿、大量黏液分泌并形成黏液栓,阻塞气道。

2.呼吸道感染

细菌、病毒及支原体等的感染可引起支气管黏膜充血肿胀及分泌物增加,加重气道阻塞;某些微生物及其代谢产物还可以作为抗原引起免疫-炎症反应,使气道高反应性加重。

3.糖皮质激素使用不当

长期使用糖皮质激素常常伴有下丘脑-垂体-肾上腺皮质轴功能抑制,突然减量或停用,可造成体内糖皮质激素水平的突然降低,造成哮喘的恶化。

4.脱水、痰液黏稠、电解质紊乱

哮喘急性发作时,呼吸道丢失水分增加、多汗造成机体脱水,痰液黏稠不易咳出而阻塞大小气道,加重呼吸困难,同时由于低氧血症可使无氧酵解增加,酸性代谢产物增加,合并代谢性酸中毒,使病情进一步加重。

5.精神心理因素

许多学者提出心理社会因素通过对中枢神经、内分泌和免疫系统的作用而导致哮喘发作,是使支气管哮喘发病率和病死率升高的一个重要因素。

二、病理生理

重症哮喘的支气管黏膜充血水肿、分泌物增多甚至形成黏液栓,以及气道平滑肌的痉挛导致呼吸道阻力在吸气和呼气时均明显升高,小气道阻塞,肺泡过度充气,肺内残气量增加,加重吸气肌肉的负荷,降低肺的顺应性,内源性呼气末正压(PEEPi)增大,导致吸气功耗增大。小气道阻塞,肺泡过度充气,相应区域毛细血管的灌注减低,引起肺泡通气/血流(V/Q)比例的失调,患者常出现低氧血症,多数患者表现为过度通气,通常 $PaCO_2$ 降低,若 $PaCO_2$ 正常或升高,应警惕呼吸衰竭的可能性或是否已经发生了呼吸衰竭。重症哮喘患者,若气道阻塞不迅速解除,潮气量将进行性下降,最终将会发生呼吸衰竭。哮喘发作持续不缓解,也可能出现血液循环的紊乱。

三、临床表现

(一)症状

重症哮喘患者常出现极度严重的呼气性呼吸困难、被迫采取坐位或端坐呼吸，干咳或咳大量白色泡沫痰，不能讲话、紧张、焦虑、恐惧、大汗淋漓。

(二)体征

患者常出现呼吸浅快，呼吸频率增快（＞30/分钟），可有三凹征，呼气期两肺满布哮鸣音，也可哮鸣音不出现，即所谓的"寂静胸"，心率增快（＞120/分钟），可有血压下降，部分患者出现奇脉、胸腹反常运动、意识障碍，甚至昏迷。

四、实验室检查和其他检查

(一)痰液检查

哮喘患者痰涂片显微镜下可见到较多嗜酸性粒细胞、脱落的上皮细胞。

(二)呼吸功能检查

哮喘发作时，呼气流速指标均显著下降，第 1 秒钟用力呼气容积（FEV_1）、第 1 秒钟用力呼气容积占用力肺活量比值（$FEV_1/FVC\%$，即 1 秒率）及呼气峰值流速（PEF）均减少。肺容量指标可见用力肺活量减少、残气量增加、功能残气量和肺总量增加，残气占肺总量百分比增高。大多数成人哮喘患者呼气峰值流速＜50%预计值则提示重症发作，呼气峰值流速＜33%预计值提示危重或致命性发作，需做血气分析检查以监测病情。

(三)血气分析

由于气道阻塞且通气分布不均，通气/血流比例失衡，大多数重症哮喘患者有低氧血症，PaO_2＜8.0 kPa（60 mmHg），少数患者 PaO_2＜6.0 kPa（45 mmHg），过度通气可使 $PaCO_2$ 降低，pH 上升，表现为呼吸性碱中毒；若病情进一步发展，气道阻塞严重，可有缺氧及 CO_2 潴留，$PaCO_2$ 上升，血 pH 下降，出现呼吸性酸中毒；若缺氧明显，可合并代谢性酸中毒。$PaCO_2$ 正常往往是哮喘恶化的指标，高碳酸血症是哮喘危重的表现，需给予足够的重视。

(四)胸部 X 线检查

早期哮喘发作时可见两肺透亮度增强，呈过度充气状态，并发呼吸道感染时可见肺纹理增加及炎性浸润阴影。重症哮喘要注意气胸、纵隔气肿及肺不张等并发症的存在。

(五)心电图检查

重症哮喘患者心电图常表现为窦性心动过速、电轴右偏、偶见肺性 P 波。

五、诊断

(一)哮喘的诊断标准

(1)反复发作喘息、气急、胸闷或咳嗽，多与接触变应原、冷空气、物理、化学性刺激及病毒性上呼吸道感染、运动等有关。

(2)发作时双肺可闻及散在或弥漫性、以呼气相为主的哮鸣音，呼气相延长。

(3)上述症状和体征可经治疗缓解或自行缓解。

(4)除去其他疾病所引起的喘息、气急、胸闷和咳嗽。

(5)临床表现不典型者（如无明显喘息或体征），应至少具备以下 1 项试验阳性：①支气管激发试验或运动激发试验阳性。②支气管舒张试验阳性,第 1 秒用呼气容积增加≥12%,且第 1 秒用呼气容积增加绝对值≥200 mL。③呼气峰值流速日内(或 2 周)变异率≥20%。

符合(1)~(4)条或(4)~(5)条者,可以诊断为哮喘。

(二)哮喘的分期及分级

根据临床表现,哮喘可分为急性发作期、慢性持续期和临床缓解期。急性发作是指喘息、气促、咳嗽、胸闷等症状突然发生,或原有症状急剧加重,常有呼吸困难,以呼气流量降低为其特征,常因接触变应原、刺激物或呼吸道感染诱发。哮喘急性发作时病情严重程度可分为轻度、中度、重度、危重四级(表 3-1)。

表 3-1　哮喘急性发作时病情严重程度的分级

临床特点	轻度	中度	重度	危重
气短	步行、上楼时	稍事活动	休息时	
体位	可平卧	喜坐位	端坐呼吸	
谈话方式	连续成句	常有中断	仅能说出字和词	不能说话
精神状态	可有焦虑或尚安静	时有焦虑或烦躁	常有焦虑、烦躁	嗜睡、意识模糊
出汗	无	有	大汗淋漓	
呼吸频率(次/分)	轻度增加	增加	>30	
辅助呼吸肌活动及三凹征	常无	可有	常有	胸腹矛盾运动
哮鸣音	散在,呼气末期	响亮、弥漫	响亮、弥漫	减弱、甚至消失
脉率(次/分)	<100	100~120	>120	脉率变慢或不规则
奇脉(深吸气时收缩压下降,mmHg)	无,<10	可有,10~25	常有,>25	无
使用 β_2 受体激动药后呼气峰值流速占预计值或个人最佳值%	>80%	60%~80%	<60%或<100 L/min 或作用时间<2 小时	
PaO_2(吸空气,mmHg)	正常	≥60	<60	<60
$PaCO_2$(mmHg)	<45	≤45	>45	>45
SaO_2(吸空气,%)	>95	91~95	≤90	≤90
pH				降低

注:1 mmHg=0.133 kPa

六、鉴别诊断

(一)左侧心力衰竭引起的喘息样呼吸困难

(1)患者多有高血压、冠状动脉粥样硬化性心脏病、风湿性心脏病和二尖瓣狭窄等病史和体征。

(2)阵发性咳嗽,咳大量粉红色泡沫痰,两肺可闻及广泛的湿啰音和哮鸣音,左心界扩大,心率增快,心尖部可闻及奔马律。

(3)胸部 X 线及心电图检查符合左心病变。

(4)鉴别困难时,可雾化吸入 β_2 受体激动药或静脉注射氨茶碱缓解症状后,进一步检查,忌用肾上腺素或吗啡,以免造成危险。

六、鉴别诊断

(一)左侧心力衰竭引起的喘息样呼吸困难

(1)患者多有高血压、冠状动脉粥样硬化性心脏病、风湿性心脏病和二尖瓣狭窄等病史和体征。

(2)阵发性咳嗽,咳大量粉红色泡沫痰,两肺可闻及广泛的湿啰音和哮鸣音,左心界扩大,心率增快,心尖部可闻及奔马律。

(3)胸部 X 线及心电图检查符合左心病变。

(4)鉴别困难时,可雾化吸入 β_2 受体激动药或静脉注射氨茶碱缓解症状后,进一步检查,忌用肾上腺素或吗啡,以免造成危险。

(二)慢性阻塞性肺疾病

(1)中老年人多见,起病缓慢、病程较长,多有长期吸烟或接触有害气体的病史。

(2)慢性咳嗽、咳痰,晨间咳嗽明显,气短或呼吸困难逐渐加重。有肺气肿体征,两肺可闻及湿啰音。

(3)慢性阻塞性肺疾病急性加重期和哮喘区分有时十分困难,用支气管扩张药和口服或吸入激素做治疗性试验可能有所帮助。慢性阻塞性肺疾病也可与哮喘合并同时存在。

(三)上气道阻塞

(1)呼吸道异物者有异物吸入史。

(2)中央型支气管肺癌、气管支气管结核、复发性多软骨炎等气道疾病,多有相应的临床病史。

(3)上气道阻塞一般出现吸气性呼吸困难。

(4)胸部 X 线摄片、CT、痰液细胞学或支气管镜检查有助于诊断。

(5)平喘药物治疗效果不佳。

此外,应和变态反应性肺浸润、自发性气胸等相鉴别。

七、急诊处理

哮喘急性发作的治疗取决于发作的严重程度及对治疗的反应。对于具有哮喘相关死亡高危因素的患者,应给予高度重视。高危患者:①曾经有过气管插管和机械通气的濒于致死性哮喘的病史。②在过去 1 年中因为哮喘而住院或看急诊。③正在使用或最近刚刚停用口服糖皮质激素。④目前未使用吸入糖皮质激素。⑤过分依赖速效 β_2 受体激动药,特别是每月使用沙丁胺醇(或等效药物)超过 1 支的患者。⑥有心理疾病或社会心理问题,包括使用镇静药。⑦有对哮喘治疗不依从的历史。

(一)轻度和部分中度急性发作哮喘患者可在家庭中或社区中治疗

治疗措施主要为重复吸入速效 β_2 受体激动药,在第 1 小时每次吸入沙丁胺醇 $100\sim200\ \mu g$ 或特布他林 $250\sim500\ \mu g$,必要时每 20 分钟重复 1 次,随后根据治疗反应,轻度调整为 $3\sim4$ 小时再用 $2\sim4$ 喷,中度 $1\sim2$ 小时用 $6\sim10$ 喷。如果对吸入性 β_2 受体激动药反应良好(呼吸困难显著缓解,呼气峰值流速占预计值>80%或个人最佳值,且疗效维持 $3\sim4$ 小时),通常不需要使用其他药物。如果治疗反应不完全,尤其是在控制性治疗的基础上发生的急性发作,应尽早口服糖皮质激素(泼尼松龙 0.5～1.0 mg/kg 或等效剂量的其他激素),必要时到医院就诊。

(二)部分中度和所有重度急性发作均应到急诊室或医院治疗

1.联合雾化吸入 β_2 受体激动药和抗胆碱能药物

β_2 受体激动药通过对气道平滑肌和肥大细胞等细胞膜表面的 β_2 受体的作用,舒张气道平滑肌、减少肥大细胞脱颗粒和介质的释放等,缓解哮喘症状。重症哮喘时应重复使用速效 β_2 受体激动药,推荐初始治疗时连续雾化给药,随后根据需要间断给药(6/天)。雾化吸入抗胆碱药物,如溴化异丙托品(常用剂量为 50～125 μg,3～4/天)、溴化氧托品等可阻断节后迷走神经传出支,通过降低迷走神经张力而舒张支气管,与 β_2 受体激动药联合使用具有协同、互补作用,能够取得更好的支气管舒张作用。

2.静脉使用糖皮质激素

糖皮质激素是最有效的控制气道炎症的药物,重度哮喘发作时应尽早静脉使用糖皮质激素,特别是对吸入速效 β_2 受体激动药初始治疗反应不完全或疗效不能维持者。如静脉及时给予琥珀酸氢化可的松(400～1 000 mg/d)或甲泼尼龙(80～160 mg/d),分次给药,待病情得到控制和缓解后,改为口服给药(如静脉使用激素 2～3 天,继之以口服激素 3～5 天),静脉给药和口服给药的序贯疗法有可能减少激素用量和不良反应。

3.静脉使用茶碱类药物

茶碱具有舒张支气管平滑肌作用,并具有强心、利尿、扩张冠状动脉、兴奋呼吸中枢和呼吸肌等作用。临床上在治疗重症哮喘时静脉使用茶碱作为症状缓解药,静脉注射氨茶碱[首次剂量为 4～6 mg/kg,注射速度不宜超过 0.25 mg/(kg·min),静脉滴注维持剂量为 0.6～0.8 mg/(kg·h)],茶碱可引起心律失常、血压下降,甚至死亡,其有效、安全的血药浓度范围应在 6～15 $\mu g/mL$,在有条件的情况下应监测其血药浓度,及时调整浓度和滴速。发热、妊娠、抗结核治疗可以降低茶碱的血药浓度;而肝疾病、充血性心力衰竭,以及合用西咪替丁(甲氰咪胍)、喹诺酮类、大环内酯类药物等可影响茶碱代谢而使其排泄减慢,增加茶碱的毒性作用,应引起重视,并酌情调整剂量。

4.静脉使用 β_2 受体激动药

平喘作用较为迅速,但因全身不良反应的发生率较高,国内较少使用。

5.氧疗

使 $SaO_2 \geqslant 90\%$,吸氧浓度一般 30％左右,必要时增加至 50％,如有严重的呼吸性酸中毒和肺性脑病,吸氧浓度应控制在 30％以下。

6.气管插管机械通气

重度和危重哮喘急性发作经过氧疗、全身应用糖皮质激素、β_2 受体激动药等治疗,临床症状和肺功能无改善,甚至继续恶化,应及时给予机械通气治疗,其指征主要包括意识改变、呼吸肌疲劳、$PaCO_2 \geqslant 6.0$ kPa(45 mmHg)等。可先采用经鼻(面)罩无创机械通气,若无效应及早行气管插管机械通气。哮喘急性发作机械通气需要较高的吸气压,可使用适当水平的呼气末正压治疗。如果需要过高的气道峰压和平台压才能维持正常通气容积,可试用允许性高碳酸血症通气策略以减少呼吸机相关肺损伤。

八、急救护理

(一)护理目标

(1)及早发现哮喘先兆,保障最佳治疗时机,终止发作。

（2）尽快解除呼吸道阻塞,纠正缺氧,挽救患者生命。

（3）减轻患者身体、心理的不适及痛苦。

（4）提高患者的活动能力,提高生活质量。

（5）健康指导,提高自护能力,减少复发,维护肺功能。

（二）护理措施

（1）院前急救时的护理:①首先做好出诊前的评估。接到出诊联系电话时询问患者的基本情况,做出预测评估及相应的准备。除备常规急救药外,需备短效的糖皮质激素及 $β_2$ 受体激动剂（气雾剂）、氨茶碱等。做好机械通气的准备,救护车上的呼吸机调好参数,准备吸氧面罩。②到达现场后,迅速评估病情及周围环境,判断是否有诱发因素。简单询问相关病史,评估病情。立即监测生命体征、意识状态的情况,发生呼吸、心搏骤停时立即配合医师进行心肺复苏,建立人工气道进行机械辅助通气。尽快解除呼吸道阻塞,及时纠正缺氧是抢救患者的关键。给予氧气吸入,面罩或者用高频呼吸机通气吸氧。遵医嘱立即帮助患者吸入糖皮质激素和 $β_2$ 受体激动剂定量气雾剂,氨茶碱缓慢静脉滴注,肾上腺素 0.25～0.50 mg 皮下注射,30 分钟后可重复 1 欢。迅速建立静脉通道。固定好吸氧、输液管,保持通畅。重症哮喘病情危急,严重缺氧导致极其恐惧、烦躁,护士要鼓励患者,端坐体位做好固定,扣紧安全带,锁定担架平车与救护车定位把手,并在旁扶持。运送途中,密切监护患者的呼吸频率及节律、血氧饱和度、血压、心率、意识的变化,观察用药反应。

（2）到达医院后,帮助患者取坐位或半卧位,放移动托板,使其身体伏于其上,利于通气和减少疲劳。立即连接吸氧装置,调好氧流量。检查静脉通道是否通畅。备吸痰器、气管插管、呼吸机、抢救药物、除颤器。连接监护仪,监测呼吸、心电、血压等生命体征。观察患者的意识、呼吸频率、哮鸣音高低变化。一般哮喘发作时,两肺布满高调哮鸣音,但重危哮喘患者,因呼吸肌疲劳和小气道广泛痉挛,使肺内气体流速减慢,哮鸣音微弱,出现"沉默胸",提示病情危重。护士对病情变化要有预见性,发现异常及时报告医师处理。

（3）迅速收集病史、以往药物服用情况,评估哮喘程度。如果哮喘发作经数小时积极治疗后病情仍不能控制,或急剧进展,即为重症哮喘,此时病情不稳定,可危及生命,需要加强监护、治疗。

（4）确保气道通畅维护有效排痰、保持呼吸道通畅是急重症哮喘的护理重点。①哮喘发作时,支气管黏膜充血水肿,腺体分泌亢进,合并感染更重,产生大量痰液。而此时患者因呼吸急促、喘息,呼吸道水分丢失,致使痰液黏稠不易咳出,大量黏痰形成痰栓阻塞气管、支气管,导致严重气道阻塞,加上气道痉挛,气道内压力明显增加,加重喘息及感染。因此必须注意补充水分、湿化气道,积极排痰,保持呼吸道通畅。②按时协助患者翻身、叩背,加强体位引流;雾化吸入,湿化气道,稀释痰液,防止痰栓形成。采用小雾量、短时间、间歇雾化方式,湿化时密切观察患者呼吸状态,发现喘息加重、血氧饱和度下降等异常立即停止雾化。床边备吸痰器,防止痰液松解后大量涌出导致窒息。吸痰时动作轻柔、准确,吸力和深度适当,尽量减少刺激并达到有效吸引。每次吸痰时间不超过 15 秒,该过程中注意观察患者的面色、呼吸、血氧饱和度、血压及心率的变化。严格无菌操作,避免交叉感染。

（5）吸氧治疗的护理:①给氧方式、浓度和流量根据病情及血气分析结果予以调节。一般给予鼻导管吸氧,氧流量 4～6 L/min;有二氧化碳潴留时,氧流量 2～4 L/min;出现低氧血症时改用面罩吸氧,氧流量 6～10 L/min。经过吸氧和药物治疗病情不缓解,低氧血症和二氧化碳潴留加剧时进行气管插管呼吸机辅助通气。此时应做好呼吸机和气道管理,防止医源性感染,及时有效地吸痰和湿化气道。气管插管患者吸痰前后均应吸入纯氧3～5分钟。②吸氧治疗时,观察呼吸窘迫有无缓解,意识状况,末梢皮肤黏膜颜色、湿度等,定时监测血气分析。高浓度吸氧(>60%)持续6小时以上时应注意有无烦躁、情绪激动、呼吸困难加重等中毒症状。

(6)药物治疗的护理:终止哮喘持续发作的药物根据其作用机制可分为具有抗感染作用的和有缓解症状作用的两大类。给药途径包括吸入、静脉和口服。①吸入给药的护理吸入的药物局部抗炎作用强,直接作用于呼吸道,所需剂量较小,全身性不良反应较少。剂型有气雾剂、干粉和溶液。护士指导患者正确吸入药物。先嘱患者将气呼尽,然后开始深吸气,同时喷出药液,吸气后屏气数秒,再慢慢呼出。吸入给药有口咽部局部的不良反应,包括声音嘶哑、咽部不适和念珠菌感染,吸药后让患者及时用清水含漱口咽部。密切观察与用药效果和不良反应,严格掌握吸入剂量。②静脉给药的护理经静脉用药有糖皮质激素、茶碱类及β受体激动剂。护士要熟练掌握常用静脉注射平喘药物的药理学、药代动力学、药物的不良反应、使用方法及注意事项,严格执行医嘱的用药剂量、浓度和给药速度,合理安排输液顺序。保持静脉通路畅通,药液无外渗,确保药液在规定时间内输入。观察治疗反应,监测呼吸频率、节律、血氧饱和度、心率、心律和哮喘症状的变化等。应用拟肾上腺素和茶碱类药物时应注意观察有无心律失常、心动过速、血压升高、肌肉震颤、抽搐、恶心、呕吐等不良反应,严格控制输入速度,及时反馈病情变化,供医师及时调整医嘱,保持药物剂量适当;应用大剂量糖皮质激素类药物应观察是否有消化道出血或水钠潴留、低钾性碱中毒等表现,发现后及时通知医师处理。③口服给药重度哮喘吸入大剂量激素治疗无效的患者应早期口服糖皮质激素,一般使用半衰期较短的糖皮质激素,如泼尼松、泼尼松龙或甲基泼尼松龙等。每次服药护士应协助,看患者服下,防止漏服或服用时间不恰当。正确的服用方法是每天或隔天清晨顿服,以减少外源性激素对脑垂体-肾上腺轴的抑制作用。

(7)并发症的观察和护理:重危哮喘患者主要并发症是气胸、皮下气肿、纵隔气肿、心律失常、心功能不全等,发生时间主要在发病48小时内,尤其是前24小时。在入院早期要特别注意观察,尤应注意应用呼吸机治疗者及入院前有肺气肿和/或肺心病的重症哮喘患者。①气胸气胸是发生率最高的并发症。气胸发生的征象是清醒患者突感呼吸困难加重、胸痛、烦躁不安,血氧饱和度降低。由于胸内压升高,使用呼吸机时机器报警。护士此时要注意观察有无气管移位,血流动力学是否稳定等,并立即报告医师处理。②皮下气肿一般发生在颈胸部,重者可累及到腹部。表现为颈胸部肿胀,触诊有握雪感或捻发感。单纯皮下气肿一般对患者影响较轻,但是皮下气肿多来自气胸或纵隔气肿,如处理不及时可危及生命。③纵隔气肿纵隔气肿是最严重的并发症,可直接影响到循环系统,导致血压下降、心律失常,甚至心搏骤停,短时间内导致患者死亡。发现皮下气肿,同时有血压、心律的明显改变,应考虑到纵隔气肿的可能,立即报告医师急救处理。④心律失常患者存在的低氧及高碳酸血症、氨茶碱过量、电解质紊乱、胸部并发症等,均可导致各种早搏、快速心房纤颤、室上速等心律失常。发现新出现的心律失常或原有心律失常加重,要针对性地观察是否存在上述原因,做出相应的护理并报告医师处理。

(8)出入量管理:急重症哮喘发作时因张口呼吸、大量出汗等原因容易导致脱水、痰液黏稠不易咳出,必须严格出入量管理,为治疗提供准确依据。监测尿量,必要时留置导尿,准确记录24小时出入量及每小时尿量,观察出汗情况、皮肤弹性,若尿量少于30 mL/h,应通知医师处理。神志清醒者,鼓励饮水。对口服不足及神志不清者,经静脉补充水分,一般每天补液2 500～

3 000 mL,根据患者的心功能状态调整滴速,避免诱发心力衰竭、急性肺水肿。在补充水分的同时应严密监测血清电解质,及时补充纠正,保持酸碱平衡。

(9)基础护理:哮喘发作时,患者生活不能自理,护士要做好各项基础护理。尽量维护患者的舒适感。①保持病室空气新鲜流通,温度(18~22 ℃)、湿度(50%~60%)适宜,避免寒冷、潮湿、异味。注意保暖,避免受凉感冒。室内不摆放花草,整理床铺时防止尘埃飞扬。护理操作尽量集中进行,保障患者休息。②帮助患者取舒适的半卧位和坐位,适当用靠垫等维持,减轻患者体力。每天 3 次进行常规口腔、鼻腔清洁护理,有利于呼吸道通畅,预防感染并发症。口唇干燥时涂石蜡油。③保持床铺清洁、干燥、平整。对意识障碍加强皮肤护理,保持皮肤清洁、干燥,及时擦干汗液,更换衣服,每 2 小时翻身 1 次,避免局部皮肤长期受压。协助床上排泄,提供安全空间,尊重患者,及时清理污物并清洗会阴。

(10)安全护理:为意识不清、烦躁的患者提供保护性措施,使用床档,防止坠床摔伤。哮喘发作时,患者常采取强迫坐位,给予舒适的支撑物,如移动餐桌、升降架等。哮喘缓解后,协助患者侧卧位休息。

(11)饮食护理:给予高热量、高维生素、易消化的流质食物,病情好转后改半流质、普通饮食。避免产气、辛辣、刺激性食物及容易引起过敏的食物,如鱼、虾等。

(12)心理护理:严重缺氧时患者异常痛苦,有窒息和濒死感,患者均存在不同程度的焦虑、烦躁或恐惧,后者诱发或加重哮喘,形成恶性循环。护士应主动与患者沟通,提供细致护理,给患者精神安慰及心理支持,说明良好的情绪能促进缓解哮喘,帮助患者控制情绪。

(13)健康教育:为了有效控制哮喘发作、防止病情恶化,必需提高患者的自我护理能力,并且鼓励亲属参与教育计划,使其准确了解患者的需求,能提供更合适的帮助。患者经历自我处理成功的体验后会增加控制哮喘的信心,改善生活质量,提高治疗依从性。具体内容主要有:哮喘相关知识,包括支气管哮喘的诱因、前驱症状、发作时的简单处理、用药等;自我护理技能的培养,包括气雾剂的使用、正确使用峰流速仪监测、合理安排日常生活和定期复查等。

指导环境控制识别致敏源和刺激物,如宠物、花粉、油漆、皮毛、灰尘、吸烟、刺激性气体等,尽量减少与之接触。居室或工作学习的场所要保持清洁,常通风。

呼吸训练指导患者正确的腹式呼吸法、轻咳排痰法及缩唇式呼吸等,保证哮喘发作时能有效地呼吸。

病情监护指导指导患者自我检测病情,每天用袖珍式峰流速仪监测最大呼出气流速,并进行评定和记录。急性发作前的征兆有:使用短效β受体激动剂次数增加、早晨呼气峰流速下降、夜间苏醒次数增加或不能入睡,夜间症状严重等。一旦有上述征象,及时复诊。嘱患者随身携带止喘气雾剂,一出现哮喘先兆时立即吸入,同时保持平静。通过指导患者及照护者掌握哮喘急性发作的先兆和处理常识,把握好急性加重前的治疗时间窗,一旦发生时能采取正确的方式进行自救和就医,避免病情恶化或争取抢救时间。

指导患者严格遵医嘱服药指导患者应在医师指导下坚持长期、规则、按时服药,向患者及照护者讲明各种药物的不良反应及服用时注意事项,指导其加强病情观察。如疗效不佳或出现严重不良反应时立即与医师联系,不能随意更改药物种类、增减剂量或擅自停药。

指导患者适当锻炼,保持情绪稳定在缓解期可做医疗体操、呼吸训练、太极拳等,戒烟,减少对气道的刺激。避免情绪激动、精神紧张和过度疲劳,保持愉快情绪。

指导个人卫生和营养细菌和病毒感染是哮喘发作的常见诱因。哮喘患者应注意与流感者隔离,定期注射流感疫苗,预防呼吸道感染。保持良好的营养状态,增强抗感染的能力。胃肠道反流可诱发哮喘发作,睡前 3 小时禁饮食、抬高枕头可预防。

(单德平)

第十三节　重　症　肺　炎

肺炎是指终末气道、肺泡和肺间质的炎症,可由病原微生物、理化因素、免疫损伤、过敏及药物所致。细菌性肺炎是最常见的肺炎,也是最常见的感染性疾病之一。

目前肺炎按患病环境分成社区获得性肺炎(community-acquired pneumonia,CAP)和医院获得性肺炎(hospital-acquired pneumonia,HAP),CAP 是指在医院外罹患的感染性肺实质炎症,包括具有明确潜伏期的病原体感染而在入院后平均潜伏期内发病的肺炎。HAP 亦称医院内肺炎(nosocomial pneumonia,NP),是指患者入院时不存在,也不处于潜伏期,而于入院 48 小时后在医院(包括老年护理院、康复院等)内发生的肺炎。HAP 还包括呼吸机相关性肺炎(ventilator associated pneumonia,VAP)和卫生保健相关性肺炎(healthcare associated pneumonia,HCAP)。CAP 和 HAP 年发病率分别约为 12/1 000 人口和 5/1 000~10/1 000 住院患者,近年发病率有增加的趋势。肺炎病死率门诊肺炎患者<5%,住院患者平均为 12%,入住重症监护病房(ICU)者约 40%。发病率和病死率高的原因与社会人口老龄化、吸烟、伴有基础疾病和免疫功能低下有关,如慢性阻塞性肺病、心力衰竭、肿瘤、糖尿病、尿毒症、神经疾病、药瘾、嗜酒、艾滋病、久病体衰、大型手术、应用免疫抑制剂和器官移植等。此外,亦与病原体变迁、耐药菌增加、HAP 发病率增加、病原学诊断困难、不合理使用抗生素和部分人群贫困化加剧等有关。

重症肺炎至今仍无普遍认同的定义,需入住 ICU 者可认为是重症肺炎。目前一般认为,如果肺炎患者的病情严重到需要通气支持(急性呼吸衰竭、严重气体交换障碍伴高碳酸血症或持续低氧血症)、循环支持(血流动力学障碍、外周低灌注)及加强监护治疗(肺炎引起的脓毒症或基础疾病所致的其他器官功能障碍)时可称为重症肺炎。

一、病因和发病机制

正常的呼吸道免疫防御机制(支气管内黏液-纤毛运载系统、肺泡巨噬细胞等细胞防御的完整性等)使气管隆凸以下的呼吸道保持无菌。是否发生肺炎决定于两个因素:病原体和宿主因素。如果病原体数量多,毒力强和/或宿主呼吸道局部和全身免疫防御系统损害,即可发生肺炎。病原体可通过下列途径引起社区获得性肺炎:①空气吸入。②血行播散。③邻近感染部位蔓延。④上呼吸道定植菌的误吸。医院获得性肺炎还可通过误吸胃肠道的定植菌(胃食管反流)和通过人工气道吸入环境中的致病菌引起。病原体直接抵达下呼吸道后,孳生繁殖,引起肺泡毛细血管充血、水肿,肺泡内纤维蛋白渗出及细胞浸润。

二、诊断

(一)临床表现特点

1.社区获得性肺炎

(1)新近出现的咳嗽、咳痰或原有呼吸道疾病症状加重,并出现脓性痰,伴或不伴胸痛。

(2)发热。

(3)肺实变体征和/或闻及湿性啰音。

(4)白细胞$>10\times10^9$/L 或$<4\times10^9$/L,伴或不伴细胞核左移。

(5)胸部 X 线检查显示片状、斑片状浸润性阴影或间质性改变,伴或不伴胸腔积液。

以上 1～4 项中任何 1 项加第 5 项,排除非感染性疾病可做出诊断。CAP 常见病原体为肺炎链球菌、支原体、衣原体、流感嗜血杆菌和呼吸病毒(甲、乙型流感病毒、腺病毒、呼吸合胞病毒和副流感病毒)等。

2.医院获得性肺炎

住院患者 X 线检查出现新的或进展的肺部浸润影加上下列 3 个临床症候中的 2 个或以上可以诊断为肺炎。

(1)发热超过 38 ℃。

(2)血白细胞增多或减少。

(3)脓性气道分泌物。

HAP 的临床表现、实验室和影像学检查特异性低,应注意与肺不张、心力衰竭和肺水肿、基础疾病肺侵犯、药物性肺损伤、肺栓塞和急性呼吸窘迫综合征等相鉴别。无感染高危因素患者的常见病原体依次为肺炎链球菌、流感嗜血杆菌、金黄色葡萄球菌、大肠埃希菌、肺炎克雷伯菌等;有感染高危因素患者为金黄色葡萄球菌、铜绿假单胞菌、肠杆菌属、肺炎克雷伯菌等。

(二)重症肺炎的诊断标准

不同国家制定的重症肺炎的诊断标准有所不同,各有优缺点,但一般均注重对客观生命体征、肺部病变范围、器官灌注和氧合状态的评估,临床医师可根据具体情况选用。以下列出目前常用的几项诊断标准。

1.中华医学会呼吸病学分会 2006 年颁布的重症肺炎诊断标准

(1)意识障碍。

(2)呼吸频率≥30 次/分。

(3)$PaO_2<8.0$ kPa(60 mmHg)、氧合指数(PaO_2/FiO_2)<40.0 kPa(300 mmHg),需行机械通气治疗。

(4)动脉收缩压<12.0 kPa(90 mmHg)。

(5)并发脓毒性休克。

(6)X 线胸片显示双侧或多肺叶受累,或入院 48 小时内病变扩大≥50%。

(7)少尿:尿量<20 mL/h,或<80 mL/4 h,或急性肾衰竭需要透析治疗。

符合 1 项或以上者可诊断为重症肺炎。

2.美国感染病学会(IDSA)和美国胸科学会(ATS)2007 年新修订的诊断标准

具有 1 项主要标准或 3 项或以上次要标准可认为是重症肺炎,需要入住 ICU。

(1)主要标准:①需要有创通气治疗。②脓毒性休克需要血管收缩剂。

(2)次要标准：①呼吸频率≥30次/分。②PaO_2/FiO_2≤250。③多叶肺浸润。④意识障碍/定向障碍。⑤尿毒症（BUN≥7.14 mmol/L）。⑥白细胞减少（白细胞<4×10^9/L）。⑦血小板减少（血小板<10万×10^9/L）。⑧低体温（<36 ℃）。⑨低血压需要紧急的液体复苏。

说明：①其他指标也可认为是次要标准，包括低血糖（非糖尿病患者）、急性酒精中毒/酒精戒断、低钠血症、不能解释的代谢性酸中毒或乳酸升高、肝硬化或无脾。②需要无创通气也可等同于次要标准的①和②。③白细胞减少仅系感染引起。

3.英国胸科学会（BTS）2001年制定的CURB（confusion，urea，respiratory rate and blood pressure，CURB）标准

(1)标准一：存在以下4项核心标准的2项或以上即可诊断为重症肺炎。①新出现的意识障碍。②尿素氮（BUN）>7 mmol/L。③呼吸频率≥30次/分。④收缩压<12.0 kPa（90 mmHg）或舒张压≤8.0 kPa（60 mmHg）。

CURB标准比较简单、实用，应用起来较为方便。

(2)标准二：①存在以上4项核心标准中的1项且存在以下2项附加标准时须考虑有重症倾向。附加标准包括PaO_2<8.0 kPa（60 mmHg）/SaO_2<92%（任何FiO_2），胸片提示双侧或多叶肺炎。②不存在核心标准但存在2项附加标准并同时存在以下2项基础情况时也须考虑有重症倾向。基础情况包括年龄≥50岁，存在慢性基础疾病。

如存在标准二中①②两种有重症倾向的情况时需结合临床进行进一步评判。在①情况下需至少12小时后进行一次再评估。

(3)CURB-65即改良的CURB标准，标准在符合下列5项诊断标准中的3项或以上时即考虑为重症肺炎，需考虑收入ICU治疗：①新出现的意识障碍。②BUN>7 mmol/L。③呼吸频率≥30次/分。④收缩压<12.0 kPa（90 mmHg）或舒张压≤8.0 kPa（60 mmHg）。⑤年龄≥65岁。

(三)严重度评价

评价肺炎病情的严重程度对于决定在门诊或入院治疗甚或ICU治疗至关重要。肺炎临床的严重性决定于三个主要因素：局部炎症程度，肺部炎症的播散和全身炎症反应。除此之外，患者如有下列其他危险因素会增加肺炎的严重度和死亡危险。

1.病史

年龄>65岁；存在基础疾病或相关因素，如慢性阻塞性肺疾病（COPD）、糖尿病、充血性心力衰竭、慢性肾功能不全、慢性肝病、一年内住过院、疑有误吸、神志异常、脾切除术后状态、长期嗜酒或营养不良。

2.体征

呼吸频率>30次/分；脉搏≥120次/分；血压<12.0/8.0 kPa（90/60 mmHg）；体温≥40 ℃或≤35 ℃；意识障碍；存在肺外感染病灶如败血症、脑膜炎。

3.实验室和影像学异常

白细胞>20×10^9/L或<4×10^9/L，或中性粒细胞计数<1×10^9/L；呼吸空气时PaO_2<8.0 kPa（60 mmHg）、PaO_2/FiO_2<40.0 kPa（300 mmHg），或$PaCO_2$>6.7 kPa（50 mmHg）；血肌酐>106 μmol/L或BUN>7.1 mmol/L；血红蛋白<90 g/L或血细胞比容<30%；血浆清蛋白<25 g/L；败血症或弥漫性血管内凝血（DIC）的证据，如血培养阳性、代谢性酸中毒、凝血酶原时间和部分凝血活酶时间延长、血小板减少；X线胸片病变累及一个肺叶以上、出现空洞、病灶

迅速扩散或出现胸腔积液。

为使临床医师更精确地做出入院或门诊治疗的决策,近几年用评分方法作为定量的方法在临床上得到了广泛的应用。PORT(肺炎患者预后研究小组,pneumonia outcomes research team)评分系统(表 3-2)是目前常用的评价社区获得性肺炎(community acquired pneumonia, CAP)严重度及判断是否必须住院的评价方法,其也可用于预测 CAP 患者的病死率。其预测死亡风险分级如下。1～2 级:≤70 分,病死率 0.1%～0.6%;3 级:71～90 分,病死率 0.9%;4 级:91～130 分,病死率 9.3%;5 级:>130 分,病死率 27.0%。PORT 评分系统因可以避免过度评价肺炎的严重度而被推荐使用,即其可保证一些没必要住院的患者在院外治疗。

表 3-2　PORT 评分系统

危险因素	分值
人口统计特征	
男性	年龄(岁)
女性	年龄(岁)－10
疗养院居住	＋10
合并症	
肿瘤性疾病	＋30
肝脏疾病	＋20
充血性心力衰竭	＋10
脑血管疾病	＋10
肾脏疾病	＋10
体格检查	
神志改变	＋20
呼吸频率＞30 次/分	＋20
收缩血压＜12.0 kPa(90 mmHg)	＋20
体温＜35 ℃或＞40 ℃	＋15
脉率＞125 次/分	＋10
实验室和放射学检查	
pH＜7.35	＋30
BUN＞11 mmol/L(30 mg/dL)	＋20
Na^+＜130 mmol/L	＋20
葡萄糖＞14 mmol/L(250 mg/dL)	＋10
血细胞比容＜30%	＋10
PaO_2＜8.0 kPa(60 mmHg)	＋10
胸腔积液	＋10

为避免评价 CAP 肺炎患者的严重度不足,可使用改良的 BTS 重症肺炎标准:呼吸频率≥30 次/分,舒张压≤8.0 kPa(60 mmHg),BUN＞6.8 mmol/L,意识障碍。四个因素中存在两个可确定患者的死亡风险更高。此标准因简单易用,且能较准确地确定 CAP 的预后而被广泛应用。

临床肺部感染积分(clinical pulmonary infection score,CPIS)(表 3-3)则主要用于医院获得性肺炎(hospital acquired pneumonia,HAP)包括呼吸机相关性肺炎(ventilator-associated pneumonia,VAP)的诊断和严重度判断,也可用于监测治疗效果。此积分从 0～12 分,积分 6 分时一般认为有肺炎。

表 3-3　临床肺部感染积分评分表

参数	标准	分值
体温	≥36.5 ℃,≤38.4 ℃	0
	≥38.5～38.9 ℃	1
	≥39.0 ℃,或≤36.0℃	2
白细胞计数(×10⁹)	≥4.0,≤11.0	0
	<4.0,>11.0	1
	杆状核白细胞	2
气管分泌物	<14+吸引	0
	≥14+吸引	1
	脓性分泌物	2
氧合指数(PaO_2/FiO_2)	>240 或急性呼吸窘迫综合征	0
	≤240	2
胸部 X 线	无渗出	0
	弥漫性渗出	1
	局部渗出	2
半定量气管吸出物培养(0,1+,2+,3+)	病原菌≤1+或无生长	0
	病原菌≥1+	1
	革兰氏染色发现与培养相同的病原菌	2

三、治疗

(一)临床监测

1.体征监测

监测重症肺炎的体征是一项简单、易行和有效的方法,患者往往有呼吸频率和心率加快、发绀、肺部病变部位湿啰音等。目前多数指南都把呼吸频率加快(≥30 次/分)作为重症肺炎诊断的主要或次要标准。意识状态也是监测的重点,神志模糊、意识不清或昏迷提示重症肺炎可能性。

2.氧合状态和代谢监测

PaO_2、PaO_2/FiO_2、pH、混合静脉血氧分压(PvO_2)、胃张力测定、血乳酸测定等都可对患者的氧合状态进行评估。单次的动脉血气分析一般仅反映患者瞬间的氧合情况;重症患者或有病情明显变化者应进行系列血气分析或持续动脉血气监测。

3.胸部影像学监测

重症肺炎患者应进行系列 X 线胸片监测,主要目的是及时了解患者的肺部病变是进展还是好转,是否合并有胸腔积液、气胸,是否发展为肺脓肿、急性呼吸窘迫综合征(acute respiratory distress syndrome,ARDS)等。检查的频度应根据患者的病情而定,如要了解病变短期内是否增大,一般每 48 小时进行一次检查评价;如患者临床情况突然恶化(呼吸窘迫、严重低氧血症等),在不能排除合并气胸或进展至 ARDS 时,应短期内复查;而当患者病情明显好转及稳定时,一般可 14 天后复查。

4.血流动力学监测

重症肺炎患者常伴有脓毒症,可引起血流动力学的改变,故应密切监测患者的血压和尿量。这 2 项指标比较简单、易行,且非常可靠,应作为常规监测的指标。中心静脉压的监测可用于指导临床补液量和补液速度。部分重症肺炎患者可并发中毒性心肌炎或 ARDS,如临床上难于区分时应考虑行漂浮导管检查。

5.器官功能监测

包括脑功能、心功能、肾功能、胃肠功能、血液系统功能等,进行相应的血液生化和功能检查。一旦发现异常,要积极处理,注意防止多器官功能障碍综合征(multiple organ dysfunction syndrome,MODS)的发生。

6.血液监测

包括外周血白细胞计数、C 反应蛋白、降钙素原、血培养等。

(二)抗生素治疗

经验性联合应用抗生素治疗重症肺炎的理论依据是:联合应用能够覆盖可能的微生物并预防耐药的发生。对于铜绿假单胞菌肺炎,联用 β 内酰胺类和氨基糖苷类具有潜在的协同作用,优于单药治疗;然而氨基糖苷类抗生素的抗菌谱窄,毒性大,特别是对于老年患者,其肾损害的发生率比较高。临床应用氨基糖苷类时要注意其为浓度依赖性抗生素,一般要用足够剂量、提高峰药浓度以提高疗效,同时也应避免与毒性相关的谷浓度的升高。在监测药物的峰浓度时,庆大霉素和妥布霉素>7 μg/mL,或阿米卡星>28 μg/mL 的效果较好。氨基糖苷类的另一个不足是对支气管分泌物的渗透性较差,仅能达到血药浓度的 40%。此外,肺炎患者的支气管分泌物 pH 较低,在这种环境下许多抗生素活性都降低。因此,有时联合应用氨基糖苷类抗生素并不能增加疗效,反而增加了肾毒性。

目前对于重症肺炎,抗生素的单药治疗也已得到临床医师的重视。新的头孢菌素、碳青霉烯类、其他 β 内酰胺类和氟喹诺酮类抗生素由于抗菌效力强、广谱,并且耐细菌 β 内酰胺酶,故可用于单药治疗。即使对于重症 HAP,只要不是耐多药的病原体,如铜绿假单胞菌、不动杆菌和耐甲氧西林金黄色葡萄球菌(MRSA)等,仍可考虑抗生素的单药治疗。对重症 VAP 有效的抗生素一般包括亚胺培南、美罗培南、头孢吡肟和哌拉西林/他唑巴坦。对于重症肺炎患者来说,临床上的初始治疗常联用多种抗生素,在获得细菌培养结果后,如果没有高度耐药的病原体就可以考虑转为针对性的单药治疗。

临床上一般认为不适合单药治疗的情况:①可能感染革兰氏阳性、革兰氏阴性菌和非典型病原体的重症 CAP。②怀疑铜绿假单胞菌或肺炎克雷伯菌的菌血症。③可能是金黄色葡萄球菌和铜绿假单胞菌感染的 HAP。三代头孢菌素不应用于单药治疗,因其在治疗中易诱导肠杆菌属细菌产生 β 内酰胺酶而导致耐药发生。

对于重症 VAP 患者,如果为高度耐药病原体所致的感染则联合治疗是必要的。目前有以下三种联合用药方案。①β 内酰胺类联合氨基糖苷类:在抗铜绿假单胞菌上有协同作用,但也应注意前面提到的氨基糖苷类的毒性作用。②2 个 β 内酰胺类联合使用:因这种用法会诱导出对两种药同时耐药的细菌,故虽然有过成功治疗的报道,仍不推荐使用。③β内酰胺类联合氟喹诺酮类:虽然没有抗菌协同作用,但也没有潜在的拮抗作用;氟喹诺酮类对呼吸道分泌物穿透性很好,对其疗效有潜在的正面影响。

对于铜绿假单胞菌所致的重症肺炎,联合治疗往往是必要的。抗假单胞菌的β内酰胺类抗生素包括青霉素类的哌拉西林、阿洛西林、氨苄西林、替卡西林、阿莫西林;第三代头孢菌素类的头孢他啶、头孢哌酮;第四代头孢菌素类的头孢吡肟;碳青霉烯类的亚胺培南、美罗培南;单酰胺类的氨曲南(可用于青霉素类过敏的患者);β内酰胺类/β内酰胺酶抑制剂复合剂的替卡西林/克拉维酸钾、哌拉西林/他唑巴坦。其他的抗假单胞菌抗生素还有氟喹诺酮类和氨基糖苷类。

1.重症 CAP 的抗生素治疗

重症 CAP 患者的初始治疗应针对肺炎链球菌(包括耐药肺炎链球菌)、流感嗜血杆菌、军团菌和其他非典型病原体,在某些有危险因素的患者还有可能为肠道革兰氏阴性菌属包括铜绿假单胞菌的感染。无铜绿假单胞菌感染危险因素的 CAP 患者可使用β内酰胺类联合大环内酯类或氟喹诺酮类(如左氧氟沙星、加替沙星、莫西沙星等)。因目前为止还没有确立单药治疗重症 CAP 的方法,所以很难确定其安全性、有效性(特别是并发脑膜炎的肺炎)或用药剂量。可用于重症 CAP 并经验性覆盖耐药肺炎链球菌的β内酰胺类抗生素有头孢曲松、头孢噻肟、亚胺培南、美罗培南、头孢吡肟、氨苄西林/舒巴坦或哌拉西林/他唑巴坦。目前高达 40%的肺炎链球菌对青霉素或其他抗生素耐药,其机制不是β内酰胺酶介导而是青霉素结合蛋白的改变。虽然不少β内酰胺类和氟喹诺酮类抗生素对这些病原体有效,但对耐药肺炎链球菌肺炎并发脑膜炎的患者应使用万古霉素治疗。如果患者有假单胞菌感染的危险因素(如支气管扩张、长期使用抗生素、长期使用糖皮质激素)应联合使用抗假单胞菌抗生素并应覆盖非典型病原体,如环丙沙星加抗假单胞菌β内酰胺类,或抗假胞菌β内酰胺类加氨基糖苷类加大环内酯类或氟喹诺酮类。

临床上选取任何治疗方案都应根据当地抗生素耐药的情况、流行病学和细菌培养及实验室结果进行调整。关于抗生素的治疗疗程目前也很少有资料可供参考,应考虑感染的严重程度,菌血症、多器官功能衰竭、持续性全身炎症反应和损伤等。一般来说,根据疾病的严重程度和宿主免疫抑制的状态,肺炎链球菌肺炎疗程为 7~10 天,军团菌肺炎的疗程需要 14~21 天。ICU 的大多数治疗都是通过静脉途径的,但近期的研究表明只要病情稳定、没有发热,即使在危重患者,3 天静脉给药后亦可转为口服治疗,即序贯或转换治疗。转换为口服治疗的药物可选择氟喹诺酮类,因其生物利用度高,口服治疗也可达到同静脉给药一样的血药浓度。

由于嗜肺军团菌在重症 CAP 的相对重要性,应特别注意其的治疗方案。虽然目前有很多体外有抗军团菌活性的药物,但在治疗效果上仍缺少前瞻性、随机对照研究的资料。回顾性的资料和长期临床经验支持使用红霉素 4 g/d 治疗住院的军团菌肺炎患者。在多肺叶病变、器官功能衰竭或严重免疫抑制的患者,在治疗的前 3~5 天应加用利福平。其他大环内酯类(克拉霉素和阿齐霉素)也有效。除上述之外可供选择的药物有氟喹诺酮类(环丙沙星、左氧氟沙星、加替沙星、莫西沙星)或多西环素。氟喹诺酮类在治疗军团菌肺炎的动物模型中特别有效。

2.重症 HAP 的抗生素治疗

HAP 应根据患者的情况和最可能的病原体而采取个体化治疗。对于早发的(住院 4 天内起病者)重症肺炎患者而没有特殊病原体感染危险因素者,应针对"常见病原体"治疗。这些病原体包括肺炎链球菌、流感嗜血杆菌、甲氧西林敏感的金黄色葡萄球菌和非耐药的革兰氏阴性细菌。抗生素可选择第二代、第三代、第四代头孢菌素、β内酰胺类/β内酰胺酶抑制剂复合剂、氟喹诺酮类或联用克林霉素和氨曲南。

对于任何时间起病、有特殊病原体感染危险因素的轻中症肺炎患者,有感染"常见病原体"和其他病原体危险者,应评估危险因素来指导治疗。如果有近期腹部手术或明确的误吸史,应注意厌氧菌,可在主要抗生素基础上加用克林霉素或单用 β 内酰胺类/β 内酰胺酶抑制剂复合剂;如果患者有昏迷或有头部创伤、肾衰竭或糖尿病史,应注意金黄色葡萄球菌感染,需针对性选择有效的抗生素;如果患者起病前使用过大剂量的糖皮质激素、或近期有抗生素使用史、或长期 ICU 住院史,即使患者的 HAP 并不严重,也应经验性治疗耐药病原体。治疗方法是联用两种抗假单胞菌抗生素,如果气管抽吸物革兰氏染色见阳性球菌还需加用万古霉素(或可使用利奈唑胺或奎奴普丁/达福普汀)。所有的患者,特别是气管插管的 ICU 患者,经验性用药必须持续到痰培养结果出来之后。如果无铜绿假单胞菌或其他耐药革兰氏阴性细菌感染,则可根据药敏情况使用单一药物治疗。非耐药病原体的重症 HAP 患者可用任何以下单一药物治疗:亚胺培南、美罗培南、哌拉西林/他唑巴坦或头孢吡肟。

ICU 中 HAP 的治疗也应根据当地抗生素敏感情况,以及当地经验和对某些抗生素的偏爱而调整。每个 ICU 都有它自己的微生物药敏情况,而且这种情况随时间而变化,因而有必要经常更新经验用药的策略。经验用药中另一个需要考虑的是"抗生素轮换"策略,它是指标准经验治疗过程中有意更改抗生素使细菌暴露于不同的抗生素从而减少抗生素耐药的选择性压力,达到减少耐药病原体感染发生率的目的。"抗生素轮换"策略目前仍在研究之中,还有不少问题未能明确,包括每个用药循环应该持续多久?应用什么药物进行循环?这种方法在内科和外科患者的有效性分别有多高?循环药物是否应该针对革兰氏阳性细菌同时也针对革兰氏阴性细菌等。

在某些患者中,雾化吸入这种局部治疗可用以弥补全身用药的不足。氨基糖苷类雾化吸入可能有一定的益处,但只用于革兰氏阴性细菌肺炎全身治疗无效者。多黏菌素雾化吸入也可用于耐药铜绿假单胞菌的感染。

对于初始经验治疗失败的患者,应该考虑其他感染性或非感染性的诊断,包括肺曲霉感染。对持续发热并有持续或进展性肺部浸润的患者可经验性使用两性霉素 B。虽然传统上应使用开放肺活检来确定其最终诊断,但临床上是否活检仍应个体化。临床上还应注意其他的非感染性肺部浸润的可能性。

(三)支持治疗

支持治疗主要包括液体补充、血流动力学、通气和营养支持,起到稳定患者状态的作用,而更直接的治疗仍需要针对患者的基础病因。流行病学证据显示,营养不良影响肺炎的发病和危重患者的预后。同样,临床资料也支持肠内营养可以预防肺炎的发生,特别是对于创伤的患者。对于严重脓毒症和多器官功能衰竭的分解代谢旺盛的重症肺炎患者,在起病 48 小时后应开始经肠内途径进行营养支持,一般把导管插入到空肠进行喂养以避免误吸;如果使用胃内喂养,最好是维持患者半卧体位以减少误吸的风险。

(四)胸部理疗

拍背、体位引流和振动可以促进黏痰排出的效果尚未被证实。胸部理疗广泛应用的局限在于:①其有效性未被证实,特别是不能减少患者的住院时间。②费用高,需要专人使用。③有时引起 PaO_2 的下降。目前的经验是胸部理疗对于脓痰过多(>30 mL/d)或严重呼吸肌疲劳不能有效咳嗽的患者是最为有用的,如对囊性纤维化、COPD 和支气管扩张的患者。

使用自动化病床的侧翻疗法,有时加以振动叩击,是一种有效地预防外科创伤及内科患者肺炎的方法,但其地位仍不确切。

(五)促进痰液排出

雾化和湿化可降低痰的黏度,因而可改善不能有效咳嗽患者的排痰,然而雾化产生的大多水蒸气都沉积在上呼吸道并引起咳嗽,一般并不影响痰的流体特性。目前很少有数据支持湿化能特异性地促进细菌清除或肺炎吸收的观点。乙酰半胱氨酸能破坏痰液的二硫键,有时也用于肺炎患者的治疗,但由于其刺激性,因而在临床应用上受到一定限制。痰中的 DNA 增加了痰液黏度,重组的 DNA 酶能裂解 DNA,已证实在囊性纤维化患者中有助于改善症状和肺功能,但对肺炎患者其价值尚未被证实。支气管舒张药也能促进黏液排出和纤毛运动频率,对 COPD 合并肺炎的患者有效。

四、急救护理

(一)护理目标

(1)维持生命体征稳定,降低病死率。

(2)维持呼吸道通畅,促进有效咳嗽、排痰。

(3)维持正常体温,减轻高热伴随症状,增加患者舒适感。

(4)供给足够营养和液体。

(5)预防传染和继发感染。

(二)护理措施

1.病情监护

重症肺炎患者病情危重、变化快,特别是高龄及合并严重基础疾病患者,需要严密监护病情变化,包括持续监护心电、血压、呼吸、血氧饱和度,监测意识、尿量、血气分析结果、肾功能、电解质、血糖变化。任何异常变化均应及时报告医师,早期处理。同时床边备好吸引装置、吸氧装置、气管插管和气管切开等抢救用品及抢救药物等。

2.维持呼吸功能的护理

(1)密切观察患者的呼吸情况,监护呼吸频率、节律、呼吸音、血氧饱和度。出现呼吸急促、呼吸困难,口唇、指(趾)末梢发绀,低氧血症(血氧饱和度<80%),双肺呼吸音减弱,必须及时给予鼻导管或面罩有效吸氧,根据病情变化调节氧浓度和流量。面罩呼吸机加压吸氧时,注意保持密闭,对于面颊部极度消瘦的患者,在颊部与面罩之间用脱脂棉垫衬托,避免漏气影响氧疗效果和皮肤压迫。意识清楚的患者嘱其用鼻呼吸,脱面罩间歇时间不易过长。鼓励患者多饮水,减少张口呼吸和说话。

(2)常规及无创呼吸机加压吸氧不能改善缺氧时,采取气管插管呼吸机辅助通气。机械通气需要患者较好的配合,事先向患者简明讲解呼吸机原理、保持自主呼吸与呼吸机同步的配合方法、注意事项等。指导患者使用简单的身体语言表达需要,如用动腿、眨眼、动手指表示口渴、翻身、不适等或写字表达。机械通气期间严格做好护理,每天更换呼吸管道,浸泡消毒后再用环氧乙烷灭菌;严格按无菌技术操作规程吸痰。护理操作特别是给患者翻身时,注意呼吸机管道水平面保持一定倾斜度,使其低于患者呼吸道,集水瓶应在呼吸环路的最低位,并及时检查倾倒管道内、集水瓶内冷凝水,避免其反流入气道。根据症状、血气分析、血氧饱和度调整吸入氧浓度,力求在最低氧浓度下达到最佳的氧疗效果,争取尽快撤除呼吸机。

（3）保持呼吸道通畅，及时清除呼吸道分泌物。

遵医嘱给予雾化吸入每天 2 次，有效湿化呼吸道。正确使用雾化吸入，雾化液用生理盐水配制，温度在 35 ℃左右。使喷雾器保持竖直向上，并根据患者的姿势调整角度和位置，吸入过程护士必须在场严密观察病情，如出现呼吸困难、口周发绀，应停止吸入，立即吸痰、吸氧，不能缓解时通知医师。症状缓解后继续吸入。每次雾化后，协助患者翻身、拍背。拍背时五指并拢成空心掌，由上而下，由外向内，有节律地轻拍背部。通过振动，使小气道分泌物松动易于进入较大气道，有利于排痰及改善肺通、换气功能。每次治疗结束后，雾化器内余液应全部倾倒，重新更换灭菌蒸馏水；雾化器连接管及面罩用 0.5％三氯异氰尿酸（健之素）消毒液浸泡 30 分钟，用清水冲净后晾干备用。

指导患者定时有效咳嗽，病情允许时患者取坐位，先深呼吸，轻咳数次将痰液集中后，用力咳出，也可促使肺膨胀。协助患者勤翻身，改变体位，每 2 小时拍背体疗 1 次。对呼吸无力、衰竭的患者，用手指压在胸骨切迹上方刺激气管，促使患者咳嗽排痰。

老年人、衰弱的患者，咳嗽反射受抑制者，呼吸防御机制受损，不能有效地将呼吸道分泌物排出时，应按需要吸痰。用一次性吸痰管，检查导管通畅后，在无负压情况下将吸痰管轻轻插入 10～15 cm，退出 1～2 cm，以便游离导管尖端，然后打开负压，边旋转边退出。有黏液或分泌物处稍停。每次吸痰时间应少于 15 秒。吸痰时，同一根吸痰管应先吸气道内分泌物，再吸鼻腔内分泌物，不能重复进入气道。

（4）研究表明，患者俯卧位发生吸入性肺炎的概率比左侧卧位和仰卧位患者低，定时帮助患者取该体位。进食时抬高床头 30°～45°，减少胃液反流误吸机会。

3.合并感染性休克的护理

发生休克时，患者取去枕平卧位，下肢抬高 20°～30°，增加回心血量和脑部血流量。保持静脉通道畅通，积极补充血容量，根据心功能、皮肤弹性、血压、脉搏、尿量及中心静脉压情况调节输液速度，防止肺水肿。加强抗感染，使用血管活性药物时，用药浓度、单位时间用量，严格遵医嘱，动态观察病情，及时反馈，为治疗方案的调整提供依据。体温不升者给予棉被保暖，避免使用热水袋、电热毯等加温措施。

4.合并急性肾衰竭的护理

少尿期准确记录出入量，留置导尿，记录每小时尿量，严密观察肾功能及电解质变化，根据医嘱严格控制补液量及补液速度。高血钾是急性肾衰竭患者常见死亡原因之一，此期避免摄入含钾高的食物；多尿期应注意补充水分，保持水、电解质平衡。尿量小于 20 mL/h 或小于 80 mL/24 h 的急性肾衰竭者需要血液透析治疗。

5.发热的护理

高热时帮助降低体温，减轻高热伴随症状，增加患者舒适感。每 2 小时监测体温 1 次。密切观察发热规律、特点及伴随症状，及时报告医师对症处理；寒战时注意保暖，高热给予物理降温，冷毛巾敷前额，冰袋置于腋下、腹股沟等处，或温水、乙醇擦浴。物理降温效果差时，遵医嘱给予退热剂。降温期间要注意随时更换汗湿的衣被，防止受凉，鼓励患者多饮水，保证机体需要，防止肾血流灌注不足，诱发急性肾功能不全。加强口腔护理。

6.预防传染及继发感染

（1）采取呼吸道隔离措施，切断传播途经。单人单室，避免交叉感染。严格遵守各种消毒、隔离制度及无菌技术操作规程，医护人员操作前后应洗手，特别是接触呼吸道分泌物和护理气管切开、插管患者前后要彻底流水洗手,并采取戴口罩、手套等隔离手段。开窗通风保持病房空气流通,每天定时紫外线空气消毒 30～60 分钟,加强病房内物品的消毒,所有医疗器械和物品特别是呼吸治疗器械定时严格消毒、灭菌。控制陪护及探视人员流动,实行无陪人管理。对特殊感染、耐药菌株感染及易感人群应严格隔离,及时通报。

(2)加强呼吸道管理。气管切开患者更换内套管前,必须充分吸引气囊周围分泌物,以免含菌的渗出液漏入呼吸道诱发肺炎。患者取半坐位以减少误吸危险。尽可能缩短人工气道留置和机械通气时间。

(3)患者分泌物、痰液存放于黄色医疗垃圾袋中焚烧处理,定期将呼吸机集水瓶内液体倒入装有 0.5％健之素消毒液的容器中集中消毒处理。

7.营养支持治疗的护理

营养支持是重要的辅助治疗。重症肺炎患者防御功能减退,体温升高使代谢率增加,机体需要增加免疫球蛋白、补体、内脏蛋白的合成,支持巨噬细胞、淋巴细胞活力及酶活性。提供重症肺炎患者高蛋白、高热量、富含维生素、易消化的流质或半流质饮食,尽量符合患者口味,少食多餐。有时需要鼻饲营养液,必要时胃肠外应用免疫调节剂,如免疫球蛋白、血浆、清蛋白和氨基酸等营养物质以提高抵抗力,增强抗感染效果。

8.舒适护理

为保证患者舒适,重视做好基础护理。重症肺炎急性期患者要卧床休息,安排好治疗、护理时间,尽量减少打扰,保证休息。帮助患者维持舒服的治疗体位。保持病室清洁、安静,空气新鲜。室温保持在 22～24 ℃,使用空气湿化器保持空气相对湿度为 60％～70％。保持床铺干燥、平整。保持口腔清洁。

9.采集痰标本的护理干预

痰标本是最常用的下呼吸道病原学标本,其检验结果是选择抗生素治疗的确切依据,正确采集痰标本非常重要。准确的采样是经气管采集法,但患者有一定痛苦,不易被接受。临床一般采用自然咳痰法。采集痰标本应注意必须在抗生素治疗前采集新鲜、深咳后的痰,迅速送检,避免标本受到口咽处正常细菌群的污染,以保证细菌培养结果准确性。具体方法是:嘱患者先将唾液吐出、漱口,并指导或辅助患者深吸气后咳嗽,咳出肺部深处痰液,留取标本。收集痰液后应在30 分钟内送检。经气管插管收集痰标本时,可使用一次性痰液收集器。用无菌镊夹持吸痰管插入气管深部,注意勿污染吸痰管。留痰过程注意无菌操作。

10.心理护理

评估患者的心理状态,采取有针对性的护理。患者病情重,呼吸困难、发热、咳嗽等明显不适,导致患者烦躁和恐惧,加压通气、气管插管、机械通气患者尤其明显,上述情绪加重呼吸困难。护士要鼓励患者倾诉,多与其交流,语言交流困难时,用文字或体态语言主动沟通,尽量消除其紧张恐惧心理。了解患者的经济状况及家庭成员情况,帮助患者寻求更多支持和帮助。及时向患者及家属解释,介绍病情和治疗方案,使其信任和理解治疗、护理的作用,增加安全感,保持情绪稳定。

11.健康教育

出院前指导患者坚持呼吸功能锻炼,做深呼吸运动,增强体质。减少去公共场所的次数,预防感冒。上呼吸道感染急性期外出戴口罩。居室保持良好的通风,保持空气清新。均衡膳食,增加机体抵抗力,戒烟,避免劳累。

（李　侠）

第十四节　急性呼吸窘迫综合征

急性呼吸窘迫综合征(acute respiratory distress syndrome,ARDS)是指严重感染、创伤、休克等非心源性疾病过程中,肺毛细血管内皮细胞和肺泡上皮细胞损伤造成弥漫性肺间质及肺泡水肿,导致的急性低氧性呼吸功能不全或衰竭,属于急性肺损伤(acute lung injury,ALI)的严重阶段。以肺容积减少、肺顺应性降低、严重的通气/血流比例失调为病理生理特征。临床上表现为进行性低氧血症和呼吸窘迫,肺部影像学表现为非均一性的渗出性病变。本病起病急、进展快、病死率高。

ALI 和 ARDS 是同一疾病过程中的两个不同阶段,ALI 代表早期和病情相对较轻的阶段,而 ARDS 代表后期病情较为严重的阶段。发生 ARDS 时患者必然经历过 ALI,但并非所有的 ALI 都要发展为 ARDS。引起 ALI 和 ARDS 的原因和危险因素很多,根据肺部直接和间接损伤对危险因素进行分类,可分为肺内因素和肺外因素。肺内因素是指致病因素对肺的直接损伤:①化学性因素,如吸入毒气、烟尘、胃内容物及氧中毒等。②物理性因素,如肺挫伤、放射性损伤等。③生物性因素,如重症肺炎。肺外因素是指致病因素通过神经体液因素间接引起肺损伤,包括严重休克、感染中毒症、严重非胸部创伤、大面积烧伤、大量输血、急性胰腺炎、药物或麻醉品中毒等。ALI 和 ARDS 的发生机制非常复杂,目前尚不完全清楚。多数学者认为,ALI 和 ARDS 是由多种炎性细胞、细胞因子和炎性介质共同参与引起的广泛肺毛细血管急性炎症性损伤过程。

一、临床特点

ARDS 的临床表现可以有很大差别,取决于潜在疾病和受累器官的数目和类型。

(一)症状体征

(1)发病迅速:ARDS 多发病迅速,通常在发病因素攻击(如严重创伤、休克、败血症、误吸)后 12~48 小时发病,偶尔有长达 5 天者。

(2)呼吸窘迫:是 ARDS 最常见的症状,主要表现为气急和呼吸频率增快,呼吸频率大多在 25~50 次/分。其严重程度与基础呼吸频率和肺损伤的严重程度有关。

(3)咳嗽、咳痰、烦躁和神志变化:ARDS 可有不同程度的咳嗽、咳痰,可咳出典型的血水样痰,可出现烦躁、神志恍惚。

(4)发绀:是未经治疗 ARDS 的常见体征。

(5)ARDS 患者也常出现呼吸类型的改变,主要为呼吸浅快或潮气量的变化。病变越严重,这一改变越明显,甚至伴有吸气时鼻翼翕动及三凹征。在早期自主呼吸能力强时,常表现为深快呼吸,当呼吸肌疲劳后,则表现为浅快呼吸。

(6)早期可无异常体征,或仅有少许湿啰音;后期多有水泡音,也可出现管状呼吸音。

(二)影像学表现

1.X 线胸片检查

早期病变以间质性为主,胸部 X 线片常无明显异常或仅见血管纹理增多,边缘模糊,双肺散在分布的小斑片状阴影。随着病情进展,上述的斑片状阴影进一步扩展,融合成大片状,或两肺均匀一致增加的毛玻璃样改变,伴有支气管充气征,心脏边缘不清或消失,称为"白肺"。

2.胸部 CT 检查

与 X 线胸片相比,胸部 CT 尤其是高分辨 CT(HRCT)可更为清晰地显示出肺部病变分布、范围和形态,为早期诊断提供帮助。由于肺毛细血管膜通透性一致性增高,引起血管内液体渗出,两肺斑片状阴影呈现重力依赖性现象,还可出现变换体位后的重力依赖性变化。在 CT 上表现为病变分布不均匀:①非重力依赖区(仰卧时主要在前胸部)正常或接近正常。②前部和中间区域呈毛玻璃样阴影。③重力依赖区呈现实变影。这些提示肺实质的实变出现在受重力影响最明显的区域。无肺泡毛细血管膜损伤时,两肺斑片状阴影均匀分布,既不出现重力依赖现象,也无变换体位后的重力依赖性变化。这一特点有助于与感染性疾病鉴别。

(三)实验室检查

1.动脉血气分析

$PaO_2<8.0$ kPa(60 mmHg),有进行性下降趋势,在早期 $PaCO_2$ 多不升高,甚至可因过度通气而低于正常;早期多为单纯呼吸性碱中毒;随病情进展可合并代谢性酸中毒,晚期可出现呼吸性酸中毒。氧合指数较动脉氧分压更能反映吸氧时呼吸功能的障碍,而且与肺内分流量有良好的相关性,计算简便。氧合指数参照范围为 $53.2\sim66.5$ kPa($400\sim500$ mmHg),在 ALI 时 $\leqslant40.0$ kPa(300 mmHg),ARDS 时 $\leqslant26.7$ kPa(200 mmHg)。

2.血流动力学监测

通过漂浮导管,可同时测定并计算肺动脉压(PAP)、肺动脉楔压(PAWP)等,不仅对诊断、鉴别诊断有价值,而且对机械通气治疗也为重要的监测指标。肺动脉楔压一般 <1.6 kPa(12 mmHg),若 >2.4 kPa(18 mmHg),则支持左侧心力衰竭的诊断。

3.肺功能检查

ARDS 发生后呼吸力学发生明显改变,包括肺顺应性降低和气道阻力增高,肺无效腔/潮气量是不断增加的,肺无效腔/潮气量增加是早期 ARDS 的一种特征。

二、诊断及鉴别诊断

1999 年,中华医学会呼吸病学分会制定的诊断标准如下。

(1)有 ALI 和/或 ARDS 的高危因素。

(2)急性起病、呼吸频数和/或呼吸窘迫。

(3)低氧血症:ALI 时氧合指数 $\leqslant40.0$ kPa(300 mmHg);ARDS 时氧合指数 $\leqslant26.7$ kPa(200 mmHg)。

(4)胸部 X 线检查显示两肺浸润阴影。

(5)肺动脉楔压 $\leqslant2.4$ kPa(18 mmHg)或临床上能排除心源性肺水肿。

符合以上 5 项条件者,可以诊断 ALI 或 ARDS。必须指出,ARDS 的诊断标准并不具有特异性,诊断时必须排除大片肺不张、自发性气胸、重症肺炎、急性肺栓塞和心源性肺水肿(表 3-4)。

表 3-4　ARDS 与心源性肺水肿的鉴别

类别	ARDS	心源性肺水肿
特点	高渗透性	高静水压
病史	创伤、感染等	心脏疾病

续表

类别	ARDS	心源性肺水肿
双肺浸润阴影	+	+
重力依赖性分布现象	+	+
发热	+	可能
白细胞计数增多	+	可能
胸腔积液	−	+
吸纯氧后分流	较高	可较高
肺动脉楔压	正常	高
肺泡液体蛋白	高	低

三、急诊处理

ARDS 是呼吸系统的一个急症,必须在严密监护下进行合理治疗。治疗目标是:改善肺的氧合功能,纠正缺氧,维护脏器功能和防治并发症。治疗措施如下。

(一)氧疗

应采取一切有效措施尽快提高 PaO_2,纠正缺氧。可给高浓度吸氧,使 $PaO_2 \geqslant 8.0$ kPa (60 mmHg)或 $SaO_2 \geqslant 90\%$。轻症患者可使用面罩给氧,但多数患者需采用机械通气。

(二)去除病因

病因治疗在 ARDS 的防治中占有重要地位,主要是针对涉及的基础疾病。感染是 ALI 和 ARDS 常见原因也是首位高危因素,而 ALI 和 ARDS 又易并发感染。如果 ARDS 的基础疾病是脓毒症,除了清除感染灶外,还应选择敏感抗生素,同时收集痰液或血液标本分离培养病原菌和进行药敏试验,指导下一步抗生素的选择。一旦建立人工气道并进行机械通气,即应给予广谱抗生素,以预防呼吸道感染。

(三)机械通气

机械通气是最重要的支持手段。如果没有机械通气,许多 ARDS 患者会因呼吸衰竭在数小时至数天内死亡。机械通气的指征目前尚无统一标准,多数学者认为一旦诊断为 ARDS,就应进行机械通气。在 ALI 阶段可试用无创正压通气,使用无创机械通气治疗时应严密监测患者的生命体征及治疗反应。神志不清、休克、气道自洁能力障碍的 ALI 和 ARDS 患者不宜应用无创机械通气。如无创机械通气治疗无效或病情继续加重,应尽快建立人工气道,行有创机械通气。

为了防止肺泡萎陷,保持肺泡开放,改善氧合功能,避免机械通气所致的肺损伤,目前常采用肺保护性通气策略,主要措施包括以下两方面。

1.呼气末正压

适当加用呼气末正压可使呼气末肺泡内压增大,肺泡保持开放状态,从而达到防止肺泡萎陷,减轻肺泡水肿,改善氧合功能和提高肺顺应性的目的。应用呼气末正压应首先保证有效循环血容量足够,以免因胸内正压增加而降低心排血量,而减少实际的组织氧运输;呼气末正压先从低水平 0.29~0.49 kPa(3~5 cmH₂O)开始,逐渐增加,直到 $PaO_2 > 8.0$ kPa(60 mmHg)、SaO_2 >90% 时的呼气末正压水平,一般呼气末正压水平为 0.49~1.76 kPa(5~18 cmH₂O)。

2.小潮气量通气和允许性高碳酸血症

ARDS 患者采用小潮气量($6\sim 8$ mL/kg)通气,使吸气平台压控制在 $2.94\sim 34.3$ kPa($30\sim 35$ cmH$_2$O)以下,可有效防止因肺泡过度充气而引起的肺损伤。为保证小潮气量通气的进行,可允许一定程度的 CO_2 潴留[$PaCO_2$ 一般不宜高于 10.7 kPa(80 mmHg)]和呼吸性酸中毒(pH 在 $7.25\sim 7.30$)。

(四)控制液体入量

在维持血压稳定的前提下,适当限制液体入量,配合利尿药,使出入量保持轻度负平衡(每天 500 mL 左右),使肺脏处于相对"干燥"状态,有利于肺水肿的消除。液体管理的目标是在最低($0.7\sim 1.1$ kPa 或 $5\sim 8$ mmHg)的肺动脉楔压下维持足够的心排血量及氧运输量。在早期可给予高渗晶体液,一般不推荐使用胶体液。存在低蛋白血症的 ARDS 患者,可通过补充清蛋白等胶体溶液和应用利尿药,有助于实现液体负平衡,并改善氧合。若限液后血压偏低,可使用多巴胺和多巴酚丁胺等血管活性药物。

(五)加强营养支持

营养支持的目的在于不但纠正现有的患者的营养不良,还应预防患者营养不良的恶化。营养支持可经胃肠道或胃肠外途径实施。如有可能应尽早经胃肠补充部分营养,不但可以减少补液量,而且可获得经胃肠营养的有益效果。

(六)加强护理、防治并发症

有条件时应在 ICU 中动态监测患者的呼吸、心律、血压、尿量及动脉血气分析等,及时纠正酸碱失衡和电解质紊乱。注意预防呼吸机相关性肺炎的发生,尽量缩短病程和机械通气时间,加强物理治疗,包括体位、翻身、拍背、排痰和气道湿化等。积极防治应激性溃疡和多器官功能障碍综合征。

(七)其他治疗

糖皮质激素、肺泡表面活性物质替代治疗、吸入一氧化氮在 ALI 和 ARDS 的治疗中可能有一定价值,但疗效尚不肯定。不推荐常规应用糖皮质激素预防和治疗 ARDS。糖皮质激素既不能预防 ARDS 的发生,对早期 ARDS 也没有治疗作用。ARDS 发病 >14 天应用糖皮质激素会明显增加病死率。感染性休克并发 ARDS 的患者,如合并肾上腺皮质功能不全,可考虑应用替代剂量的糖皮质激素。肺表面活性物质,有助于改善氧合,但是还不能将其作为 ARDS 的常规治疗手段。

四、急救护理

在救治 ARDS 过程中,精心护理是抢救成功的重要环节。护士应做到及早发现病情,迅速协助医师采取有力的抢救措施。密切观察患者生命体征,做好各项记录,准确完成各种治疗,备齐抢救器械和药品,防止机械通气和气管切开的并发症。

(一)护理目标

(1)及早发现 ARDS 的迹象,及早有效地协助抢救。维持生命体征稳定,挽救患者生命。

(2)做好人工气道的管理,维持患者最佳气体交换,改善低氧血症,减少机械通气并发症。

(3)采取俯卧位通气护理,缓解肺部压迫,改善心脏的灌注。

(4)积极预防感染等各种并发症,提高救治成功率。

(5)加强基础护理,增加患者舒适感。

(6)减轻患者心理不适,使其合作、平静。

（二）护理措施

（1）及早发现病情变化 ARDS 通常在疾病或严重损伤的最初 24～48 小时后发生。首先出现呼吸困难，通常呼吸浅快。吸气时可存在肋间隙和胸骨上窝凹陷。皮肤可出现发绀和斑纹，吸氧不能使之改善。

护士发现上述情况要高度警惕，及时报告医师，进行动脉血气和胸部 X 线等相关检查。一旦诊断考虑 ARDS，立即积极治疗。若没有机械通气的相应措施，应尽早转至有条件的医院。患者转运过程中应有专职医师和护士陪同，并准备必要的抢救设备，氧气必不可少。若有指征行机械通气治疗，可以先行气管插管后转运。

（2）迅速连接监测仪，密切监护心率、心律、血压等生命体征，尤其是呼吸的频率、节律、深度及血氧饱和度等。观察患者意识、发绀情况、末梢温度等。注意有无呕血、黑粪等消化道出血的表现。

（3）氧疗和机械通气的护理治疗 ARDS 最紧迫问题在于纠正顽固性低氧，改善呼吸困难，为治疗基础疾病赢得时间。需要对患者实施氧疗甚至机械通气。

严密监测患者呼吸情况及缺氧症状。若单纯面罩吸氧不能维持满意的血氧饱和度，应予辅助通气。首先可尝试采用经面罩持续气道正压吸氧等无创通气，但大多需要机械通气吸入氧气。遵医嘱给予高浓度氧气吸入或使用呼气末正压呼吸（positive end expiratory pressure，PEEP）并根据动脉血气分析值的变化调节氧浓度。

使用 PEEP 时应严密观察，防止患者出现气压伤。PEEP 是在呼气终末时给予气道以一恒定正压使之不能回复到大气压的水平。可以增加肺泡内压和功能残气量改善氧合，防止呼气使肺泡萎陷，增加气体分布和交换，减少肺内分流，从而提高 PaO_2。由于 PEEP 使胸腔内压升高，静脉回流受阻，致心搏减少，血压下降，严重时可引起循环衰竭，另外正压过高，肺泡过度膨胀、破裂有导致气胸的危险。所以在监护过程中，注意 PEEP 观察有无心率增快、突然胸痛、呼吸困难加重等相关症状，发现异常立即调节 PEEP 压力并报告医师处理。

帮助患者采取有利于呼吸的体位，如端坐位或高枕卧位。

人工气道的管理有以下几方面。

1）妥善固定气管插管，观察气道是否通畅，定时对比听诊双肺呼吸音。经口插管者要固定好牙垫，防止阻塞气道。每班检查并记录导管刻度，观察有无脱出或误入一侧主支气管。套管固定松紧适宜，以能放入一指为准。

2）气囊充气适量。充气过少易产生漏气，充气过多可压迫气管黏膜导致气管食管瘘，可以采用最小漏气技术，用来减少并发症发生。方法：用 10 mL 注射器将气体缓慢注入，直至在喉及气管部位听不到漏气声，向外抽出气体每次 0.25～0.50 mL，至吸气压力到达峰值时出现少量漏气为止，再注入 0.25～0.50 mL 气体，此时气囊容积为最小封闭容积，气囊压力为最小封闭压力，记录注气量。观察呼吸机上气道峰压是否下降及患者能否发音说话，长期机械通气患者要观察气囊有无破损、漏气现象。

3）保持气道通畅。严格无菌操作，按需适时吸痰。过多反复抽吸会刺激黏膜，使分泌物增加。先吸气道再吸口、鼻腔，吸痰前给予充分气道湿化、翻身叩背、吸纯氧 3 分钟，吸痰管最大外径不超过气管导管内径的 1/2，迅速插吸痰管至气管插管，感到阻力后撤回吸痰管 1～2 cm，打开负压边后退边旋转吸痰管，吸痰时间不应超过 15 秒。吸痰后密切观察痰液的颜色、性状、量及患者心率、心律、血压和血氧饱和度的变化，一旦出现心律失常和呼吸窘迫，立即停止吸痰，给予吸氧。

4）用加温湿化器对吸入气体进行湿化，根据病情需要加入盐酸氨溴索、异丙阿托品等，每天

3次雾化吸入。湿化满意标准为痰液稀薄、无泡沫、不附壁能顺利吸出。

5）呼吸机使用过程中注意电源插头要牢固，不要与其他仪器共用一个插座；机器外部要保持清洁，上端不可放置液体；开机使用期间定时倒掉管道及集水瓶内的积水，集水瓶安装要牢固；定时检查管道是否漏气、有无打折、压缩机工作是否正常。

（4）维持有效循环，维持出入液量轻度负平衡。循环支持治疗的目的是恢复和提供充分的全身灌注，保证组织的灌流和氧供，促进受损组织的恢复。在能保持酸碱平衡和肾功能前提下达到最低水平的血管内容量。①护士应迅速帮助完成该治疗目标。选择大血管，建立2个以上的静脉通道，正确补液，改善循环血容量不足。②严格记录出入量、每小时尿量。出入量管理的目标是在保证血容量、血压稳定前提下，24小时出量大于入量500～1 000 mL，利于肺内水肿液的消退。充分补充血容量后，护士遵医嘱给予利尿剂，消除肺水肿。观察患者对治疗的反应。

（5）俯卧位通气护理：由仰卧位改变为俯卧位，可使75％ARDS患者的氧合改善。可能与血流重新分布，改善背侧肺泡的通气，使部分萎陷肺泡再膨胀达到"开放肺"的效果有关。随着通气/血流比例的改善进而改善了氧合。但存在血流动力学不稳定、颅内压增高、脊柱外伤、急性出血、骨科手术、近期腹部手术、妊娠等为禁忌实施俯卧位。①患者发病24～36小时后取俯卧位，翻身前给予纯氧吸入3分钟。预留足够的管路长度，注意防止气管插管过度牵拉致脱出。②为减少特殊体位给患者带来的不适，用软枕垫高头部15°～30°角，嘱患者双手放在枕上，并在髋、膝、踝部放软枕，每1～2小时更换1次软枕的位置，每4小时更换1次体位，同时考虑患者的耐受程度。③注意血压变化，因俯卧位时支撑物放置不当，可使腹压增加，下腔静脉回流受阻而引起低血压，必要时在翻身前提高吸氧浓度。④注意安全、防坠床。

（6）预防感染的护理：①注意严格无菌操作，每天更换气管插管切口敷料，保持局部清洁干燥，预防或消除继发感染。②加强口腔及皮肤护理，以防护理不当而加重呼吸道感染及发生压疮。③密切观察体温变化，注意呼吸道分泌物的情况。

（7）心理护理，减轻恐惧，增加心理舒适度：①评估患者的焦虑程度，指导患者学会自我调整心理状态，调控不良情绪。主动向患者介绍环境，解释治疗原则，解释机械通气、监测及呼吸机的报警系统，尽量消除患者的紧张感。②耐心向患者解释病情，对患者提出的问题要给予明确、有效和积极的信息，消除心理紧张和顾虑。③护理患者时保持冷静和耐心，表现出自信和镇静。④如果患者由于呼吸困难或人工通气不能讲话，可提供纸笔或以手势与患者交流。⑤加强巡视，了解患者的需要，帮助患者解决问题。⑥帮助并指导患者及家属应用松弛疗法、按摩等。

（8）营养护理：ARDS患者处于高代谢状态，应及时补充热量和高蛋白、高脂肪营养物质。能量的摄取既应满足代谢的需要，又应避免糖类的摄取过多，蛋白摄取量一般为每天1.2～1.5 g/kg。

尽早采用肠内营养，协助患者取半卧位，充盈气囊，证实胃管在胃内后，用加温器和输液泵匀速泵入营养液。若有肠鸣音消失或胃潴留，暂停鼻饲，给予胃肠减压。一般留置5～7天拔除，更换到对侧鼻孔，以减少鼻窦炎的发生。

（三）健康指导

在疾病的不同阶段，根据患者的文化程度做好有关知识的宣传和教育，让患者了解病情的变化过程。

（1）提供舒适安静的环境以利于患者休息，指导患者正确卧位休息，讲解由仰卧位改变为俯卧位的意义，尽可能减少特殊体位给患者带来的不适。

（2）向患者解释咳嗽、咳痰的重要性，指导患者掌握有效咳痰的方法，鼓励并协助患者咳嗽、排痰。

（3）指导患者自己观察病情变化，如有不适及时通知医护人员。

（4）嘱患者严格按医嘱用药，按时服药，不要随意增减药物剂量及种类。服药过程中，需密切观察患者用药后反应，以指导用药剂量。

（5）出院指导指导患者出院后仍以休息为主，活动量要循序渐进，注意劳逸结合。此外，患者病后生活方式的改变需要家人的积极配合和支持，应指导患者家属给患者创造一个良好的身心休养环境。出院后1个月内来院复查1～2次，出现情况随时来院复查。

（李 侠）

第四章　消化内科护理

第一节　反流性食管炎

反流性食管炎(reflux esophagitis,RE)是指胃、十二指肠内容物反流入食管所引起的食管黏膜炎症、糜烂、溃疡和纤维化等病变,甚至引起咽喉、气道等食管以外的组织损害。其发病男性多于女性,男女比例为(2～3):1,发病率为1.92%。随着年龄的增长,食管下段括约肌收缩力的下降,胃、十二指肠内容物自发性反流,而使老年人反流性食管炎的发病率有所增加。

一、病因与发病机制

(一)抗反流屏障削弱

食管下括约肌是指食管末端3～4 cm长的环形肌束。正常人静息时压力为1.3～4.0 kPa(10～30 mmHg),为一高压带,防止胃内容物反流入食管。由于年龄的增长,机体老化导致食管下括约肌的收缩力下降引起食物反流。一过性食管下括约肌松弛也是反流性食管炎的主要发病机制。

(二)食管清除作用减弱

正常情况下,一旦发生食物的反流,大部分反流物通过1～2次食管自发和继发性的蠕动性收缩将食管内容物排入胃内,即容量清除,剩余的部分则由唾液缓慢地中和。老年人食管蠕动缓慢和唾液产生减少,影响了食管的清除作用。

(三)食管黏膜屏障作用下降

反流物进入食管后,可以凭借食管上皮表面黏液、不移动水层和表面HCO_3^-、复层鳞状上皮等构成上皮屏障,以及黏膜下丰富的血液供应构成的后上皮屏障,发挥其抗反流物对食管黏膜损伤的作用。随着机体老化,食管黏膜逐渐萎缩,黏膜屏障作用下降。

二、护理评估

(一)健康史
询问患者的饮食结构及习惯、有无长期服用药物史。

(二)身体评估
1.反流症状

反酸、反食、反胃(指胃内容物在无恶心和不用力的情况下涌入口腔)、嗳气等,多在餐后明显或加重,平卧或躯体前屈时易出现。

2.反流物引起的刺激症状

胸骨后或剑突下烧灼感、胸痛、吞咽困难等。常由胸骨下段向上伸延,常在餐后 1 小时出现,平卧、弯腰或腹压增高时可加重。反流物刺激食管痉挛导致胸痛,常发生在胸骨后或剑突下。严重时可为剧烈刺痛,可放射到后背、胸部、肩部、颈部、耳后,有的酷似心绞痛的特点。

3.其他症状

咽部不适,有异物感、棉团感或堵塞感,可能与酸反流引起食管上段括约肌压力升高有关。

4.并发症

(1)上消化道出血:因食管黏膜炎症、糜烂及溃疡可以导致上消化道出血。

(2)食管狭窄:食管炎反复发作致使纤维组织增生,最终导致瘢痕性狭窄。

(3)Barrett 食管:在食管黏膜的修复过程中,食管-贲门交界处 2 cm 以上的食管鳞状上皮被特殊的柱状上皮取代,称为 Barrett 食管。Barrett 食管发生溃疡时,又称 Barrett 溃疡。Barrett 食管是食管癌的主要癌前病变,其腺癌的发生率较正常人高 30～50 倍。

(三)辅助检查

1.内镜检查

内镜检查是反流性食管炎最准确、最可靠的诊断方法,能判断其严重程度和有无并发症,结合活检可与其他疾病相鉴别。

2.24 小时食管 pH 监测

应用便携式 pH 记录仪在生理状态下对患者进行 24 小时食管 pH 连续监测,可提供食管是否存在过度酸反流的客观依据。在进行该项检查前 3 天,应停用抑酸药与促胃肠动力的药物。

3.食管吞钡 X 线检查

对不愿意接受或不能耐受内镜检查者行该检查。严重患者可发现阳性 X 线征。

(四)心理-社会状况

反流性食管炎长期持续存在,病情反复、病程迁延,因此患者会出现食欲缺乏,体重下降,导致患者心情烦躁、焦虑;合并消化道出血时会使患者紧张、恐惧。应注意评估患者的情绪状态及对本病的认知程度。

三、常见护理诊断及问题

(一)疼痛
胸痛与胃食管黏膜炎性病变有关。

(二)营养失调
低于机体需要量与害怕进食、消化吸收不良等有关。

(三)有体液不足的危险
体液不足的危险与合并消化道出血引起活动性体液丢失、呕吐及液体摄入量不足有关。

(四)焦虑
焦虑与病情反复、病程迁延有关。

(五)知识缺乏
缺乏对反流性食管炎病因和预防知识的了解。

四、诊断要点与治疗原则

(一)诊断要点

临床上有明显的反流症状;内镜下有反流性食管炎的表现,食管过度酸反流的客观依据即可做出诊断。

(二)治疗原则

以药物治疗为主,对药物治疗无效或发生并发症者可做手术治疗。

1.药物治疗

目前多主张采用递减法,即开始使用质子泵抑制剂加促胃肠动力药,迅速控制症状,待症状控制后再减量维持。

(1)促胃肠动力药:目前主要常用的药物是西沙必利。常用量为每次 5～15 mg,每天 3～4 次,疗程 8～12 周。

(2)抑酸药。①H_2 受体拮抗剂(H_2RA):西咪替丁 400 mg、雷尼替丁 150 mg、法莫替丁 20 mg,每天2 次,疗程 8～12 周;②质子泵抑制剂(PPI):奥美拉唑 20 mg、兰索拉唑 30 mg、泮托拉唑 40 mg、雷贝拉唑 10 mg 和埃索美拉唑 20 mg,每天 1 次,疗程 4～8 周;③抗酸药:仅用于症状轻、间歇发作的患者作为临时缓解症状用。反流性食管炎有并发症或停药后很快复发者,需要长期维持治疗。H_2RA、西沙必利、PPI 均可用于维持治疗,其中以 PPI 效果最好。维持治疗的剂量因患者而异,以调整至患者无症状的最低剂量为合适剂量。

2.手术治疗

手术为不同术式的胃底折叠术。手术指征为:①严格内科治疗无效。②虽经内科治疗有效,但患者不能忍受长期服药。③经反复扩张治疗后仍反复发作的食管狭窄。④确证由反流性食管炎引起的严重呼吸道疾病。

3.并发症的治疗

(1)食管狭窄:大部分狭窄可行内镜下食管扩张术治疗。扩张后予以长程 PPI 维持治疗可防止狭窄复发。少数严重瘢痕性狭窄需行手术切除。

(2)Barrett 食管:药物治疗是预防 Barrett 食管发生和发展的重要措施,必须使用 PPI 治疗及长期维持。

五、护理措施

(一)一般护理

为减少平卧时及夜间反流可将床头抬高 15～20 cm。避免睡前 2 小时内进食,白天进餐后亦不宜立即卧床。应避免食用使食管下括约肌压力降低的食物和药物,如高脂肪、巧克力、咖啡、浓茶及硝酸甘油、钙拮抗剂等。应戒烟及禁酒。减少一切影响腹压增高的因素,如肥胖、便秘、紧束腰带等。

(二)用药护理

遵医嘱给予药物治疗,注意观察药物的疗效及不良反应。

1.H_2 受体拮抗剂

药物应在餐中或餐后即刻服用,若需同时服用抗酸药,则两药应间隔 1 小时以上。若静脉给药应注意控制速度,过快可引起低血压和心律失常。西咪替丁对雄性激素受体有亲和力,可导致男性乳腺发育、勃起功能障碍及性功能紊乱,应做好解释工作。该药物主要通过肾排泄,用药期间应监测肾功能。

2.质子泵抑制剂

奥美拉唑可引起头晕,应嘱患者用药期间避免开车或做其他必须高度集中注意力的工作。兰索拉唑的不良反应包括荨麻疹、皮疹、瘙痒、头痛、口苦、肝功能异常等,轻度不良反应不影响继续用药,较严重时应及时停药。泮托拉唑的不良反应较少,偶可引起头痛和腹泻。

3.抗酸药

该药在饭后1小时和睡前服用。服用片剂时应嚼服,乳剂给药前应充分摇匀。

抗酸剂应避免与奶制品、酸性饮料及食物同时服用。

(三)饮食护理

(1)指导患者有规律地定时进餐,饮食不宜过饱,选择营养丰富、易消化的食物。避免摄入过咸、过甜、过辣的刺激性食物。

(2)制订饮食计划:与患者共同制订饮食计划,指导患者及家属改进烹饪技巧,增加食物的色、香、味,刺激患者食欲。

(3)观察并记录患者每天进餐次数、量、种类,以了解其摄入营养素的情况。

六、健康指导

(一)疾病知识的指导

向患者及家属介绍本病的有关病因,避免诱发因素。保持良好的心理状态,平时生活要有规律,合理安排工作和休息时间,注意劳逸结合,积极配合治疗。

(二)饮食指导

指导患者加强饮食卫生和饮食营养,养成有规律的饮食习惯;避免过冷、过热、辛辣等刺激性食物及浓茶、咖啡等饮料;嗜酒者应戒酒。

(三)用药指导

根据病因及病情进行指导,嘱患者长期维持治疗,介绍药物的不良反应,如有异常及时复诊。

(李春红)

第二节　慢　性　胃　炎

慢性胃炎是指由多种原因引起的胃黏膜慢性炎症。其发病率在各种胃病中居首位,男性多于女性,各个年龄段均可发病,且随年龄增长发病率逐渐增高。慢性胃炎的分类方法很多,2000年全国慢性胃炎研讨会共识意见中采纳了国际上新悉尼系统的分类方法,将慢性胃炎分为浅表性(又称非萎缩性)、萎缩性和特殊类型三大类。慢性浅表性胃炎是指不伴有胃黏膜萎缩性改变的慢性炎症,幽门螺杆菌感染是其主要病因;慢性萎缩性胃炎是指胃黏膜已经发生了萎缩性改变,常伴有肠上皮化生,又分为多灶萎缩性胃炎和自身免疫性胃炎两大类;特殊类型胃炎种类很多,临床上较少见。

一、病因及诊断检查

(一)致病因素

1.幽门螺杆菌感染

幽门螺杆菌感染是慢性浅表性胃炎最主要的病因。幽门螺杆菌具有鞭毛,其分泌的黏液素可直接侵袭胃黏膜,释放的尿素酶可分解尿素产生 NH_3 中和胃酸,使幽门螺杆菌在胃黏膜定居和繁殖,同时可损伤上皮细胞膜;幽门螺杆菌产生的细胞毒素还可引起炎症反应和菌体壁诱导自身免疫反应的发生,导致胃黏膜慢性炎症。

2.饮食因素

高盐饮食,长期饮烈酒、浓茶、咖啡,摄取过热、过冷、过于粗糙的食物等,均易引起慢性胃炎。

3.自身免疫

患者血液中存在自身抗体,如抗壁细胞抗体和抗内因子抗体,可使壁细胞数目减少,胃酸分泌减少或缺失,还可使维生素 B_{12} 吸收障碍导致恶性贫血。

4.其他因素

各种原因引起的十二指肠液反流入胃,削弱或破坏胃黏膜的屏障功能;老年胃黏膜退行性病变;胃黏膜营养因子缺乏,如促胃液素(胃泌素)缺乏;服用非甾体抗炎药等,均可引起慢性胃炎。

(二)身体状况

慢性胃炎起病缓慢,病程迁延,常反复发作,缺乏特异性症状。由幽门螺杆菌感染引起的慢性胃炎患者多数无症状;部分患者有上腹不适、腹部隐痛、腹胀、食欲缺乏、恶心和呕吐等消化不良的表现;少数患者可有少量上消化道出血;自身免疫性胃炎患者可出现明显厌食、体重减轻和贫血。体格检查可有上腹部轻压痛。

(三)心理-社会状况

病情反复、病程迁延不愈可使患者出现烦躁、焦虑等不良情绪。

(四)实验室及其他检查

1.胃镜及活组织检查

胃镜及活组织检查是诊断慢性胃炎最可靠的方法。慢性浅表性胃炎可见红斑(点、片状或条状)、黏膜粗糙不平、出血点或出血斑;慢性萎缩性胃炎可见黏膜呈颗粒状、黏膜血管显露、色泽灰暗、皱襞细小。

2.幽门螺杆菌检测

可通过侵入性(如快速尿素酶试验、组织学检查和幽门螺杆菌培养等)和非侵入性(如 ^{13}C 或 ^{14}C 尿素呼气试验、粪便幽门螺杆菌抗原检测和血清学检查等)方法检测幽门螺杆菌。

3.胃液分析

自身免疫性胃炎时,胃酸缺乏;多灶萎缩性胃炎时,胃酸分泌正常或偏低。

4.血清学检查

自身免疫性胃炎时,血清抗壁细胞抗体和抗内因子抗体可呈阳性,血清胃泌素水平明显升高;多灶萎缩性胃炎时,血清胃泌素水平正常或偏低。

二、护理诊断及医护合作性问题

(一)疼痛
腹痛与胃黏膜炎性病变有关。

(二)营养失调
营养失调与厌食、消化吸收不良等有关。

(三)焦虑
焦虑与病情反复、病程迁延有关。

(四)潜在并发症
癌变。

(五)知识缺乏
缺乏对慢性胃炎病因和预防知识的了解。

三、治疗及护理措施

(一)治疗要点
治疗原则是积极祛除病因,根除幽门螺杆菌感染,对症处理,防治癌前病变。

1.病因治疗

根除幽门螺杆菌感染:目前多采用的治疗方案是以胶体铋剂或质子泵抑制药为基础加上2种抗生素的三联治疗方案。如常用奥美拉唑或枸橼酸铋钾,与阿莫西林及甲硝唑或克拉霉素3种药物联用,2周为1个疗程。治疗失败后再治疗比较困难,可换用2种抗生素,或采用胶体铋剂和质子泵抑制药合用的四联疗法。

其他病因治疗:因非甾体抗炎药引起者,应立即停药并给予制酸药或硫糖铝;因十二指肠液反流引起者,应用硫糖铝或氢氧化铝凝胶吸附胆汁;因胃动力学改变引起者,应给予多潘立酮或莫沙必利等。

2.对症处理

有胃酸缺乏和贫血者,可用胃蛋白酶合剂等以助消化;对于上腹胀满者,可选用胃动力药、理气类中药;有恶性贫血时可肌内注射维生素 B_{12}。

3.胃黏膜异型增生的治疗

异型增生是癌前病变,应定期随访,给予高度重视。对不典型增生者可给予维生素 C、维生素 E,β-胡萝卜素、叶酸和微量元素硒预防胃癌的发生;对已经明确的重度异型增生可手术治疗,目前多采用内镜下胃黏膜切除术。

(二)护理措施

1.病情观察

主要观察有无上腹不适、腹胀、食欲缺乏等消化不良的表现;观察腹痛的部位、性质,呕吐物与大便的颜色、量及性状;评估实验室及胃镜检查结果。

2.饮食护理

(1)营养状况评估:观察并记录患者每天进餐次数、量和品种,以了解机体的营养摄入状况。定期监测体重,监测血红蛋白浓度、血清蛋白等有关营养指标的变化。

(2)制订饮食计划:①与患者及其家属共同制订饮食计划,以营养丰富、易消化、少刺激为原则。②胃酸低者可适当食用刺激胃酸分泌或酸性的食物,如浓肉汤、鸡汤、山楂、食醋等;胃酸高者应指导患者避免食用酸性和多脂肪食物,可进食牛奶、菜泥、面包等。③鼓励患者养成良好的饮食习惯,进食应规律,少食多餐,细嚼慢咽。④避免摄入过冷、过热、过咸、过甜、辛辣和粗糙的食物,戒除烟酒。⑤提供舒适的进餐环境,改进烹饪技巧,保持口腔清洁卫生,以促进患者的食欲。

3.药物治疗的护理

(1)严格遵医嘱用药,注意观察药物的疗效及不良反应。

(2)枸橼酸铋钾:宜在餐前半小时服用,因其在酸性环境中方起作用;服药时要用吸管直接吸入,防止将牙齿、舌染黑;部分患者服药后出现便秘或黑粪,少数患者有恶心、一过性血清转氨酶升高,停药后可自行消失,极少数患者可能出现急性肾衰竭。

(3)抗菌药物:服用阿莫西林前应详细询问患者有无青霉素过敏史,用药过程中要注意观察有无变态反应的发生;服用甲硝唑可引起恶心、呕吐等胃肠道反应及口腔金属味、舌炎、排尿困难等不良反应,宜在餐后半小时服用。

(4)多潘立酮及西沙必利:应在餐前服用,不宜与阿托品等解痉药合用。

4.心理护理

护理人员应主动安慰、关心患者,向患者说明不良情绪会诱发和加重病情,经过正规的治疗和护理慢性胃炎可以康复。

5.健康指导

向患者及家属介绍本病的有关知识、预防措施等;指导患者避免诱发因素,保持愉快的心情,生活规律,养成良好的饮食习惯,戒除烟酒;向患者介绍服用药物后可能出现的不良反应,指导患者按医嘱坚持用药,定期复查,如有异常及时复诊。

(李春红)

第三节　消化性溃疡

消化性溃疡是一种常见的胃肠道疾病,简称溃疡病,通常指发生在胃或十二指肠球部的溃疡,并分别称为胃溃疡或十二指肠溃疡。事实上,本病可以发生在与酸性胃液相接触的其他胃肠道部位,包括食管下端、胃肠吻合术后的吻合口及其附近的肠襻,以及含有异位胃黏膜的Meckel憩室。

消化性溃疡是一组常见病、多发病,人群中患病率高达5%～10%,严重危害人们的健康。本病可见于任何年龄,以20～50岁为多,占80%,10岁以下或60岁以上者较少。胃溃疡(GU)常见于中年和老年人,男性多于女性,二者之比约为3∶1。十二指肠球部溃疡(DU)多于胃溃疡,患病率是胃溃疡的5倍。

一、病因及发病机制

消化性溃疡病因和发病机制尚不十分明确,学说甚多,归纳起来有3个方面:损害因素的作用,即化学性、药物性等因素的直接破坏作用;保护因素的减弱;易感及诱发因素(遗传、性激素、工作负荷等)。目前认为胃溃疡多以保护因素减弱为主,而十二指肠球部溃疡则以损害因素的作用为主。

(一)损害因素作用

1.胃酸及胃蛋白酶分泌异常

31%～46%的 DU 患者胃酸分泌率高于正常高限(正常男 11.6～60.6 mmol/h,女 8.0～40.1 mmol/h)。因胃蛋白酶原随胃酸分泌,故患者中胃蛋白酶原分泌增加的百分比大致与胃酸分泌增加的百分比相同。

多数 GU 患者酸分泌率正常或低于正常,仅少数患者(如卓-艾综合征)酸分泌率高于正常。虽然如此,并不能排除胃酸及胃蛋白酶是某些 GU 的病因。通常认为在胃酸分泌高的溃疡患者中,胃酸和胃蛋白酶是导致发病的重要因素。

基础胃酸分泌增加可由下列因素所致:①胃泌素分泌增加(卓-艾综合征等)。②乙酰胆碱刺激增加(迷走神经功能亢进)。③组织胺刺激增加(系统性肥大细胞病或嗜碱性粒细胞白血病)。

2.药物性因素

阿司匹林、糖皮质激素、非甾体抗炎药等可直接破坏胃黏膜屏障,被认为与消化性溃疡的发病有关。

3.胆汁及胰液反流

胆酸、溶血卵磷脂及胰酶是引起一些消化性溃疡的致病因素,尤其见于某些 GU。这些 GU 患者幽门括约肌功能不全,胆汁和/或胰酶反流入胃造成胃炎,继发 GU。

胆汁及胰液损伤胃黏膜的机制可能是改变覆盖上皮细胞表面的黏液,损伤胃黏膜屏障,使黏膜更易受胃酸和胃蛋白酶的损害。

(二)保护因素减弱

1.黏膜防护异常

胃黏膜屏障由黏膜上皮细胞顶端的一层脂蛋白膜所组成,使黏膜免受胃内容损伤或在损伤后迅速地修复。黏液的分泌减少或结构异常均能使凝胶层黏液抵抗力减弱。胃黏膜血流减少导致细胞损伤与溃疡。胃黏膜缺血是严重内、外科疾病患者发生急性胃黏膜损伤的直接原因。胃小弯处易发溃疡可能与其侧枝血管较少有关。黏膜碳酸氢盐和前列腺素分泌减少亦可使黏膜防御功能降低。

2.胃肠道激素

胃肠道黏膜与胰腺的内分泌细胞分泌多种肽类和胺类胃肠道激素(胰泌素、胆囊收缩素、血管活性肠肽、高血糖素、肠抑胃肽、生长抑素、前列腺素等)。它们具有一定生理作用,主要参与食物消化过程,调节胃酸/胃蛋白酶分泌,并能营养和保护胃肠黏膜,一旦这些激素分泌和调节失衡,即易产生溃疡。

(三)易感及诱发因素

1.遗传倾向

消化性溃疡有相当高的家族发病率。曾有报告 20%～50%的患者有家族史,而一般人群的发病率仅为 5%～10%。许多临床调查研究表明,DU 患者的血型以"O"型多见,消化性溃疡伴并发症者也以"O"型多见,这与 50%DU 患者和 40%GU 患者不分泌 ABH 血型物质有关。DU 与 GU 的遗传易感基因不同。提示 GU 与 DU 是两种不同的疾病。GU 患者的子女患 GU 风险为一般人群的 3 倍,而 DU 患者的子女的风险则并不比一般人群高。曾有报道 62%的儿童 DU

患者有家族史。消化性溃疡的遗传因素还直接表现为某些少见的遗传综合征。

2.性腺激素因素

国内报道消化性溃疡的男女性别比(3.9～8.5)：1,这种差异被认为与性激素作用有关。女性激素对消化道黏膜具有保护作用。生育期妇女罹患消化性溃疡明显少于绝经期后妇女,妊娠期妇女的发病率亦明显低于非妊娠期。现认为女性性腺激素,特别是黄体酮,能阻止溃疡病的发生。

3.心理-社会因素

研究认为,消化性溃疡属于心理生理疾病的范畴,特别是 DU 与心理-社会因素的关系尤为密切。与溃疡病的发生有关的心理-社会因素主要有以下几方面。

(1)长期的精神紧张:不良的工作环境和劳动条件,长期的脑力活动造成的精神疲劳,加之睡眠不足,缺乏应有的休息和调节导致精神过度紧张。

(2)强烈的精神刺激:重大的生活事件,生活情景的突然改变,社会环境的变迁,如丧偶、离婚、自然灾害、战争动乱等造成的心理应激。

(3)不良的情绪反应:指不协调的人际关系,工作生活中的挫折,无所依靠而产生的心理上的"失落感"和愤怒、抑郁、忧虑、沮丧等不良情绪。消化系统是情绪反应的敏感器官系统,所以这些心理-社会因素就会在其他一些内外致病因素的综合作用下,促使溃疡病的发生。

4.个性和行为方式

个性特点和行为方式与本病的发生也有一定关系,它既可作为本病的发病基础,又可改变疾病的过程,影响疾病的转归。溃疡病患者的个性和行为方式有以下几个特点。

(1)竞争性强,雄心勃勃。有的人在事业上虽取得了一定成就,但其精神生活往往过于紧张,即使在休息时,也不能取得良好的精神松弛。

(2)独立和依赖之间的矛盾,生活中希望独立,但行动上又不愿吃苦,因循守旧、被动、顺从、缺乏创造性、依赖性强,因而引起心理冲突。

(3)情绪不稳定,遇到刺激,内心情感反应强烈,易产生挫折感。

(4)惯于自我克制。情绪虽易波动,但往往喜怒不形于色,即使在愤怒时,也常常是"怒而不发",情绪反应被阻抑,导致更为强烈的自主神经系统功能紊乱。

(5)其他,性格内向、孤僻、过分关注自己、不好交往、自负、焦虑、易抑郁、事无巨细、刻求井井有条等。

5.吸烟

吸烟与溃疡发病是否有关,尚不明确。但流行病学研究发现溃疡患者中吸烟比例较对照组高;吸烟量与溃疡病流行率呈正相关;吸烟者死于溃疡病者比不吸烟者多;吸烟者的 DU 较不吸烟者难愈合;吸烟者的 DU 复发率比不吸烟者高。吸烟与 GU 的发病关系则不清楚。

6.乙醇及咖啡饮料

两者都能刺激胃酸分泌,但缺乏引起胃十二指肠溃疡的确定依据。

二、症状和体征

(一)疼痛

溃疡疼痛的确切机制尚不明确。较早曾提出胃酸刺激是溃疡疼痛的直接原因。因溃疡疼痛发生于进餐后一段时期,此时胃内胃酸浓度达到最高水平。然而,以酸灌注溃疡病患者却不能诱发疼痛;"酸理论"亦不能解释十二指肠溃疡疼痛。由于溃疡痛与胃内压力的升高同步,故胃壁肌紧张度增高与十二指肠球部痉挛均被认为是溃疡痛的原因。溃疡周围水肿与炎症区域的肌痉挛,或溃疡基底部与胃酸接触可引起持续烧灼样痛。给溃疡病患者服用安慰剂,发现其具有与抗酸剂同样的缓解疼痛疗效,进食在有些患者反而会加重疼痛,因此溃疡疼痛的另一种机制可能与胃、十二指肠运动功能异常有关。

1.疼痛的性质与强度

溃疡痛常为绞痛、针刺样痛、烧灼样痛和钻痛,也可仅为烧灼样感或类似饥饿性胃收缩感以至难与饥饿感相区别。疼痛的程度因人而异,多数呈钝痛,可忍受,无须立即停止工作。老年人感觉迟钝,疼痛往往较轻。少数则剧痛,需使用止痛剂才可缓解。约 10% 的患者在病程中不觉疼痛,直至出现并发症时才被诊断,故被称为无痛性溃疡。

2.疼痛的部位和放射

无并发症的 GU 的疼痛部位常在剑突下或上腹中线偏左;DU 多在剑突下偏右,范围较局限。疼痛常不放射。一旦发生穿透性溃疡或溃疡穿孔,则疼痛向背部、腹部其他部位,甚至肩部放射。有报道在一些吸烟的溃疡病患者,疼痛可向左下胸放射,类似心绞痛,称为胃心综合征。患者戒烟和溃疡治愈后,左下胸痛即消失。

3.疼痛的节律性

消化性溃疡病中一项最特别的表现是疼痛的出现与消失呈节律性,这与胃的充盈和排空有关。疼痛常与进食有明显关系。GU 疼痛多在餐后 0.5~2.0 小时出现,至下餐前消失,即有"进食→疼痛→舒适"的规律。DU 疼痛多在餐后 3~4 小时出现,进食后可缓解,即有"进食→舒适→疼痛"的规律。疼痛还可出现在晚间睡前或半夜痛醒,称为夜间痛。

4.疼痛的周期性

消化性溃疡的疼痛发作可延续数天或数周后自行缓解,称为溃疡痛小周期。每逢深秋至冬春季节交替时疼痛发作,构成溃疡痛的大周期。溃疡病病程的周期性原因不明,可能与机体全身反应,特别是神经系统兴奋性的改变有关,也与气候变化和饮食失调有关。一般饮食不当,情绪波动,气候突变等可加重疼痛;进食、饮牛奶、休息、局部热敷、服制酸药物可缓解疼痛。

(二)胃肠道症状

1.恶心、呕吐

溃疡病的呕吐为胃性呕吐,属反射性呕吐。呕吐前常有恶心且与进食有关。但恶心与呕吐并非是单纯性胃十二指肠溃疡的症状。消化性溃疡患者发生呕吐很可能伴有胃潴留或与幽门附近溃疡刺激有关。刺激性呕吐于进食后迅速发生,患者在呕吐大量胃内容物后感觉轻松。幽门梗阻胃潴留所致呕吐很可能发生于清晨,呕吐物中含有隔宿的食物,并带有酸馊气味。

2.嗳气与胃灼热

(1)嗳气可见于溃疡病患者,此症状无特殊意义。多见于年轻的 DU 患者,可伴有幽门痉挛。

(2)胃灼热(亦称烧心)是位于心窝部或剑突后的发热感,见于 60%~80% 溃疡病患者,患者多有高酸分泌。可在消化性溃疡发病之前多年发生。胃灼热与溃疡痛相似,有在饥饿时与夜间发生的特点,且同样具有节律性与周期性。胃灼热发病机制仍有争论,目前多认为是由于反流的酸性胃内容物刺激下段食管的黏膜引起。

3.其他消化系统症状

消化性溃疡患者食欲一般无明显改变,少数有食欲亢进。由于疼痛常与进食有关,往往不敢多食。有些患者因长期疼痛或并发慢性胃十二指肠炎,胃分泌与运动功能减退,导致食欲减退,这较多见于慢性 GU。有些 DU 患者有周期性唾液分泌增多,可能与迷走神经功能亢进有关。

痉挛性便秘是消化性溃疡常见症状之一,但其原因与溃疡病无关,而与迷走神经功能亢进,严重偏食使纤维食物摄取过少,以及药物(铝盐、铋盐、钙盐、抗胆碱能药)的不良反应有关。

(三)全身性症状

除胃肠道症状外,患者可有自主神经功能紊乱的症状,如缓脉、多汗等。久病更易出现焦虑、抑郁和失眠等精神症状。疼痛剧烈影响进食者可有消瘦及贫血。

三、并发症

约 1/3 的消化性溃疡患者病程中出现出血、穿孔或梗阻等并发症。

(一)出血

出血是消化性溃疡最常见的并发症,见于 15%～20% 的 DU 和 10%～15% GU 患者。它标志着溃疡病变处于高度活动期。发生出血的危险率与病期长短无关,1/4～1/3 患者发生出血时无溃疡病史。出血多见于寒冷季节。

出血是溃疡腐蚀血管所致。急性出血最常见现象为黑便和呕血。仅 50～75 mL 的少量出血即可表现为黑便。GU 者大量出血时有呕血伴黑便。DU 则多为黑便,量多时反流入胃亦可表现为呕血。如大量血流快速通过胃肠道,粪色则为暗红或酱色。大量出血导致急性循环血量下降,出现体位性心动过速、血压脉压减小和直立性低血压,严重者发生休克。

(二)穿孔

溃疡严重,穿破浆膜层可致:十二指肠内容物经过溃疡穿孔进入腹膜腔即游离穿孔;溃疡侵蚀穿透胃、十二指肠壁,但被胰、肝、脾等实质器官所封闭而不形成游离穿孔;溃疡扩展至空腔脏器如胆总管、胰管、胆囊或肠腔形成瘘管。

6%～11% 的 DU 和 2%～5% 的 GU 患者发生游离穿孔,甚至以游离穿孔为起病方式。老年男性及服用非甾体抗炎药者较易发生游离穿孔。十二指肠前壁溃疡容易穿孔,偶有十二指肠后壁溃疡穿孔至小网膜囊引起背痛而非弥漫性腹膜炎症。GU 穿孔多位于小弯处。

游离穿孔的特点为突然出现、发展很快,有持续的剧烈疼痛。痛始于上腹部,很快发展为全腹痛,活动可加剧,患者多取仰卧不动的体位。腹部触诊压痛明显,腹肌广泛板样强直。由于体液向腹膜腔内渗出,常有血压降低、心率加快、血液浓缩及白细胞增高,而少有发热。16% 患者血清淀粉酶轻度升高。75% 患者的直立位胸腹部 X 线可见游离气体。经鼻胃管注入 400～500 mL 空气或碘造影剂后摄片,更易发现穿孔。

有时,游离穿孔的临床表现可不典型:如穿孔很快闭合,腹腔细菌污染很轻,临床症状可很快自动改善;老年或有神经精神障碍者,腹痛及腹部体征不明显,仅表现为原因不明的休克;体液缓慢渗漏入腹膜腔而集积于右结肠旁沟,临床表现似急性阑尾炎。

溃疡穿孔至胰腺者通常有难治性溃疡疼痛。十二指肠后壁穿透者血清淀粉酶及脂酶水平可升高。偶尔,穿孔可引起瘘管,如十二指肠穿孔至胆总管瘘管,胃溃疡穿通至结肠或十二指肠瘘管。

穿孔病死率为 5%～15%,而靠近贲门的高位胃溃疡的病死率更高。

(三)幽门梗阻

约 5% DU 和幽门溃疡患者出现幽门梗阻。梗阻由水肿、平滑肌痉挛、纤维化或诸种因素合并所致,梗阻多为溃疡病后期表现。消化性溃疡并发梗阻的病死率为 7%~26%。

由于梗阻使胃排空延缓,患者常出现恶心、呕吐、上腹部饱满、胀气、食欲减退、早饱、畏食和体重明显下降。上腹痛经呕吐后可暂时缓解。呕吐多在进食后 1 小时或更长时间后出现,吐出量大,为不含胆汁的未消化食物,此种症状可持续数周至数月。体格检查可见血容量不足征象(低血压、心动过速、皮肤黏膜干燥),上腹部蠕动波及胃部振水音。

实验室检查常有血液浓缩、肾前性氮质血症等血容量不足征象及呕吐引起的低钾低氯代谢性碱中毒。若体重丧失明显,可出现低蛋白血症。

(四)癌变

少数 GU 发生癌变,发生率不详。凡 45 岁以上患者,内科积极治疗无效者,以及营养状态差、贫血、粪便隐血试验持续阳性者均应做钡餐、纤维胃镜检查及活组织病理检查,以尽早发现癌变。

四、检查

(一)血清胃泌素含量

放免法检测胃泌素可检出卓-艾综合征及其他高胃酸分泌性消化性溃疡。未服过大剂量的抗酸剂、H_2 受体拮抗剂或质子泵抑制剂等药者,如空腹血清胃泌素水平>200 pg/mL,应测定胃酸分泌量,以明确是否由于恶性贫血、萎缩性胃炎、胃癌或迷走神经切除等因素胃泌素反馈性增高。血清胃泌素含量及基础酸排量均增加仅见于少数疾病。测定静脉注射胰泌素后的血清胃泌素浓度,有助于确诊诊断不明的卓-艾综合征。

(二)胃酸分泌试验方法

胃酸分泌试验方法是在透视下将胃管置入胃内,管端位于胃窦,以吸引器吸取胃液,测定每次吸取的胃液量及酸浓度。健康人胃酸分泌量见表 4-1。GU 的酸排量与正常人相似,而 DU 则空腹和夜间均维持较高水平。胃酸分泌幅度在正常人和消化性溃疡患者之间重叠,GU 与 DU 之间亦有重叠,故胃酸分泌检查对溃疡病的定性诊断意义不大。对缺乏胃酸的溃疡病,应疑有癌变;胃酸很高,基础酸排量和最高酸排量明显增高,则提示胃泌素瘤可能。

表 4-1　健康男女性正常胃酸分泌的高限及低限值

	基础(mmol/h)	最高(mmol/h)	最大(mmol/h)	基础/最大(mmol/h)
男性(N=172)高限值	10.5	60.6	47.7	0.31
男性(N=172)低限值	0	11.6	9.3	0
女性(N=76)高限值	5.6	40.1	31.2	0.29
女性(N=76)低限值	0	8.0	5.6	0

(三)X 线钡餐检查

X 线钡餐检查是确定诊断的有效方法,尤其对临床表现不典型者。消化性溃疡在 X 线征象上出现形态和功能的改变,即直接征象与间接征象。由钡剂充填溃疡形成龛影为直接征象,是最可靠的诊断依据。溃疡病周围组织的炎性病变与局部痉挛产生钡餐检查时的局部压痛或激惹现象及溃疡愈合形成瘢痕收缩使局部变形均属于间接征象。

(四)纤维胃镜检查

胃镜检查对消化性溃疡的诊断和鉴别诊断有很大价值。该检查可以发现 X 线所难以发现的浅小溃疡,确切地判断溃疡的部位、数目、大小、深浅、形态及病期(活动期、愈合期、瘢痕期),对随访溃疡的过程和判定治疗的效果有价值。胃镜检查还可在直视下作胃黏膜活组织检查等,故对溃疡良性、恶性的鉴别价值较大。

(五)粪便隐血试验

溃疡活动期,溃疡面有微量出血,粪隐血试验大都阳性,治疗 1～2 周后多转为阴性。如持续阳性,则疑有癌变。

(六)幽门螺杆菌(HP)感染检查

近来幽门螺杆菌在消化性溃疡发病中的重要作用备受重视。我国人群中幽门螺杆菌感染率为 40％～60％。幽门螺杆菌在 GU 和 DU 中的检出率更是分别高达 70％～80％ 和 90％～100％。诊断幽门螺杆菌方法有多种:①直接从活检胃黏膜中细菌培养、组织涂片或切片染色查幽门螺杆菌。②用尿素酶试验、^{14}C 尿素呼吸试验、胃液尿素氮检测等方法测定胃内尿素酶活性。③血清学查抗幽门螺杆菌抗体。④聚合酶链式反应技术查幽门螺杆菌。

五、护理

(一)护理观察

1.腹痛

观察腹痛的部位、性质、强度,有无放射痛,与进食、服药的关系,腹痛有无周期性。

2.呕吐

观察呕吐物性质、气味、量、颜色、呕吐次数及与进食关系,注意有无因呕吐而致脱水和低钾、低钠血症及低氯性碱中毒。

3.呕血和黑粪

观察呕血、便血的量、次数和性质。注意出血前有无恶心、呕吐、上腹不适、血中是否混有食物,以便与咯血相区别。半数以上溃疡出血者有 38.5 ℃ 以下的低热,持续时间与出血时间一致,可作为出血活动的一个标志,故应每天多次测体温。

4.穿孔

由于老年人常有其他慢性病,穿孔时腹痛、腹肌紧张不明显,可无显著压痛和反跳痛,常易误诊,病死率高,应予密切观察生命体征和腹部情况。

5.幽门梗阻观察以下情况可了解胃潴留程度

餐后 4 小时后胃液量(正常＜300 mL),禁食 12 小时后胃液量(正常＜200 mL),空腹胃注入750 mL 生理盐水 30 分钟后胃液量(正常＜400 mL)。

6.其他

注意观察有无影响溃疡愈合的焦虑和忧郁、饮食不节、熬夜、过度劳累、服药不正规,服用阿司匹林和肾上腺皮质激素、吸烟等。

(二)常规护理

1.休息

消化性溃疡属于典型的心身疾病,心理-社会因素对发病起着重要作用。因此,规律的生活和劳逸结合的工作安排,无论在本病的发作期或缓解期都十分重要。休息是消化性溃疡基本和重要的护理。休息包括精神休息和躯体休息。病情轻者可边工作边治疗,较重者应卧床数天至2 周,继之休息 1～2 月。平卧休息时胆汁反流明显减少,对胃溃疡患者有利。另外应保证充足的睡眠,服用适量镇静剂。

2.戒烟、酒及其他嗜好

吸烟者,消化性溃疡的发病率较不吸烟者多。吸烟可使溃疡恶化或延迟溃疡愈合。吸烟会削弱十二指肠液中和胃酸的能力,还能引起十二指肠液反流入胃。患者戒烟后溃疡症状明显改善。有研究认为就 DU 患者而言,戒烟比服西咪替丁更重要。

乙醇能损坏胃黏膜屏障引起胃炎而加重症状,延迟愈合。此外,还能减弱胰泌素对胰外分泌腺分泌水和碳酸氢根的作用,降低了胰液中和胃酸的能力。临床观察也显示消化性溃疡患者停止饮酒后症状减轻,故应劝患者戒酒。

咖啡等物质能刺激胃酸与胃蛋白酶分泌,还可使胃黏膜充血,加剧溃疡病症状。故应不饮或少饮咖啡、可口可乐、茶、啤酒等。

3.饮食

饮食护理是消化性溃疡病治疗的重要组成部分。饮食护理的目的是减轻机械性和化学性刺激、缓解和减轻疼痛。合理营养有利改善营养状况、纠正贫血,促进溃疡愈合,避免发生并发症。

(三)饮食护理原则

1.宜少量多餐,定时,定量进餐

每天 5～7 餐,每餐量不宜过饱,约为正常量的 2/3。因少量多餐可中和胃酸,减少胃酸对溃疡面的刺激,又可供给足够营养。少量多餐在急性消化性溃疡时更为适宜。

2.宜选食营养价值高、质软而易于消化的食物

如牛奶、鸡蛋、豆浆、鱼、嫩的瘦猪肉等食物,经加工烹调变得细软易消化,对胃肠无刺激。同时注意补充足够的热量及蛋白质和维生素。

3.蛋白质、脂肪、碳水化合物的供给要求

蛋白质按每天每千克体重 1～1.5 g 供给;脂肪按每天 70～90 g 供给,选择易消化吸收的乳融状脂肪(如奶油、牛奶、蛋黄、黄油、奶酪等),也可用适量的植物油,碳水化合物按每天 300～350 g 供给。选择易消化的糖类如粥、面条、馄饨等,但蔗糖不宜供给过多,否则可使胃酸增加,且易胀气。

4.避免化学性和机械性刺激的食物

化学刺激性的食物有咖啡、浓茶、可可、巧克力等这些食物可刺激胃酸分泌增加;机械性刺激的食物有油炸猪排、花生米、粗粮、芹菜、韭菜、黄豆芽等,这些食物可刺激胃黏膜表面血管和溃疡面。总之溃疡病患者不宜吃过咸、过甜、过酸、过鲜、过冷、过热及过硬的食物。

5.食物烹调必须切碎制烂

可选用蒸、煮、氽、烧、烩、焖等的烹调方法。不宜采用爆炒、滑溜、干炸、油炸、生拌、烟熏、腌腊等烹调方法。

6.必须预防便秘

溃疡病饮食中含粗纤维少,食物细软,易引起便秘,宜经常吃些润肠通便的食物如果子冻、果汁、菜汁等,可预防便秘。

溃疡病急性发作或出血刚停止后,进流质饮食,每天 6～7 餐。无消化道出血且疼痛较轻者宜进厚流质或少渣半流,每天 6 餐。病情稳定、自觉症状明显减轻或基本消失者,每天 6 餐细软半流质。基本愈合者每天 3 餐普食加 2 餐点心,不宜进食油煎、炸和粗纤维多的食物。

出现呕血、幽门梗阻严重或急性穿孔均应禁食。

(四)心理护理

在治疗护理过程中应注重教育,应把防病治病的基本知识介绍给患者,如让患者注意避免精神紧张和不良情绪的刺激,注意精神卫生,注意锻炼身体、增强体质、培养良好的生活习惯,生活有规律,注意劳逸结合,节制烟酒,慎用对胃黏膜有损害的药物等,使患者了解本病的规律性,治疗原则和方法,从而坚定战胜疾病的信心,自觉配合治疗和护理。在心理护理过程中,护士应当了解患者在疾病的不同时期所出现的心理反应,如否认、焦虑、抑郁、孤独感、依赖心理等心理反应,护理上重点要给患者以心理支持,特别帮助他们克服紧张、焦虑、抑郁等常见的心理问题,帮助他们进行认识重建,即认识个人、认识社会,调整和处理好人与人、个人与社会之间的关系,重新找到自己新的起点,减少疾病造成的痛苦和不安。心理护理中,护士应当实施针对性、个性化的心理护理。如对那些具有明显心理素质上弱点的患者,有易暴怒、抑郁、孤僻及多疑倾向者应及早通过心理指导加强其个性的培养,对那些有明显行为问题者,如酗酒、吸烟、多食、缺少运动及 A 型行为等,应用心理学技术指导其进行矫正;对那些工作和生活环境里存在明显应激源的人,应及时帮助其进行适当的调整,减少不必要的心理刺激。

(五)药物治疗护理

1.制酸剂

胃酸、胃蛋白酶对消化性溃疡的发病有重要作用。制酸药能中和胃酸从而缓解疼痛并降低胃蛋白酶的活性。常用的制酸药分可溶性和不溶性两种。可溶性抗酸药主要为碳酸氢钠,该药止痛效果快,但自肠道吸收迅速,大量及长期应用可引起钠潴留和代谢性碱中毒,且与胃酸相遇可产生 CO_2,引起腹胀和继发胃酸增高,故不宜单独使用,而应小剂量与其他抗酸药混合服用。不溶性抗酸药有氢氧化铝、碳酸铝、氧化铝、三硅酸镁等,作用缓慢而持久,肠道不吸收,可单独或联合用药。各种抗酸剂均有其特点,临床上常联合应用,以提高疗效,减少不良反应。抗酸药对缓解溃疡疼痛十分有效,是否能促进溃疡愈合,尚无肯定结论。

使用抗酸药应注意:①在饭后 1~2 小时服,可延长中和作用时间,而不可在餐前或就餐时服药。睡前加服 1 次,可中和夜间所分泌的大量酸。②片剂嚼碎后服用效果较好,因药物颗粒愈小溶解愈快,中和酸的作用愈大,因此凝胶或溶液的效果最好,粉剂次之,片剂较差。③抗酸药除可引起便秘、腹泻外,尚可引起一些其他不良反应,特别是当患者有肾功能不全或心力衰竭时,如碳酸氢钠可造成钠潴留和碱中毒;碳酸钙剂量过大时,高血钙可刺激 G 细胞分泌大量胃泌素,引起胃酸分泌反跳而加重上腹痛,长期大量服用氢氧化铝后,因铝结合饮食中的磷,使肠道对磷的吸收减少,严重缺磷可引起食欲缺乏、软弱无力等,甚至导致软骨病或骨质疏松。

2.抗胆碱能药

这类药物可抑制迷走神经功能,因而具有减少胃酸分泌、解除平滑肌和血管痉挛、改善局部营养和延缓胃排空等作用,后者有利于延长抗酸药和食物对胃酸的中和,达到止痛目的。但其延缓胃排空引起胃窦部潴留,可促使胃酸分泌所以认为不宜用于胃溃疡。抗胆碱能药服后 2 小时出现最大药理作用,故常于餐后 6 小时及睡前服用。抗胆碱能药物最大缺点是不但能抑制胃酸分泌,也抑制乙酰胆碱在全身的生理作用,故有口干、视力模糊、心动过速、汗闭、便秘和尿潴留等不良反应,故溃疡出血、幽门梗阻、反流性食管炎、青光眼、前列腺肥大等患者均不宜使用。常用的药物有普鲁苯辛、溴甲阿托品、贝那替秦、山莨菪碱、阿托品等。

3.H_2 受体阻滞剂

组织胺通过两种受体而产生效应,其中与胃酸分泌有关的是 H_2 受体。阻滞 H_2 受体能抑制胃酸的分泌。代表药是西咪替丁,它对胃酸的分泌具有强大抑制作用。口服后很快被小肠所吸收,在1~2小时血液浓度达高峰,可完全抑制由饮食或胃泌素所引起的胃酸分泌达6~7小时。该药常于进餐时与食物同服。年龄大,伴有肾功能和其他疾病者易发生不良反应。常见的不良反应有头痛、腹泻、嗜睡、疲劳、肌痛、便秘等。其他常用的药物还有雷尼替丁、法莫替丁等。西咪替丁会影响华法林、茶碱或苯妥英的药物代谢,与抗酸剂合用时,间隔时间不小于2小时。

4.丙谷胺及其他减少胃酸分泌药

丙谷胺的分子结构与胃泌素的末端相似,能抑制基础酸排量和最大酸排量,竞争性抑制胃泌素受体,并对胃黏膜有保护和促进愈合作用,其抑酸和缓解症状的作用较西咪替丁弱。该药常于饭前15分钟服,无明显不良反应。哌仑西平能选择性拮抗乙酰胆碱的促胃分泌效应而不拮抗其他效应,很少有不良反应,宜餐前90分钟服用。甲氧氯普胺为胃运动促进剂,能增强胃窦蠕动加速胃排空,减少食糜等对胃窦部的刺激而使胃酸分泌减少,还可减少胆汁反流,减轻胆汁对胃黏膜的损害。一般用药后60~90分钟可达作用高峰,故宜在餐前30分钟服用,严重的不良反应为锥体外系反应。

5.细胞保护剂

临床常用的细胞保护剂有多种。甘珀酸能加强胃黏液分泌,强固胃黏膜屏障,促进胃黏膜再生。但具有醛固酮样效应,可引起高血压、水肿、低血钾和水、钠潴留等不良反应,故高血压、心脏病、肾脏病和肝脏病患者慎用。服药的最佳时间为餐前15~30分钟和睡前服。胶态次枸橼酸铋,在酸性胃液中与溃疡坏死组织螯合,形成保护性铋蛋白凝固物,使溃疡面与胃酸、胃蛋白酶隔离。宜在餐前1小时和睡前服。严重肾功能不全者忌用,少数人服药后便秘、转氨酶升高。硫糖铝可与胃蛋白酶直接络合或结合,使酶失去活性而发挥作用,宜餐前30分钟及睡前服,偶见口干、便秘、恶心等不良反应。米索前列腺醇(喜克溃)抑制胃酸分泌,保护黏膜屏障,主要用于非甾体抗炎药合用者,最常见不良反应是腹泻和腹痛,孕妇忌用。

6.质子泵抑制剂

奥美拉唑(洛赛克)直接抑制质子泵,有强烈的抑酸能力,疗效明显起效快,不良反应少而轻,无严重不良反应。

(六)急性大量出血的护理

1.急诊处理

首先按医嘱插入鼻胃管,建立静脉通道,输液开始宜快,可选用等渗盐水、林格液、右旋糖酐或其他血浆代用品,一般不用高渗溶液。观察意识、血压、脉搏、体温、面色、鼻胃管引出胃液量和颜色、皮肤(干、湿、温度)、肠鸣、上腹压痛、出入量。

2.重症监护

急诊处理后,患者应予重症监护。除密切观察生命体征和出血情况外,应抽血查血红蛋白、血球压积(出血4~6小时后才开始变化)、血型和交叉反应、凝血酶原时间、部分凝血酶原时间或激活部分凝血酶原时间、血钠(开始代偿性升高,补液后降低)、血钾(大量呕吐后降低。多次输液后可增高)、尿素氮(急性出血后24~48小时升高,一般丢失1 000 mL血,尿素氮升高为正常值的2~5倍)、肌酐(肾灌注不足致肌酐升高)。向患者介绍为了确诊可能需做的钡餐、纤维胃镜、胃液分析等检查的过程,使患者受检时更好地合作。告知患者检查时体位、术前服镇静药可能会产生昏睡感,喉部喷局麻药会引起不适。及时了解胃镜检查结果,如无严重再出血应拔除鼻胃管以减少机械刺激。在恶心反射出现前,仍予禁食。

3.再出血

首先观察鼻胃管引出血量、颜色、患者生命体征。再次确定鼻胃管位置是否正确、引流瓶处于低位持续吸引、压力为 10.7 kPa(80 mmHg)。如明确再次出血,安慰患者不必紧张,使患者相信医护人员是可以很好地处理再次出血。

4.胃管灌注

为使血管收缩,减少黏膜血流量,达到一过性止血效果,常经胃管灌注冰生理盐水或冷开水。灌注时抬高头位 30°~45°,关闭吸引管。灌注时应加快滴注速度,观察血压、体温、脉搏、寒战。发生寒战可多盖被,给患者解释不必紧张。注意寒战易诱发心律失常。灌注后注意有无输液过多的症状(呼吸困难)和体征(脉搏快,颈静脉怒张,肺部捻发音)。

(七)急性穿孔的护理

任何消化性溃疡均可发生穿孔,穿孔前常无明显诱因,有些可能由服肾上腺皮质激素、阿司匹林、饮酒和过度劳累诱发。上腹部难以忍受的剧痛及恶心呕吐,常是穿孔引起腹膜炎的症状。患者两腿卷曲,腹肌强直伴反跳痛,甚至出现面色苍白、出冷汗、脉搏细速、血压下降、休克。一般在穿孔后 6 小时内及时治疗,疗效较佳,若不及时抢救可危及生命。一经确诊,患者就应绝对卧床休息,禁食并留置胃管抽吸胃内容物进行胃肠减压。补液、应用抗生素控制腹腔感染。密切观察生命体征,及时发现和纠正休克,迅速做好各种术前准备。

(八)幽门梗阻的护理

功能性或器质性幽门梗阻的早期处理基本相同:①纠正体液和电解质紊乱,严格正确记录每天出入量,抽血测定血清钾、钠、氯及血气分析,了解电解质及酸碱失衡情况,及时补充液体和电解质。②幽门梗阻者每天清晨和睡前用 3% 盐水或苏打水洗胃,保留 1 小时后排出。必要时行胃肠减压,连续 72 小时吸引胃内容物,可解除胃扩张和恢复胃张力,抽出胃液也可减轻溃疡周围的炎症和水肿。若对梗阻的性质不明,应作上消化道内镜或钡餐检查,同时也可估计治疗效果。病情好转给流质饮食,每晚餐后4小时洗胃1次,测胃内潴留量,准确记录颜色、气味、性质。临床操作过程中常遇胃管不畅的情况,通常原因是胃管扭曲在口腔或咽部;胃管置入深度不够;胃管置入过深至幽门部或十二指肠内;胃管侧孔紧贴胃壁;食物残渣或凝血块阻塞。有报道胃肠减压过程中发生少见的并发症,如下胃管困难致环杓关节脱位,减压器故障大量气体入胃致腹膜炎,蛔虫堵塞致无效减压,胃管结扎致拔管困难等。③能进流质时,同时服抗酸剂、西咪替丁等药物治疗。禁用抗胆碱能药物。

对并发症观察经处理后病情是否好转,若未见改善,做好手术准备,考虑外科手术。

(李春红)

第四节　肝　硬　化

肝硬化是长期肝细胞坏死继发广泛纤维化伴结节形成的结果。一种或多种致病因子长期或反复损伤肝实质,致使肝细胞弥漫性变性、坏死和再生,进而引起肝脏结缔组织弥漫性增生和肝细胞再生,最后导致肝小叶结构破坏和重建,肝内血液循环发生障碍。肝功能损害和门脉高压为本病的主要临床表现,晚期常出现严重的并发症。

肝硬化是世界性疾病,所有种族、不论国籍、年龄或性别均可罹患。男性和中年人易罹患。在我国主要为肝炎后肝硬化。血吸虫病性、单纯酒精性、心源性、胆汁性肝硬化均少见。

一、病因

引起肝硬化的病因很多,以病毒性肝炎最为常见。同一病例可由一种、两种或两种以上病因同时或先后作用引起,有些病例则原因不明。

(一)病毒性肝炎

病毒性肝炎经慢性活动性肝炎阶段逐步演变为肝硬化,称为肝炎后肝硬化。乙型肝炎和丙型肝炎常见,甲型肝炎一般不发展为肝硬化。由急性或亚急性重型肝炎演变的肝硬化称为坏死后肝硬化。

(二)寄生虫感染

感染血吸虫病时,大量血吸虫卵进入肝窦前的门脉小血管内,刺激结缔组织增生引起门脉高压。肝细胞的坏死和增生一般不明显,没有肝细胞的结节再生。但如伴发慢性乙型肝炎,其结果多为混合结节型肝硬化。

(三)酒精中毒

主要由乙醇的中间代谢产物(乙醛)对肝脏的直接损害引起。酗酒引起长期营养失调,使肝脏对某些毒性物质的抵抗力降低,在发病机制上也起一定作用。

(四)胆汁淤积

肝外胆管阻塞或肝内胆汁淤积持续存在时,高浓度的胆酸和胆红素对肝细胞有损害作用,久之可发展为肝硬化。由于肝外胆管阻塞引起的肝硬化称为继发性胆汁性肝硬化。由原因未明的肝内胆汁淤积引起的肝硬化称为原发性胆汁性肝硬化。

(五)循环障碍

慢性充血性心力衰竭、缩窄性心包炎和各种病因引起肝小静脉阻塞综合征等,导致肝脏充血、肝细胞缺氧,引起小叶中央区肝细胞坏死及纤维组织增生,最终发展为肝硬化。

(六)药物和化学毒物

长期服用某些药物如双醋酚汀、辛可芬、异烟肼、甲基多巴、PAS和利福平等或反复接触化学毒物如四氯化碳、磷、砷、氯仿等均可损伤肝脏,引起中毒性肝炎,最后演变为肝硬化。

(七)遗传和代谢性疾病

血友病、肝豆状核变性、半乳糖血症、糖原贮积等遗传代谢性疾病,亦可发展为肝硬化,称为代谢性肝硬化。

(八)慢性肠道感染和营养不良

慢性菌痢、溃疡性结肠炎等常引起消化和吸收障碍,发生营养不良,同时肠内的细菌毒素及蛋白质腐败的分解产物等经门静脉到达肝内,引起肝细胞损害,演变为肝硬化。

(九)隐匿性肝硬化

病因难以肯定的称为隐匿性肝硬化,其中很大部分病例可能与隐匿性无黄疸型肝炎有关。

二、临床表现

肝硬化的病程一般比较缓慢,可能隐伏数年至数十年之久。由于肝脏具有很强的代偿功能,因此,早期临床表现常不明显或缺乏特征性。肝硬化的临床分期为肝功能代偿期和肝功能失代偿期。

(一)肝功能代偿期

一般症状较轻,缺乏特征性。常有乏力、食欲减退、消化不良、恶心、厌油、腹胀、中上腹隐痛或不适及腹泻,部分有踝部水肿、鼻衄、齿龈出血等。上述症状多呈间歇性,常因过度疲劳而发病,经适当休息及治疗可缓解。体征一般不明显,肝脏可轻度肿大,无或有轻度压痛,部分患者可有脾脏肿大。肝功能检查结果多在正常范围内或有轻度异常。

(二)肝功能失代偿期

随着疾病的进展,症状逐渐明显,肝脏常逐渐缩小,质变硬。临床表现主要是肝功能减退和门脉高压。

1.肝功能减退

(1)营养障碍:表现为消瘦、贫血、乏力、水肿、皮肤干燥而松弛、面色灰暗、黝黑、口角炎、毛发稀疏无光泽等。

(2)消化道症状:早期出现的食欲缺乏、腹胀、恶心、腹泻等消化道症状逐渐明显,稍进油腻肉食,即引起腹泻。部分患者还可出现轻度黄疸。

(3)出血倾向:轻者有鼻衄、齿龈出血,重者有胃肠道黏膜弥漫性出血及皮肤紫癜。这与肝脏合成凝血因子减少,脾大及脾功能亢进引起血小板减少有关。毛细血管脆性增加是出血倾向的附加因素。

(4)发热:部分患者可有低热,多为病变活动及肝细胞坏死时释出的物质影响体温调节中枢所致。此类发热用抗生素治疗无效,只有肝病好转时才能消失。如持续发热或高热,则提示合并有感染、血栓性门静脉炎、原发性肝癌等。

(5)黄疸:表现为巩膜浅黄、尿色黄。如巩膜甚至全身皮肤黏膜呈深度金黄色,应考虑有肝硬化伴肝内胆汁瘀积的可能。

(6)内分泌功能失调的表现:肝对雌激素灭活作用减退导致脸、颈、肩、手背及上胸处的蜘蛛痣及(或)毛细血管扩张。肝掌表现为大、小鱼际和指尖斑点状发红,加压后褪色。可出现男性乳房发育、睾丸萎缩、性功能减退,女性月经不调、闭经、不孕等。皮肤色素沉着,面色污黑、晦暗,可能由继发性肾上腺皮质功能减退所致,也可能与肝脏不能代谢黑色素有关。继发性醛固酮、抗利尿激素增加导致水、钠潴留,尿量减少,对水肿与腹水的形成亦起重要促进作用。

2.门脉高压症

在肝硬化发展过程中,肝细胞的坏死、再生结节的形成、结缔组织增生和肝细胞结构的改建,使门静脉小分支闭塞、扭曲,门静脉血流障碍,导致门脉压力增高。

(1)脾大及脾功能亢进:门脉压力增高时,脾脏淤血、纤维结缔组织及网状内皮细胞增生,使脾脏肿大(多为正常的2~3倍,部分可平脐或达脐下)。脾大时常伴有脾功能亢进,表现为末梢血中白细胞和血小板减少,红细胞也可减少。胃底静脉破裂出血时脾缩小,输血、补液后渐增大。关于脾功能亢进的原因,可能由于增生的网状内皮细胞对血细胞的吞噬、破坏作用加强;或由于脾脏产生某些体液因素抑制骨髓造血功能或加速血细胞的破坏。

(2)侧支循环的形成:因门静脉回流受阻,门静脉与腔静脉间的吻合支渐次扩张开放,形成侧支循环。胃冠状静脉与食管静脉丛吻合,形成食管下段和胃底静脉曲张。这些静脉位于黏膜下疏松组织中,常由于腹内压突然增高或消化液反流侵蚀及食物的摩擦而破裂出血。脐旁静脉与脐周腹壁静脉沟通,形成脐周腹壁静脉曲张,有时该处可听到连续的静脉杂音。直肠上静脉与直肠中、下静脉吻合扩张形成内痔。门静脉回流受阻时,侧支循环血流方向(图 4-1)。

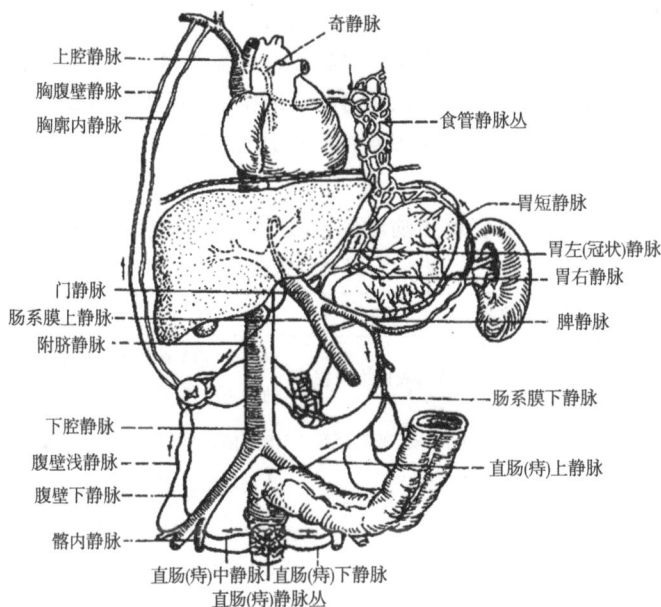

图 4-1　门静脉回流受阻时,侧支循环血流方向

（3）腹水:腹水的产生表明肝硬化病情较重。初起时有腹胀感,体检可发现移动性浊音(腹水量＞500 mL)。大量腹水可使横膈抬高而致呼吸困难和心悸,腹部膨隆,腹壁皮肤紧张发亮,有移动性浊音和水波感。腹内压力明显增高时,脐可突出而形成脐疝。在腹水出现的同时,常可发生肠胀气。部分腹水患者伴有胸腔积液,其中以右侧多见,两侧者较少。胸腔积液系腹水通过横膈淋巴管进入胸腔所致。腹水为草黄色漏出液。腹水形成的主要因素:清蛋白合成减少、蛋白质摄入和吸收障碍,当血浆清蛋白＜23 g/L时,血浆胶体渗透压降低,促使血浆外渗;门脉压力增高至 2.94～5.88 kPa(正常为 0.785～1.18 kPa),腹腔毛细血管的滤过压增高,组织液回吸收减少而漏入腹腔;进入肝静脉血流受阻使肝淋巴液增加与回流障碍,淋巴管内压增高,造成大量淋巴液从肝包膜及肝门淋巴管溢出;肝脏对醛固酮、抗利尿激素灭活作用减退;腹水形成后循环血容量减少,通过肾小球旁器使肾素分泌增加,产生肾素-血管紧张素-醛固酮系统反应,醛固酮分泌增多,导致肾远曲小管水、钠潴留作用加强,腹水进一步加重。

（4）食管和胃底曲张静脉破裂出血:是门脉高压症的主要并发症,病死率为 30％～60％。当门静脉压力超过下腔静脉压力达 1.47～1.60 kPa 时,曲张静脉就可发生出血。曲张静脉大者比曲张静脉小者更易破裂出血。最常见的表现是呕血。出血可以是大量的,并迅速发生休克;也可自行停止,以后再发。偶尔仅表现为便血或黑便。

3.肝肾综合征

肝肾综合征(功能性肾衰竭)指严重肝病患者出现肾功能不良,并排除其他引起肾功不良的原因。肝肾综合征的发病机制尚未明确。肝肾综合征通常见于严重的肝脏疾病患者。主要表现为少尿、蛋白尿、尿钠低(＜10 mmol/L),尿与血浆肌酐比值≥30∶1,尿与血浆渗透压比值＞1。这些尿的改变与急性肾小管坏死不同。肾功能损害的发展不一,一些患者于数天内肾功能完全丧失,另一些患者血清肌酐随肝脏功能逐渐恶化而缓慢上升达数周之久。

4.肝性脑病

肝性脑病指肝脏功能衰竭而导致代谢紊乱、中枢神经系统功能失调的综合征。肝性脑病是晚期肝硬化的最严重表现,也是常见致死原因。临床上以意识障碍和昏迷为主要表现。

肝硬化是肝性脑病的最主要原发病因。常见的诱发因素:上消化道出血,感染,摄入高蛋白饮食、含氮药物、大量利尿或放腹水、大手术、麻醉、安眠药和饮酒等。肝性脑病的发病机制尚未明了。主要有氨和硫醇中毒学说,假性神经介质学说、γ-氨基丁酸能神经传导功能亢进等学说。

临床上按意识障碍、神经系统表现和脑电图改变分为 4 期(表 4-2)。

表 4-2　肝性脑病分期

分　期	精神状况	运动改变
亚临床期	常规检查无变化;完成工作或驾驶能力受损	完成常规精神运动试验或床边实验,如画图或数字连接的能力受损
Ⅰ期(前驱期)	思维紊乱、淡漠、激动、欣快、不安、睡眠紊乱	细震颤,协调动作缓慢,扑翼样震颤
Ⅱ期(昏迷前期)	嗜睡、昏睡、定向障碍、行为失常	扑翼样震颤,发音困难,初级反射出现
Ⅲ期(昏睡期)	思维显著紊乱,言语费解	反射亢进,巴彬斯基征,尿便失禁,肌阵挛,过度换气
Ⅳ期(昏迷期)	昏迷	去大脑体位,短促的眼头反射,疼痛刺激反应早期存在,进展为反应减弱和刺激反应消失

肝性脑病患者呼气中常具有一种类似烂苹果样臭味,这与肝脏不能分解甲硫氨酸中间产物二甲基硫和甲基硫醇有关,肝臭可在昏迷前出现,是一种预后不良的征象。

5.其他

肝硬化患者常因抵抗力降低,并发各种感染,如支气管炎、肺炎、自发性腹膜炎、结核性腹膜炎、尿路感染等。腹膜炎发生的机制可能是细菌通过血液或淋巴液播散入腹腔,并可穿过肠壁而入腹腔。腹水患者易于发生,病死率高,早期诊断非常重要。自发性腹膜炎起病较急者常为腹痛和腹胀。起病缓者则多为低热或不规则的发热,伴有腹部隐痛、恶心、呕吐及腹泻。体检可发现腹膜刺激征,腹水性质由漏出液转为渗出液。

长期低钠盐饮食,利尿及大量放腹水易发生低钠血症和低钾血症。长期使用高渗葡萄糖溶液与肾上腺糖皮质激素、呕吐及腹泻亦可使钾、氯减少,而产生低钾、低氯血症,并致代谢性碱中毒和肝性脑病。

(三)肝脏体征

肝脏大小不一,早期肝大,质地中等或中等偏硬,晚期缩小、坚硬、表面呈颗粒状或结节状。一般无压痛,但在肝细胞进行性坏死或并发肝炎或肝周围炎时,则可有触痛与叩击痛。肝边缘锐利提示无炎症活动,边缘圆钝表明有炎症、水肿、脂肪浸润或纤维化。肝硬化时右叶下缘不易触及而左叶增大。

三、检查

(一)血常规

白细胞和血小板明显减少。失血、营养障碍、叶酸及维生素 B_{12} 缺乏导致缺铁性或巨幼红细胞性贫血。

(二)肝功能检查

早期蛋白电泳即显示球蛋白增高,而清蛋白到晚期才降低。絮状及浊度试验在肝功能代偿期可正常或轻度异常,而在失代偿期多为异常。失代偿期转氨酶活力可呈轻、中度升高,一般以SGPT活力升高较显著,肝细胞有严重坏死时,则SGOT活力常高于SGPT。

静脉注射磺溴酞5 mg/kg体重45分钟后,正常人血内滞留量应低于5%,肝硬化时多有不同程度的增加。磺溴酞可有变态反应,检查前应作皮内过敏试验。吲哚菁青绿亦是一种染料,一般静脉注射0.5 mg/kg体重15分钟后,正常人血中滞留量<10%,肝硬化尤其是结节性肝硬化患者的潴留值明显增高,在30%以上。本试验为诊断肝硬化的最好的方法,比溴磺酞试验更敏感,更安全可靠。

肝功能代偿期,血中胆固醇多正常或偏低;失代偿期,血中胆固醇下降,特别是胆固醇酯部分常低于正常水平。凝血酶原时间测定在代偿期可正常,失代偿期则呈不同程度延长,虽注射维生素K亦不能纠正。

(三)影像学检查

B型超声波检查可探查肝、脾大小及有无腹水。可显示脾静脉和门静脉增宽,有助于诊断。食管静脉曲张时,吞钡X线检查可见蚯蚓或串珠状充盈缺损,纵行黏膜皱襞增宽。胃底静脉曲张时,可见菊花样充盈缺损。放射性核素肝脾扫描可见肝摄取减少、分布不规则,脾摄取增加,脾脏增大可明显显影。

(四)纤维食管镜

纤维食管镜检查可见食管钡餐检查阴性的食管静脉曲张。

(五)肝穿刺活组织检查

肝活组织检查常可明确诊断,但此为创伤性检查,仅在临床诊断确有困难时才选用。

(六)腹腔镜检查

可直接观察肝脏表面、色泽、边缘及脾脏等改变,并可在直视下进行有目的穿刺活组织检查,对鉴别肝硬化、慢性肝炎和原发性肝癌,以及明确肝硬化的病因很有帮助。

四、基本护理

(一)观察要点

一般症状和体征的观察:观察患者全身情况,有无消瘦、贫血、乏力、面色灰暗黝黑、口角炎、毛发稀疏无光泽等营养障碍表现。观察皮肤黏膜、巩膜有无黄染,尿色有无变化。注意蜘蛛痣、杵状指、色素沉着、肝臭、水肿、男性乳房发育等体征。了解有无肝区疼痛、纳差、厌油、恶心、呕吐、排便不规则、腹胀等消化道症状。

(二)并发症的观察

1.门脉高压症

观察腹水、腹胀和其他压迫症状,腹壁静脉曲张、痔出血、贫血,以及鼻衄、齿龈出血、瘀点、瘀斑、呕血、黑便。

2.腹水

观察尿量、腹围、体重变化和有无水肿。

3.肝性脑病

注意意识和精神活动,有无嗜睡、昏睡、昏迷、定向障碍、胡言乱语,有无睡眠节律紊乱和扑翼样震颤。

(三)一般护理

1.合理的休息

研究证明卧位与站立时肝脏血流量有明显差异,前者比后者多40%以上。因此合理的休息既可减少体能消耗,又能降低肝脏负荷,增加肝脏血流量,防止肝功能进一步受损和促进肝细胞恢复。肝功能代偿期患者应适当减少活动和工作强度,注意休息,避免劳累。若病情不稳定、肝功能试验异常,则应减少活动,充分休息。有发热、黄疸、腹水等表现的失代偿患者,应以卧床休息为主,并保证充足的睡眠。

2.正确的饮食

饮食营养是改善肝功能的基本措施之一。正确的进食和合理的营养,能促进肝细胞再生,反之则会加重病情,诱发上消化道出血、肝昏迷、腹泻等。肝硬化患者应以高热量、高蛋白、高维生素且易消化的食物为宜。适当限制动物脂肪的摄入。不食增加肝脏解毒负荷的食物和药物。一般要求每天总热量在10.46～12.55 kJ(2.5～3.0 kcal)。蛋白质每天100～150 g,蛋白食物宜多样化、易消化、含有丰富的必需氨基酸。脂肪每天40～50 g。要有足量的维生素B、维生素C等。为防便秘,可给含纤维素多的食物。肝功能显著减退的晚期患者或有肝昏迷先兆者给予低蛋白饮食,限制蛋白每天在30 g左右。伴有腹水者按病情给予低盐(每天3～5 g)和无盐饮食。腹水严重时应限制每天的入水量。黄疸患者补充胆盐。禁忌饮酒、咖啡、烟草和高盐食物。避免有刺激性及粗糙坚硬的食物,进食时应细嚼慢咽,以防引起食管或胃底静脉破裂出血。教育患者和家属认识到正确饮食和合理营养的意义,并且理解饮食疗法必须长期持续,要有耐心和毅力,使患者能正确的掌握、家属能予以监督。

(四)心理护理

肝硬化患者病程漫长,久治不愈,尤其进入失代偿期后,患者心身遭受很大痛苦,承受的心理压力大,心理变化也大,因此在常规治疗护理中更应强调心理护理,须做好以下几方面:①保持病房的整洁、安静、舒适,从视、听、嗅、触等方面消除不良刺激,使患者在生活起居感到满意。②对病情稳定者,要主动指导患者和家属掌握治疗性自我护理方法,包括通过多种形式宣教有关医疗知识,消除他们恐惧悲观感,树立信心;帮助分析并发症发生的诱因,增强患者预防能力;对心理状态稳定型患者可客观地介绍病情及检查化验结果,以取得其配合。③对病情反复发作者,要热情帮助其恢复生活自理能力,增加战胜疾病的信心。对忧郁悲观型患者应予极大的同情心,充分理解他们,帮助他们解决困难。对怀疑类型的患者应明确告知诊断无误,客观介绍病情,并使其冷静面对现实。④根据病情需要适当安排娱乐活动。

(五)药物治疗的护理

严重患者特别是老年患者进食少时。可静脉供给能量,以补充机体所需。研究表明,80%～100%的肝硬化患者存在程度不同的蛋白质能量营养不足。因此老年人按每天每千克体重摄入1.0 g蛋白质作为基础要量,附加由疾病相关因素造成的额外丢失。补充蛋白质(氨基酸)时,应提供以必需氨基酸为主的氨基酸溶液。若肝功损害严重,则以含丰富支链氨基酸(45%)的溶液作为氮源为佳。目前冰冻血浆的使用越来越广泛,使用过程中应注意掌握正确的融化方法和输注不良反应的观察。一般融化后不再复冻。

使用利尿剂时,应教会患者正确服用利尿药物。通常需向患者讲述常用利尿药的作用及不良反应。指导患者掌握利尿药观察方法,如体重每天减少 0.5 kg,尿量每天达 2 000~2 500 mL,腹围逐渐缩小。

(李春红)

第五节 炎症性肠病

炎症性肠病是一种病因不明的肠道慢性非特异性炎症性疾病。包括溃疡性结肠炎(ulcerative colitis,UC)和克罗恩病(Crohn's disease,CD)。一般认为,UC 和 CD 是同一疾病的不同亚类,组织损伤的基本病理过程相似,但可能由于致病因素不同,发病的具体环节不同,最终导致组织损害的表现不同。

一、溃疡性结肠炎

UC 是一种病因不明的直肠和结肠慢性非特异性炎症性疾病。病变主要位于大肠的黏膜与黏膜下层。主要症状有腹泻、黏液脓血便和腹痛,病程漫长,病情轻重不一,常反复发作。本病多见于 20~40 岁,男女发病率无明显差别。

(一)病理

病变主要位于直肠和乙状结肠,可延伸到降结肠,甚至整个结肠。病变一般仅限于黏膜和黏膜下层,少数重症者可累及肌层。活动期黏膜呈弥漫性炎症反应,可见水肿、充血与灶性出血,黏膜脆弱,触之易出血。由于黏膜与黏膜下层有炎性细胞浸润,大量中性粒细胞在肠腺隐窝底部聚集,形成小的隐窝脓肿。当隐窝脓肿融合破溃,黏膜即出现广泛的浅小溃疡,并可逐渐融合成不规则的大片溃疡。结肠炎症在反复发作的慢性过程中,大量新生肉芽组织增生,常出现炎性息肉。黏膜因不断破坏和修复,丧失其正常结构,并且由于溃疡愈合形成瘢痕,黏膜肌层与肌层增厚,使结肠变形缩短,结肠袋消失,甚至出现肠腔狭窄。少数患者有结肠癌变,以恶性程度较高的未分化型多见。

(二)临床分型

临床上根据本病的病程、程度、范围和病期进行综合分型。

1.根据病程经过分型

(1)初发型:无既往史的首次发作。

(2)慢性复发型:最多见,发作期与缓解期交替。

(3)慢性持续型:病变范围广,症状持续半年以上。

(4)急性暴发型:少见,病情严重,全身毒血症状明显,易发生大出血和其他并发症。

上述后 3 型可相互转化。

2.根据病情程度分型

(1)轻型:多见,腹泻每天 4 次以下,便血轻或无,无发热、脉速,贫血轻或无,血沉正常。

(2)重型:腹泻频繁并有明显黏液脓血便,有发热、脉速等全身症状,血沉加快、血红蛋白下降。

(3)中型:介于轻型和重型之间。

3.根据病变范围分型

可分为直肠炎、直肠乙状结肠炎、左半结肠炎、全结肠炎及区域性结肠炎。

4.根据病期分型

可分为活动期和缓解期。

(三)临床表现

起病多数缓慢,少数急性起病,偶见急性暴发起病。病程长,呈慢性经过,常有发作期与缓解期交替,少数症状持续并逐渐加重。

1.症状

(1)消化系统表现:主要表现为腹泻与腹痛。①腹泻为最主要的症状,黏液脓血便是本病活动期的重要表现。腹泻主要与炎症导致大肠黏膜对水钠吸收障碍,以及结肠运动功能失常有关。粪便中的黏液或黏液脓血,为炎症渗出和黏膜糜烂及溃疡所致。排便次数和便血程度可反映病情程度,轻者每天排便2~4次,粪便呈糊状,可混有黏液、脓血,便血轻或无,重者腹泻每天可达10次以上,大量脓血,甚至呈血水样粪便。病变限于直肠和乙状结肠的患者,偶有腹泻与便秘交替的现象,此与病变直肠排空功能障碍有关。②腹痛,轻者或缓解期患者多无腹痛或仅有腹部不适,活动期有轻或中度腹痛,为左下腹的阵痛,亦可涉及全腹。有疼痛-便意-便后缓解的规律,大多伴有里急后重,为直肠炎症刺激所致。若并发中毒性巨结肠或腹膜炎,则腹痛持续且剧烈。③其他症状可有腹胀、食欲缺乏、恶心、呕吐等。

(2)全身表现:中、重型患者活动期有低热或中等度发热,高热多提示有并发症或急性暴发型。重症患者可出现衰弱、消瘦、贫血、低清蛋白血症、水和电解质平衡紊乱等表现。

(3)肠外表现:本病可伴有一系列肠外表现,包括口腔黏膜溃疡、结节性红斑、外周关节炎、坏疽性脓皮病、虹膜睫状体炎等。

2.体征

患者呈慢性病容,精神状态差,重者呈消瘦贫血貌。轻者仅有左下腹轻压痛,有时可触及痉挛的降结肠和乙状结肠。重症者常有明显腹部压痛和鼓肠。若有反跳痛、腹肌紧张、肠鸣音减弱等应注意中毒性巨结肠和肠穿孔等并发症。

(四)护理

1.护理目标

患者大便次数减少,粪质止常;腹痛缓解,营养改善,体重恢复,未发生并发症,焦虑减轻。

2.护理措施

(1)一般护理。①休息与活动:在急性发作期或病情严重时均应卧床休息,缓解期适当休息,注意劳逸结合。②合理饮食:指导患者食用质软、易消化、少纤维素又富含营养、有足够热量的食物,以利于吸收、减轻对肠黏膜的刺激并供给足够的热量,以维持机体代谢的需要。避免食用冷饮、水果、多纤维的蔬菜及其他刺激性食物,忌食牛乳和乳制品。急性发作期患者,应进流质或半流质饮食,病情严重者应禁食,按医嘱给予静脉高营养,以改善全身状况。应注意给患者提供良好的进餐环境,避免不良刺激,以增进患者食欲。

(2)病情观察:观察患者腹泻的次数、性质,腹泻伴随症状,如发热、腹痛等,监测粪便检查结果。严密观察腹痛的性质、部位,以及生命体征的变化,以了解病情的进展情况,如腹痛性质突然改变,应注意是否发生大出血、肠梗阻、中毒性巨结肠、肠穿孔等并发症。观察患者进食情况,定期测量患者的体重,监测血红蛋白、血清电解质和清蛋白的变化,了解营养状况的变化。

（3）用药护理：遵医嘱给予柳氮磺吡啶（SASP）、糖皮质激素、免疫抑制剂等治疗，以控制病情，使腹痛缓解。注意药物的疗效及不良反应，如应用 SASP 时，患者可出现恶心、呕吐、皮疹、粒细胞减少及再生障碍性贫血等。应嘱患者餐后服药，服药期间定期复查血常规，应用糖皮质激素者，要注意激素不良反应，不可随意停药，防止反跳现象，应用硫唑嘌呤或巯嘌呤时患者可出现骨髓抑制的表现，应注意监测白细胞计数。

（4）心理护理：安慰鼓励患者，向患者解释病情，使患者以平和的心态应对疾病，自觉地配合治疗。

（5）健康指导。①心理指导：由于病情反复发作，迁延不愈，常给患者带来痛苦，尤其是排便次数的增加，给患者的精神和日常生活带来很多困扰，易产生自卑、忧虑，甚至恐惧心理。应鼓励患者以平和的心态应对疾病，积极配合治疗。②指导患者合理饮食及活动：指导患者食用质软、易消化、少纤维素又富含营养、有足够热量的食物，避免食用冷饮、水果、多纤维的蔬菜及其他刺激性食物，忌食牛乳和乳制品。在急性发作期或病情严重时均应卧床休息，缓解期适当休息，注意劳逸结合。③用药指导：嘱患者坚持治疗，不要随意更换药物或停药。教会患者识别药物的不良反应，出现异常症状要及时就诊，以免耽搁病情。

3.护理评价

患者腹泻、腹痛缓解，营养改善，体重恢复。

二、克罗恩病

CD 是一种病因尚不十分清楚的胃肠道慢性炎性肉芽肿性疾病。病变多见于末段回肠和邻近结肠，但从口腔至肛门各段消化道均可受累，呈节段性或跳跃式分布。临床上以腹痛、腹泻、体重下降、腹块、瘘管形成和肠梗阻为特点，可伴有发热等全身表现，以及关节、皮肤、眼、口腔黏膜等肠外损害。本病有终生复发倾向，重症患者迁延不愈，预后不良。

（一）病理

病变表现为同时累及回肠末段与邻近右侧结肠者，只涉及小肠者，局限在结肠者。病变可涉及口腔、食管、胃、十二指肠，但少见。

克罗恩病的大体形态特点：①病变呈节段性或跳跃性，而不呈连续性。②黏膜溃疡早期呈鹅口疮样溃疡，随后溃疡增大、融合，形成纵行溃疡和裂隙溃疡，将黏膜分割呈鹅卵石样外观。③病变累及肠壁全层，肠壁增厚变硬，肠腔狭窄。

克罗恩病的组织学特点：①非干酪性肉芽肿，由类上皮细胞和多核巨细胞构成，可发生在肠壁各层和局部淋巴结。②裂隙溃疡，呈缝隙状，可深达黏膜下层甚至肌层。③肠壁各层炎症，伴固有膜底部和黏膜下层淋巴细胞聚集、黏膜下层增宽、淋巴管扩张及神经节炎等。肠壁全层病变致肠腔狭窄，可发生肠梗阻。溃疡穿孔引起局部脓肿，或穿透至其他肠段、器官、腹壁，形成内瘘或外瘘。肠壁浆膜纤维素渗出、慢性穿孔均可引起肠粘连。

（二）临床分型

区别本病不同临床情况，有助全面估计病情和预后，制订治疗方案。

1.临床类型

依疾病行为分型，可分为狭窄型（以肠腔狭窄所致的临床表现为主）、穿通型（有瘘管形成）和非狭窄非穿通型（炎症型）。各型可有交叉或互相转化。

2.病变部位

参考影像和内镜结果确定，可分为小肠型、结肠型、回结肠型。如消化道其他部分受累亦应注明。

3.严重程度

根据主要临床表现的程度及并发症计算 CD 活动指数（CDAI），用于疾病活动期与缓解期区分、病情严重程度估计（轻、中、重度）和疗效评定。

（三）临床表现

起病大多隐匿、缓渐，从发病早期症状出现至确诊往往需数月至数年。病程呈慢性，长短不等的活动期与缓解期交替，有终生复发倾向。少数急性起病，可表现为急腹症，酷似急性阑尾炎或急性肠梗阻。腹痛、腹泻和体重下降三大症状是本病的主要临床表现。但本病的临床表现复杂多变，这与临床类型、病变部位、病期及并发症有关。

1.消化系统表现

（1）腹痛：为最常见症状。多位于右下腹或脐周，间歇性发作，常为痉挛性阵痛伴腹鸣。常于进餐后加重，排便或肛门排气后缓解。腹痛的发生可能与进餐引起胃肠反射或肠内容物通过炎症、狭窄肠段，引起局部肠痉挛有关。体检常有腹部压痛，部位多在右下腹。腹痛亦可由部分或完全性肠梗阻引起，此时伴有肠梗阻症状。出现持续性腹痛和明显压痛，提示炎症波及腹膜或腹腔内脓肿形成。全腹剧痛和腹肌紧张，提示病变肠段急性穿孔。

（2）腹泻：亦为本病常见症状，主要由病变肠段炎症渗出、蠕动增加及继发性吸收不良引起。腹泻先是间歇发作，病程后期可转为持续性。粪便多为糊状，一般无脓血和黏液。病变涉及下段结肠或肛门直肠者，可有黏液血便及里急后重。

（3）腹部包块：见于 10%～20% 患者，由于肠粘连、肠壁增厚、肠系膜淋巴结肿大、内瘘或局部脓肿形成所致。多位于右下腹与脐周。固定的腹块提示有粘连，多已有内瘘形成。

（4）瘘管形成：是克罗恩病的特征性临床表现，因透壁性炎性病变穿透肠壁全层至肠外组织或器官而成。瘘分内瘘和外瘘，前者可通向其他肠段、肠系膜、膀胱、输尿管、阴道、腹膜后等处，后者通向腹壁或肛周皮肤。肠段之间内瘘形成可致腹泻加重及营养不良。肠瘘通向的组织与器官因粪便污染可致继发性感染。外瘘或通向膀胱、阴道的内瘘均可见粪便与气体排出。

（5）肛门周围病变：包括肛门周围瘘管、脓肿形成及肛裂等病变，见于部分患者，有结肠受累者较多见。有时这些病变可为本病的首发或突出的临床表现。

2.全身表现

（1）发热：为常见的全身表现之一，与肠道炎症活动及继发感染有关。间歇性低热或中度热常见，少数呈弛张高热伴毒血症。少数患者以发热为主要症状，甚至较长时间不明原因发热之后才出现消化道症状。

（2）营养障碍：由慢性腹泻、食欲减退及慢性消耗等因素所致。主要表现为体重下降，可有贫血、低蛋白血症和维生素缺乏等表现。青春期前患者常有生长发育迟滞。

3.肠外表现

本病肠外表现与溃疡性结肠炎的肠外表现相似，但发生率较高，据我国统计报道以口腔黏膜溃疡、皮肤结节性红斑、关节炎及眼病为常见。

（四）护理

1.护理目标

患者腹泻、腹痛缓解，营养改善，体重恢复，无并发症。

2.护理措施

(1)一般护理。①休息与活动:在急性发作期或病情严重时均应卧床休息,缓解期适当休息,注意劳逸结合。必须戒烟。②合理饮食:一般给高营养低渣饮食,适当给予叶酸、维生素 B_{12} 等多种维生素。重症患者酌用要素饮食或全胃肠外营养,除营养支持外还有助诱导缓解。

(2)病情观察:观察患者腹泻的次数、性质,腹泻伴随症状,如发热、腹痛等,监测粪便检查结果。严密观察腹痛的性质、部位,以及生命体征的变化,测量患者的体重,监测血红蛋白、血清电解质和清蛋白的变化,了解营养状况的变化。

(3)用药护理:遵医嘱腹痛、腹泻可使用抗胆碱能药物或止泻药,合并感染者静脉途径给予广谱抗生素。给予柳氮磺吡啶(SASP)、糖皮质激素、免疫抑制剂等治疗,以控制病情,使腹痛缓解。注意避免药物的不良反应,如应嘱患者餐后服药,服药期间定期复查血常规,不可随意停药,防止反跳现象等。

(4)心理护理:向患者解释病情,使患者树立战胜疾病信心,自觉地配合治疗。

(5)健康指导。①疾病知识指导:指导患者合理休息与活动,戒烟,食用质软、易消化、少纤维素又富含营养、有足够热量的食物,避免食用冷饮、水果、多纤维的蔬菜及其他刺激性食物,忌食牛乳和乳制品。②安慰鼓励患者:使患者树立信心,积极地配合治疗。③用药指导:嘱患者坚持服药并了解药物的不良反应,病情有异常变化要及时就诊。

3.护理评价

患者腹泻、腹痛缓解,无发热、营养不良,体重增加。

(李春红)

第五章　肾内科护理

第一节　尿路感染

一、疾病概述

(一)概念

尿路感染(urinary tract infection,UTI)简称尿感,是各种病原微生物感染而引起的尿路急、慢性炎症。多见于育龄女性、老年人、尿路畸形及免疫功根据感染发生的部位,可分为上尿路感染和下尿路感染。上尿路感染主要是肾盂肾炎,下尿路感染主要是膀胱炎。

(二)相关病理生理

正常情况下,尿道口周围有少量细菌寄居,一般不会引起感染。尿路通畅时尿液能冲走绝大部分细菌;尿路黏膜可分泌杀菌物质 IgA、IgG;尿液含高浓度尿素和有机酸,pH 低,不利于细菌生长;男性排尿时前列腺液有杀菌作用。当尿道黏膜有损伤、机体抵抗力下降或入侵细菌毒力大、致病力强时,细菌可侵入尿道并沿尿路上行至膀胱、输尿管或肾脏而发生尿路感染。

(三)病因与易感因素

1.基本病因

主要为细菌感染,以革兰氏阴性杆菌为主,其中大肠埃希菌占 70% 以上,其次为副大肠埃希菌、变形杆菌、克雷伯菌等。致病菌常为一种,极少数为两种细菌以上混合感染。细菌的吸附能力是重要的致病力。

2.易感因素

(1)尿路梗阻:任何妨碍尿液自由流出的因素,如结石、前列腺增生、狭窄、肿瘤等均可导致尿液积聚,细菌不易被冲洗清除,而在局部大量繁殖引起感染。

(2)膀胱输尿管反流:输尿管壁内段及膀胱开口处的黏膜形成阻止尿液从膀胱输尿管口反流至输尿管的屏障,当其功能或结构异常时可使尿液从膀胱逆流到输尿管,甚至肾盂,导致细菌在局部定植,发生感染。

(3)机体免疫力低下:如长期使用免疫抑制剂、糖尿病、长期卧床、严重的慢性病等。

(4)妊娠:2%～8% 妊娠妇女可发生尿路感染,与孕期输尿管蠕动功能减弱、暂时性膀胱输尿管活瓣关闭不全及妊娠后期子宫增大致尿液引流不畅有关。

(5)性别和性活动:女性尿道较短(约 4 cm)而宽,距离肛门较近,开口于阴唇下方是女性容易发生尿路感染的重要因素。性生活时可将尿道口周围的细菌挤压入膀胱引起尿路感染。

(6)医源性因素:导尿或留置导尿管、膀胱镜和输尿管镜检查、逆行性尿路造影等可致尿路黏膜损伤、将细菌带入尿路,易引发尿路感染。据文献报道,即使严格消毒,单次导尿后,尿感的发生率为1%～2%,留置导尿管1天感染率约50%,超过3天者,感染发生率可达90%以上。

(四)临床表现

1.急性膀胱炎

主要为膀胱刺激征的表现:患者出现尿频、尿急、尿痛、下腹部不适等膀胱刺激征,常有白细胞尿,约30%有血尿,偶见肉眼血尿。

2.急性肾盂肾炎

起病较急,常出现寒战、高热、头痛、乏力、肌肉酸痛、食欲减退、恶心、呕吐等全身症状及尿频、尿急、尿痛、下腹部不适、血尿、脓尿、腰痛、肾区压痛或叩痛、输尿管点压痛等泌尿系统表现。并发症有肾乳头坏死和肾周脓肿。

3.无症状性菌尿

表现为患者有真性菌尿而无尿感的症状。

(五)辅助检查

1.血常规

急性期白细胞计数和中性粒细胞比例升高。

2.尿常规

尿液外观浑浊,尿沉渣镜检可见大量白细胞、脓细胞,白细胞管型有助于肾盂肾炎的诊断。

3.尿细菌学检查

可见真性菌尿。

4.影像学检查

可了解尿路情况,及时发现有无尿路结石、梗阻、反流、畸形等导致尿路感染反复发作的因素。对于反复发作的尿路感染应行静脉肾盂造影(IVP)。

(六)主要治疗原则

去除易感因素,合理使用抗生素,在未有药物敏感试验结果时,应选用对革兰氏阴性杆菌有效的抗菌药物,获得尿培养结果后,根据药敏试验选择药物。

(七)药物治疗

1.应用抗生素

抗生素可抑制或杀灭细菌,控制感染,改善尿路刺激症状。治疗常用的有复方磺胺甲噁唑口服;或氟喹酮类(氧氟沙星)每次0.2 g,3次/天;或头孢类(头孢噻肟钠)等,症状明显者予静脉用药。

2.应用碱性药物

碱性药物可以碱化尿液,增强抗菌药物的疗效,减轻尿路刺激的症状。常用的有碳酸氢钠口服,每次1.0 g,3次/天。

3.其他对症治疗

解热镇痛药,可降低体温缓解疼痛,增加患者舒适。常用萘普生0.125 mg,口服或氨林巴比妥2 mL肌内注射。

二、护理评估

（一）一般评估

1.生命体征

感染严重时患者体温一般会升高；脉搏、呼吸会偏快；血压正常或偏低。

2.患者主诉

有无尿频、尿急、尿痛、腰痛等症状。

3.相关记录

尿量、尿液性状、饮食、皮肤等记录结果。

（二）身体评估

1.视诊

面部表情，是否为急性、痛苦面容。

2.触诊

腹部、膀胱区有无触痛压痛。

3.叩诊

肾区、输尿管行程有无压痛、叩击痛。

（三）心理-社会评估

患者在疾病治疗过程中的心理反应与需求，家庭及社会支持情况，引导患者正确配合疾病的治疗与护理。

（四）辅助检查结果评估

1.尿常规

尿中白细胞有无减少，有无出现白细胞管型。

2.尿细菌学检查

真性菌尿有助于疾病的诊断，清洁中段尿细菌定量培养菌落数$\geq 10^5$/mL，则为真性菌尿，如菌落计数$< 10^4$/mL为污染。膀胱穿刺尿定性培养有细菌生长也提示真性菌尿。

（五）尿路感染治疗常用药效果的评估

（1）抗生素一般用药72小时可显效，若无效则应根据药物敏感试验更改药物，必要时联合用药。

（2）口服磺胺类药物要注意有无磺胺结晶形成。

（3）服用解热镇痛药后体温的变化，注意体温过低或出汗过多引起虚脱。

三、主要护理诊断/问题

（一）排尿障碍

排尿障碍与尿感所致的尿路刺激征有关。

（二）体温过高

体温过高与急性肾盂肾炎有关。

（三）焦虑

焦虑与病程长、病情反复发作有关。

(四)潜在并发症

肾乳头坏死、肾周脓肿等。

(五)知识缺乏

缺乏预防尿路感染的知识。

四、护理措施

(一)适当休息

为患者提供安静、舒适环境,增加休息与睡眠时间。肾区疼痛明显时应卧床休息,嘱患者少站立或弯腰,必要时遵医嘱给予止痛剂。高热患者应卧床休息,体温超过 39 ℃时可采用冰敷、乙醇擦浴等措施进行物理降温,必要时药物降温。

(二)合理饮食

给予高蛋白、高维生素和易消化的清淡饮食,鼓励患者多饮水,每天饮水量不少于 2 000 mL,增加尿量,以冲洗膀胱、尿道、促进细菌和炎性分泌物排出,减轻尿路刺激症状。

(三)用药护理

1.合理用药

遵医嘱合理选用抗生素,注意观察疗效及药物不良反应。停服抗生素 7 天后,需进行尿细菌定量培养,如结果阴性表示急性细菌性膀胱炎已治愈;如仍有真性细菌尿,应继续给予 2 周抗生素治疗。

2.磺胺类药物

口服可引起恶心、呕吐、厌食等胃肠道反应,经肾脏排泄时易析出结晶,还可引起粒细胞减少等,服用时应多饮水并口服碳酸氢钠碱化尿液以减少磺胺结晶的形成和减轻尿路刺激征。

(四)心理护理

应向患者解释本病的特点及规律,说明紧张情绪不利于尿路刺激征的缓解,指导患者放松心态、转移注意力,消除紧张情绪及恐惧心理,积极配合治疗。

(五)健康教育

(1)个人卫生。指导患者保持良好的生活习惯,学会正确清洁外阴的方法,保持外阴清洁干燥,穿宽松合体的衣服,尽量不穿紧身内衣。

(2)多喝水、勤排尿、勿憋尿。

(3)按时、按量、按疗程坚持用药,勿随意停药,并定期随访,一旦出现尿路感染的症状,尽快诊治。

五、护理效果评估

(1)患者尿路刺激征是否减轻或消失。

(2)患者体温是否恢复正常。

(3)患者情绪是否稳定,能否积极配合治疗。

(赖燕灵)

第二节 急进性肾小球肾炎

急进性肾小球肾炎（rapidly progressive glomerulonephritis，RPGN），是一组病情发展急骤，由血尿、蛋白尿迅速发展为少尿或无尿直至急性肾衰竭的急性肾炎综合征。急进性肾小球肾炎包括原发性急进性肾小球肾炎、继发于全身性疾病的急进性肾小球肾炎和在原发性肾小球基础上形成广泛新月体。

临床表现为急性肾炎综合征、肾功能急剧恶化、早期出现少尿或无尿的肾小球疾病，病理表现为新月体性肾小球肾炎。此病进展快速，若无有效治疗患者将于几周至几月（一般不超过半年）进入终末期肾衰竭。急进性肾小球肾炎每年的发病率仅在 7% 以下，在我国绝大多数（91.7%）为 Ⅱ 型，Ⅱ 型以儿童多见。Ⅰ 型虽较少见，但有逐渐增多趋势，常发生于青年男性和老年女性。Ⅲ 型多见于成年人，特别是老年人。

一、临床表现

急进性肾小球肾炎为一少见疾病，约占肾活检病例 2%。好发年龄有青年及中老年两个高峰，如儿童发生 RPGN，多为链球菌感染后肾炎。患者发病前常有上呼吸道感染症状，部分患者有有机溶剂接触史、心肌梗死或肿瘤病史。急进性肾小球肾炎好发于春、夏两季，多数病例发病隐袭，起病急骤，临床表现为急进型肾炎综合征，部分患者呈肾病综合征的表现，如水肿、少尿、血尿、无尿、蛋白尿、高血压等，并迅速进展为尿毒症；发展速度最快数小时，一般数周至数月。患者全身症状严重，如疲乏无力、精神萎靡、体重下降，可伴发热、腹痛、皮疹等。继发于其他全身疾病如系统性红斑狼疮等，可有其原发病的表现。

（1）尿改变：患者尿量显著减少，出现少尿或无尿，部分患者可出现肉眼血尿，常见红细胞管型及少量或中等量蛋白，尿中白细胞也常增多。

（2）严重贫血。

（3）水肿：半数以上病例有水肿，以颜面和双下肢为主，肾病综合征患者可出现重度水肿。

（4）高血压：部分患者可出现高血压，短期内可出现心、脑并发症。

（5）肾功能损害：以持续性、进行性肾功能损害为特点，血肌酐、尿素氮进行性增高，Ccr 显著下降，肾小管功能也出现障碍，最终发展为尿毒症。

（6）全身症状：可有疲乏、无力、精神萎靡、体重下降、发热等表现，随着肾功能的恶化，患者可出现恶心、呕吐，甚至上消化道出血、心力衰竭、肺水肿和严重的酸碱失衡及电解质紊乱，感染也是常见的合并症。

二、辅助检查

（一）尿液检查

尿蛋白程度不一，可从少量到肾病综合征的大量蛋白尿。可有肉眼或镜下血尿，常见细胞管型。尿中白细胞也常增多。尿蛋白电泳呈非选择性，尿纤维蛋白原降解产物（FDP）呈阳性。

(二)血液检查

急进性肾小球肾炎患者常出现严重贫血,有时伴白细胞及血小板增高,如与 C 反应蛋白(CRP)同时存在,则提示急性炎症。血肌酐、尿素氮持续上升,Ccr 呈进行性下降。Ⅰ 型患者血清抗肾小球基底膜抗体阳性;Ⅱ 型血循环复合物及冷球蛋白呈阳性,血补体 C_3 降低;Ⅲ 型由肾微血管炎引起者,血清 ANCA 呈阳性。

(三)肾脏 B 超检查

急性期 B 超显示双肾增大或大小正常,但皮质与髓质交界不清。晚期双肾体积缩小,肾实质纤维化。

(四)肾穿活检

凡怀疑急进性肾小球肾炎者应尽早行肾活检。

三、治疗

急进性肾小球肾炎为肾内科急重症疾病,应分秒必争,尽早开始正规治疗。

(一)强化治疗

1.甲泼尼龙冲击治疗

每次 0.5~1.0 g 静脉滴注,每次滴注时间需超过 1 小时,每天或隔天 1 次,3 次为一疗程,间歇 3~7 天后可行下一疗程,共 1~3 个疗程。此治疗适用于 Ⅱ、Ⅲ 型急进性肾炎,对抗肾小球基底膜(GBM)抗体致病的 Ⅰ 型急进性肾炎效果差。

2.强化血浆置换治疗

用离心或膜分离技术分离并弃去患者血浆,用正常人血浆或血浆制品(如清蛋白)置换患者血浆,每天或隔天 1 次,直至患者血清致病抗体(抗 GBM 抗体及 ANCA)消失,患者病情好转,一般需置换 10 次以上。适用于各型急进性肾炎,但是主要用于 Ⅰ 型及 Ⅲ 型伴有咯血的患者。

3.双重血浆置换治疗

分离出的患者血浆不弃去,再用血浆成分分离器作进一步分离,将最终分离出的分子量较大的蛋白(包括抗体及免疫复合物)弃去,而将富含清蛋白的血浆与自体血细胞混合回输。

4.免疫吸附治疗

分离出的患者血浆不弃去,而用免疫层析吸附柱(如蛋白 A 吸附柱)将其中致病抗体及免疫复合物清除,再将血浆与自体血细胞混合回输。双重血浆置换与免疫吸附治疗均能达到血浆置换的相同目的(清除致病抗体及免疫复合物),却避免了利用他人大量血浆的弊端。这两个疗法同样适用于各型急进性肾炎,但也主要用于 Ⅰ 型及 Ⅲ 型伴有咯血的患者。在进行上述强化免疫抑制治疗时,尤应注意感染的防治,还应注意患者病房消毒及口腔清洁卫生(如用复方氯己定漱口液及 5％碳酸氢钠漱口液交替漱口,预防细菌及真菌感染)。

(二)基础治疗

用常规剂量糖皮质激素(常用泼尼松或泼尼松龙)配伍细胞毒性药物(常用环磷酰胺)作为急进性肾炎的基础治疗,任何强化治疗都应在此基础上进行。

(三)对症治疗

降血压、利尿治疗。但是利尿剂对重症病例疗效甚差,此时可用透析超滤来清除体内水分。

(四)透析治疗

利用透析治疗清除体内蓄积的尿毒症毒素,纠正机体水、电解质及酸碱紊乱,以维持生命,赢得治疗时间。

四、护理诊断

(1)潜在并发症:急性肾衰竭。

(2)体液过多:与肾小球滤过率下降、大剂量激素治疗导致水、钠潴留有关。

(3)有感染的危险:与激素、细胞毒药物的应用和血浆置换、大量蛋白尿致机体抵抗力下降有关。

(4)恐惧:与急进性肾小球肾炎进展快、预后差有关。

(5)知识缺乏:缺乏疾病相关知识。

五、护理评估

护理评估同急性肾炎,但要注意了解起病的时间及病情发展的速度。在用药的评估方面,要注意了解糖皮质激素及细胞毒药物的用药方法是否正确,有无发生不良反应等。

(1)患者尿量增加,水肿减轻或消退,血压恢复正常。

(2)患者有效预防急性肾衰竭的发生,活动耐力增加。

(3)患者掌握预防本病的知识。

六、护理措施

(一)休息
急性期要绝对卧床休息,时间较急性肾小球肾炎更长,避免劳累。

(二)病情观察
(1)监测患者的神志、生命体征、特别是心律、心率的变化。

(2)监测肾小球滤过率、Ccr、血尿素氮(BUN)、血肌酐(Scr)水平。若 Ccr 快速下降,BUN、Scr 进行性升高,提示有急性肾衰竭发生,应协助医师及时处理。

(3)监测血电解质及 pH 的变化,特别是血钾情况,避免高血钾可能导致的心律失常,甚至心脏骤停。

(4)记录 24 小时尿量,定期检测尿常规、肾功能,注意水肿的消长情况。

(5)密切观察是否出现各种感染的征象,如体温升高、咳嗽咳痰、白细胞计数增高等,应予及时处理。

(6)观察有无恶心、呕吐、呼吸困难(如端坐呼吸)等症状的发生,及时进行护理干预。

(三)治疗配合
(1)水肿较严重的患者应着宽松、柔软的棉质衣裤、鞋袜。协助患者做好全身皮肤、黏膜的清洁,指导患者注意保护好水肿的皮肤,如清洗时注意水温适当、勿过分用力;平时避免擦伤、撞伤、跌伤、烫伤。阴囊等部位严重的皮肤水肿可用中药芒硝粉袋或硫酸镁溶液敷于局部。水肿部位皮肤破溃应用无菌敷料覆盖,必要时可使用稀释成 1∶5 的碘伏溶液局部湿敷,以预防或治疗破溃处感染,促进创面愈合。

(2)注射时严格无菌操作,采用 5～6 号针头,保证药物准确及时的输注,注射完拔针后,应延长用无菌干棉球按压穿刺部位的时间,减少药液渗出。

(四)预防和控制感染

严格执行各项无菌技术操作;定时消毒病室环境;控制探视人员;注意个人卫生,避免受凉、感冒。

(五)用药护理

(1)按医嘱严格用药,动态观察药物使用过程中疗效与不良反应。

(2)使用激素者应注意激素需饭后口服,以减少对胃黏膜的刺激;长期用药者要补充维生素 D 和钙剂,预防骨质疏松;大量冲击治疗时,应对患者实行保护性隔离,防止感染;告知患者不能擅自减量或停药,以免引起反跳现象。

(3)细胞毒类药物环磷酰胺使用时,嘱患者多饮水,以促进药物从尿中排出,并观察其不良反应,有无恶心、呕吐及血尿。

(4)利尿剂治疗时尤其注意有无电解质紊乱,有无出现嗜睡、精神萎靡,呕吐、厌食、心音低钝、肌张力低或惊厥等症状。

(5)治疗后需认真评估有无甲泼尼龙冲击治疗常见的不良反应发生,如继发感染,水、钠潴留,精神异常、可逆性记忆障碍、面红、高血糖、消化道出血或穿孔、严重高血压、充血性心力衰竭等。

(6)实施保护性隔离,预防继发感染。

(六)心理护理

由于病情重,疾病进展快,患者可能出现恐惧、焦虑、烦躁、抑郁等心理。护士应充分理解患者的感受和心理压力,通过教育使患者及家属配合治疗。护士尽量多关心、巡视患者,及时满足患者的合理需要。护士应鼓励患者说出对患病的担忧,给其讲解疾病过程、合理饮食和治疗方案,以消除疑虑,提高治疗信心。及早预防和发现问题并给予心理疏导。

七、健康教育

(1)疾病预防指导:积极预防和控制感染,从病因与治疗方法上对患者进行健康教育,告知患者本病发病常与呼吸道感染有关,应加强个人卫生、注意保暖等预防各种感染,增强患者预防感染的意识。

(2)休息和活动:患病期间加强休息,卧床休息时间应较急性肾小球肾炎更长。病情稳定后可从事轻体力活动,痊愈后可参加体育活动,增强体质,2 年内应避免重体力活动和劳累。

(3)用药指导:告知严格遵守诊疗计划的重要性,指导患者对激素和细胞毒药物不良反应的观察,不可擅自更改用药和停止治疗,避免使用肾毒性药物。

(4)自我监测:指导患者如何监测病情变化,告知病情好转后仍需较长时间的随访。

(赖燕灵)

第三节　急性间质性肾炎

急性间质性肾炎(AIN)又称急性肾小管间质性肾炎,是一组临床出现急性肾损害、病理以肾间质炎细胞浸润及水肿为主要表现的肾脏病。根据病因可分为药物相关性急性间质性肾炎、感染相关性急性间质性肾炎及自身免疫性急性间质性肾炎。

一、临床表现

(一)药物相关性急性间质性肾炎

药物相关性急性间质性肾炎主要表现为突发的肾小球滤过率下降,血清尿素氮、肌酐进行性增高,可伴有恶心、呕吐、消瘦、疲乏无力、发热、皮疹、关节痛等症状。伴或不伴有少尿,血压多正常。发热、皮疹、嗜酸性粒细胞增多称为三联征。

(二)感染相关性急性间质性肾炎

感染相关性急性间质性肾炎有原发病的临床表现,如发热、寒战、血白细胞增多等感染中毒症状或午后低热、盗汗、食欲差等结核中毒症状,以及感染部位的症状。如果是肾脏局部感染,则有腰背痛和肾区叩痛。其他症状同上。

(三)自身免疫性急性间质性肾炎

自身免疫性急性间质性肾炎主要是原发病的表现,原发病的表现随着病种的不同而各异,肾脏病变也不同,因此临床表现差异大,但是多有间质性肾炎的临床表现。

二、辅助检查

(一)尿液检查

一般为少量蛋白尿、无菌性白细胞尿、嗜酸性粒细胞尿(>5%)、肾性糖尿、低渗尿。

(二)血液检查

肌酐和尿素氮增高,高钾、高氯等电解质紊乱,代谢性酸中毒等,菌血症时血培养阳性。

(三)B超检查

肾脏呈正常大小或体积增大,皮质回声增强,同于或高于肝脏回声。

(四)病理学检查

肾间质水肿伴灶性或弥漫性炎细胞浸润,肾小管可有不同程度的退行性变,肾小球和肾血管正常或病变较轻。

三、治疗

(一)药物相关性急性间质性肾炎

治疗原则为去除病因,支持治疗以防治并发症、促进肾功能恢复。

1.一般治疗

应力争去除病因,首先停用相关药物或可疑药物,避免再次使用同类药物,支持治疗主要在于对急性肾衰竭及其并发症的非透析治疗措施或透析治疗,主要目标是改善症状并减少并发症。

2.特殊治疗

如果停用致病药物数周后患者的肾功能未能得到改善,肾衰竭程度过重且病理提示肾间质弥散性炎细胞浸润,或肾脏病理显示肉肿性肾间质肾炎者,有必要早期给予糖皮质激素治疗,常可获得利尿、加速肾功能改善的疗效。

(二)感染相关性急性间质性肾炎

针对可疑病原体给予积极抗感染及支持治疗最重要,对重症呈少尿或无尿型急性肾衰竭表现或伴有多系统器官功能衰竭,应按急性肾衰竭治疗原则给予替代治疗。

(三)自身免疫性急性间质性肾炎

特发性急性间质性肾炎的治疗主要是支持治疗和免疫抑制治疗。对病情较重者及伴有肉芽肿的特发急性间质性肾炎应早期应用中等剂量的激素治疗,必要时可以考虑给予甲泼尼龙冲击治疗。若无效或停药后复发,则可考虑应用其他免疫抑制剂(如环磷酰胺或环孢素等)治疗,仍可获得满意疗效,但需要特别注意监测这些药物的不良反应。

四、护理诊断

(1)体液过多:与肾小球滤过率下降,水、钠潴留有关。

(2)有电解质和酸碱失衡的危险:与肾小管功能异常有关。

(3)有感染的危险:与贫血、抵抗力下降有关。

(4)有皮肤完整受损的危险:与高度水肿有关。

(5)知识缺乏:缺乏疾病预防及用药相关知识。

(6)潜在并发症:急性肾衰竭等。

(7)体温过高:与身体受到感染有关。

五、护理措施

(一)一般护理

卧床休息,水肿明显者给予无盐饮食,水肿减轻后给予低盐饮食,饮食应易消化、富含维生素。出现急性肾功能不全者,限制蛋白入量,给予优质蛋白,维持营养状态。

(二)用药护理

停用致敏药物,慎用对肾功能有影响的药物,纠正酸碱和电解质平衡。针对病因治疗,如药物过敏所致的急性间质性肾炎应该找到致敏药物,并立即停用,可以应用糖皮质激素,同时加强支持治疗,必要时给予透析支持治疗。尽量减轻肾功能受损,加速肾功能的恢复。如感染引起的急性间质性肾炎应控制感染,预防出现医院内感染,提供安静舒适的环境。

(三)心理护理

鼓励患者表达自己的想法,适时给予心理支持,对焦虑紧张的患者给予心理疏导。

六、健康教育

应尽快明确病因,即刻停用致病药物,经适当治疗后,肾功能可以部分或完全恢复。但由于起病病因、治疗病程长短、肾功能受损程度、间质浸润和纤维化情况及治疗及时与否均可影响肾功能的恢复时间和程度,而且,肾功能的恢复还取决于多学科的协作和综合治疗的措施。因此,要帮助患者掌握急性肾小管间质性肾炎知识,对健康人群宜讲解用药常识,与社区医护人员相互支持、通力协作是非常重要的。

(赖燕灵)

第四节　慢性间质性肾炎

慢性间质性肾炎是由不同病因引起的一组以肾间质纤维化及肾小管萎缩伴慢性炎细胞浸润为主要病理表现的临床病理综合征,又称慢性肾小管间质性肾炎。在慢性间质性肾炎的晚期,肾脏缩小,外形不规则,见多发的瘢痕,经常存在两肾不等大。光镜下,间质呈典型的慢性炎症变化,主要见淋巴细胞、浆细胞和成纤维细胞,有大量的胶原和含黏多糖的基质沉积。肾小管细胞萎缩扁平,肾小管外形扭曲,常见管腔扩张,内含嗜酸性管型,肾小管基底膜特征性增厚。疾病后期肾小球受累,周围绕以纤维组织,最后肾小球发生纤维化和透明样变。

一、临床表现

(一)微生物感染引起的慢性间质性肾炎

慢性非梗阻反流性肾盂肾炎多见于儿童,排尿或膀胱充盈时有腰痛,排尿间歇短而尿量多,合并感染时有肾盂肾炎发作。另外,还有肾小管功能障碍的临床表现,如尿液酸化功能、浓缩功能障碍,早期一般无水肿。引起中毒性慢性间质性肾炎的原因有很多,包括止痛剂、某些化疗药物、重金属、放射线等因素。尿流动力学出现异常的情况下容易出现尿路的感染,慢性非梗阻反流性肾盂肾炎是导致慢性间质性肾炎的常见原因。

(二)中毒性慢性间质性肾炎

止痛剂中毒者以年轻女性多见,长期服用止痛剂后出现肾小管功能受损;化疗药物中毒者表现为化疗后出现蛋白尿和肾功能改变;重金属中毒后出现肾小管功能损害,锂中毒可以出现肾性尿崩症,铅中毒除了全身表现外,在肾脏表现为肾小管功能失常,肾性糖尿、氨基酸尿、蛋白尿、管型尿及尿铅排量增加等。

二、辅助检查

(一)尿液检查

蛋白尿、红细胞和白细胞尿,感染时有脓尿、糖尿、低渗透尿等。

(二)血液检查

代谢性酸中毒、低钠、低钾等。

(三)病理学检查

肾间质纤维化,肾小管和肾血管萎缩。

(四)影像学检查

微生物感染引起的慢性间质性肾炎可见病侧肾盂肾盏腔增大,输尿管扩张,肾皮质区变薄;止痛剂性肾病的 X 线检查表现为戒指征或环形影,铅中毒者骨 X 线检查表现有骨硬化现象。

三、治疗

(一)尿路感染

对于细菌感染引起的慢性间质性肾炎应用抗生素,抗感染用药时注意细菌敏感性的变化、用量和疗程,并根据肾功能状态调整药物用量,尽量选择对肾脏毒性小的药物。

(二)镇痛剂性肾病

早期诊断至关重要,作出诊断后即应停止服用有关药物,减少非那西汀投放量,有助于预防慢性肾小管间质性肾炎的发生。

(三)梗阻性肾病

根据梗阻的病因解除梗阻,同时控制感染并保存肾功能。

(四)中毒性肾病

药物引起的中毒性肾病应停用该药,重金属引起的中毒性肾病应减少接触并用解毒药。

四、护理诊断

(1)有生命体征改变的可能:与疾病严重程度有关。

(2)饮食习惯与摄入量改变:与肌酐的升高引起的消化功能紊乱有关。

(3)恐惧:与慢性疾病引起的全身不适有关。

(4)健康维护能力降低:与滥用药物或重金属慢性中毒引起的机体功能改变有关。

(5)知识缺乏:缺乏疾病治疗和护理知识。

五、护理措施

(一)一般护理

卧床休息,提供安静舒适环境。给予优质蛋白、高营养、低盐饮食。

(二)用药护理

对有尿路感染的患者选用敏感的抗生素。对有尿路梗阻的患者,在控制感染后应手术解除尿路梗阻。寻找引起肾功能恶化的原因,通过治疗减缓肾功能的下降。

(三)心理护理

护士应了解患者及家属对该病的认知程度,及时提供各种治疗信息帮助患者树立对治疗的信心,积极参与检查和治疗,保证治疗和护理的连续性,做好心理关怀,创造舒适的休息环境,减轻和控制症状,增加患者的生活乐趣。

六、健康教育

指导患者应用正确的饮食方法,改进一些不良的生活习惯,避免肾损害因素,定期检查,了解肾功能的情况告知患者避免长期应用止痛药;对进行化疗的患者,在化疗期间密切观察肾脏功能改变;对于接触重金属者,应定期检查肾脏功能,以了解是否存在重金属引起的肾脏病变。如果出现肾脏病变,应该立即停止应用止痛药或化疗药,脱离重金属环境。

(赖燕灵)

第五节　痛风性肾病

痛风是一种代谢疾病,是嘌呤代谢紊乱导致血中尿酸浓度过高。长期的血尿酸增高,会在关节及其周围组织沉积,引起痛风性关节炎。痛风性肾病是由尿酸沉积在肾,对肾组织造成炎性反应和破坏所致。占痛风患者的20%～40%。临床表现有以下两种类型。①以肾小球病变为主,在急性痛风发作后15～25年多见。早期出现间歇性微量蛋白尿,夜尿增多是肾功能损害的早期表现。1/3患者伴有高血压,最后导致氮质血症、肾衰竭。②间质性肾病变,可有反复泌尿系统感染、白细胞尿,病情进展缓慢,10～20年达慢性肾衰竭,可能与尿酸盐阻塞肾小管有关。

一、临床表现

(一)急性尿酸肾病

急性尿酸肾病常见的临床症状有恶心、呕吐、嗜睡、抽搐等。患者最初表现为少尿,继之出现水肿和心力衰竭等。典型患者可表现为溶瘤综合征;高钾血症、高尿酸血症、氮质血症、高磷血症、乳酸酸中毒和低钙血症。有肿瘤治疗史,同时发生溶瘤综合征的急性肾损伤均表现为急性尿酸肾病,血尿酸水平可高达900～3 000 $\mu mol/L$。尿液中可见单尿酸钠的结晶,尿中尿酸的含量可达900～12 000 $\mu mol/L$。

(二)慢性尿酸肾病

慢性尿酸肾病通常表现为慢性肾衰竭,合并痛风和尿酸结石,高血压常见。体检可发现痛风石和痛风的关节损害。

(三)尿酸性肾结石

尿酸性肾结石患者通常可能有痛风性关节炎,血中和尿中尿酸水平均升高。尿酸盐结晶可形成结石阻塞肾以下尿路,原发性痛风患者20%～25%并发尿酸性尿路结石,部分患者肾结石的症状早于关节炎的发作。细小泥沙样结石可随尿液排出而无症状,较大者常引起肾绞痛、血尿及尿路感染症状。纯尿酸结石能被X线透过而不显影。痛风患者如出现腰痛或血尿时应高度警惕尿酸结石。

(四)肾外表现

关节病变是痛风性肾病的主要肾外表现,多侵犯第一跖趾关节,其后是足跟部、踝部、手指、肘及膝关节受累。急性关节炎所患关节局部红、肿、热、痛,运动受限,常伴有高热、血沉增快,末梢血白细胞增高。可反复发作,多在酗酒、暴食、过劳或受冷后出现。慢性关节炎可发展为关节肿胀、变形、畸形、僵直、活动受限。此种结节称为痛风结节肿。如痛风结晶沉积于皮下组织,呈白色硬性结节,称为痛风石。60%以上病例关节病变在肾病变之前出现。

二、辅助检查

(一)血常规

白细胞计数正常或轻度增高,中性粒细胞比例增多。红细胞和血小板数量正常。

（二）尿液检查

尿液检查通常会出现尿 pH 低，一般为 5～6，可有血尿、少量蛋白尿、尿中可有白细胞，长期慢性患者尿比重降低，急性高尿酸血症尿中可见粉红色鱼子样结晶体。

（三）尿尿酸排出量

尿尿酸排出量＞4.17 μmol/L 或＞700 mg/d。

（四）生化检查

重点观察血清尿酸水平，正常值：男性为 149～416 μmol/L；女性为 89～387 μmol/L。

（五）类风湿因子检查

类风湿因子阴性，可排除类风湿关节炎。

（六）肾功能检查

高尿酸血症长期不规范治疗可引起肾功能损害，严重病例可有血尿素氮、血肌酐增高和肌酐清除率降低。

（七）血脂检查

患者常同时合并血清三酰甘油或胆固醇增高，低密度脂蛋白增高。

（八）辅助检查

B 超检查可了解有无泌尿系统结石、结石的大小、形态、部位和有无感染，肾盂积水等；必要时行静脉肾盂造影，单纯尿酸结石在 X 线下不显影，可发现 X 线阴性的多发性结石。

（九）病变关节 X 线检查

X 线显示软组织和骨质破坏，骨皮质下囊性变而不伴骨浸润。骨与关节 X 线表现晚于临床症状，骨质破坏大约在痛风病变 10 年以后才现，当 X 线检查发现有骨质破坏也可证明病情已经较重，也往往表示病变已为不可逆性。

（十）肾穿刺活检

痛风性肾病一般不需肾活检诊断。仅于急性高尿酸血症合并急性肾衰竭病因不明确或考虑是伴随有其他肾疾病时，可考虑肾活检确定诊断。痛风性肾病病理表现为肾间质-肾小管病变，于肾间质及肾小管内找到双折光的针状尿酸盐结晶则可诊断。

（十一）基因异常及遗传病的检测

在排除饮食、用药、脱水及其他相关疾病后，仍不明确高尿酸血症病因时，应进行基因背景检测。

三、治疗

（一）急性尿酸肾病

降低肿瘤负荷可明显减少急性尿酸肾病的发生，同时使用别嘌醇等药物预防或降低血尿酸水平；机体充分水化，心肾功能正常的患者每天需要补液 4 000～5 000 mL，如尿量增加不明显，应使用利尿剂促进尿液排出，如果尿量仍不能明显增加，则需要适当减少入量，避免心力衰竭的发生；碱化尿液，以防止尿酸结晶形成；另外必要时还可进行血液透析治疗。

（二）慢性尿酸肾病

如果患者痛风反复发作，应使用抑制尿酸合成的药物，如别嘌醇，对于无症状的高尿酸血症，是否需要治疗，血尿酸应控制在什么范围，尚无统一的意见。

(三)尿酸结石

减少尿酸生成,同时提高尿中尿酸的溶解度,预防新结石形成,促进已形成结石排出。防治尿酸结石的重要措施为碱化尿液,碱化尿液可使尿酸结石溶解。将尿 pH 维持在 6.5～6.8 范围最为适宜。如尿液过分碱化,尿 pH＞7.0 时,钙盐易沉淀,则有磷酸钙及碳酸钙结石形成的危险。

四、护理诊断

(1)舒适的改变:与痛风发作、关节疼痛有关。

(2)焦虑:与疾病反复发作有关。

五、护理措施

(一)一般护理

1.休息与活动

痛风发作急性期应绝对卧床休息,抬高受累关节处肢体,减少患处受压及活动,以减轻疼痛。

2.饮食护理

高尿酸血症患者的饮食护理至关重要,饮食原则主张给予低嘌呤低热量平衡膳食。

(1)进食低嘌呤饮食,避免进食动物内脏、螃蟹、香菇等高嘌呤食物。同时禁食辛辣刺激食物。

(2)多饮水,保证每天尿量 2 000～3 000 mL。

(3)进食适量蛋白质,指导患者适当进食碱性食物如牛奶、鸡蛋、蔬菜等。同时限制脂肪摄入,由于高尿酸血症通常合并高血压、糖尿病和肥胖等代谢综合征表现,因此蛋白质和热量摄入不宜过高。

(4)食物的主要来源由碳水化合物提供,避免饥饿疗法。

(5)戒烟,禁啤酒和白酒,红酒每天适量有助于降低血尿酸。

3.疼痛护理

由于尿酸盐结晶沉积于关节腔,常引起受累关节红肿、针刺样疼痛。除了严格控制饮食外,镇痛可采用外敷药和内服药相结合的治疗方法。选择性的非甾体消炎药(NSAID)为首选,可外敷和内服。可对受累关节予以冰六合丹或 33％硫酸镁溶液联合双氯芬酸(扶他林)外敷,还可配合远红外线局部照射;对腕部、肘部关节受累可用夹板固定减少活动,以减轻疼痛。同时要注意患处皮肤的护理,避免感染发生。

(二)用药护理

指导患者遵医嘱按疗程服用药物,注意观察药物疗效,及时处理不良反应。

(1)秋水仙碱不良反应较大,常见不良反应有恶心、呕吐、腹泻等消化道症状和肝细胞损害、骨髓抑制、呼吸抑制等,如出现不良反应应及时停药。若静脉输入药物,应避免外漏,以免造成皮下组织坏死。

(2)使用丙磺舒,磺吡酮,苯溴马隆者可出现胃肠道刺激症状,皮疹、发热、急性痛风发作等不良反应,使用时要嘱咐患者多饮水,并服用碱性药物碱化尿液。

(3)使用别嘌醇者除有胃肠道刺激症状、皮疹、发热反应外,还有肝损害、骨髓抑制等,肾功能异常患者,宜减量使用。

（三）心理护理

患者常常由于疼痛影响进食及睡眠，又由于痛风反复发作常导致关节畸形、运动障碍、肾功能不全、经济负担加重等情况，患者常有悲观、焦虑、抑郁等不良情绪，护士应适时给予心理支持，向患者及家属讲解疾病相关知识，讲解科学饮食的重要性及自我保健、自我照顾的措施，鼓励患者积极乐观应对疾病，取得家属积极支持，达到积极治疗、防范复发的目的。

六、健康教育

（1）加强健康指导，强调改善生活方式是治疗高尿酸血症的核心。说明痛风饮食对预防复发、对肾保护的重要性和必要性，在病情允许的情况下，多饮水，以助尿酸从尿中排出。

（2）劝患者戒烟。

（3）鼓励患者坚持适度运动，指导患者掌握关节保护的技巧。

（4）指导患者消除不良情绪，保持情绪开朗、乐观，保持规律生活，肥胖者应积极减轻体重，使体质指数控制在正常范围（BMI<24）。

（5）积极治疗与血尿酸升高相关的代谢性危险因素，如高脂血症、高血压、高血糖、肥胖和吸烟。

（6）指导患者定期到门诊复诊，检查血尿酸、肾功能等指标。

（赖燕灵）

第六章　　普外科护理

第一节　急性乳腺炎

一、疾病概述

(一)概念

急性乳腺炎是乳腺的急性化脓性感染。多发生于产后 3～4 周的哺乳期妇女,以初产妇最常见。主要致病菌为金黄色葡萄球菌,少数为链球菌。

(二)相关病理生理

急性乳腺炎开始时局部出现炎性肿块,数天后可形成单房或多房性的脓肿。表浅脓肿可向外破溃或破入乳管自乳头流出;深部脓肿不仅可向外破溃,也可向深部穿至乳房与胸肌间的疏松组织中,形成乳房后脓肿。感染严重者,还可并发脓毒血症。

(三)病因与诱因

1.乳汁淤积

乳汁是细菌繁殖的理想培养基,引起乳汁淤积的主要原因:①乳头发育不良(过小或凹陷)妨碍哺乳。②乳汁过多或婴儿吸乳过少导致乳汁不能完全排空。③乳管不通(脱落上皮或衣服纤维堵塞),影响乳汁排出。

2.细菌入侵

当乳头破损时,细菌沿淋巴管入侵是感染的主要途径。细菌也可直接侵入乳管,上行至腺小叶而致感染。细菌主要来自婴儿口腔、母亲乳头或周围皮肤。多数发生于初产妇,因其缺乏哺乳经验;也可发生于断奶时,6 个月以后的婴儿已经长牙,易致乳头损伤。

(四)临床表现

1.局部表现

初期患侧乳房红、肿、胀、痛,可有压痛性肿块,随病情发展症状进行性加重,数天后可形成单房或多房性的脓肿。脓肿表浅时局部皮肤可有波动感和疼痛,脓肿向深部发展可穿至乳房与胸肌间的疏松组织中,形成乳房后脓肿和腋窝脓肿,并出现患侧腋窝淋巴结肿大、压痛。局部表现可有个体差异,应用抗生素治疗的患者,局部症状可被掩盖。

2.全身表现

感染严重者,可并发败血症,出现寒战、高热、脉快、食欲减退、全身不适、白细胞数上升等症状。

(五)辅助检查

(1)实验室检查:白细胞计数及中性粒细胞比例增多。

(2)B超检查:确定有无脓肿及脓肿的大小和位置。

(3)诊断性穿刺:在乳房肿块波动最明显处或压痛最明显的区域穿刺,抽出脓液可确诊脓肿已经形成。脓液应做细菌培养和药敏试验。

(六)治疗原则

主要原则为控制感染,排空乳汁。脓肿形成以前以抗菌药治疗为主,脓肿形成后,需及时切开引流。

1.非手术治疗

(1)一般处理:①患乳停止哺乳,定时排空乳汁,消除乳汁淤积。②局部外敷,用25%硫酸镁湿敷,或采用中药蒲公英外敷,也可用物理疗法促进炎症吸收。

(2)全身抗菌治疗:原则为早期、足量应用抗生素。针对革兰氏阳性球菌有效的药物,如青霉素、头孢菌素等。由于抗生素可被分泌至乳汁,故避免使用对婴儿有不良影响的抗菌药,如四环素、氨基苷类、磺胺类和甲硝唑。如治疗后病情无明显改善,则应重复穿刺以了解有无脓肿形成,或根据脓液的细菌培养和药敏试验结果选用抗生素。

(3)中止乳汁分泌:患者治疗期间一般不停止哺乳,因停止哺乳不仅影响婴儿的喂养,且提供了乳汁淤积的机会。但患侧乳房应停止哺乳,并以吸乳器或手法按摩排出乳汁,局部热敷。若感染严重或脓肿引流后并发乳瘘(切口常出现乳汁)需回乳,常用方法:①口服溴隐亭1.25 mg,每天2次,服用7~14天;或口服己烯雌酚1~2 mg,每天3次,2~3天。②肌内注射苯甲酸雌二醇,每次2 mg,每天1次,至乳汁分泌停止。③中药炒麦芽,每天60 mg,分2次煎服或芒硝外敷。

2.手术治疗

脓肿形成后切开引流。于压痛、波动最明显处先穿刺抽吸取得脓液后,于该处切开放置引流,脓液做细菌培养及药物敏感试验。脓肿切开引流时注意:①切口一般呈放射状,避免损伤乳管引起乳瘘;乳晕部脓肿沿乳晕边缘做弧形切口;乳房深部较大脓肿或乳房后脓肿,沿乳房下缘做弧形切口,经乳房后间隙引流。②分离多房脓肿的房间隔以利引流。③为保证引流通畅,引流条应放在脓腔最低部位,必要时另加切口作对口引流。

二、护理评估

(一)一般评估

1.生命体征(T、P、R、BP)

评估是否有体温升高,脉搏加快。急性乳腺炎患者通常有发热,可有低热或高热;发热时呼吸、脉搏加快。

2.患者主诉

询问患者是否为初产妇,有无乳腺炎、乳房肿块、乳头异常溢液等病史;询问有无乳头内陷;评估有无不良哺乳习惯,如婴儿含乳睡觉、乳头未每天清洁等;询问有无乳房胀痛,浑身发热、无力、寒战等症状。

3.相关记录

体温、脉搏、皮肤异常等记录结果。

(二)身体评估

1.视诊

乳房皮肤有无红、肿、破溃、流脓等异常情况;乳房皮肤红肿的开始时间、位置、范围、进展情况。

2.触诊

评估乳房乳汁淤积的位置、范围、程度及进展情况;乳房有无肿块,乳房皮下有无波动感,脓肿是否形成,脓肿形成的位置、大小。

(三)心理-社会评估

评估患者心理状况,是否担心婴儿喂养与发育、乳房功能及形态改变。

(四)辅助检查阳性结果评估

患者血常规检查示血白细胞计数及中性粒细胞比例升高提示有炎症的存在;根据 B 超检查的结果判断脓肿的大小及位置,诊断性穿刺后方可确诊脓肿形成;根据脓液的药物敏感试验选择抗生素。

(五)治疗效果的评估

1.非手术治疗评估要点

应用抗生素是否有效,乳腺炎症是否得到控制,患者体温是否恢复正常;回乳措施是否起效,乳汁淤积情况有无改善,患者乳房肿胀疼痛有无减轻或加重;患者是否了解哺乳卫生和预防乳腺炎的知识,情绪是否稳定。

2.手术治疗评估要点

手术切开排脓是否彻底;伤口愈合情况是否良好。

三、主要护理诊断(问题)

(1)疼痛:与乳汁淤积、乳房急性炎症使乳房压力显著增加有关。

(2)体温过高:与乳腺急性化脓性感染有关。

(3)知识缺乏:与不了解乳房保健和正确哺乳知识有关。

(4)潜在并发症:乳瘘。

四、护理措施

(一)缓解疼痛

1.防止乳汁淤积

患乳暂停哺乳,定时用吸乳器吸净乳汁。

2.按摩、热敷

每天定时给予手法按摩、辅助热敷物理治疗,疏通阻塞的乳腺管,刺激乳窦,使乳汁流畅,淤积的硬块消散,预防乳腺脓肿发生。

3.托起乳房

用三角巾或宽松胸罩拖起患侧乳房,减轻疼痛和肿胀。

(二)控制体温和感染

1.控制感染

遵医嘱抽血培养和药物敏感试验,使用抗菌药物并观察疗效。

2.病情观察

定时测量体温、脉搏、呼吸,监测白细胞、中性粒细胞变化。

3.高热护理

发热期间予温水擦浴、冰袋降温等物理降温,必要时遵医嘱予药物降温;伴有畏寒、发抖等症状者,注意保暖;保持口腔和皮肤清洁。

(三)脓肿切开引流术后护理

保持引流通畅,观察引流液的量、性状、颜色及气味变化,及时更换敷料。

(四)用药护理

遵医嘱早期使用抗菌药,根据药物敏感试验选择合适的抗菌药,注意评估患者有无药物不良反应。

(五)饮食与运动

给予高蛋白、高维生素、低脂肪食物,保证足量水分摄入。注意休息,适当运动,劳逸结合。

(六)心理护理

观察了解患者心理状况,给予必要的疾病有关的知识宣教,抚慰其紧张急躁情绪。

(七)健康教育

1.保持乳头和乳晕清洁

每次哺乳前后清洁乳头,保持局部干燥清洁。

2.纠正乳头内陷

妊娠期每天挤捏、提拉乳头。

3.养成良好的哺乳习惯

定时哺乳,每次哺乳时让婴儿吸净乳汁,如有淤积及时用吸乳器或手法按摩排出乳汁;培养婴儿不含乳头睡眠的习惯;注意婴儿口腔卫生,及时治疗婴儿口腔炎症。

4.及时处理乳头破损

乳晕破损或皲裂时暂停哺乳,用吸乳器吸出乳汁哺乳婴儿;局部用温水清洁后涂以抗菌药软膏,待愈合后再行哺乳;症状严重时及时诊治。

五、护理评价

(1)患者的乳汁淤积情况有无改善,是否学会正确排出淤积乳汁的方法,是否坚持每天挤出已经淤积的乳汁,回乳措施是否产生效果,乳房胀痛有无逐渐减轻。

(2)患者乳房皮肤的红肿情况有无好转,乳房皮肤有无溃烂,乳房肿块有无消失或增大。

(3)患者应用抗生素后体温有无恢复正常,炎症有无消退,炎症有无进一步发展为脓肿。

(4)患者脓肿有无及时切开引流,伤口愈合情况是否良好。

(5)患者是否了解哺乳卫生和预防乳腺炎的知识,焦虑情绪是否改善。

(孙春晖)

第二节 肝 脓 肿

一、细菌性肝脓肿患者的护理

当全身性细菌感染,特别是腹腔内感染时,细菌侵入肝脏,如果患者抵抗力弱,可发生细菌性肝脓肿。细菌可以从下列途径进入肝脏。①胆道:细菌沿着胆管上行,是引起细菌性肝脓肿的主要原因。包括胆石、胆囊炎、胆道蛔虫、其他原因所致胆管狭窄与阻塞等。②肝动脉:体内任何部位的化脓性病变,细菌可经肝动脉进入肝脏。如:败血症、化脓性骨髓炎、痈、疗等。③门静脉:已较少见,如坏疽性阑尾炎、细菌性痢疾等,细菌可经门静脉入肝。④肝开放性损伤:细菌可直接经伤口进入肝,引起感染而形成脓肿。细菌性肝脓肿的致病菌多为大肠埃希菌、金黄色葡萄球菌、厌氧链球菌等。肝脓肿可以是单个脓肿,也可以是多个小脓肿,数个小脓肿可以融合成为一个大脓肿。

(一)护理评估

1.健康史

注意询问有无胆道感染和胆道疾病、全身其他部位的化脓性感染特别是肠道的化脓性感染、肝脏外伤病史,是否有肝脓肿病史,是否进行过系统治疗。

2.身体状况

本病通常继发于某种感染性先驱疾病,起病急,主要症状为骤起寒战、高热、肝区疼痛和肝大。体温可高达 39～40 ℃,多表现为弛张热,伴有大汗、恶心、呕吐、食欲缺乏。肝区疼痛多为持续性钝痛或胀痛,有时可伴有右肩牵涉痛,右下胸及肝区叩击痛,增大的肝有压痛。肝前下缘比较表浅的脓肿,可有右上腹肌紧张和局部明显触痛。巨大的肝脓肿可使右季肋区呈饱满状态,甚至可见局限性隆起,局部皮肤可出现凹陷性水肿。严重时或并发胆道梗阻者,可出现黄疸。

3.心理-社会状况

细菌性肝脓肿起病急剧,症状重,如果治疗不彻底容易反复发作转为慢性,并且细菌性肝脓肿极易引起严重的全身性感染,导致感染性休克,患者产生焦虑。

4.辅助检查

(1)血液检查:化验检查白细胞计数及中性粒细胞增多,有时出现贫血。肝功能检查可出现不同程度的损害和低蛋白血症。

(2)X 线胸腹部检查:右叶脓肿可见右膈肌升高,运动受限;肝影增大或局限性隆起;有时伴有反应性胸膜炎或胸腔积液。

(3)B 超:在肝内可显示液平段,可明确其部位和大小,阳性诊断率在 96% 以上,为首选的检查方法。必要时可做 CT 检查。

(4)诊断性穿刺:抽出脓液即可证实本病。

(5)细菌培养:脓液细菌培养有助于明确致病菌,选择敏感的抗生素,并与阿米巴性肝脓肿相鉴别。

5.治疗要点

(1)全身支持疗法:给予充分营养,纠正水和电解质及酸碱平衡失调,必要时少量多次输血和血浆以纠正低蛋白血症,增强机体抵抗力。

(2)抗生素治疗:应使用大剂量抗生素。由于肝脓肿的致病菌以大肠埃希菌、金黄色葡萄球菌和厌氧性细菌最为常见,在未确定病原菌之前,可首选对此类细菌有效的抗生素,然后根据细菌培养和抗生素敏感试验结果选用有效的抗生素。

(3)经皮肝穿刺脓肿置管引流术:适用于单个较大的脓肿。在 B 型超声引导下进行穿刺。

(4)手术治疗:对于较大的单个脓肿,估计有穿破可能,或已经穿破胸腹腔;胆源性肝脓肿;位于肝左外叶脓肿,穿刺易污染腹腔;慢性肝脓肿,应施行经腹切开引流。病程长的慢性局限性厚壁脓肿,也可行肝叶切除或部分肝切除术。多发性小脓肿不宜行手术治疗,但对其中较大的脓肿,也可行切开引流。

(二)护理诊断及合作性问题

1.营养失调

营养低于机体需要量,与高代谢消耗或慢性消耗病程有关。

2.体温过高

其与感染有关。

3.急性疼痛

其与感染及脓肿内压力过高有关。

4.潜在并发症

急性腹膜炎、上消化道出血、感染性休克。

(三)护理目标

患者能维持适当营养,维持体温正常,疼痛减轻,无急性腹膜炎休克等并发症发生。

(四)护理措施

1.术前护理

(1)病情观察,配合抢救中毒性休克。

(2)高热护理:保持病室空气新鲜、通风、温湿度合适,物理降温。衣着适量,及时更换汗湿衣。

(3)维持适当营养:对于非手术治疗和术前的患者,给予高蛋白、高热量饮食,纠正水、电解质平衡失调和低蛋白血症。

(4)遵医嘱正确应用抗生素。

2.术后护理

(1)经皮肝穿刺脓肿置管引流术术后护理:术前做术区皮肤准备,协助医师进行穿刺部位的准确定位。术后向医师询问术中情况及术后有无特殊观察和护理要求。患者返回病房后,观察引流管固定是否牢固,引流液性状,引流管道是否密闭。术后第二天或数天开始进行脓腔冲洗,冲洗液选用等渗盐水(或遵医嘱加用抗生素)。冲洗时速度缓慢,压力不宜过高,估算注入液与引出液的量。每次冲洗结束后,可遵医嘱向脓腔内注入抗生素。待到引流出或冲洗出的液体变清澈,B 型超声检查脓腔直径<2 cm即可拔管。

(2)切开引流术术后护理:切开引流术术后护理遵循腹部手术后护理的一般要求。除此之外,每天用生理盐水冲洗脓腔,记录引流液量,<10 mL 或脓腔容积<15 mL,即考虑拔除引流

管,改凡士林纱布引流,致脓腔闭合。

3.健康指导

为了预防肝脓肿疾病的发生,应教育人们积极预防和治疗胆道疾病,及时处理身体其他部位的化脓性感染。告知患者应用抗生素和放置引流管的目的和注意事项,取得患者的信任和配合。术后患者应加强营养和提高抵抗力,定期复查。

(五)护理评价

患者是否能维持适当营养,体温是否正常,疼痛是否减轻,有无急性腹膜炎、上消化道出血、感染性休克等并发症发生。

二、阿米巴性肝脓肿患者的护理

阿米巴性肝脓肿(amebic liver abscess)是阿米巴肠病的并发症,阿米巴原虫从结肠溃疡处经门静脉血液或淋巴管侵入肝内并发脓肿,常见于肝右叶顶部,多数为单发性。原虫产生溶组织酶,导致肝细胞坏死、液化组织和血液、渗液组成脓肿。

(一)护理评估

1.健康史

注意询问有无阿米巴痢疾病史。

2.身体状况

阿米巴性肝脓肿有着跟细菌性肝脓肿相似的表现,两者的区别详见表 6-1。

表 6-1　细菌性肝脓肿与阿米巴性肝脓肿的鉴别

鉴别要点	细菌性肝脓肿	阿米巴性肝脓肿
病史	继发于胆道感染或其他化脓性疾病	继发于阿米巴痢疾后
症状	病情急骤严重,全身中毒症状明显,有寒战、高热	起病较缓慢,病程较长,可有高热,或不规则发热、盗汗
血液化验	白细胞计数及中性粒细胞可明显增加。血液细菌培养可阳性	白细胞计数可增加,如无继发细菌感染液细菌培养阴性。血清学阿米巴抗体检查阳性
粪便检查	无特殊表现	部分患者可找到阿米巴滋养体或结肠溃面(乙状结肠镜检)黏液或刮取涂片可找阿米巴滋养体或包囊
脓液	多为黄白色脓液,涂片和培养可发现细菌	大多为棕褐色脓液,无臭味,镜检有时可到阿米巴滋养体。若无混合感染,涂片和培养无细菌
诊断性治疗	抗阿米巴药物治疗无效	抗阿米巴药物治疗有好转
脓肿	较小,常为多发性	较大,多为单发,多见于肝右叶

3.心理-社会状况

由于病程长,忍受较重的痛苦,担忧预后或经济拮据等原因,患者常有焦虑、悲伤或恐惧反应。

4.辅助检查

基本同细菌性肝脓肿。

5.治疗要点

阿米巴性肝脓肿以非手术治疗为主。应用抗阿米巴药物,加强支持疗法纠正低蛋白、贫血等,无效者穿刺置管闭式引流或手术切开引流,多可获得良好的疗效。

(二)护理诊断及合作性问题

(1)营养失调:低于机体需要量,与高代谢消耗或慢性消耗病程有关。

(2)急性疼痛:与脓肿内压力过高有关。

(3)潜在并发症:合并细菌感染。

(三)护理措施

1.非手术疗法和术前护理

(1)加强支持疗法:给予高蛋白、高热量和高维生素饮食,必要时少量多次输新鲜血、补充丙种球蛋白,增强抵抗力。

(2)正确使用抗阿米巴药物,注意观察药物的不良反应。

2.术后护理

除继续做好非手术疗法护理外,重点做好引流的护理。宜用无菌水封瓶闭式引流,每天更换消毒瓶,接口处保持无菌,防止继发细菌感染。如继发细菌感染需使用抗生素。

(孙春晖)

第三节 肠 梗 阻

一、概述

肠梗阻(intestinal obstruction)指肠内容物在肠道中通过受阻,为常见急腹症,可因多种因素引起。起病初梗阻肠段先有解剖和功能性改变,继则发生体液和电解质的丢失、肠壁循环障碍坏死和继发感染,最后可致毒血症休克死亡。当然如能及时诊断积极治疗大多能逆转病情的发展以至治愈。

二、病因

(一)机械性肠梗阻

1.肠外原因

(1)粘连与粘连带压迫:粘连可引起肠折叠扭转而造成梗阻。先天性粘连带较多见于小儿;腹部手术或腹内炎症产生的粘连是成人肠梗阻最常见的原因,但少数病例可无腹部手术及炎症史。

(2)嵌顿性外疝或内疝。

(3)肠扭转常由于粘连所致。

(4)肠外肿瘤或腹块压迫。

2.肠管本身的原因

(1)先天性狭窄和闭孔畸形。

(2)炎症,肿瘤,吻合手术及其他因素所致的狭窄。例如,炎症性肠病、肠结核、放射性损伤、肠肿瘤(尤其是结肠瘤)、肠吻合等。

(3)肠套叠在成人较少见,多因息肉或其他肠管病变引起。

3.肠腔内原因

由于成团蛔虫异物或粪块等引起肠梗阻已不常见。巨大胆石通过胆囊或胆总管-指肠瘘管进入肠腔,产生胆石性肠梗阻的病例时有报道。

(二)动力性肠梗阻

(1)麻痹性:腹部大手术后腹膜炎、腹部外伤、腹膜后出血、某些药物肺炎、脓胸脓毒血症、低钾血症、或其他全身性代谢紊乱均可并发麻痹性肠梗阻。

(2)痉挛性:肠道炎症及神经系统功能紊乱均可引起肠管暂时性痉挛。

(三)血管性肠梗阻

肠系膜动脉栓塞或血栓形成和肠系膜静脉血栓形成为主要病因。各种病因引起肠梗阻的频率随年代地区、民族医疗卫生条件等不同而有所不同。例如,嵌顿疝所致的机械性肠梗阻的发生率最高,随着医疗水平的提高、预防性疝修补术得到普及,现已明显减少。而粘连所致的肠梗阻的发生率明显上升。

三、病理改变

单纯性完全机械性肠梗阻发生后,梗阻部位以上的肠腔扩张,肠壁变薄,黏膜易有糜烂和溃疡发生,浆膜可被撕裂,整个肠壁可因血供障碍而坏死穿孔,梗阻以下部分肠管多呈空虚坍陷。

麻痹性肠梗阻时肠管扩张肠壁变薄。

在绞窄性肠梗阻的早期,由于静脉回流受阻,小静脉和毛细胞血管可发生淤血、通透性增加、甚至破裂而渗出血浆或血液,此时肠管内因充血和水肿而呈紫色,继而出现动脉血流受阻、血栓形成,肠壁因缺血而坏死,肠内细菌和毒素可通过损伤的肠壁进入腹腔,坏死的肠管呈紫黑色最后可自行破裂。

四、病理生理

肠梗阻的主要病理生理改变为膨胀体液和电解质的丢失,以及感染和毒血症。这些改变的严重程度视梗阻部位的高低、梗阻时间的长短及肠壁有无血液供应障碍而不同。

(一)肠膨胀

机械性肠梗阻时,梗阻以上的肠腔因积液积气而膨胀,肠段对梗阻的最先反应是增强蠕动,而强烈的蠕动引起肠绞痛。此时食管上端括约肌发生反射性松弛,患者在吸气时不自觉地将大量空气吞入胃肠,因此肠腔积气的 70% 是咽下的空气,其中大部分是氮气,不易被胃肠吸收,其余 30% 的积气是肠内酸碱中和与细菌发酵作用产生的,或自备注弥散至肠腔的 CO_2、H_2、CH_4 等气体。正常成人每天消化道分泌的唾液、胃液、胆液、胰液和肠液的总量约 8 L,绝大部分被小肠黏膜吸收,以保持体液平衡。肠梗阻时大量液体和气体聚积在梗阻近端引起肠膨胀,而膨胀能抑制肠壁黏膜吸收水分,以后又刺激其增加分泌,如此肠腔内液体越积越多,使肠膨胀进行性加重。在单纯性肠梗阻,肠管内压力一般较低,初是常低于 8 cmH_2O。

但随着梗阻时间的延长,肠管内压力甚至可达到 18 cmH_2O。结肠梗阻止肠腔内压力平均多在 25 cmH_2O。结肠梗阻时肠腔内压力平均多在 25 cmH_2O 以上,甚至有高到 52 cmH_2O 水柱。肠管内压力的增高可使肠壁静脉回流障碍,引起肠壁充血水肿,通透性增加。肠管内压力继续增高可使肠壁血流阻断使单纯性肠梗阻变为绞窄性肠梗阻。严重的肠膨胀甚至可使横膈抬高,影响患者的呼吸和循环功能。

(二)体液和电解质的丢失

肠梗阻时肠膨胀可引起反射性呕吐。高位小肠梗阻时呕吐频繁,大量水分和电解质被排出体外。如梗阻位于幽门或十二指肠上段,呕出过多胃酸,则易产生脱水和低氯低钾性碱中毒。如梗阻位于十二指肠下段或空肠上段,则重碳酸盐的丢失严重。低位肠梗阻,呕吐虽远不如高位者少见,但因肠黏膜吸收功能降低而分泌液量增多,梗阻以上肠腔中积留大量液体,有时多达 5～10 L,内含大量碳酸氢钠。这些液体虽未被排出体外,但封闭在肠腔内不能进入血液,等于体液的丢失。此外,过度的肠膨胀影响静脉回流,导致肠壁水肿和血浆外渗,在绞窄性肠梗阻时,血和血浆的丢失尤其严重。因此,患者多发生脱水伴少尿、氮质血症和酸中毒。如脱水持续,血液进一步浓缩,则导致低血压和低血容量休克。失钾和不进饮食所致的血钾过低可引起肠麻痹,进而加重肠梗阻的发展。

(三)感染和毒血症

正常人的肠蠕动使肠内容物经常向前流动和更新,因此小肠内是无菌的,或只有极少数细菌。单纯性机械性小肠梗阻时,肠内纵有细菌和毒素也不能通过正常的肠黏膜屏障,因而危害不大。若梗阻转变为绞窄性,开始时,静脉血流被阻断,受累的肠壁渗出大量血液和血浆,使血容量进一步减少,继而动脉血流被阻断而加速肠壁的缺血性坏死。绞窄段肠腔中的液体含大量细菌(如梭状芽孢杆菌、链球菌、大肠埃希菌等)、血液和坏死组织,细菌的毒素,以及血液和坏死组织的分解产物均具有极强的毒性。这种液体通过破损或穿孔的肠壁进入腹腔后,可引起强烈的腹膜刺激和感染,被腹膜吸收后,则引起脓毒血症。严重的腹膜炎和毒血症是导致肠梗阻患者死亡的主要原因。

除上述三项主要的病理生理改变之外,如发生绞窄性肠梗阻往往还伴有肠壁、腹腔和肠腔内的渗血,绞窄的肠襻越长,失血量越大,亦是导致肠梗阻患者死亡的原因之一。

五、临床表现

症状和体征典型的肠梗阻是不难诊断的,但缺乏典型表现者诊断较困难。X 线腹部透视或摄片检查对证实临床诊断、确定肠梗阻的部位很有帮助。正常人腹部 X 线平片上只能在胃和结肠内见到少量气体。如小肠内有气体和液平面,表明肠内容物通过障碍,提示肠梗阻的存在。急性小肠梗阻通常要经过 6 小时肠内才会积聚足够的液体和气体,形成明显的液平面经过 12 小时,肠扩张的程度肯定达到诊断水平。结肠梗阻发展到 X 线征象出现的时间就更长。充气的小肠特别是空肠可从横绕肠管的环状襞加以辨认,并可与具有结肠袋影的结肠相区别。此外,典型的小肠肠型多在腹中央部分,而结肠影在腹周围或在盆腔。根据患者体力情况可采用立或卧式,从正位或侧位摄片,必要时进行系列摄片。

肠梗阻的诊断确定后,应进步鉴别梗阻的类型。因于治疗及预后方面差异很大,如机械性肠梗阻多需手术解除,动力性肠梗阻则可用保守疗法治愈,绞窄性肠梗阻应尽早进行手术,而单纯性机械性肠梗阻可先试行保守治疗。应鉴别之点如下。

(一)鉴别机械性肠梗阻和动力性肠梗阻

首先要从病史上分析有无机械梗阻因素。动力性肠梗阻包括常见的麻痹性和少见的痉挛性肠梗阻。机械性肠梗阻的特征是阵发性肠绞痛、肠鸣音亢进和非对称性腹胀;而麻痹性肠梗阻的特征为无绞痛、肠鸣音消失和全腹均匀膨胀;痉挛性肠梗阻可有剧烈腹痛突然发作和消失,间歇期不规则,肠鸣音减弱而不消失,但无腹胀。X 线腹部平片有助于两者的鉴别:机械性梗阻的肠胀气局限于梗阻部位以上的肠段;麻痹性梗阻时,全部胃、小肠和结肠均有胀气,程度大致相同;痉挛性梗阻时,肠无明显胀气和扩张。每隔分钟拍摄正、侧位腹部平片以观察小肠有无运动,常可鉴别机械性与麻痹性肠梗阻。

(二)鉴别单纯性肠梗阻和绞窄性肠梗阻

绞窄性肠梗阻可发生于单纯性机械性肠梗阻的基础上,单纯性肠梗阻因治疗不善而转变为绞窄性肠梗阻的占 $15\%\sim43\%$,一般认为出现下列征象应疑有绞窄性肠梗阻。

(1)急骤发生的剧烈腹痛持续不减,或由阵发性绞痛转变为持续性腹痛,疼痛的部位较为固定。若腹痛涉及背部提示肠系膜受到牵拉,更提示为绞窄性肠梗阻。

(2)腹部有压痛、反跳痛和腹肌强直,腹胀与肠鸣音亢进则不明显。

(3)呕吐物、胃肠减压引流物、腹腔穿刺液含血液,亦可有便血。

(4)全身情况急剧恶化,毒血症表现明显,可出现休克。

(5)X线平片检查可见梗阻部位以上肠段扩张并充满液体,状若肿瘤或呈"C"形面被称为"咖啡豆征",在扩张的肠管间常可见有腹水。

(三)鉴别小肠梗阻和结肠梗阻

高位小肠梗阻呕吐频繁而腹胀较轻,低位小肠梗阻则反之。结肠梗阻的临床表现与低位小肠梗阻相似。但 X 线腹部平片检查则可区别。小肠梗阻是充气之肠襻遍及全腹,液平较多,而结肠则不显示。若为结肠梗阻则在腹部周围可见扩张的结肠和袋形,小肠内积气则不明显。

(四)鉴别完全性肠梗阻和不完全性肠梗阻

完全性肠梗阻多为急性发作而且症状明显,不完全性肠梗阻则多为慢性梗阻,症状不明显,往往为间隙性发作。X 线平片检查完全性肠梗阻者肠襻充气扩张明显,不完全性肠梗阻则反之。

(五)肠梗阻病因的鉴别诊断

判断病因可从年龄、病史、体检、X 线检查等方面的分析着手。例如,患者以往有过腹部手术、创伤、感染的病史,应考虑肠粘连或粘连带所致的梗阻;患者有肺结核,应想到肠结核或腹膜结核引起肠梗阻的可能。遇风湿性心瓣膜病伴心房纤颤、动脉粥样硬化或闭塞性动脉内膜炎的患者,应考虑肠系膜动脉栓塞;而门静脉高压和门静脉炎可致门静脉栓塞。这些动静脉血流受阻是血管性肠梗阻的常见原因。在儿童中,蛔虫引起肠堵塞偶可见到;3 岁以下婴幼儿中原发性肠套叠多见;青、中年患者的常见病因是肠粘连、嵌顿性外疝和肠扭转;老年人的常见病因是结肠癌、乙状结肠扭转和粪块堵塞,而结肠梗阻病例的 90% 为癌性梗阻。成人中肠套叠少见,多继发于 Meckel 憩室、肠息肉和肿瘤。在腹部检查时,要特别注意腹部手术切口瘢痕和隐蔽的外疝。

腹痛、呕吐、腹胀、便秘和停止排气是肠梗阻的典型症状但在各类肠梗阻中轻重并不一致。

1.腹痛

肠梗阻的患者大多有腹痛。在急性完全性机械性小肠梗阻患者中,腹痛表现为阵发性绞痛。是由梗阻部位以上的肠管强烈蠕动所引起,多位于腹中部,常突然发作,逐步加剧至高峰,持续数分钟后缓解。间隙期可以完全无痛,但过段时间后可以再发,绞痛的程度和间隙期的长短则视梗阻部位的高低和病情的缓急而异。一般而言,十二指肠、上段空肠梗阻时呕吐可起减压作用,患者绞痛较轻。而低位回肠梗阻则可因肠胀气抑制肠蠕动,故绞痛亦轻。唯急性空肠梗阻时绞痛较剧烈,一般每 2~5 分钟即发作一次。不完全性肠梗阻腹痛较轻,在一阵肠鸣或排气后可见缓解。慢性肠梗阻亦然,且间隙期亦长。急性机械性结肠梗阻时腹痛多在下腹部。一般较小肠梗阻为轻。结肠梗阻时若回盲瓣功能正常,结肠内容物不能逆流到小肠,肠腔因而逐渐扩大,压力增高,因之除阵发性绞痛外可有持续性钝痛。此种情况的出现应注意有闭袢性肠梗阻的可能性。发作间隙期的持续性钝痛亦是绞窄性肠梗阻的早期表现。如若肠壁已发生缺血坏死则呈持续性剧烈腹痛。至于麻痹性肠梗阻,由于肠肌已无蠕动能力,故无肠绞痛发作,可由高度肠管膨胀而引起腹部持续性胀痛。

2.呕吐

肠梗阻患者几乎都有呕吐,早期为反射性呕吐,吐出物多为胃内容物。后期则为反流性呕吐,因梗阻部位高低而不同,部位越高,呕吐越频越剧烈。低位小肠梗阻时呕吐较轻亦较疏。结肠梗阻时,由于回盲瓣可以阻止反流故早期可无呕吐,但后期回盲瓣因肠腔过度充盈而关闭不全时亦有较剧烈的呕吐,吐出物可含粪汁。

3.腹胀

腹胀是较迟出现的症状,其程度与梗阻部位有关。高位小肠梗阻由于频繁呕吐多无明显腹胀;低位小肠梗阻或结肠梗阻的晚期常有显著的全腹膨胀。闭袢性梗阻的肠段膨胀很突出,常呈不对称的局部膨胀。麻痹性肠梗阻时,全部肠管均膨胀扩大,故腹胀显著。

4.便秘和停止排气

完全性肠梗阻时,患者排便和排气现象消失。但在高位小肠梗阻的最初2~3天,如梗阻以下肠腔内积存了粪便和气体,则仍有排便和排气现象,不能因此否定完全性梗阻的存在。同样,在绞窄性肠梗阻如肠扭转、肠套叠及结肠癌所致的肠梗阻等都仍可有血便或脓血便排出。

5.全身症状

单纯性肠梗阻患者一般无明显的全身症状,但呕吐频繁和腹胀严重者必有脱水,血钾过低者有疲软、嗜睡、乏力和心律失常等症状。绞窄性肠梗阻患者的全身症状最显著,早期即有虚脱,很快进入休克状态。伴有腹腔感染者,腹痛持续并扩散至全腹,同时有畏寒、发热、白细胞增多等感染和毒血症表现。

六、治疗措施

肠梗阻的治疗方法取决于梗阻的原因、性质、部位、病情和患者的全身情况。但不论采取何种治疗方法,纠正肠梗阻所引起的水、电解质和酸碱平衡的失调,做胃肠减压以改善梗阻部位以上肠段的血液循环,以及控制感染等皆属必要。

(一)纠正脱水、电解质丢失和酸碱平衡失调

脱水与电解质的丢失与病情与病类有关。应根据临床经验与血化验结果予以估计。一般成人症状较轻的约需补液 1 500 mL,有明显呕吐的则需补 3 000 mL,而伴周围循环虚脱和低血压时则需补液 4 000 mL 以上。若病情一时不能缓解则尚需补给从胃肠减压及尿中排泄丢失的量,以及正常的每天需要量。当尿量排泄正常时,尚需补给钾盐。低位肠梗阻多因碱性肠液丢失易有酸中毒,而高位肠梗阻则因胃液和钾的丢失易发生碱中毒,皆应予相应的纠正。在绞窄性肠梗阻和机械性肠梗阻的晚期,可有血浆和全血的丢失,产生血液浓缩或血容量的不足,故尚应补给全血或血浆、清蛋白等方能有效地纠正循环障碍。

在制定或修改此项计划时,必须根据患者的呕吐情况、脱水体征,每小时尿量和尿比重,血钠、钾、氯离子、二氧化碳结合力、血肌酐,以及血细胞压积、中心静脉压的测定结果加以调整。由于酸中毒、血浓缩、钾离子从细胞内逸出,血钾测定有时不能真实地反映细胞缺钾情况。而应进行心电检查作为补充。补充体液和电解质、纠正酸碱平衡失调的目的在于维持机体内环境的

相对稳定,保持机体的抗病能力,使患者在肠梗阻解除之前度过难关,能在有利的条件下经受外科手术治疗。

(二)胃肠减压

通过胃肠插管减压可引出吞入的气体和滞留的液体,解除肠膨胀,避免吸入性肺炎,减轻呕吐,改善由于腹胀引起的循环和呼吸窘迫症状,在一定程度上能改善梗阻以上肠管的淤血、水肿和血液循环。少数轻型单纯性肠梗阻经有效的减压后肠腔可恢复通畅。胃肠减压可减少手术操作困难,增加手术的安全性。

减压管般有两种:较短的一种(Levin 管)可放置在胃或十二指肠内,操作方便,对高位小肠梗阻减压有效;另一种减压管长数米(Miller-Abbott 管),适用于较低位小肠梗阻和麻痹性肠梗阻的减压,但操作费时,放置时需要 X 线透视以确定管端的位置。结肠梗阻发生肠膨胀时,插管减压无效,常需手术减压。

(三)控制感染和毒血症

肠梗阻时间过长或发生绞窄时,肠壁和腹膜常有多种细菌感染(如大肠埃希菌、梭形芽孢杆菌、链球菌等),积极地采用以抗革兰氏阴性杆菌为重点的广谱抗生素静脉滴注治疗十分重要,动物实验和临床实践都证实应用抗生素可以显著降低肠梗阻的病死率。

(四)解除梗阻恢复肠道功能

对单纯性机械性肠梗阻,尤其是早期不完全性肠梗阻,如由蛔虫、粪块堵塞或炎症粘连所致的肠梗阻等可做非手术治疗。早期肠套叠、肠扭转引起的肠梗阻亦可在严密的观察下先行非手术治疗。动力性肠梗阻除非伴有外科情况,不需手术治疗。

非手术治疗除前述各项治疗外尚可加用下列措施。

(1)油类:可用石蜡油生豆油或菜油 200～300 mL 分次口服或由胃肠减压管注入。适用于病情较重,体质较弱者。

(2)麻痹性肠梗阻如无外科情况可用新斯的明注射、腹部芒硝热敷等治疗。

(3)针刺足三里、中脘、天枢、内关、合谷、内庭等穴位可做为辅助治疗。

绝大多数机械性肠梗阻需做外科手术治疗,缺血性肠梗阻和绞窄性肠梗阻更宜及时手术处理。外科手术的主要内容:①松解粘连或嵌顿性疝,整复扭转或套叠的肠管等,以消除梗阻的局部原因。②切除坏死的或有肿瘤的肠段,引流脓肿等,以清除局部病变。③肠造瘘术可解除肠膨胀,便利肠段切除,肠吻合术可绕过病变肠段,恢复肠道的通畅。

七、急救护理

急性肠梗阻护理要点是围绕矫正因肠梗阻引起的全身性生理紊乱和解除梗阻而采取的相应措施,即胃肠减压,纠正水、电解质紊乱和酸碱失衡,防治感染和中毒。采用非手术疗法过程中,需严密观察病情变化。如病情不见好转或继续恶化,应及时为医师提供信息,修改治疗方案。有适应证者积极完善术前准备,尽早手术解除梗阻,加强围手术期护理。

(一)护理目标

(1)严密观察病情变化,使患者迅速进入诊断、治疗程序。

(2)维持有效的胃肠减压。

(3)减轻症状:如疼痛、腹胀、呼吸困难等。

(4)加强基础护理,增加患者的舒适感。

(5)做好水分、电解质管理。

(6)预防各种并发症,提高救治成功率。

(7)加强心理护理,增强患者战胜疾病的信心。

(8)帮助患者及家属掌握自护知识,为患者回归正常生活做准备。

(二)护理措施

1.密切观察病情变化

(1)意识表情变化能够反映中枢神经系统血液灌注情况。意识由清醒变模糊或昏迷提示病情加重。

(2)监测患者血压、脉搏、呼吸、体温,每15～30分钟1次,记录尿量,观察腹痛、腹胀、呕吐、肛门排气排便情况。如果患者有口渴、尿量减少、脉率增快、脉压缩小、烦躁不安、面色苍白等表现,为早期休克征象,应加快输液速度,配合医师进行抢救。早期单纯性肠梗阻患者,全身情况无明显变化,后因呕吐,水、电解质紊乱,可出现脉搏细速、血压下降、面色苍白、眼球凹陷、皮肤弹性减退,四肢发凉等中毒性休克征象,尤以绞窄性肠梗阻更为严重。

(3)注意有无突发的剧烈腹痛、腹胀明显加重等异常情况。若出现持续剧烈的腹痛,频繁的呕吐,非手术治疗疗效不明显,有明显的腹膜炎表现,以及呕血、便血等症状为绞窄性肠梗阻表现,应尽早配合医师行手术治疗。

(4)术后密切观察患者术后一般情况,应30～60分钟测血压、脉搏1次,平稳后可根据医嘱延长测定时间。对重症患者进行心电监护,预防中毒性休克。如发现异常情况要及时通知医师,做好抢救工作。

(5)保持各引流管通畅,妥善固定,防止挤压扭曲,同时密切观察引流液的性状,如量、颜色、气味等。

2.胃肠减压的护理

(1)肠梗阻的急性期须禁食,并保持有效的胃肠减压。胃肠减压可吸出肠道内气体和液体,减轻腹胀,降低肠腔内压力,改善肠壁血液循环,有利于改善局部病变及全身情况。关心安慰患者,讲解胃肠减压的作用及重要性,使患者重视胃肠减压的作用。

(2)妥善固定胃管,每2小时抽吸1次,避免折曲或脱出,保持引流通畅,若引流不畅时可用等渗盐水冲洗胃管,观察引出物的色、质、量并记录。

(3)避免胃内存留大量的液体和气体影响药物的保存和吸收。注药操作时,动作要轻柔,避免牵拉胃管引起患者不适,注射完毕,一定要夹紧胃管2～3小时,以利于药物吸收及进入肠道。

(4)动态观察胃肠吸出物的颜色及量。若吸出物减少及变清,肠鸣音恢复,表示梗阻正在缓解;若吸出物的量较多,有粪臭味或呈血性,表示肠梗阻未解除,促使细菌繁殖或者引起肠管血循环障碍,应及早通知医师,采取合理手术治疗。

(5)术后更应加强胃肠减压的护理。每天记录胃液量,便于医师参考补液治疗。注意胃液性质,发现有大量血性液体引出时,应及时报告医师处理。

3.体位和活动的护理

(1)非手术患者卧床休息。在血压稳定的情况下,可采取半卧位,以减轻腹痛、腹胀,并有利于呼吸。

(2)术后待生命体征平稳后采用半卧位,以利于腹腔内渗出液流向盆腔而利于吸收(盆腔内腹膜吸收能力较强),使感染局限化,减少膈下感染,减轻腹部张力,减轻切口疼痛,有利于切口愈合。有造瘘口者应向造瘘口侧侧卧,以防肠内大便或肠液流出污染腹部切口或从造瘘口基底部刀口流入肠腔而致感染。护理人员应经常协助患者维持好半卧位。

(3)指导和协助患者活动。术后 6 小时血压平稳后可在床上翻身,动作宜小且轻缓,术后第一天可协助坐起并拍背促进排痰。同时鼓励患者早期下床活动,有利于肠蠕动恢复,防止肠粘连,促进生理功能和体力的恢复,防止肺不张。

(4)被动、主动活动双下肢,防止下肢静脉血栓形成。瘦、弱、年老的患者同时要特别注意骶尾部的皮肤护理,防止因受压过久发生压疮。

4.腹痛的护理

(1)患者主诉疼痛时应立即采取相应的处理措施,如给予舒适的体位、同情安慰患者、让患者做深呼吸。但在明确诊断前禁用强镇痛药物。

(2)禁食,保持有效的胃肠减压。

(3)观察腹疼的部位、性质、程度、进展情况。单纯性机械性肠梗阻一般为阵发性剧烈绞痛;绞窄性肠梗阻腹痛往往为持续性腹痛伴有阵发性加重,疼痛也较剧烈;麻痹性肠梗阻腹痛往往不明显,阵发性绞痛尤为少见;结肠梗阻一般为胀痛。要观察生命体征变化,判断有无绞窄性肠梗阻及休克的发生,为治疗时机选择提供依据。

5.呕吐的观察及护理

(1)呕吐时,协助患者坐起或使其头侧向一边,及时清理呕吐物,防止窒息和引起吸入性肺炎。

(2)呕吐后用温开水漱口,保持口腔清洁,清洁颜面部,并观察记录呕吐时间、次数、性质、量等。维持口腔清洁卫生,口腔护理每天 2 次,防止口腔感染。

(3)若留置胃肠减压后仍出现呕吐者,应考虑是否存在引流不畅,检查胃管的深度是否移位或脱出,管道是否打折、扭曲,管腔是否堵塞,应及时给予相应的处理。

6.腹部体征的观察及护理

(1)评估、记录腹胀的程度,观察病情变化。观察腹部外形,每小时听诊肠鸣音 1 次,腹胀伴有阵发性腹绞痛,肠鸣音亢进,甚至有气过水声或金属音,应严密观察。麻痹性肠梗阻时全腹膨胀显著,但不伴有肠型;闭襻性肠梗阻可以出现局部膨胀;结肠梗阻因回盲瓣关闭可以显示腹部高度膨胀,而且往往不对称。

(2)动态观察是否有肛门排气、排便。

(3)减轻腹胀的措施有胃管引流,保持有效负压吸引。热敷或按摩腹部。如无绞窄性肠梗阻,可从胃管注入石蜡油,每次 20~30 mL,促进排气、排便。

7.加强水、电解质管理

(1)准确记录 24 小时出入量、每小时尿量,作为调整输液量的参考指标。

(2)遵医嘱尽快补充水和电解质的丢失。护士应科学、合理地安排补液顺序。危及生命的电解质紊乱,如低钾,要优先补给。

(3)维持有效的静脉通道,必要时建立中心静脉通道。加强局部护理。

8.预防感染的护理

(1)为患者执行各项治疗、操作时严格遵守无菌技术原则。接触患者前后均用流水洗手,防止交叉感染。

(2)有引流管者,应每天更换引流袋,保持引流通畅。

（3）禁食和胃肠减压期间应用生理盐水或漱口液口腔护理,每天 3 次,防止口腔炎的发生。

（4）留置导尿管者应用 0.1％苯扎溴铵消毒尿道口或抹洗外阴,每天 3 次。

（5）加强皮肤护理,及时擦干汗液、清理呕吐物、更换衣被。每 2 小时变换体位 1 次,按摩骨突部位,防止压疮的发生。

9.引流管的护理

（1）术后因病情需要放置腹腔引流管,护士应明确引流管的放置位置及作用,注意引流管是否固定牢固,有无扭曲、阻塞等。

（2）术后每 30 分钟挤压 1 次引流管,以避免管腔被血块堵塞,保持引流管通畅。

（3）注意观察引流液的量及性质,及时准确地向医师报告病情。

（4）在操作过程中注意无菌操作,防止逆行感染。

10.饮食护理

待胃肠功能恢复,肛门排气后给患者少量流质饮食。肠切除者,应在肛门排气 2 天后才能开始进食流质饮食。进食后如无不适,逐渐过渡至半流、软质、普通饮食。给予无刺激、易消化、营养丰富及富含纤维素的食物。有造瘘口者避免进食产气、产酸和刺激性食物如蛋、洋葱、芹菜、蒜或含糖高的食物,以免产生臭气。随着病情恢复,造瘘口功能的健全,2 周左右可进容易消化的少渣普食及含纤维素高的食物,不但可使粪便成形,便于护理,而且起到扩张造瘘口的作用。

11.心理护理

肠梗阻发病急,疼痛剧烈,患者一般有紧张、恐惧、焦虑等不良情绪,入院后急于想得到治疗,缓解疼痛。护士耐心安慰解释,与家属做好沟通工作,共同鼓励、关心患者。

（1）介绍环境及负责医师、护士,协助患者适应新环境。为患者提供安静、整洁、舒适的环境,避免不良刺激。

（2）治疗操作前简单解释,操作轻柔,尽量减少引起患者恐惧的医源性因素。

（3）用浅显的语言向患者解释疾病的原因、治疗措施、手术需要的配合。

（4）对患者的感受表示理解,耐心倾听,鼓励其说出自己心中的感受,给予帮助。

（5）避免在与医师、家属充分沟通前,直接同患者谈论病情的严重性。

（三）健康教育

（1）养成良好的生活习惯,如生活起居要有规律,每天定时排便,排便时精力集中,即使无便意也要做排便动作,保持大便通畅。

（2）饱餐后不宜剧烈运动和劳动,防止发生肠扭转。

（3）定期复诊。有腹胀、腹痛等不适时,及时到医院检查。及早发现引起肠梗阻的因素,早诊断、早治疗。

（孙春晖）

第七章　骨外科护理

第一节　关节脱位

一、肩关节脱位

(一)疾病概述

1.概念

肩关节脱位最常见,占全身关节脱位的45%,多发生于青壮年,男性多于女性。肩关节由肩胛骨的关节盂和肱骨头构成,属球窝关节,关节盂面积小而浅,肱骨头相对大而呈球形,其面积为关节盂的4倍,关节囊薄而松弛,周围韧带较薄弱,关节结构不稳定,运动范围大,故易于发生脱位。

2.相关病理生理

创伤性关节脱位后,主要表现为构成关节的骨端移位、关节囊破裂、关节腔周围积血。血肿机化后,形成肉芽组织,继而发展成为纤维组织,与关节周围组织粘连。脱位可伴关节附近韧带、肌和肌腱损伤,也可伴撕脱性骨折及周围血管、神经损伤。

3.病因和分类

创伤是肩关节脱位的主要原因,多由间接暴力引起。当身体侧位跌倒时,手掌撑地,肩关节呈外展外旋位,肱骨头在外力作用下突破关节囊前壁,滑出肩胛盂而致脱位;也可由于上臂过度外展外旋后伸时,肱骨颈或肱骨大结节抵触于肩峰时构成杠杆支点,使肱骨头向盂下滑出发生脱位。直接暴力可致肩关节后方直接受到撞伤,使肱骨头向前脱位。

肩关节脱位分为前脱位、后脱位、下脱位和盂上脱位。由于肩关节前下方组织薄弱,因此以前脱位多见。因脱位后肱骨头所在的位置不同,前脱位又分为喙突下脱位、盂下脱位和锁骨下脱位。脱位后常合并肱骨大结节骨折和肩袖的撕裂,严重者可合并肱骨外科颈骨折及臂丛神经损伤。

4.临床表现

(1)症状:肩关节脱位后,患肩肿胀、疼痛、主动和被动活动受限。患肢呈弹性固定于轻度外展内旋位,肘关节屈曲,患肢较对侧长,常以健侧手托住患侧前臂、头和躯干向患侧倾斜。

(2)体征:肩关节脱位后,关节盂空虚,肩峰突出,肩部失去原有圆隆曲线,呈方肩畸形;肩胛盂处有空虚感;在腋窝、喙突下或锁骨下可触及移位的肱骨头;搭肩试验(Dugas)阳性,即肩关脱位后,患侧手掌搭到健侧肩部时,患肘部不能贴近胸壁;患侧肘部紧贴胸部时,患侧手掌不能搭到健肩。

5.辅助检查

X线检查可明确脱位的类型、移位方向、有无合并肱骨大结节撕脱性及肱骨外科颈骨折。对怀疑有肱骨头骨折者可行CT扫描。

6.治疗原则

(1)非手术治疗。

手法复位:脱位后要尽快复位,选择臂丛神经麻醉或全身麻醉,使肌肉松弛,在无痛下进行复位。常用手牵足蹬法(Hippocrates法)和悬垂法(Stimson法)。

固定:单纯肩关节前脱位,复位后腋窝处垫棉垫,用三角巾悬吊上肢,保持肘关节屈曲90°;关节囊破损明显或仍有肩关节半脱位者,应将患侧手置于对侧肩上,上肢贴靠胸壁,腋下垫棉垫,用绷带将患肢固定于胸壁前,固定于内收内旋位。肩关节后脱位,复位后用人字石膏或外展架固定在外展、后伸、外旋位。一般固定3~4周,合并大结节骨折者适当延长1~2周;40岁以上的患者,固定时间可相应缩短,因为年长患者关节制动时间越长,越容易发生关节僵硬。有习惯性脱位病史的年轻人适当延长固定期。

功能锻炼:固定期间活动腕部和手指,并做上臂、前臂肩关节肌群的收缩运动;疼痛肿胀缓解后,可指导患者用健侧手缓慢推动患肢外展与内收活动,活动范围以不引起患侧肩部疼痛为限;3周后,指导患者进行弯腰、垂臂、甩肩锻炼。具体方法:患者弯腰90°,患肢自然下垂,以肩为顶点作圆锥形环转,范围由小到大;4周后,指导患者做手指爬墙外展、爬墙上举、滑车带臂上举、举手摸顶锻炼,使肩关节功能完全恢复。

(2)手术治疗:手术切开复位术适用于肩关节新鲜脱位合并肱骨颈、肱骨干骨折,或肩盂骨折块嵌入关节内,或肱二头肌长头嵌于关节间,或合并血管、神经损伤的患者;习惯性肩关节脱位;儿童及青年人的陈旧性脱位等。

(二)护理评估

1.一般评估

(1)健康史:一般情况,如年龄、出生时情况、对运动的喜好等;外伤史:评估患者有无突发外伤史、受伤后的症状和疼痛的特点、受伤后的处理方法;既往史:患者以前有无类似外伤病史、有无关节脱位习惯、既往脱位后的治疗及恢复情况等。

(2)生命体征(T、P、R、BP):创伤性脱位合并血管损伤时,可能导致血压下降等,观察有无休克。

(3)患者主诉:脱位原因、时间;有无外伤史;导致脱位的外力方式、性质;脱位后处理措施;疼痛性质及程度。

(4)相关记录:疼痛评分、全身皮肤及其他部位外伤情况。

2.身体评估

(1)术前评估。①视诊:患者有无被迫性体位;脱位关节有无肿胀、皮下瘀斑、畸形;有无血管及神经受压的表现、皮肤有无受损。②触诊:有无压痛、是否触及脱出的关节头及空虚的关节盂、患肢动脉搏动的情况、有无感觉异常。③叩诊:患肢神经反射是否正常。④动诊:脱位关节活动能力,患肢肌力。⑤量诊:患肢有无短缩、双侧肢体周径大小、关节活动度。⑥特殊检查:Dugas征(肩关节脱位)。

术前准备评估:术前实验室检查结果评估:血常规及血生化、胸片、心电图等;术区皮肤、饮食、肠道、用药准备;评估患者对手术过程的了解程度,有无过度焦虑或者担忧;对预后的期望值等。

(2)术后评估:了解麻醉和手术方法、手术经过是否顺利、术中出血情况;了解术后生命体征、切口及引流情况等;观察有无并发血管、神经损伤。①视诊:手术切口有无红肿;术区敷料有无渗血、渗液;患肢的颜色及有无肿胀。②触诊:患肢动脉搏动是否可扪及;患肢感觉有无异常。③动诊:观察患肢关节主动活动及被动活动情况,有无关节僵硬。④量诊:使用疼痛评分尺进行疼痛评分;使用皮尺及量角器分别测量患肢肿胀度及关节活动度。

(3)心理-社会评估:评估患者的心理状况,了解患者及家属对疾病、治疗及预后的认知程度,家庭的经济承受能力,对患者的支持态度及其他社会支持系统情况。

(4)辅助检查阳性结果评估:X线检查结果,确定脱位类型及骨折情况。

(5)治疗效果评估。

非手术治疗效果评估要点:①评估外固定是否有效,松紧度是否适宜,患肩是否固定于关节功能位,有无相关并发症,如皮肤压疮、关节僵硬等。②评估患肢末梢血运感觉、患肢动脉搏动是否可扪及;肢端活动是否正常;皮温是否正常;有无异常感觉,如麻木等。③评估患者功能锻炼情况,如肌力、关节活动范围等,锻炼进程有无按计划进行。

手术治疗效果评估要点。①生命体征的评估:是否能维持生命体征的平稳。②体位评估:是否采取正确的体位,以保持关节功能位及舒适为标准。③手术切口评估:敷料是否干洁、固定,弹性绷带包扎松紧是否适宜。④术肢末梢血运评估:术肢桡动脉搏动是否可扪及;手指活动是否正常;术肢皮温是否正常;有无异常感觉,如麻木等。⑤功能锻炼程度评估:患者是否按计划进行康复训练,效果如何。⑥相关并发症评估:关节僵硬、臂丛神经损伤(肩关节脱位)等。

(三)护理诊断(问题)

1.疼痛

疼痛与关节脱位引起局部组织损伤及神经受压有关。

2.躯体活动障碍

躯体活动障碍与关节脱位、疼痛、制动有关。

3.知识缺乏

缺乏有关复位后继续治疗及正确功能锻炼的有关知识。

4.焦虑

焦虑与担忧预后有关。

5.潜在并发症

(1)关节僵硬:与关节脱位后复位需固定关节有关。

(2)血管、神经受损。

(四)主要护理措施

1.术前护理

(1)休息与体位:急性期患者应适当休息、抬高患肢,促进局部血液回流和减轻肿胀;保持患肩于功能位,以预防关节畸形及病理性脱位;关节脱位复位后外固定时间一般为3~4周,合并骨折者适当延长外固定时间。

(2)饮食:易消化食物,多进含蛋白质、维生素、钙、铁丰富的食物;预防便秘者选用富含植物纤维食物,如粗粮、蔬菜、水果等;多饮水,每天饮水量大于 3 000 mL,防止粪便干燥;多食酸奶,以促进肠蠕动;避免食用刺激性食物,如辣椒等。

(3)用药护理:遵医嘱及时用药,观察药效及不良反应,及时记录及处理。

(4)专科护理。①疼痛的护理:评估患者疼痛程度,及时合理给予非药物止痛,如早期局部冷疗、心理疗法等,疼痛评分为 4 分以上者,按需予药物止痛。及时评估用药后的疼痛缓解情况。②肿胀的护理:早期冷敷,减轻损伤部位的出血和水肿;24 小时后热敷,以减轻肌肉的痉挛;后期理疗,改善血液循环,促进渗出液的吸收。③外固定的护理:密切观察固定位置有无移动,保持有效固定;有无局部压迫症状及皮肤情况;让患者了解固定时限。④患肢末梢血运观察:注意观察肢端末梢血运、运动、感觉情况。如发现肢体远端苍白、厥冷、发绀、疼痛、感觉减退及麻木等异常情况,应及时通知医师妥善处理。

2.术后护理

(1)生命体征的测量:术后 24 小时内,密切观察生命体征的变化,进行床边心电监护,每 0.5~1 小时记录 1 次,观察有无因术中出血、麻醉等引起血压下降。

(2)体位的护理:全身麻醉术后应去枕平卧 6 小时,6 小时后可予适当摇高床头或取半卧位,术后 1~2 天可根据患者情况考虑起床活动;术后患肢用三角巾悬吊于胸前,保持肘关节屈曲 90°。

(3)切口的观察:保持切口敷料清洁干燥,一旦被血液渗透应及时更换,以防止切口感染。

(4)患肢肢端血液循环的观察:密切观察患肢桡动脉搏动及手指的感觉活动情况,注意有无血管神经的损伤,出现异常时及时通知医师处理。

3.术后并发症护理

(1)肩关节僵硬的护理:循序渐进进行康复训练。固定期间行肌肉等长缩,如前臂肌肉收缩、股四头肌收缩训练;远端关节早期活动,如手指抓捏、握拳活动、前臂伸展运动等,促进血液循环;去除外固定后,练习脱位关节的活动及关节周围肌力训练,以主动锻炼为主,以不引起剧烈疼痛为度,切忌粗暴进行被动活动。

(2)血管、神经受损的护理:肩关节脱位或术后发生神经损伤并不多见,但如果出现患肢无力,肩外展功能丧失,要考虑有臂丛神经损伤,应及时通知医师,予神经营养药物,局部理疗,加强手指各关节及腕关节的主、被动活动,防止肌肉萎缩和关节僵硬。一般采用非手术治疗可恢复,观察 3 个月,如无恢复迹象应行手术探查。

4.心理护理

关节脱位多由意外事故造成,患者常焦虑、恐惧、自信心不足等,在生活上给予帮助,加强沟通,耐心开导,使之心情舒畅,从而愉快地接受配合治疗及康复。

5.健康教育

向患者及家属讲解肩关节脱位治疗和康复的知识。说明复位后固定的目的、方法、重要意义及注意事项,使其充分了解固定的重要性、必要性及复位后必须固定的时限。讲述功能锻炼的重要性和必要性,并指导其进行康复锻炼,使患者能自觉按计划实施。固定期间进行肌肉舒缩活动及邻近关节主动活动,切忌被动运动;固定拆除后,逐步进行肢体的全范围功能锻炼,防止关节粘连和肌萎缩。习惯性反复脱位者,须保持有效固定并严格遵医嘱坚持功能锻炼,避免各种导致再脱位的原因。

(五)护理效果评估

(1)患者疼痛是否得到有效控制,疼痛主诉减少。

(2)患者是否掌握关节功能康复训练相关知识,关节功能恢复程度,能否满足日常活动需要。

(3)有无血管、神经损伤或发生时能否及时发现和护理。

(4)手术切口能否保持清洁干燥,有无切口感染的发生。

(5)有无相关并发症发生。

二、髋关节脱位

(一)疾病概述

1.概念

髋关节由股骨头和髋臼构成,是杵臼关节。髋臼为半球形,深而大,周围有坚韧带与肌群,结构相当稳定,故往往只有强大暴力才能导致髋关节脱位;约50%髋关节脱位同时合并有骨折。

2.相关病理生理

创伤性关节脱位后,主要表现为构成关节的骨端移位,关节囊破裂,关节腔周围积血。血肿机化后,形成肉芽组织,继而发展成为纤维组织,与关节周围组织粘连。脱位可伴关节附近韧带、肌和肌腱损伤,也可伴撕脱性骨折及周围血管、神经损伤。

3.病因和分类

髋关节脱位根据股骨头的位置可分为以下3种脱位。

(1)髋关节后脱位:髋关节于屈曲、内收位时,股骨头顶在髋臼后上缘,若暴力由前向后冲击膝部,并经股骨干纵轴传递到股骨头,使股骨头冲破关节囊后上部分而发生脱位。如撞车、高处坠落或弯腰姿势时重物打击于腰背部时。

(2)髋关节前脱位:髋关节处于过度外展外旋位时,遭到外展暴力使大转子顶端与髋臼上缘相撞击,使股骨头冲破前方关节囊而脱出到闭孔或耻骨处,也称闭孔部脱位或耻骨部脱位。

(3)髋关节中心脱位:当暴力作用于大转子外侧时,使股骨头冲击髋臼底部,引起髋臼底部骨折,如外力继续作用,股骨头连同髋臼骨折片一齐向盆腔内移位时,为中心脱位。

以后脱位最常见,占全部髋关节脱位的85%~90%。脱位时常造成关节囊撕裂、髋臼后缘或股骨头骨折。有时合并坐骨神经挫伤或牵拉伤。

4.临床表现

(1)症状:患侧髋关节疼痛,主动活动功能丧失,被动活动时引起剧烈疼痛。

(2)体征:①髋关节后脱位时,患肢呈屈曲、内收、内旋或缩短畸形。臀部可触及脱出的股骨头,大粗隆上移。髋部疼痛、关节功能障碍明显,肿胀不明显;可合并坐骨神经损伤,大多为挫伤,主要原因为股骨头压迫。表现为大腿后侧、小腿后侧及外侧和足部全部感觉消失,膝关节的屈肌,小腿和足部全部肌瘫痪,足部出现神经营养性改变。②髋关节前脱位时,患肢呈轻度屈髋、过度外展、外旋畸形。耻骨脱位时患肢极度外旋90°畸形,髋外侧较平,患肢屈髋15°~20°外展畸形,腹股沟区可触及股骨头;会阴部脱位时在会阴部可触及股骨头。③髋关节中心脱位时,如股骨头移位不多者只有局部疼痛、肿胀及活动障碍,无特殊体位畸形;股骨头移位严重者患肢有轻度缩短畸形,大转子因内移而不易摸到。

5.辅助检查

X线检查可了解脱位的类型及有无合并髋臼或股骨头骨折。

6.治疗原则

(1)非手术治疗。

手法复位:髋关节脱位后宜尽早复位,最好在 24 小时内,超过 24 小时后再复位,十分困难。髋关节前脱位,常用的复位方法为提拉法(Allis)。

固定:复位后,用持续皮牵引或穿丁字鞋固定患肢,保持患肢于伸直、外展位,防止髋关节屈曲、内收、内旋,禁止患者坐起。一般固定 2～3 周。

功能锻炼:①固定期间患者可进行股四头股收缩锻炼,患肢距小腿关节的活动及其余未固定关节的活动。②3 周后开始活动关节;4 周后,去除皮牵引,指导患者扶双拐下地活动。③3 个月内,患肢不负重,以免发生股骨头缺血性坏死或因受压而变形。④3 个月后,经 X 线检查证实股骨头血液供应良好者,可尝试去拐步行,进行步态训练。

(2)手术治疗:对手法复位失败者或髋臼后上缘有大块骨片复位不良或不稳者,应选择早期髋关节切开复位内固定术。

(二)护理评估

1.一般评估

(1)健康史:评估患者受伤的原因、时间;受伤的姿势;外力的方式、性质;脱位的轻重程度;评估患者受伤时的身体状况及病情发展情况;了解伤后急救处理措施。

(2)生命体征(T、P、R、BP):评估意识等,观察有无休克。

(3)患者主诉:外伤史及脱位的原因、时间;疼痛的程度。

(4)相关记录:疼痛评分、全身皮肤及其他部位外伤情况。

2.身体评估

(1)术前评估。①视诊:患者有无被迫性体位;患肢有无短缩、屈曲、内收内旋或外展外旋畸形;脱位关节有无肿胀、皮下瘀斑;有无血管及神经受压的表现、皮肤有无受损。②触诊:有无压痛、是否触及脱出的关节头;患肢足背动脉搏动的情况、有无感觉异常。③叩诊:患肢神经反射是否正常。④动诊:脱位关节活动能力,患肢肌力。⑤量诊:患肢有无短缩、双侧肢体周径大小、关节活动度。术前准备评估:术前实验室检查结果评估:血常规及血生化、胸片、心电图等;术区皮肤、饮食、肠道、用药准备;评估患者对手术过程的了解程度,有无过度焦虑或者担忧;对预后的期望值等。

(2)术后评估:了解麻醉和手术方法、手术经过是否顺利、术中出血情况;了解术后生命体征、切口及引流情况等;观察有无并发血管神经损伤。①视诊:手术切口有无红肿;术区敷料有无渗血、渗液;患肢的颜色及有无肿胀。②触诊:患肢动脉搏动是否可扪及;患肢感觉有无异常。③动诊:观察患肢关节主动活动及被动活动情况,有无关节僵硬。④量诊:使用疼痛评分尺进行疼痛评分;使用皮尺及量角器分别测量患肢肿胀度及关节活动度。

3.心理-社会评估

评估患者的心理状况,了解患者及家属对疾病、治疗及预后的认知程度,家庭的经济承受能力,对患者的支持态度及其他社会支持系统情况。

4.辅助检查阳性结果评估

X 线检查结果,确定脱位类型及骨折情况,并与股骨颈骨折鉴别。

5.治疗效果评估

(1)非手术治疗效果评估要点:①评估外固定是否有效,松紧度是否适宜,患髋是否固定于关节功能位,有无相关并发症,如皮肤压疮、下肢深静脉血栓形成等。②评估患肢末梢血运感觉,患肢动脉搏动是否可扪及;肢端活动是否正常;皮温是否正常;有无异常感觉,如麻木、感觉消退等。③评估患者功能锻炼情况,如肌力、关节活动范围等,锻炼进程有无按计划进行。

(2)手术治疗效果评估要点。①生命体征的评估:是否能维持生命体征的平稳,有无发生出血性休克等。②体位评估:是否采取正确的体位,以保持关节功能位及舒适为标准。③手术切口评估:敷料是否干洁固定,弹性绷带包扎松紧是否适宜。④术肢末梢血运评估:术肢桡动脉搏动是否可扪及;足趾活动是否正常;术肢有无肿胀,皮温是否正常;有无异常感觉,如麻木、感觉消退等。⑤功能锻炼程度评估:患者是否按计划进行康复训练,效果如何。⑥相关并发症评估:便秘、压疮、下肢深静脉血栓形成、坠积性肺炎等。

(三)护理诊断(问题)

1.疼痛

疼痛与关节脱位引起局部组织损伤及神经受压有关。

2.身体活动障碍

身体活动障碍与关节脱位、疼痛、制动有关。

3.知识缺乏

知识缺乏与缺乏有关复位后继续治疗及正确功能锻炼的知识有关。

4.焦虑

焦虑与担忧预后有关。

5.潜在并发症

便秘、压疮、下肢深静脉血栓形成、坠积性肺炎、血管神经受损。

(四)主要护理措施

1.术前护理

(1)体位:髋关节后脱位患者固定于轻度外展,前脱位固定于内收、内旋、伸直位,中心脱位固定于外展位。抬高患肢并保持患肢于关节功能位,以利静脉回流,减轻肿胀。

(2)缓解疼痛。

局部冷热敷:受伤 24 小时内局部冷敷,达到消肿止痛的目的;受伤 24 小时后,局部热敷以减轻肌肉痉挛引起的疼痛。

避免加重疼痛的因素:进行护理操作或移动患者时,托住患股,动作轻柔,避免不适活动加重疼痛。

镇痛:应用心理暗示、转移注意力或松弛疗法等非药物镇痛方法缓解疼痛,必要时遵医嘱应用镇痛剂。

(3)外固定护理:使用石膏固定或牵引的患者,密切观察固定是否有效,固定物压迫处皮肤有无受损;患肢末梢血运感觉情况。

(4)皮肤护理:髋关节脱位固定后需长期卧床的患者,鼓励其经常更换体位,保持床单整洁,预防压疮产生。对于皮肤感觉功能障碍的肢体,防止烫伤和冻伤。

2.术后护理

(1)生命体征的测量:术后 24 小时内,密切观察生命体征的变化,进行床边心电监护,每 0.5～1.0 小时记录 1 次,观察有无因术中出血、麻醉等引起血压下降。

(2)体位的护理:全身麻醉术后应去枕平卧 6 小时,6 小时后可予适当摇高床头或取半卧位,保持患肢外展中立位。

(3)切口的观察:保持切口敷料清洁干燥,一旦被血液渗透应及时更换,以防止切口感染。

(4)患肢肢端血液循环的观察:密切观察患肢足背动脉搏动及足趾的感觉活动情况,注意有无血管神经的损伤,出现异常时及时通知医师处理。

3.术后并发症护理

(1)便秘:重建正常排便形态;定时排便,注意便意,食用促进排泄的食物,如粗粮、蔬菜、水果、豆类及其他粗糙食物;摄取充足水分,进行力所能及的活动等;必要时使用甘油栓、开塞露等塞肛或进行灌肠。

(2)压疮。①预防压疮:原则是防止组织长时间受压,改善营养及血液循环情况;重视局部护理;加强观察,对发生压疮危险度高的患者进行预防。②护理措施:采用 Braden 评分法来评估发生压疮的危险程度,评分值越小,说明器官功能越差,发生压疮的危险性越高;间歇性解除压迫,卧床患者每 2~3 小时翻身 1 次,有条件者可使用减压贴、气垫床等;保持皮肤清洁和完整;加强营养,补充丰富蛋白质、足量热量、维生素 C 和维生素 A 及矿物质。③发生压疮后,评估压疮分期,进行对应处理。

(3)下肢深静脉血栓。①评估危险因素:手术种类、创伤程度、手术时间及术后卧床时间;年龄,年龄越大,发病率明显升高;制动时间,固定姿势;既往史,既往有静脉血栓形成史者的发病率为无既往史者的 5 倍;恶性肿瘤;其他,如肥胖、血管内插管等。②预防措施:活动,卧床者至少每 2~3 小时翻身 1 次;手术患者术后抬高患肢高于心脏水平,利于静脉回流;鼓励尽早床上行踝泵运动、股四头肌舒缩运动等;鼓励早期下床活动;穿弹力长袜或弹性绷带包扎,可减少静脉瘀滞和增加回流,降低末端腓肠静脉血栓;使用间歇外部加压装置,增加血流速度;尽量避免下肢血管穿刺;遵医嘱使用抗凝药物,如低分子肝素钙、利伐沙班片等。③下肢深静脉血栓形成后处理:绝对卧床休息,抬高患肢 20°~30°;床上活动时避免动作过大,禁止患肢按摩,避免用力排便,以防血栓脱落而致肺栓塞;观察患肢肿胀程度、末梢循环等变化;遵医嘱使用抗凝、溶栓药物,并观察有无出血倾向,监测凝血功能;警惕肺栓塞的形成,临床无症状肺栓塞多见,一般在血栓形成 1~2 周内发生,且多发生在久卧开始活动时,当下肢深静脉血栓患者出现气促、咳嗽、呼吸困难、咯血样泡沫痰等症状时应及时处理。

(4)坠积性肺炎:鼓励患者有效咳嗽及咳痰;翻身叩击背部每 2 小时 1 次;痰液黏稠不易咯出时行雾化吸入,以稀释痰液,利于引流;指导行深呼吸训练等。

4.心理护理

关节脱位多由意外事故造成,患者常焦虑、恐惧、自信心不足等,在生活上给予帮助,加强沟通,耐心开导,使之心情舒畅,从而愉快地接受配合治疗及康复。

5.健康教育

向患者及家属讲解髋关节脱位治疗和康复的知识。说明复位后固定的目的、方法、重要意义及注意事项,使其充分了解固定的重要性、必要性及复位后必须固定的时限。讲述功能锻炼的重要性和必要性,并指导其进行康复锻炼,使患者能自觉按计划实施。固定期间进行肌肉舒缩活动及邻近关节主动活动,切忌被动运动;固定拆除后,逐步进行肢体的全范围功能锻炼,防止关节粘连和肌萎缩。

(五)护理效果评价

(1)患者疼痛是否得到有效控制,疼痛主诉减少。

（2）患者是否掌握关节功能康复训练相关知识，关节功能恢复程度，能否满足日常活动需要。

（3）患者有无发生血管神经损伤，能否得到及时发现及处理。

（4）手术切口能否保持清洁干燥，有无感染的发生。

（5）有无发生相关并发症。

三、肘关节脱位

（一）疾病概述

1.概念

肘关节脱位发病率仅次于肩关节，多发生于 10～20 岁青少年，男性多于女性，多为运动损伤。

2.相关病理生理

脱位后局部肿胀明显，如不及时复位，易导致前臂缺血性痉挛。

3.病因和分类

多由间接暴力引起。根据脱位的方向可分为后脱位、前脱位、侧方脱位。后脱位为最常见的肘关节脱位，当肘关节处于伸直位，前臂旋后位跌倒时，暴力经前臂传递至尺、桡骨上端，在尺骨鹰嘴处产生杠杆作用，导致前方关节囊撕裂，使尺、桡骨近端同时脱向肱骨远端的后方，发生肘关节后脱位；当肘关节处于内翻或外翻位时遭受暴力，可发生尺侧或桡侧侧方脱位；当肘关节处于屈曲位时，肘后方受到直接暴力作用，可产生尺骨鹰嘴骨折和肘关节前脱位，此类相对少见。

4.临床表现

（1）症状：肘关节局部疼痛、肿胀、弹性固定，功能受限。肘关节处于半屈近于伸直位，患者以健手支托患肢前臂。

（2）体征：脱位后，肘部变粗后突，前臂短缩，肘后凹陷，鹰嘴后突显著，肘后三角关系失常。鹰嘴突高出内外髁，可触及肱骨下端。若局部明显肿胀，则可能出现正中神经或尺神经损伤，亦可出现动脉受压的临床表现。

（3）后脱位时，可合并正中神经或尺神经损伤，偶尔可损伤肱动脉。

正中神经损伤表现为拇指、示指、中指的感觉迟钝或消失，不能屈曲，拇指不能外展和对掌，形成典型的"猿手"畸形。

尺神经损伤主要表现为手部尺侧皮肤感觉消失、小鱼际肌及骨间肌萎缩、掌指关节过伸、拇指不能内收、其他四指不能外展及内收、呈"爪状手"畸形。

动脉受压可出现患肢血液循环障碍，主要表现为患肢苍白、发冷、大动脉搏动减弱或消失等。

5.辅助检查

X 线检查可明确脱位的类型、移位情况及有无合并骨折。对于陈旧性关节脱位，能明确有无骨化性肌炎或缺血性骨坏死。

6.治疗原则

（1）非手术治疗方法。①复位：一般情况下，通过闭合方法可完成脱位关节的复位。复位法为助手配合沿畸形关节方向行前臂和上臂牵引和反牵引，术者从肘后用双手握住肘关节，以指推压尺骨鹰嘴向前下，同时矫正侧方移位，助手在复位过程中维持牵引并逐渐屈肘，出现弹跳感表示复位成功。②固定：复位后，用超过关节夹板或长臂石膏托固定于屈肘 90°位，再用三角巾悬吊于胸前，一般固定 2～3 周。③功能锻炼：固定期间，可做伸掌、握拳、手指屈伸等活动，同时在外固定保护下做肩、腕关节、手指活动。去除固定后,练习肘关节的屈伸、前臂旋转活动及锻炼肘关节周围肌力,通常需要 3~6 个月方可恢复。

(2)手术治疗方法:手法复位失败时,不可强行复位,应采取手术复位。合并有神经损伤者,手术时先探查神经,在保护神经的前提下进行手术复位。

(二)护理评估

1.一般评估

(1)健康史:评估患者的一般情况,如年龄、性别;评估患者受伤的原因、时间;受伤的姿势;外力方式、性质;评估患者受伤时的身体状况及病情发展情况;了解伤后急救处理措施。

(2)生命体征(T、P、R、BP):创伤性脱位合并血管损伤时,可能导致血压下降等,观察有无休克。

(3)患者主诉:脱位原因、时间;有无外伤史;导致脱位的外力方式、性质;脱位后处理措施;疼痛性质及程度。

(4)相关记录:疼痛评分、全身皮肤及其他外伤情况。

2.身体评估

(1)术前评估。①视诊:患肢局部情况,脱位关节有无肿胀、皮下瘀斑、畸形。②触诊:有无压痛、是否触及脱出的关节头及空虚的关节盂、患肢动脉搏动的情况、有无感觉异常。③叩诊:患肢神经反射是否正常。④动诊:脱位关节活动能力,患肢肌力。⑤量诊:患肢有无短缩、双侧肢体周径大小、关节活动度。

术前准备评估:术前实验室检查结果评估:血常规及血生化、胸片、心电图等;术前术区皮肤、饮食、肠道、用药准备。患者准备:评估患者对手术过程的了解程度,有无过度焦虑或者担忧;对预后的期望值等。

(2)术后评估:了解麻醉和手术方法、手术经过是否顺利、术中出血情况;了解术后生命体征、切口及引流情况等;观察有无并发血管神经损伤。①视诊:手术切口有无红肿;术区敷料有无渗血、渗液;患肢的颜色及有无肿胀。②触诊:患肢动脉搏动是否可扪及;患肢感觉有无异常。③动诊:观察患肢关节主动活动及被动活动情况,有无关节僵硬。④量诊:使用疼痛评分尺进行疼痛评分;使用皮尺及量角器分别测量患肢肿胀度及关节活动度。

3.心理-社会评估

评估患者有无恐惧、紧张心理;家庭及社会支持情况;患者对预后的认知程度等,引导患者正确配合疾病的治疗与护理。

4.辅助检查阳性结果评估

X 线检查结果,确定脱位类型及骨折情况。

5.治疗效果的评估

(1)非手术治疗效果评估要点:①评估外固定(夹板、石膏)是否有效,松紧度是否适宜,有无相关并发症,如皮肤压疮、前臂缺血性坏死、关节僵硬等。②评估患肢末梢血运感觉,患肢桡动脉搏动是否可扪及;肢端活动是否正常;皮温是否正常;有无异常感觉,如麻木等。③评估患者功能锻炼情况,如肌力、关节活动范围等,锻炼进程有无按计划进行。

(2)手术治疗评估要点。①生命体征的评估:能否维持生命体征平稳。②术区切口评估:敷料是否干洁固定,弹性绷带包扎松紧是否适宜。③术肢末梢血运评估:术肢桡动脉搏动是否可扪及;手指活动是否正常;术肢皮温是否正常;有无异常感觉,如麻木等。④体位评估:是否采取正确的体位,以保持关节功能位及舒适为标准。⑤功能锻炼程度评估:患者是否按计划进行康复训练,效果如何。⑥相关并发症评估:关节僵硬、前臂缺血性坏死等。

(三)护理诊断(问题)

1.疼痛

疼痛与关节脱位引起局部组织损伤及神经受压有关。

2.躯体活动障碍

躯体活动障碍与关节脱位、疼痛,制动有关。

3.知识缺乏

知识缺乏与缺乏有关复位后继续治疗及正确功能锻炼的知识有关。

4.焦虑

焦虑与担忧预后有关。

5.潜在并发症

(1)前臂缺血性坏死:与肘关节脱位外固定装置压迫血管、神经等有关。

(2)关节僵硬:与关节脱位后复位需固定关节有关。

(四)主要护理措施

1.术前护理

(1)休息:急性期患者应适当休息、抬高患肢,促进局部血液回流和减轻肿胀;保持患肢于功能位,以预防关节畸形及病理性脱位。

(2)饮食:易消化食物,多进含蛋白质、维生素、钙、铁丰富的食物。

(3)体位:肘关节脱位复位后肘关节固定于90°,前臂固定于旋前、旋后中间位,用三角巾或前臂吊带固定患侧肩,避免前臂下垂。

(4)用药护理:遵医嘱及时用药,观察药效及不良反应,及时记录及处理。

(5)专科护理。①疼痛的护理:评估患者疼痛程度,及时合理给予非药物止痛如早期局部冷疗、心理疗法等,疼痛评分为4分以上者,按需予药物止痛。及时评估用药后的疼痛缓解情况。②肿胀的护理:早期冷敷,减轻损伤部位的出血和水肿;24小时后热敷,以减轻肌肉的痉挛;后期理疗,改善血液循环,促进渗出液的吸收。③外固定的护理:根据外固定方式(夹板、石膏等)进行对应护理;密切观察固定位置有无移动,保持有效固定;有无局部压迫症状及皮肤情况;让患者了解固定时限(一般为4周,如合并骨折叮适当延长时间),若固定时间过长易发生关节僵硬,过短,损伤的关节囊、韧带得不到充分修复,易发生再脱位。④患肢末梢血运观察:注意观察肢端末梢血运、运动、感觉情况。如发现肢体远端苍白、厥冷、发绀、疼痛、感觉减退及麻木等异常情况,应及时通知医师妥善处理。

2.术后护理

(1)生命体征的测量:术后24小时内,密切观察生命体征的变化,进行床边心电监护,每0.5~1.0小时记录1次,观察有无因术中出血、麻醉等引起血压下降。

(2)体位的护理:全身麻醉术后应去枕平卧6小时,6小时后可予适当摇高床头或取半卧位,保持患肢抬高位,利于血液回流,减轻肿胀。

(3)切口的观察:保持切口敷料清洁干燥,一旦被血液渗透予及时更换,以防止切口感染。

(4)患肢肢端血液循环的观察:密切观察患肢桡动脉搏动及手指的感觉活动情况,注意有无血管神经的损伤,出现异常时及时通知医师处理。

3.术后并发症护理

(1)前臂缺血性坏死的护理:密切观察外固定装置的松紧度,随时调整,避免前臂血管、神经受压;密切观察手的感觉、运动和循环情况,出现麻木、疼痛、皮温凉时,及时报告医师处理。

(2)关节僵硬的护理:循序渐进进行康复训练。固定期间行肌肉等长收缩,如前臂肌肉收缩;远端关节早期活动,如手指抓捏、握拳活动、前臂伸展运动等,促进血液循环;去除外固定后,练习脱位关节的活动及关节周围肌力训练,以主动锻炼为主,以不引起剧烈疼痛为度,切忌粗暴进行被动活动,以免引起骨化性肌炎而加重肘关节僵硬。

4.心理护理

关节脱位多由意外事故造成,患者常焦虑、恐惧、自信心不足等,在生活上给予帮助,加强沟通、耐心开导,使之心情舒畅,从而愉快地接受配合治疗及康复。

5.健康教育

向患者及家属讲解肘关节脱位治疗和康复的知识。说明复位后固定的目的、方法、重要意义及注意事项,使其充分了解固定的重要性、必要性及复位后必须固定的时限。讲述功能锻炼的重要性和必要性,并指导其进行康复锻炼,使患者能自觉按计划实施。固定期间进行肌肉舒缩活动及邻近关节主动活动,切忌被动运动;固定拆除后,逐步进行肢体的全范围功能锻炼,防止关节粘连和肌萎缩。。

(王玉芳)

第二节 锁 骨 骨 折

一、基础知识

(一)解剖生理

锁骨又名"锁子骨""缺盆骨",位于胸廓前上部两侧,全骨浅居皮下,桥架于胸骨与肩峰之间,是联系肩胛带与躯干的唯一支架。其骨干较细,内侧 2/3 呈三棱棒形,凸向前,有胸锁乳突肌和胸大肌附着,中外 1/3 交界处是骨折的好发部位。锁骨的功能是支持肩胛骨,使上肢骨与胸廓之间保持一定的距离,从而保证上肢的灵活运动。骨折后,近折端受胸锁乳突肌的牵拉而向上向后移位,远折端因上肢本身重量牵拉而向下移位,又因胸大肌、斜方肌、背阔肌的牵拉而向前向内移位,造成断端重叠(图 7-1)。锁骨骨折可发生于各种年龄,但多见于儿童及青壮年,约有 2/3 为儿童患者,又以幼儿多见。

(二)病因

直接暴力和间接暴力均可造成锁骨骨折,但多为间接暴力所致。

(三)分类

1.横行骨折

跌倒时肩部外侧或手掌先着地,向上传导的外力经肩锁关节传至锁骨而发生骨折,以斜形或横行骨折为多。除有重叠移位,内侧段因胸锁乳突肌的牵拉向后上方移位,外侧段则由于上肢的重力和胸大肌、斜方肌、三角肌的牵拉而向前下方移位。

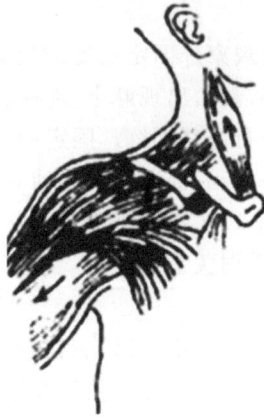

图 7-1 锁骨骨折

2.青枝骨折

幼儿骨质柔嫩而富有韧性,多发生青枝骨折。

3.粉碎骨折

直接暴力所致者,多因棒打、撞击等外力直接作用于锁骨而造成横断或粉碎骨折。粉碎骨折若严重移位,骨折片向下、向内移位时刺破胸膜或肺尖,可造成气胸、血胸。

(四)临床表现

骨折后局部疼痛、肿胀明显,锁骨上、下窝变浅或消失,骨折处异常隆起,出现功能障碍,患肩下垂并向前、内倾斜。患者常以健手托着患侧肘部,以减轻上肢重力牵拉而引起的疼痛。幼儿如不愿活动上肢,穿衣伸袖时哭闹,提示有锁骨骨折。X线检查,可了解骨折和移位情况。

二、治疗原则

(1)幼儿青枝骨折用三角巾悬吊即可,有移位骨折用"8"字绷带固定1～2周。

(2)少年或成年人有移位骨折,手法复位"8"字石膏固定。手法复位可在局麻下进行。患者坐在木凳上,双手叉腰,肩部外旋后伸挺胸,医师站于背后,一脚踏在凳上,顶在患者肩胛间区,双手握住两肩向后、向外、向上牵拉纠正移位。复位后用纱布棉垫保护腋窝,用绷带缠绕两肩在背后交叉呈"8"字形,然后用石膏绷带同样固定,使两肩固定在高度后伸、外旋和轻度外展位置。固定后即可练习握拳、伸屈肘关节及双手叉腰后伸,卧木板床休息,肩胛区可稍垫高,保持肩部后伸。4周后拆除。锁骨骨折复位并不难,但不易保持位置,愈合后上肢功能无影响,所以临床不强求解剖复位。

(3)锁骨骨折合并神经、血管压迫症状,畸形愈合影响功能,不愈合或少数要求解剖复位者,可切开复位内固定。

三、护理

(一)护理要点

(1)手法复位固定患者,要经常检查固定情况,既保持有效固定,又不能压迫腋窝。若发现患肢有麻木、发凉、运动障碍时,说明固定过紧,压迫血管神经,应及时调整固定。

(2)对粉碎性骨折,不必强行按压碎片使之复位,以防其刺伤肺尖及臂丛神经。对此种类型患者要严密观察呼吸及患肢运动情况,以便及时发现有无气、血胸及神经症状。

(3)术后患者要严密观察伤口渗血及末梢血循、感觉、运动情况,发现问题及时记录并处理。

(4)保持正常固定姿势。复位后,站立时保持挺胸提肩,卧位时应去枕仰卧于硬板床上。两肩胛间垫一窄枕,以使两肩后伸、外展,维持良好的复位位置。局部未加固定的患者,不可随便更换卧位。

(二)护理问题

有肩关节强直的可能。

(三)护理措施

(1)向患者解释功能锻炼的目的是促进气血运行,防止患肢肿胀,避免肩关节僵直,以取得患者配合。

(2)正确适时指导患者功能锻炼。

(四)出院指导

(1)锁骨骨折复位固定后,极少发生骨折不愈合,即使复位稍差,骨折畸形愈合,也不影响上肢功能,应先向患者及家属说明情况。

(2)复位固定后即出院的患者,应告诉其保持正确姿势,早期禁止做肩前屈动作,防止骨折移位;解除外固定出院的患者,应告诉其全面练习肩关节活动的要求:首先分别练习肩关节每个方向的动作,重点练习薄弱方面如肩前屈,活动范围由小到大,次数由少到多,然后进行各方面动作的综合练习,如肩关节环转活动,两臂做"箭步云手"等。不可过于急躁,活动幅度不可过大,力量不可过猛,以免造成软组织损伤。

(3)按时用药,患者出院时将药的名称、剂量、时间、用法、注意事项,向患者介绍清楚。

(4)饮食调养,骨折早期宜进清淡可口、易消化的半流食或软食;骨折中后期,饮食宜富有营养,增加钙质、胶质和滋补肝肾食品。

(5)注意休息,保持心情愉快,勿急躁。

(霍秀华)

第三节　肱骨干骨折

一、疾病概述

(一)概念

肱骨干骨折(fracture of the shaft of the humerus)是发生在肱骨外髁颈下 1~2 cm 至肱骨髁上 2 cm 段内的骨折。在肱骨干中下 1/3 段后外侧有桡神经沟,此处骨折最容易发生桡神经损伤。

(二)相关病理生理

骨折的愈合过程。①血肿炎症极化期:在伤后 48~72 小时,血肿在骨折部位形成。由于创伤后,骨骼的血液供应减少,可引起骨坏死。死亡细胞促进成纤维细胞和成骨细胞向骨折部位移行,迅速形成纤维软骨,形成骨的纤维愈合。②原始骨痂形成期:由于血管和细胞的增殖,骨折后的 2～3 周骨折断端的周围形成骨痂。随着愈合的继续,骨痂被塑造成疏松的纤维组织,伸向骨内。常发生在骨折后 3 周至 6 个月。③骨板形成塑形期:在骨愈合的最后阶段,过多的骨痂被吸收,骨连接完成。随着肢体的负重,骨痂不断得到加强,损伤的骨组织逐渐恢复到损伤前的结构强度和形状。这个过程最早发生在骨折后 6 周,可持续一年。

影响愈合的因素。①全身因素:如年龄、营养和代谢因素、健康状况;②局部因素:如骨折的类型和数量、骨折部位的血液供应、软组织损伤程度、软组织嵌入及感染等;③治疗方法:如反复多次的手法复位、骨折固定不牢固、过早和不恰当的功能锻炼、治疗操作不当等。

(三)病因与诱因

肱骨干骨折可由直接暴力或间接暴力引起。直接暴力常由外侧打击肱骨干中部,致横形或粉碎性骨折。间接暴力常由于手部或肘部着地,外力向上传导,加上身体倾斜所产生的剪式应力,多导致中下1/3骨折。

(四)临床表现

1.症状

患侧上臂出现疼痛、肿胀、皮下瘀斑,上肢活动障碍。

2.体征

患侧上臂可见畸形、反常活动、骨摩擦感、骨擦音。若合并桡神经损伤,可出现患侧垂腕畸形、各手指关节不能背伸、拇指不能伸直、前臂旋后障碍、手背桡侧皮肤感觉减退或消失。

(五)辅助检查

X 线拍片可确定骨折类型、移位方向。

(六)治疗原则

1.手法复位外固定

在止痛、持续牵引和肌肉放松的情况下复位,复位后可选择石膏或小夹板固定。复位后比较稳定的骨折,可用 U 形石膏固定。中、下段长斜形或长螺旋形骨折因手法复位后不稳定,可采用上肢悬垂石膏固定,宜采用轻质石膏,以免因重量太大导致骨折端分离。选择小夹板固定者可屈肘 90°角位,用三角巾悬吊,成人固定 6～8 周,儿童固定 4～6 周。

2.切开复位内固定

在切开直视下复位后用加压钢板螺钉内固定或带锁髓内针固定。内固定可在半年以后取出,若无不适也可不取。

二、护理评估

(一)一般评估

1.健康史

(1)一般情况:了解患者的年龄、职业特点、运动爱好、日常饮食结构、有无酗酒等。

(2)受伤情况:了解患者受伤的原因、部位和时间,受伤时的体位和环境,外力作用的方式、方向与性质,骨折轻重程度及有无合并桡神经损伤,急救处理的过程等。

(3)既往史:重点了解与骨折愈合有关的因素,如患者有无骨折史,有无药物滥用、服用特殊药物及药物过敏史,有无手术史等。

2.生命体征(T、P、R、BP)

按护理常规监测生命体征。

3.患者主诉

受伤的原因、时间、外力方式与性质、骨折轻重程度及有无合并桡神经损伤、受伤时的体位和环境、急救处理的过程等。

4.相关记录

外伤情况及既往史;X线拍片及实验室检查等结果记录。

(二)身体评估

1.术前评估

(1)视诊:患侧上臂出现疼痛、肿胀、皮下瘀斑,可见畸形,若合并桡神经损伤,可出现患侧垂腕畸形。

(2)触诊:患侧有触痛,骨摩擦感或骨擦音,若合并桡神经损伤,手背桡侧皮肤感觉减退或消失。

(3)动诊:可见反常活动,若合并桡神经损伤,各手指关节不能背伸,拇指不能伸直,前臂旋后障碍。

(4)量诊:患肢有无短缩、双侧上肢周径大小、关节活动度。

2.术后评估

(1)视诊:患侧上臂出现肿胀、皮下瘀斑减轻或消退;外固定清洁、干燥,保持有效固定。

(2)触诊:患侧触痛减轻或消退;若合并桡神经损伤者,手背桡侧皮肤感觉改善或恢复正常。

(3)动诊:反常活动消失;若合并桡神经损伤者,各手指关节能背伸,拇指能伸直,前臂旋后正常。

(4)量诊:患肢无短缩、双侧上肢周径大小相等、关节活动度无差异。

(三)心理-社会评估

患者突然受伤骨折,患侧肢体活动障碍,生活自理能力下降,疼痛刺激,以及外固定的使用,易产生焦虑、紧张及自身形象紊乱等心理变化。

(四)辅助检查阳性结果评估

X线拍片结果确定骨折类型、移位方向。

(五)治疗效果的评估

(1)局部无压痛及纵向叩击痛。

(2)局部无反常活动。

(3)X线拍片显示骨折处有连续骨痂通过,骨折线已模糊。

(4)拆除外固定后,成人上肢能胸前平举1kg重物持续达1分钟。

(5)连续观察2周骨折处不变形。

三、主要护理诊断(问题)

(一)疼痛

疼痛与骨折、软组织损伤、肌痉挛和水肿有关。

(二)潜在并发症

肌萎缩、关节僵硬。

四、主要护理措施

(一)病情观察与体位护理

1.疼痛护理

及时评估患者疼痛程度,遵医嘱给予止痛药物。

2.体位

用吊带或三角巾将患肢托起,以促进静脉回流,减轻肢体肿胀、疼痛。

(二)饮食护理

指导患者进食高蛋白、高维生素、高热量、高钙和高铁的食物。

(三)生活护理

指导患者进行力所能及的活动,必要时为其帮助。

(四)心理护理

向患者和家属解释骨折的愈合是一个循序渐进的过程,充分固定能为骨折断端连接提供良好的条件。正确的功能锻炼可以促进断端生长愈合和患肢功能恢复。

(五)健康教育

1.指导功能锻炼

复位固定后尽早开始手指屈伸活动,并进行上臂肌肉的主动舒缩运动,但禁止做上臂旋转运动。3周后,开始主动的腕、肘关节屈伸活动和肩关节的外展、内收活动,逐渐增加活动量和活动频率。8周后加大活动量,并作肩关节旋转活动,以防肩关节僵硬或萎缩。

2.复查

告知患者若骨折远端肢体肿胀或疼痛明显加重,肢体感觉麻木、肢端发凉,夹板或外固定松动,应立即到医院复查并评估功能恢复情况。

3.安全指导

指导患者及家属评估家庭环境的安全性,妥善放置可能影响患者活动的障碍物。

五、护理效果评估

(1)患者是否主诉骨折部位疼痛减轻或消失,感觉舒适。

(2)患侧肢端能否维持正常的组织灌注,皮肤温度和颜色正常,末梢动脉搏动有力。

(3)能否避免出现肌萎缩、关节僵硬等并发症发生。一旦发生,能否及时发现和处理。

(4)患者在指导下能否按计划进行有效的功能锻炼,患肢功能恢复情况及有无活动障碍。

(王玉芳)

第四节　肱骨髁上骨折

一、疾病概述

(一)概念

肱骨髁上骨折(supracondylar fracture of humerus)是指肱骨干与肱骨髁交接处发生的骨

折。在肱骨干中下 1/3 段后外侧有桡神经沟,此处骨折最容易发生桡神经损伤。肱骨髁上骨折多发生于 10 岁以下儿童,占小儿肘部骨折的 30％～40％。

(二)相关病理生理

在肱骨髁内、前方有肱动脉和正中神经,肱骨髁的内侧和外侧分别有尺神经和桡神经,骨折断端向前移位或侧方移位可损伤相应神经血管。在儿童期,肱骨下端有骨骺,若骨折线穿过骺板,有可能影响骨骺发育,导致肘内翻或外翻畸形。

骨筋膜室综合征:骨筋膜室是由骨、骨间膜、肌间膜和深筋膜形成的密闭腔隙。骨折时,骨折部位骨筋膜室内的压力增高,导致肌肉和神经因急性缺血而产生一系列早期综合征,主要表现为"5P"征:疼痛(pain)、苍白(pallor)、感觉异常(paresthesia)、麻痹(paralysis)及脉搏消失(pulseless)。

(三)病因和诱因

肱骨髁上骨折多为间接暴力引起。根据暴力类型和骨折移位方向,可分为屈曲型和伸直型。

(四)临床表现

1.症状

受伤后肘部出现疼痛、肿胀和功能障碍,肘后凸起,患肢处于半屈曲位,可有皮下瘀斑。

2.体征

局部明显压痛和肿胀,有骨擦音及反常活动,肘部可扪到骨折断端,肘后三角关系正常。

(五)辅助检查

肘部正、侧位 X 线拍片能够确定骨折的存在及骨折移位情况。

(六)治疗原则

1.手法复位外固定

对受伤时间短,局部肿胀轻,没有血液循环障碍者,可进行手法复位外固定。复位后用后侧石膏托在屈肘位固定 4～5 周,屈肘角度以能清晰地扪到桡动脉搏动,无感觉运动障碍为宜。伤后时间较长,局部组织损伤严重,出现骨折部严重肿胀时,应卧床休息,抬高患肢,或用尺骨鹰嘴悬吊牵引,牵引重量 1～2 kg,同时加强手指活动,待 3～5 天肿胀消退后进行手法复位。

2.切开复位内固定

手法复位失败或有神经血管损伤者,在切开直视下复位后内固定。

二、护理评估

(一)一般评估

1.健康史

(1)一般情况:了解患者的年龄、运动爱好、日常饮食结构等。

(2)受伤情况:了解患者受伤的原因、部位和时间,受伤时的体位和环境,外力作用的方式、方向与性质,骨折轻重程度及有无合并神经血管损伤,急救处理的过程等。

(3)既往史:重点了解与骨折愈合有关的因素,如患者有无骨折史,有无药物过敏史,有无手术史等。

2.生命体征(T、P、R、BP)

按护理常规监测生命体征。

3.患者主诉

受伤的原因、时间、外力方式与性质,骨折轻重程度及有无合并桡神经损伤、受伤时的体位和环境、急救处理的过程等。

4.相关记录

外伤情况及既往史,X线拍片及实验室检查等结果记录。

(二)身体评估

1.术前评估

(1)视诊:受伤后肘部出现肿胀和功能障碍,患肢处于半屈曲位,可有皮下瘀斑。若肱动脉挫伤或受压,可因前臂缺血而表现为局部肿胀、剧痛、皮肤苍白、发凉、麻木。

(2)触诊:患肢有触痛、骨摩擦音,肘部可扪到骨折断端,肘后关系正常。若合并正中神经、尺神经或桡神经损伤,可有手臂感觉异常。

(3)动诊:可见反常活动,若合并正中神经、尺神经或桡神经损伤,可有运动障碍。

(4)量诊:患肢有无短缩、双侧上肢周径大小、关节活动度。

2.术后评估

(1)视诊:受伤后肘部肿胀、皮下瘀斑减轻或消退;外固定清洁、干燥,保持有效固定。若肱动脉挫伤或受压者,前臂缺血改善,局部肿胀减轻或消退、皮肤的颜色、温度、感觉正常。

(2)触诊:患侧触痛减轻或消退;骨摩擦音消失;肘部可不能扪到骨折断端。若合并正中神经、尺神经或桡神经损伤者,手臂感觉恢复正常。

(3)动诊:反常活动消失。若合并正中神经、尺神经或桡神经损伤者,运动正常。

(4)量诊:患肢无短缩,双侧上肢周径大小相等、关节活动度无差异。

(三)心理-社会评估

患者突然受伤骨折,患侧肢体活动障碍,生活自理能力下降,疼痛刺激,以及外固定的使用,易产生焦虑、紧张及自身形象紊乱等心理变化。

(四)辅助检查阳性结果评估

肘部正、侧位X线拍片结果确定骨折类型、移位方向。

(五)治疗效果的评估

(1)局部无压痛及纵向叩击痛。

(2)局部无反常活动。

(3)X线拍片显示骨折处有连续骨痂通过,骨折线已模糊。

(4)拆除外固定后,成人上肢能胸前平举1kg重物持续达1分钟。

(5)连续观察2周骨折处不变形。

三、主要护理诊断(问题)

(一)疼痛

疼痛与骨折、软组织损伤、肌痉挛和水肿有关。

(二)外周神经血管功能障碍的危险

外周神经血管功能障碍的危险与骨和软组织损伤、外固定不当有关。

(三)不依从行为

不依从行为与患儿年龄小、缺乏对健康的正确认识有关。

四、主要护理措施

(一)病情观察与体位护理

1.疼痛护理

及时评估患者疼痛程度,遵医嘱给予止痛药物。

2.体位

用吊带或三角巾将患肢托起,以促进静脉回流,减轻肢体肿胀疼痛。

3.患肢缺血护理

观察石膏绷带或夹板固定的松紧度,必要时及时调整,以免神经、血管受压,影响有效组织灌注。观察前臂肿胀程度及手的感觉运动功能,如出现高张力肿胀、手指发凉、感觉异常、手指主动活动障碍、被动伸直剧痛、桡动脉搏动减弱或消失,即可确定骨筋膜室高压存在,须立即通知医师,并做好手术准备。如已出现 5P 征,及时手术也难以避免缺血性肌挛缩,从而遗留爪形手畸形。

(二)饮食护理

指导患者进食高蛋白、高维生素、高热量、高钙和高铁的食物。

(三)生活护理

指导患者进行力所能及的活动,必要时为其帮助。

(四)心理护理

向患者和家属解释骨折的愈合是一个循序渐进的过程,充分固定能为骨折断端连接提供良好的条件。正确的功能锻炼可以促进断端生长愈合和患肢功能恢复。

(五)健康教育

1.指导功能锻炼

复位固定后尽早开始手指及腕关节屈伸活动,并进行上臂肌肉的主动舒缩运动,有利于减轻水肿。4~6 周后外固定解除,开始肘关节屈伸活动。手术切开复位且内固定稳定的患者,术后 2 周即可开始肘关节活动。若患者为小儿,应耐心向患儿及家属解释功能锻炼的重要性,指导锻炼的方法,使家属能协助进行功能锻炼。

2.复查

告知患者及家属若骨折远端肢体肿胀或疼痛明显加重,肢体感觉麻木、肢端发凉,夹板或外固定松动,应立即到医院复查并评估功能恢复情况。

3.安全指导

指导患者及家属评估家庭环境的安全性,妥善放置可能影响患者活动的障碍物。

五、护理效果评估

(1)患者是否主诉骨折部位疼痛减轻或消失,感觉舒适。

(2)患侧肢端能否维持正常的组织灌注,皮肤温度和颜色正常,末梢动脉搏动有力。

(3)能否避免因缺血性肌挛缩导致爪形手畸形的发生。一旦发生骨筋膜室综合征,能否及时发现和处理。

(4)患者在指导下能否按计划进行有效的功能锻炼,患肢功能恢复情况及有无活动障碍。

(王玉芳)

第五节　桡骨远端骨折

一、疾病概述

(一)概念

桡骨远端骨折(fracture of the distal radius)是指距桡骨远端关节面 3 cm 以内的骨折,常见于有骨质疏松的中老年妇女。

(二)病因与分类

多为间接暴力引起。根据受伤的机制不同,可发生伸直型骨折和屈曲型骨折。

(三)临床表现

1.症状

伤后腕关节局部疼痛和皮下瘀斑、肿胀、功能障碍。

2.体征

患侧腕部压痛明显,腕关节活动受限。伸直型骨折由于远折端向背侧移位,从侧面看腕关节呈"银叉"畸形;又由于其远折端向桡侧移位,从正面看呈"枪刺样"畸形。屈曲型骨折者受伤后腕部出现下垂畸形。

(四)辅助检查

X 线拍片可见典型移位。

(五)治疗原则

1.手法复位外固定

对伸直型骨折者,手法复位后在旋前、屈腕、尺偏位用超腕关节石膏绷带固定或小夹板固定 2 周。水肿消退后,在腕关节中立位改用前臂管型石膏或继续用小夹板固定。屈曲型骨折处理原则基本相同,复位手法相反。

2.切开复位内固定

严重粉碎性骨折移位明显、手法复位失败或复位后外固定不能维持复位者,可行切开复位,用松质骨螺钉、T 形钢板或钢针固定。

二、护理评估

(一)一般评估

1.健康史

(1)一般情况:了解患者的年龄、职业特点、运动爱好、日常饮食结构、有无酗酒等。

(2)受伤情况:了解患者受伤的原因、部位和时间,受伤时的体位和环境,外力作用的方式、方向与性质,骨折轻重程度,急救处理的过程等。

(3)既往史:重点了解与骨折愈合有关的因素,如患者有无骨折史,有无药物滥用、服用特殊药物及药物过敏史,有无手术史等。

2.生命体征(T、P、R、BP)

按护理常规监测生命体征。

3.患者主诉

受伤的原因、时间、外力方式与性质,骨折轻重程度及有无合并桡神经损伤、受伤时的体位和环境、急救处理的过程等。

4.相关记录

外伤情况及既往史,X线拍片及实验室检查等结果记录。

(二)身体评估

1.术前评估

(1)视诊:患侧腕关节出现肿胀、皮下瘀斑;伸直型骨折从侧面看腕关节呈"银叉"畸形,从正面看呈"枪刺样"畸形;屈曲型骨折者受伤后腕部出现下垂畸形。

(2)触诊:患侧腕关节压痛明显。

(3)动诊:患侧腕关节活动受限。

(4)量诊:患肢有无短缩、双侧上肢周径大小、关节活动度。

2.术后评估

(1)视诊:患侧腕关节出现肿胀、皮下瘀斑减轻或消退;外固定清洁、干燥,保持有效固定。

(2)触诊:患侧腕关节压痛减轻或消退。

(3)动诊:患侧腕关节活动改善或恢复正常。

(4)量诊:患肢无短缩,双侧上肢周径大小相等、关节活动度无差异。

(三)心理-社会评估

患者突然受伤骨折,患侧肢体活动障碍,生活自理能力下降,疼痛刺激,以及外固定的使用,易产生焦虑、紧张及自身形象紊乱等心理变化。

(四)辅助检查阳性结果评估

肘腕关节 X 线拍片结果确定骨折类型、移位方向。

(五)治疗效果的评估

(1)局部无压痛。

(2)局部无反常活动。

(3)X线拍片显示骨折处有连续骨痂通过,骨折线已模糊。

(4)拆除外固定后,成人上肢能胸前平举 1 kg 重物持续达 1 分钟。

(5)连续观察 2 周骨折处不变形。

三、主要护理诊断(问题)

(一)疼痛

疼痛与骨折、软组织损伤、肌痉挛和水肿有关。

(二)外周神经血管功能障碍的危险

外周神经血管功能障碍的危险与骨和软组织损伤、外固定不当有关。

四、主要护理措施

(一)病情观察与体位护理

1.疼痛护理

及时评估患者疼痛程度,遵医嘱给予止痛药物。

2.体位

用吊带或三角巾将患肢托起,以促进静脉回流,减轻肢体肿胀疼痛。

3.患肢缺血护理

观察石膏绷带或夹板固定的松紧度,必要时及时调整,以免神经、血管受压,影响有效组织灌注。观察前臂肿胀程度及手的感觉运动功能,如出现高张力肿胀、手指发凉、感觉异常、手指主动活动障碍、被动伸直剧痛、桡动脉搏动减弱或消失,即可确定骨筋膜室高压存在,须立即通知医师,并做好手术准备。

4.局部制动

支持并保护患肢在复位后体位,防止腕关节旋前或旋后。

(二)饮食护理

指导患者进食高蛋白、高维生素、高热量、高钙和高铁的食物。

(三)生活护理

指导患者进行力所能及的活动,必要时提供帮助。

(四)心理护理

向患者和家属解释骨折的愈合是一个循序渐进的过程,充分固定能为骨折断端连接提供良好的条件。正确的功能锻炼可以促进断端生长愈合和患肢功能恢复。

(五)健康教育

1.指导功能锻炼

复位固定后尽早开始手指伸屈和用力握拳活动,并进行前臂肌肉的主动舒缩运动。6周后可去除外固定,逐渐开始关节活动。

2.复查

告知患者及家属若骨折远端肢体肿胀或疼痛明显加重,肢体感觉麻木、肢端发凉,夹板或外固定松动,应立即到医院复查并评估功能恢复情况。

3.安全指导

指导患者及家属评估家庭环境的安全性,妥善放置可能影响患者活动的障碍物。

五、护理效果评估

(1)患者是否主诉骨折部位疼痛减轻或消失,感觉舒适。

(2)患侧肢端能否维持正常的组织灌注,皮肤温度和颜色正常,末梢动脉搏动有力。

(3)能否避免因缺血性肌挛缩的发生。一旦发生,能否及时发现和处理。

(4)患者在指导下能否按计划进行有效的功能锻炼,患肢功能恢复情况及有无活动障碍。

（王玉芳）

第六节 股骨颈骨折

一、疾病概述

(一)概念

股骨颈骨折(fracture of the femoral neck)多发生在中老年人,以女性多见。常出现骨折不愈合(占15%)和股骨头缺血性坏死(约占20%~30%)。

(二)相关病理生理

股骨颈骨折的发生常与骨质疏松导致骨质量下降有关,使患者在遭受轻微扭转暴力时即发生骨折。

(三)病因与分类

患者多在走路时滑倒,身体发生扭转倒地,间接暴力传导致股骨颈发生骨折。青少年股骨颈骨折较少见,常需较大暴力才会引起,且多为不稳定型。

(1)按骨折线部位分类:股骨头下骨折、经股骨颈骨折和股骨颈基底骨折。

(2)按X线表现分类:内收骨折、外展骨折。

(3)按移位程度分类:常采用Garden分型,可分为不完全骨折、完全骨折但不移位、完全骨折部分移位且股骨头与股骨颈有接触、完全移位的骨折。

(四)临床表现

1.症状

中老年人有摔倒受伤史,伤后感髋部疼痛,下肢活动受限,不能站立和行走。嵌插骨折患者受伤后仍能行走,但是数日后髋部疼痛逐渐加强,活动后更痛,甚至完全不能行走,提示可能由受伤时的稳定骨折发展为不稳定骨折。

2.体征

患肢缩短,出现外旋畸形,一般在45°~60°角。患侧大转子突出,局部压痛和轴向叩击痛。患者较少出现髋部肿胀和瘀斑。

(五)辅助检查

髋部正侧位X线拍片可见明确骨折的部位、类型、移位情况,是选择治疗方法的重要依据。

(六)治疗原则

1.非手术治疗

无明显移位的骨折、外展型或嵌插型等稳定性骨折者,年龄过大、全身情况差。或合并有严重心、肺、肾、肝等功能障碍者,可选择非手术治疗。患者可穿防旋鞋,下肢30°角外展中立位皮肤牵引,卧床6~8周。对全身情况很差的高龄患者应以挽救生命和治疗并发症为主,骨折可不进行特殊治疗。尽管可能发生骨折不愈合,但患者仍能扶拐行走。

2.手术治疗

对内收型骨折和有移位的骨折,65岁以上老年人的股骨头下型骨折、青少年股骨颈骨折、股骨陈旧骨折不愈合及影响功能的畸形愈合等,应采用手术治疗。

（1）闭合复位内固定：对所有类型股骨颈骨折患者均可进行闭合复位内固定术。闭合复位成功后，在股骨外侧打入多根空心加压螺钉内固定或动力髋钉板固定。

（2）切开复位内固定：对闭合复位困难或复位失败者可行切开复位内固定术。经切口在直视下复位，用加压螺钉。

（3）人工关节置换术：对全身情况尚好的高龄患者股骨头下骨折，已合并骨关节炎或股骨头坏死者，可选择单纯人工股骨头置换术或全髋关节置换术。

二、护理评估

（一）一般评估

1.健康史

（1）一般情况：了解患者的年龄、职业特点、运动爱好、日常饮食结构、有无酗酒等。

（2）受伤史：有摔倒受伤后感髋部疼痛，下肢活动受限，不能站立和行走。

（3）既往史：重点了解与骨折愈合有关的因素，如患者有无骨折史，有无药物滥用、服用特殊药物及药物过敏史，有无手术史等。

2.生命体征（T、P、R、BP）

根据病情定时监测生命体征。

3.患者主诉

受伤的原因、时间、外力方式与性质，骨折轻重程度及有无合并桡神经损伤、受伤时的体位和环境、急救处理的过程等。

4.相关记录

外伤情况及既往史，X线拍片及实验室检查等结果记录。

（二）身体评估

1.术前评估

（1）视诊：患肢出现外旋畸形，股骨大转子突出。

（2）触诊：患肢局部压痛。

（3）叩诊：患肢局部纵向压痛。

（4）动诊：患肢活动受限。

（5）量诊：患肢有无短缩、双侧下肢周径大小、关节活动度。

2.术后评估

（1）视诊：患肢保持外展中立位；外固定清洁、干燥，保持有效固定。

（2）触诊：患肢局部压痛减轻或消退。

（3）叩诊：患肢局部纵向压痛减轻或消退。

（4）动诊：患肢根据愈合情况进行相应活动。

（5）量诊：患肢无短缩，双侧下肢周径大小相等、关节活动度无差异。

（三）心理-社会评估

患者受伤骨折，患侧肢体活动障碍，生活自理能力下降，疼痛刺激，以及外固定的使用，易产生焦虑、紧张及自身形象紊乱等心理变化。

（四）辅助检查阳性结果评估

髋部正侧位X线拍片结果确定骨折的部位、类型、移位方向。

(五)治疗效果的评估

(1)局部无压痛及叩击痛。

(2)局部无反常活动。

(3)内固定治疗者,X线拍片显示骨折处有连续骨痂通过,骨折线已模糊。

(4)X线拍片证实骨折愈合后可正常行走或负重行走。

三、主要护理诊断(问题)

(一)躯体活动障碍

躯体活动障碍与骨折、牵引或石膏固定有关。

(二)失用综合征的危险

失用综合征的危险与骨折、软组织损伤或长期卧床有关。

(三)潜在并发症

下肢深静脉血栓、肺部感染、压疮、股骨头缺血坏死、骨折不愈合、关节脱位、关节感染等。

四、主要护理措施

(一)病情观察与并发症预防

1.搬运与移动

尽量避免搬运和移动患者。搬运时将髋关节与患肢整体托起,防止关节脱位或骨折断端移位造成新的损伤。在病情允许的情况下,指导患者借助吊架或床栏更换体位、坐起、转移到轮椅上及使用助行器、拐杖行走的方法。

2.疼痛护理

及时评估患者疼痛程度,遵医嘱给予止痛药物。人工关节置换术后患者有中度至重度疼痛,术后用患者自控性止痛治疗、静脉或硬膜外止痛治疗可以控制疼痛。疼痛将逐渐减轻,到术后第3天,口服止痛药就可以充分缓解疼痛。口服止痛药在运动或体位改变前1.5小时服用为宜。

3.下肢深静脉血栓的预防

指导患者卧床时多做踝关节运动,鼓励患者术后早期运动和行走。人工关节置换术后患者要穿抗血栓长袜或充气压力长袜,术后第1天鼓励患者下床取坐位。

4.压疮的预防

保持床单的清洁、干燥,定时翻身并按摩受压的骨突部位,避免剪切力、摩擦力等损伤。

5.肺部感染的预防

鼓励患者进行主动咳嗽,可指导患者使用刺激性肺活量测定器(一种显示一次呼吸气量多少的塑料装置)来逐步增加患者的呼吸深度,调节深呼吸和咳嗽过程,防止肺炎。

6.关节感染的预防

保持关节腔内有效的负压吸引,引流管留置不应超过72小时,24小时引流量少于20 mL后才可拔管。若手术后关节持续肿胀疼痛、伤口有异常体液溢出、皮肤发红、局部皮温较高,应警惕是否为关节感染。关节感染虽然少见,但是最严重的并发症。

(二)饮食护理

指导患者进食高蛋白、高维生素、高热量、高钙和高铁的食物。对于手术或进食困难者,予以静脉营养支持。

(三)生活护理

指导患者进行力所能及的活动,必要时为其帮助,如协助进食、进水、排便和翻身等。

(四)心理护理

向患者和家属解释骨折的愈合是一个循序渐进的过程,充分固定能为骨折断端连接提供良好的条件。正确的功能锻炼可以促进断端生长愈合和患肢功能恢复。对可能遗留残疾的患者,应鼓励其表达自己的思想,减轻患者及其家属的心理负担。

(五)健康教育

1.非手术治疗

卧床期间保持患肢外展中立位,即平卧时两腿分开 30°角,腿间放枕头,脚尖向上或穿"丁"字鞋。不可使患肢内收或外旋,坐起时不能交叉盘腿,以免发生骨折移位。翻身过程应由护士或家属协助,使患肢在上且始终保持外展中立位,然后在两大腿之间放 1 个枕头以防内收。指导患肢股四头肌等长收缩、踝关节和足趾屈伸旋转运动,在非睡眠状态下每小时练习 1 次,每次 5～20 分钟,以防止下肢深静脉血栓、肌萎缩和关节僵硬。在锻炼患肢的同时,指导患者进行双上肢及健侧下肢全范围关节活动和功能锻炼。

一般 8 周后复查 X 线片,若无异常可去除牵引后在床上坐起;3 个月后骨折基本愈合,可先双扶拐患肢不负重活动,后逐渐单拐部分负重活动;6 个月后复查 X 线检查显示骨折愈合牢固后,可完全负重行走。

2.内固定治疗

卧床期间不可使患肢内收,坐起不能交叉盘腿。若骨折复位良好,术后早期即可扶双拐下床活动,逐渐增加负重重量,X 线检查证实骨折愈合后可弃拐负重行走。

3.人工关节置换术

卧床期间两腿间垫枕,保持患肢外展中立位,同时进行患肢股四头肌等长收缩、踝关节和足趾屈伸旋转运动。骨水泥型假体置换术后第 1 天后,即可遵医嘱进行床旁坐、站及扶双拐行走练习。生物型假体置换者一般于术后 1 周开始逐步进行行走练习。根据患者个体情况不同,制订具体康复计划,如果活动后感觉到关节持续疼痛和肿胀,说明练习强度过大。

在术后 3 个月内,关节周围软组织没有充分愈合,为避免关节脱位,应尽量避免屈髋大于 90°角和下肢内收超过身体中线。因此,避免下蹲、坐矮凳、坐沙发、跪姿、盘腿、过度内收或外旋、交叉腿站立、跷二郎腿或过度弯腰拾物等动作;侧卧时应健侧在下,患肢在上,两腿间夹枕头;排便时使用坐便器。可以坐高椅、散步、骑车、跳舞和游泳等,上楼时健肢先上,下楼时患肢先下。另外,嘱患者尽量不做或少做有损人工关节的活动,如爬山、爬楼梯和跑步等;避免在负重状态下反复做髋关节屈伸运动,或做剧烈跳跃和急转急停运动。肥胖患者应控制体重,预防骨质疏松,避免过多负重。

警惕术后关节感染的发生。人工关节置换多年后关节松动或磨损,可在活动时出现关节疼痛、跛行、髋关节功能减退。患者摔倒或髋关节扭伤后髋部不能活动,伴有疼痛,双下肢不等长,可能出现了关节脱位。嘱患者出现以上情况应尽快就诊。

严格定期随诊,随诊时间为术后 1 个、2 个、3 个、6 个、12 个月,以及以后每年一次,以便指导锻炼和了解康复情况。

4.安全指导

指导患者及家属评估家庭环境的安全性,妥善放置可能影响患者活动的障碍物。指导患者安全使用步行辅助器械或轮椅。行走练习时需有人陪伴,以防摔倒。

五、护理效果评估

(1)患者是否主诉骨折部位疼痛减轻或消失,感觉舒适。

(2)患侧肢端能否维持正常的组织灌注,皮肤温度和颜色正常,末梢动脉搏动有力。

(3)能否避免下肢深静脉血栓、肺部感染、压疮、股骨头缺血坏死、骨折不愈合、关节脱位、关节感染等并发症的发生。一旦发生,能否及时发现和处理。

(4)患者在指导下能否按计划进行有效的功能锻炼,患肢功能恢复情况及有无活动障碍。

(王玉芳)

第七节　股骨干骨折

一、疾病概述

(一)概念

股骨干骨折(fracture of shaft of the femur)是至股骨转子以下、股骨髁以上部位的骨折,包括粗隆下 2~5 cm 至股骨髁上 2~5 cm 的骨干。约占全身骨折 6%。

(二)相关病理生理

股骨是人体最粗、最长、承受应力最大的管状骨,股骨干血运丰富,一旦骨折,常有大量失血。股骨干为 3 组肌肉所包围,其中伸肌群最大,由股神经支配;屈肌群次之,由坐骨神经支配;内收肌群最小,由闭孔神经支配,由于大腿的肌肉发达,骨折后多有错位及重叠。股骨干周围的外展肌群,与其他肌群相比其肌力稍弱,外展肌群位于臀部附着在大粗隆上,由于内收肌的作用,骨折远端常有向内收移位的倾向,已对位的骨折,常有向外弓的倾向,这种移位和成角倾向,在骨折治疗中应注意纠正和防止。

一般股骨上 1/3 骨折时,其移位方向比较规律,骨折近端因受外展、外旋肌群和髂腰肌的作用而出现外展、外旋和屈曲等向前、外成角突起移位,骨折远端则向内、向后、向上重叠移位。股骨中 1/3 骨折时,除原骨折端向上重叠外,移位多随暴力方向而异,一般远折端多向后向内移位。股骨下 1/3 骨折时,近折端因受内收肌的牵拉而向后倾斜成角突起移位,有损伤腘窝部动、静脉及神经的危险。

(三)病因与分类

多数骨折由强大的直接暴力所致,如撞击、挤压等;一部分骨折由间接暴力所致,如杠杆作用、扭转作用、由高处跌落等。正常股骨干在遭受强大外力才发生骨折。多数原因是车祸、行人相撞、摩托车车祸、坠落伤与枪弹伤等高能量损伤。

股骨干骨折由于部位不同可分为上 1/3 骨折,中 1/3 骨折和下 1/3 骨折,以中下 1/3 交界处骨折最为多见。

(四)临床表现

1.症状

受伤后患肢疼痛、肿胀,远端肢体异常扭曲,不能站立和行走。

2.体征

患肢明显畸形,可出现反常活动、骨擦音。单一股骨干骨折因失血较多者,可能出现休克前期表现;若合并多处骨折,或双侧股骨干骨折,发生休克的可能性很大,甚至可以出现休克表现。若骨折损伤腘动脉、腘静脉、胫神经或腓总神经,可出现远端肢体相应的血液循环、感觉和运动障碍。

(五)辅助检查

X 线正、侧位拍片可明确骨折部位、类型和移位情况。

(六)治疗原则

1.非手术治疗

(1)牵引法。①皮牵引:适用于 3 岁以下儿童。②骨牵引:适于成人各类型股骨骨折。由于需长期卧床、住院时间长、并发症多,目前已逐渐少用。牵引现在更多的是作为常规的术前准备或其他治疗前使用。

(2)石膏支具:离床治疗和防止髋人字石膏引起膝关节、髋关节挛缩导致石膏支具的发展。石膏支具在理论上有许多特点,它允许逐渐负重,可以改善肌肉和关节的功能,增加骨骼的应力刺激,促进骨折愈合。

2.手术治疗

采用切开复位内固定。由于内固定器械的改进,手术技术的提高,以及人们对骨折治疗观念的改变,股骨干骨折多趋向于手术治疗。内固定的选择应考虑到患者的全身情况、软组织情况及骨折损伤类型。内固定材料包括钢板螺钉固定和髓内钉固定。

二、护理评估

(一)一般评估

1.健康史

(1)一般情况:了解患者的年龄、职业特点、运动爱好、日常饮食结构、有无酗酒等。

(2)受伤情况:了解患者受伤的原因、部位和时间,受伤时的体位和环境,外力作用的方式、方向与性质,骨折轻重程度,急救处理的过程等。

(3)既往史:重点了解与骨折愈合有关的因素,如患者有无骨折史,有无药物滥用、服用特殊药物及药物过敏史,有无手术史等。

2.生命体征(T、P、R、BP)

密切观察患者的生命体征及神志,警惕休克发生。

3.患者主诉

受伤的原因、时间、外力方式与性质,骨折轻重程度及有无合并血管神经损伤、受伤时的体位和环境、急救处理的过程等。

4.相关记录

外伤情况及既往史;X 线拍片及实验室检查等结果记录。

(二)身体评估

1.术前评估

(1)视诊:肢体肿胀,缩短,由于肌肉痉挛,常有明显的扭曲畸形。

(2)触诊:局部皮温可偏高,明显压痛。完全骨折有骨擦音。触诊患肢足背动脉、腘窝动脉搏动情况。

(3)动诊:可见反常活动,膝、髋关节活动受限,不能站立和行走。

(4)量诊:患肢有无短缩、双侧下肢周径大小、关节活动度。

2.术后评估

(1)视诊:牵引患者患肢保持外展中立位;外固定清洁、干燥,保持有效固定。

(2)触诊:患肢局部压痛减轻或消退。

(3)动诊:患肢根据愈合情况进行如活动足部、踝关节及小腿。

(4)量诊:患肢无短缩,双侧上肢周径大小相等、关节活动度无差异。

(三)心理-社会评估

评估心理状态,了解患者社会背景,致伤经过及家庭支持系统,对疾病的接受程度,是否承受心理负担,能否有效调节角色转换。

(四)辅助检查阳性结果评估

X线拍片结果明确骨折具体部位、类型、稳定性及损伤程度。

(五)治疗效果的评估

1.非手术治疗评估要点

(1)消肿处理效果的评估:观察患肢肿胀变化;使用冷疗技术后效果;末梢感觉异常者避免冻伤。联合药物静脉使用时密切观察穿刺部位,谨防药物外渗引起局部组织损害。

(2)保持有效牵引效果评估:骨牵引穿刺的针眼有无出现感染征,注意观察患者有无足下垂情况,并注意膝关节外侧腓总神经有无受压。小儿悬吊牵引时无故哭闹时仔细查找原因,调整牵引带,经常检查双足的血液循环和感觉有无异常,皮肤有无破损、溃疡。

(3)观察石膏松紧情况,有无松脱、过紧、污染、断裂。长期固定有无出现关节僵硬、肌肉萎缩、肺炎、压疮、泌尿系统感染等并发症。

2.手术治疗评估要点

(1)评估术区伤口敷料有无渗血、渗液,评估早期功能锻炼的掌握情况。

(2)观察患肢末梢血液循环、活动、感觉,及早发现术后并发症。

三、主要护理诊断(问题)

(一)疼痛

疼痛与骨折有关。

(二)躯体移动障碍

躯体移动障碍与骨折或牵引有关。

(三)潜在并发症

低血容量休克。

四、主要护理措施

(一)病情观察与并发症预防

1.病情观察

由于股骨干骨折失血量较大,观察患者有无脉搏增快、皮肤湿冷、血压下降等低血容量性休克表现。因骨折可损伤下肢重要神经或血管,观察患肢血液供应,如足背动脉搏动和毛细血管充盈情况,并与健肢比较,同时观察患肢是否出现感觉和运动障碍等。一旦发生异常,及时报告医师并协助处理。

2.疼痛护理

及时评估患者疼痛程度,遵医嘱给予止痛药物。

3.牵引护理

(1)保持有效牵引,定期测量下肢的长度和力线,以免造成过度牵引和骨端旋转。

(2)注意牵引针是否有移位,若有移位应消毒后调整。

(3)预防腓总神经损伤,在膝外侧腓骨头处垫纱布或棉垫,防止腓总神经受压,经常检查足部背伸运动,询问是否有感觉异常等情况。

(4)长期卧床者,骶尾处皮肤受压易发生压疮,给予睡气垫床,定时按摩受压处皮肤,足跟悬空。

(二)饮食

给予患者高热量、高蛋白、高纤维素、高钙、富含维生素及果胶成分饮食。如牛奶、鸡蛋、海米、虾皮、鱼汤、骨头汤、新鲜蔬菜和水果等。

(三)用药护理

了解药物不良反应,对症处理用药时观察其用药后效果。根据疼痛程度使用止痛药,并评估不良反应。

(四)心理护理

向患者和家属解释骨折的愈合是一个循序渐进的过程,充分固定能为骨折断端连接提供良好的条件。正确的功能锻炼可以促进断端生长愈合和患肢功能恢复。鼓励患者表达自己的思想,减轻患者及其家属的心理负担。

(五)健康教育

1.指导功能锻炼

患肢固定后,可在持续牵引下做股四头肌等长舒缩运动,并活动足部、踝关节和小腿。卧床期间鼓励患者利用牵引架拉手环或使用双肘、健侧下肢三点支撑抬起身体使局部减轻压力。在X线拍片证实有牢固的骨折愈合后,才能取消牵引,进行较大范围的运动。有条件时,也可在8～10周后,有外固定架保护,早起不负重活动,以后逐渐增加负重。股骨中段以上骨折,下床活动时始终应注意保持患肢的外展体位,以免因负重和内收肌的作用而发生继发性向外成角突起畸形。

2.复查

告知患者及家属若骨折远端肢体肿胀或疼痛明显加重,肢体感觉麻木、肢端发凉,应立即到医院复查并评估功能恢复情况。

3.安全指导

指导患者及家属评估家庭环境的安全性,妥善放置可能影响患者活动的障碍物。

五、护理效果评估

(1)患者是否主诉骨折部位疼痛减轻或消失,感觉舒适。

(2)患侧肢端能否维持正常的组织灌注,皮肤温度和颜色正常,末梢动脉搏动有力。

(3)能否避免低血容量休克等并发症的发生。一旦发生,能否及时发现和处理。

(4)患者在指导下能否按计划进行有效的功能锻炼,患肢功能恢复情况及有无活动障碍。

(王玉芳)

第八节　髌骨骨折

髌骨古称连骸骨,俗称膝盖骨、镜面骨。《素问·骨空经》云:"膝解为骸关,侠膝之骨为连骸。"髌骨为人体最大的籽骨,位于膝关节之前。髌骨骨折占全部骨折损伤的10%,多见成年人。

髌骨略呈三角形,尖端向下,被包埋在股四头肌腱部,其后方是软骨面,与股骨两髁之间软骨面相关节,即髌股关节。髌骨后方之软骨面有条纵嵴,与股骨髁滑车的凹陷相适应,并将髌骨后软骨面分为内外两部分,内侧者较厚,外侧者扁宽。髌骨下端通过髌韧带连于胫骨结节。

髌骨是膝关节的一个组成部分,切除髌骨后,在伸膝活动中可使股四头肌肌力减少30%左右。因此,髌骨有保护膝关节、增强股四头肌肌力、伸直膝关节最后10°～15°的作用,除不能复位的粉碎性骨折外,应尽量保留髌骨。髌骨后面是完整的关节面,其内外侧分别与股骨内外髁前面形成髌股关节,在治疗中应尽量使关节面恢复平整,减少髌骨关节炎的发生。横行骨折有移位者,均有股四头肌腱扩张部断裂,致使肌四头肌失去正常伸膝功能,故治疗髌骨骨折时,应修复肌腱扩张部的连续性。

一、病因

骨折病因为直接暴力和肌肉强力收缩所致。直接暴力多因外力直接打击在髌骨上,如撞伤、踢伤等,骨折多为粉碎性,其髌前腱膜及髌骨两侧腱膜和关节囊多保持完好,骨折移位较小,亦可为横行骨折、边缘骨折或纵形劈裂骨折。肌肉强力收缩者,多由于股四头肌猛力收缩所形成的牵拉性损伤,如突然滑倒时,膝关节半屈曲位,股四头肌骤然收缩,牵拉髌骨向上,髌韧带则固定髌骨下部,而股骨髁部向前顶压髌骨形成支点,三种力量同时作用造成髌骨骨折。肌肉强力收缩多造成髌骨横行骨折,上下骨块有不同程度的分离移位,髌前筋膜及两侧扩张部撕裂严重。

二、诊断要点

有明显外伤史,伤后膝前方疼痛、肿胀,膝关节活动障碍。检查时在髌骨处有明显压痛,粉碎骨折可触及骨擦感,横行骨折有移位时可触及一凹沟。膝关节正侧位X线片可明确诊断。

X线检查时需注意:侧位片虽然对判明横行骨折及骨折块分离最为有用,但不能了解有无纵形骨折,以及粉碎骨折的情况。而斜位片可以避免髌骨与股骨髁重叠,既可显示其全貌,更有利于诊断纵形骨折、粉碎骨折及边缘骨折。斜位摄片时,若为髌骨外侧损伤可采用外旋 45°位。如怀疑内侧有损伤时,则可取内旋 45°。如临床高度怀疑有髌骨骨折而斜位及侧位 X 线片均未显示时,可再照髌骨切位 X 线片(图 7-2)。

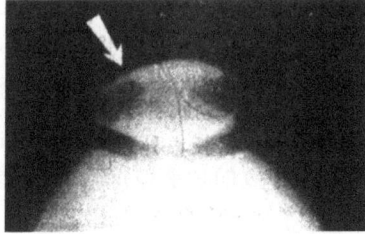

图 7-2　髌骨切线位 X 线片

三、治疗方法

髌骨骨折属关节内骨折,在治疗时必须达到解剖复位标准并修复周围软组织损伤,才能恢复伸膝装置的完整,防止创伤性关节炎的发生。

(一)整复固定方法

1.手法整复外固定

(1)整复方法:复位时先将膝关节内积血抽吸干净,注入 1% 普鲁卡因 5~10 mL,起局部麻醉作用,而后患膝伸直,术者立于患侧,用两手拇食指分别捏住上下方骨块,向中心对挤即可合拢复位。

(2)固定方法。①石膏固定法:用长腿石膏固定患膝于伸直位。若以管型石膏固定,则应在石膏塑形前摸出髌骨轮廓,并适当向髌骨中央挤压使骨折块断面充分接触,这样固定作用可靠,可在早期进行股四头肌收缩锻炼,预防肌肉萎缩和粘连。外固定时间不宜过长,一般不要超过6 周。髌骨纵形骨折一般移位较小,用长腿石膏夹固定 4 周即可。②抱膝圈固定法:可根据髌骨大小,用胶皮电线、纱布、棉花做成套圈,置于髌骨处,并将四条布带绕于托板后方收紧打结,托板的两端用绷带固定于大小腿上。固定 2 周后,开始进行股四头肌收缩锻炼,3 周后下床练习步行,4~6 周后去除外固定,做膝关节不负重活动。此方法简单易行,操作方便,但固定效果不够稳定,有再移位的可能,注意固定期间应定时检查纠正。同时注意布带有否压迫腓总神经,以免造成腓总神经损伤。③闭合穿针加压内固定:适用于髌骨横形骨折者。方法是:皮肤常规消毒、铺巾后,在无菌操作下,用骨钻在上下骨折块分别穿入一根钢针,注意进针方向须与髌骨骨折线平行,两根针亦应平行,穿针后整复。骨折对位后,将两针端靠拢拉紧,使两骨折块接触,稳定后再拧紧固定器螺钉,如无固定器亦可代之以不锈钢丝。然后用乙醇纱布保护针孔,防止感染,术后用长木板或石膏托将膝关节固定于伸直位(图 7-3)。④抓髌器固定法:方法是患者取仰卧位,股神经麻醉,在无菌操作下抽净关节内积血,用双手拇、食指挤压髌骨使其对位。待复位准确后,先用抓髌器较窄的一侧钩刺入皮肤,钩住髌骨下极前缘和部分髌腱。如为粉碎性骨折,则钩住其主要的骨块和最大的骨块,然后再用抓髌器较宽的一侧,钩住近端髌骨上极前缘即张力带处。如为上极粉碎性骨折,则先钩住上极粉碎性骨块,再钩住远端骨块。注意抓髌器的双钩必须抓牢髌骨上下极的前侧缘,最后将加压螺旋稍加拧紧使髌骨相互紧密接触。固定后要反复伸屈膝关节以磨造关节面,达到最佳复位。骨折复位后应注意抓髌器螺旋盖压力的调整,因为其为加压固定的关键部位,松则不能有效地维持对位,紧则不能产生骨折自身磨造的效应(图 7-4)。⑤髌骨抱聚器固定法:电视 X 线透视下无菌操作,先抽尽膝关节腔内积血,利用胫骨结节髌骨外缘的关系,在胫骨结节偏内上部位,将抱聚器的下钩刺穿皮肤,进入髌骨下极非关节面的下方,并向上提拉,确定是否抓持牢固。并用拇指后推折块,让助手两手拇指在膝关节两旁推挤皮肤及皮下组织向后以矫正翻转移位。然后将上针板刺入皮肤,扎在近折块的前侧缘上,术者一手稳住上下针板,令助手拧动上下手柄,直至针板与内环靠近;术者另一手的拇指按压即将接触的折端,并扣压内外侧缘,以防侧方错位,并加压固定。再利用髌骨沿股间窝下滑及膝关节伸屈角度不同和髌股关节接触面的变化,伸屈膝关节,纠正残留成角和侧方移位。应用髌骨抱聚器治疗髌骨骨折具有骨折复位稳定、加速愈合、关节功能恢复理想的优点(图 7-5)。

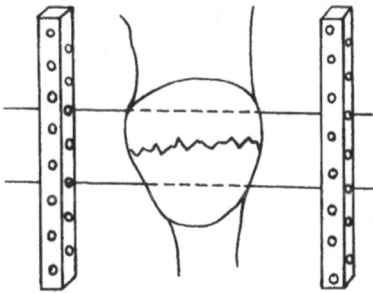

图 7-3　闭合穿针加压内固定

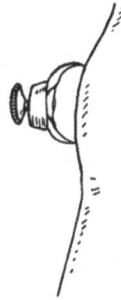

图 7-4　抓髌器固定法

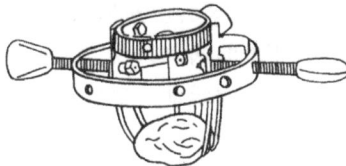

图 7-5　髌骨抱聚器固定法

2.切开复位内固定

适用于髌骨上下骨折块分离在 1.5 cm 以上、不易手法复位或其他固定方法失败者。方法是在硬膜外麻醉或股神经加坐骨神经阻滞麻醉下,取膝前横弧形切口,切开皮肤皮下组织后,即进入髌前及腱膜前区,此时可见到髌骨的折面及撕裂的支持带,同时有紫红色血液由裂隙涌出,吸净积血,止血,进行内固定。目前以双 10 号丝线、不锈钢丝、张力带钢丝固定为常用(图 7-6)。

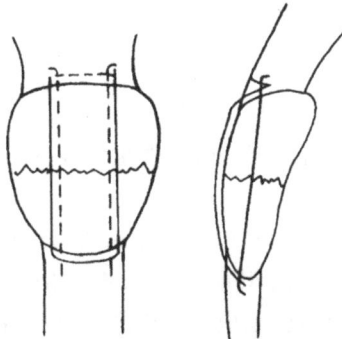

图 7-6　张力带钢丝内固定

(二)药物治疗

髌骨骨折多瘀肿严重,初期可用利水逐瘀法以祛瘀消肿,具体药方参照股骨髁间骨折。若采用穿针或外固定器治疗者,可用解毒饮加泽泻、车前子;肿胀消减后,可服接骨丹。后期关节疼痛活动受限者,可服养血止痛丸。外用药初期肿胀严重者,可外敷消肿散。无移位骨折,可外贴接骨止痛膏。去固定后,关节僵硬疼痛者,可按摩展筋丹或展筋酊,并可用活血通经舒筋利节的苏木煎外洗。

(三)功能康复

复位固定肿胀消退后,即可下床活动,让膝关节有小量的伸屈活动,使髌骨关节面得以在股骨滑车的磨造中愈合,有利于关节面的平复。第 2~3 周,有托板固定者应解除,有限度地增大膝关节的活动范围。6 周后骨折愈合去固定后,可用指推活髌法解除髌骨粘连,以后逐步加强膝关节屈伸活动锻炼,使膝关节功能早日恢复。

四、术后康复和护理

骨折固定稳定,可实施早期被动关节活动练习,用 CPM 或铰链型关节固定支具。48 小时后拔除关节腔内引管,疼痛消失后指导患者进行股四头肌等长收缩练习及踝、髋关节主动活动,直腿抬高练习可于术后 1~2 天开始。股四头肌等长运动练习和早期关节活动练习可防止粘连并维持股四头肌的紧张度。X 线证实骨折愈合后 4~6 周,就应开始抗阻力运动。体育运动或充分的活动应该待持续康复完成后进行,这需要 3~6 个月的时间。在髌骨部分切除术后,功能的恢复主要依赖腱-骨交界面的愈合和修复情况。术后应对膝关节进行保护并制动 3~4 周,对于伸肌结构大范围的修复或者软组织缺陷的补救的病例来说,至少需要制动 4~6 周。在这期间患者可在铰链型膝关节固定支具保护下进行有限的活动。这些患者需要几个月的功能锻炼、系统康复,才能获得最大的活动度和力量。

(王玉芳)

第九节　脊柱骨折

一、疾病概述

(一)概念

脊柱骨折又称脊椎骨折,占全身各类骨折的 5%~6%。脊柱骨折可以并发脊髓或马尾神经损伤,特别是颈椎骨折-脱位合并有脊髓损伤时能严重致残甚至丧失生命。

(二)相关病理生理

脊柱分为前、中、后 3 柱。中柱和后柱包裹了脊髓和马尾神经,该区的损伤可以累及神经系统,特别是中柱损伤,碎骨片和髓核组织可以突入椎管的前半部而损伤脊髓。胸腰段脊柱(T_{10}~L_2)处于两个生理弧度的交汇处,是应力集中之处,也是常见骨折之处。

(三)病因与诱因

主要原因是暴力,多数由间接暴力引起,少数因直接暴力所致。当从高处坠落时,头、肩、臀部或足部着地,地面对身体的阻挡,使身体猛烈屈曲,所产生的垂直分力可导致椎体压缩性骨折,水平分力较大时则可同时发生脊椎脱位。直接暴力所致的脊椎骨折,多见于战伤、爆炸伤、直接撞伤等。

1.病理和分类

暴力的方向可以通过 X、Y、Z 轴,牵拉和旋转;在 X 轴上有屈、伸和侧方移动;在 Z 轴上则有侧屈和前后方向移动。因此,胸腰椎骨折和颈椎骨折分别可以有六种类型损伤。

2.胸、腰椎骨折的分类

(1)单纯性楔形压缩性骨折:脊柱前柱损伤,椎体成楔形,脊柱仍保持稳定。

(2)稳定性爆破型:前柱、中柱损伤。通常是高处坠落时,脊柱保持正直,胸腰段脊柱的椎体因受力、挤压而破碎;后柱不损伤,脊柱稳定。但破碎的椎体与椎间盘可突出于椎管前方,损伤脊髓而产生神经症状。

(3)不稳定性爆破型:前柱、中柱、后柱同时损伤。由于脊柱不稳定,可出现创作后脊柱后突和进行性神经症状。

(4)Chance 骨折:椎体水平状撕裂性损伤。如从高空仰面落下,背部被物体阻挡,脊柱过伸,椎体横形裂开;脊柱不稳定。

(5)屈曲-牵拉型:前柱部分因受压缩力而损伤,而中柱、后柱同时因牵拉的引力而损伤,造成后纵韧带断裂,脊椎关节囊破裂,关节突脱位,半脱位或骨折;是潜在性不稳定型骨折。

(6)脊柱骨折-脱位:又名移动性损伤。脊柱沿横面移位,脱位程度重于骨折。此类损伤较严重,伴脊髓损伤,预后差。

3.颈椎骨折的分类

(1)屈曲型损伤:前柱因受压缩力而损伤,而后柱因牵拉的张力而损伤。①前方半脱位(过屈型扭伤):后柱韧带完全或不完全性破裂。完全性者可有棘突上韧带、棘间韧带、脊椎关节囊破裂和横韧带撕裂。不完全性者仅有棘上韧带和部分棘间韧带撕裂。②双侧脊椎间关节脱位:因过度屈曲,中后柱韧带断裂,脱位的关节突超越至下一个节段小关节的前方与上方。大多数患者伴有脊髓损伤。③单纯椎体楔形(压缩性)骨折:较常见,除椎体压缩性骨折外,还不同程度的后方韧带结构破裂。

(2)垂直压缩损伤:多数发生在高空坠落或高台跳水者。①第一颈椎双侧前、后弓骨折:也称 Jefferson 骨折。②爆破型骨折:颈椎椎体粉碎骨折,多见于第 5、6 颈椎椎体。破碎的骨折片可凸向椎管内,瘫痪发生率高达 80%。

(3)过伸损伤。①过伸性脱位:前纵韧带破裂,椎体横行裂开,椎体向后脱位。②损伤性枢椎椎弓骨折:暴力来自颏部,使颈椎过度仰伸,枢椎椎弓垂直状骨折。

(4)齿状突骨折:机制不清,暴力可能来自水平方向,从前向后经颅骨至齿状突。

(四)临床表现

有严重的外伤史,如高空坠落、重物撞击腰背部、塌方事件被泥土、矿石掩埋等。

胸腰椎损伤后,主要症状为局部疼痛,站立及翻身困难。腹膜后血肿刺激了腹腔神经节,合并肠蠕动减慢,常出现腹痛、腹胀甚至肠麻痹症状。

检查时要详细询问病史、受伤方式、受伤时姿势、伤后有无感觉及运动障碍。

注意多发伤:多发伤患者往往合并有颅脑、胸、腹脏器的损伤。要先处理紧急情况,抢救生命。

检查脊柱时暴露面应足够,必须用手指从上至下逐个按压棘突,如发现位于中线部位局部肿胀和明显的局部压痛,提示后柱已有损伤;胸腰段脊柱骨折常可摸到后凸畸形。

(五)辅助检查

1.影像学检查

(1)X线检查:有助于明确脊椎骨折的部位、类型和移位情况。

(2)CT检查:用于检查椎体的骨折情况,椎管内有无出血及碎骨片。

(3)MRI检查:有助于观察及确定脊髓损伤的程度和范围。

2.肌电图

测量肌的电传导情况,鉴别脊髓完整性的水平。

3.实验室检查

除常规检查外,血气分析检查可判断有通气不足危险患者的呼吸状况。

(六)治疗原则

1.抢救生命

脊柱损伤患者伴有颅脑、胸、腹脏器损伤或并发休克时,首先处理紧急问题,抢救生命。

2.卧硬板床

胸腰椎骨折和脱位,单纯压缩骨折椎体压缩不超过1/3者,可仰卧于木板床,在骨折部加枕垫,使脊柱过伸。

3.复位固定

较轻的颈椎骨折和脱位者用枕颌带做卧位牵引复位;明显压缩移位者做持续颅骨牵引复位。牵引重量3～5 kg,复位后用头颈胸支具固定3个月。胸腰椎复位后用腰围支具固定。也可用两桌法或双踝悬吊法复位,复位后不稳定或关节交锁者,可手术治疗,做植骨和内固定。

4.腰背肌锻炼

胸腰椎单纯压缩骨折,椎体压缩不超过1/3者,在受伤后1～2天开始进行,利用背伸肌的肌力及背伸姿势,使脊柱过伸,借椎体前方的前纵韧带和椎间盘纤维环的张力,使压缩的椎体自行复位,恢复原形状。严重的胸、腰椎骨折和骨折脱位,可通过腰背肌功能锻炼,使骨折获一定程度的复位。

二、护理评估

(一)一般评估

1.健康史

(1)一般情况:了解患者的年龄、职业特点、运动爱好、日常饮食结构、有无酗酒等。

(2)受伤情况:了解患者受伤的原因、部位和时间,受伤时的体位、症状和体征、搬运方式、现场及急诊室急救情况,有无昏迷史和其他部位复合伤等。

(3)既往史与服药史:有无脊柱受伤或手术史。

2.生命体征(T、P、R、BP)与意识

评估患者的呼吸、血压、脉搏、体温及意识情况。其包括呼吸型态、节律、频率、深浅、呼吸道是否通畅、患者能否有效咳嗽和排除分泌物;有无心动过缓和低血压;有无出汗,患者皮肤的颜色、温度;有无体温调节障碍。对伴有颅脑损伤的患者,可用格拉斯昏迷量表评估患者的意识情况。排尿和排便情况:患者有无尿潴留或充盈性尿失禁;尿液颜色、量和比重;有无便秘或大便失禁。

3.患者主诉

受伤的时间、原因和部位,受伤时的体位、症状和体征,搬运方式,现场及急诊室急救的情况,有无昏迷史和其他部位的合并伤。患者既往健康情况,有无脊柱受伤或手术史,近期有无因其他疾病而服用药物,应用剂量、时间和疗程。

4.相关记录

疼痛评分、全身皮肤及其他外伤情况。

(二)身体评估

1.视诊

受伤部位有无皮肤组织破损,局部肤色和温度,有无活动性出血及其他复合性损伤的迹象。

2.触诊

评估感觉和运动情况:患者的痛、温、触及位置觉的丧失平面及程度。

3.叩诊

患肢神经反射是否正常。

4.动诊

肢体感觉,活动和肌力的变化,双侧有无差异,有无腹胀和麻痹性肠梗阻征象。

(三)心理-社会评估

评估患者有无恐惧、紧张心理;评估患者和亲属对疾病的心理承受能力和对相关康复知识的认知程度,家庭及社会支持情况。

(四)辅助检查阳性结果评估

评估患者的影像学检查和实验室检查结果有无异常,以帮助判断病情和预后。

(五)治疗效果的评估

手术治疗评估要点。

1.术前评估要点

(1)术前实验室检查结果评估:血常规及血生化、腰椎片、心电图等。

(2)术前术区皮肤、饮食、肠道、用药准备情况。

(3)患者准备:评估患者对手术过程的了解程度,有无过度焦虑或者担忧;对预后的期望值等。

2.术后评估要点

(1)生命体征的评估:术后 24 小时内,密切观察生命体征的变化,进行床边心电监护,每0.5~1.0 小时记录 1 次,观察有无因术中出血、麻醉等引起血压下降。

(2)体位评估:是否采取正确的体位,以保持脊柱功能位及舒适为标准。

(3)术后感觉,运动和各项功能恢复情况。

(4)功能锻炼情况,如患者是否按计划进行功能锻炼及有无活动障碍引起的并发症出现。

三、护理诊断(问题)

(一)有皮肤完整性受损的危险

这与活动障碍和长期卧床有关。

(二)潜在并发症

脊髓损伤。

(三)有失用综合征的危险

这与脊柱骨折长期卧床有关。

四、主要护理措施

(一)病情观察与并发症预防

1.脊髓损伤的观察和预防

观察患者肢体感觉、运动、反射和括约肌功能是否随着病情发展而变化,及时发现脊髓损伤征象,报告医师并协助处理。尽量减少搬动患者,搬运时保持患者的脊柱中立位,以免造成或加重脊髓损伤。对已发生脊髓损伤者做好相应护理。

2.疼痛护理

及时评估患者疼痛程度,遵医嘱给予止痛药物。

3.预防压疮

(1)定时翻身:间歇性解除压迫是有效预防压疮的关键,故在卧床期间应每2~3小时翻身1次。翻身时采用轴线翻身法:胸腰段骨折者双臂交叉放于胸前,两护士分别托扶患者肩背部和腰腿部翻至侧卧位;颈段骨折者还需一人托扶头部,使其与肩同时翻动。患者自行翻身时,应先挺直腰背部再翻身,以利用绷紧的躯干肌肉形成天然内固定夹板。侧卧时,患者背后从肩到臀用枕头抵住以免腰胸部脊柱扭转,上腿屈髋屈膝而下腿伸直。两腿间垫枕以防髋内收。颈椎骨折患者不可随意低头、抬头或转动颈部,遵医嘱决定是否垫枕及枕头放置位置。避免在床上拖拽患者,以减少局部皮肤剪切力。

(2)合适的床铺:床单清洁干燥和舒适,有条件的可使用特制翻身床、明胶床垫、充气床垫、波纹气垫等。注意保护骨突出部位,使用气垫或棉圈等使骨突部位悬空,定时对受压的骨突部位进行按摩。保持个人清洁卫生和床单清洁干燥。

(3)增加营养:保证足够的营养素摄入,提高机体抵抗力。

4.牵引护理

(1)颅骨牵引时,每班检查牵引,并拧紧螺母,防止牵引弓脱落。

(2)牵引重锤保持悬空,不可随意增减或移去牵引重量,定期测量下肢的长度和力线,以免造成过度牵引和骨端旋转。

(3)注意牵引针是否有移位,若有移位应消毒后调整。

(4)保持对抗牵引力:颅骨牵引时,应抬高床头,若身体移位,抵住了床头,及时调整,以免失去反牵引作用。

(5)告知患者和家属牵引期间牵引方向与肢体方向应成直线,以达到有效牵引。

(二)饮食

给予患者高热量、高蛋白、高纤维素、高钙、富含维生素及果胶成分饮食。如牛奶、鸡蛋、海米、虾皮、鱼汤、骨头汤、新鲜蔬菜和水果等。

(三)用药护理

了解药物不良反应,对症处理用药时观察其用药后效果。根据疼痛程度使用止痛药,并评估不良反应。

（四）心理护理

向患者和家属解释骨折的愈合是一个循序渐进的过程，充分固定能为骨折断端连接提供良好的条件。正确的功能锻炼可以促进断端生长愈合和患肢功能恢复。鼓励患者表达自己的思想，减轻患者及其家属的心理负担。

（五）健康教育

1.指导功能锻炼

脊柱损伤后长期卧床可导致失用综合征，故应根据骨折部位、程度和康复治疗计划，指导和鼓励患者早期活动和功能锻炼。单纯压缩骨折患者卧床3天后开始腰背部肌肉锻炼，开始臀部左右活动，然后要求做背伸动作，使臀部离开床面，随着腰背肌力量的增加，臀部离开床面的高度也逐渐增高。2个月后骨折基本愈合，第3个月可以下地少量活动，但仍以卧床休息为主。3个月后逐渐增加下地活动时间。除了腰背肌锻炼，还应定时进行全身各个关节的全范围被动或主动活动，每天数次，以促进血液循环，预防关节僵硬和肌萎缩。鼓励患者适当进行日常活动能力的训练，以满足其生活需要。

2.复查

告知患者及家属局部疼痛明显加重，或不能活动，应立即到医院复查并评估功能恢复情况。

3.安全指导

指导患者及家属评估家庭环境的安全性，妥善放置可能影响患者活动的障碍物。

五、护理效果评估

（1）患者是否主诉骨折部位疼痛减轻或消失，感觉舒适。

（2）患者皮肤是否保持完整，能否避免压疮发生。

（3）能否避免脊髓损伤等并发症的发生，一旦发生，能否及时发现和处理。

（4）患者在指导下能否按计划进行有效的功能锻炼，能否避免失用综合征的发生。

（霍秀华）

第十节 骨盆骨折

一、疾病概述

（一）概念

骨盆骨折多由直接暴力挤压骨盆所致，多伴有合并症和多发伤。

（二）相关病理生理

骨盆的血管及静脉丛丰富，内有重要脏器和血管，骨折常合并静脉丛、动脉出血及盆腔内脏器损伤并导致相应的病理生理变化。

（三）病因

常见原因有交通事故、意外摔倒或高处坠落等。年轻人骨盆骨折主要是由于交通事故和高处坠落引起。老年人骨盆骨折最常见的原因是摔倒。

（四）分类

目前国际上常用的骨盆骨折分类如下。

1.Young&Burgess 分类

（1）分离型（APC）：由前后挤压伤所致，常见耻骨联合分离，严重时造成骶髂前后韧带损伤；根据骨折严重程度不同又分为Ⅰ、Ⅱ、Ⅲ 3个亚型。

（2）压缩型（LC）：由侧方挤压伤所致，常造成骶骨骨折（侧后方挤压）及半侧骨盆内旋（侧前方挤压）；也根据骨折严重程度不同又分为Ⅰ、Ⅱ、Ⅲ 3个亚型。

（3）垂直型（VS）：剪切外力损伤，由垂直或斜行外力所致，常导致垂直或旋转方向不稳定。

（4）混合外力（CM）：侧方挤压伤及剪切外力损伤，导致骨盆前环及前后韧带的损伤占骨盆骨折的 14%。

该分类的优点是有助于损伤程度的判断及对合并损伤的估计可以指导抢救判断预后，根据文献统计，分离型骨折合并损伤最严重，病死率也最高，压缩型次之，垂直型较低；而在出血量上的排序依次是分离型、垂直型、混合型、压缩型。

2.Tile's/AO 分类

（1）A 型：稳定，轻度移位。

（2）B 型：纵向稳定，旋转不稳定，后方及盆底结构完整。

B_1：前后挤压伤，外旋，耻骨联合＞2.5 cm，骶髂前韧带和骶棘韧带损伤。

B_2：侧方挤压伤，内旋。

$B_{2.1}$：侧方挤压伤，同侧型。

$B_{2.2}$：侧方挤压伤，对侧型。

B_3：双侧 B 型损伤。

（3）C 型：旋转及纵向均不稳定（纵向剪力伤）。

C_1：单侧骨盆。

$C_{1.1}$：髂骨骨折。

$C_{1.2}$：骶髂关节脱位。

$C_{1.3}$：骶骨骨折。

C_2：双侧骨盆。

C_3：合并髋臼骨折。

（五）临床表现

1.症状

患者髋部肿胀、疼痛，不敢坐起或站立。有畸形、疼痛、肿胀、瘀斑、活动障碍、休克、后腹膜后血肿、直肠肛管及女性生殖道损伤、尿道膀胱损伤、神经损伤、脏器损伤。

2.体征

（1）骨盆分离试验与挤压试验阳性：检查者双手交叉撑开患者的两髂嵴，使两骶髂关节的关节面更紧贴，而骨折的骨盆前环产生分离，如出现疼痛即为骨盆分离试验阳性。双手挤压患者的两髂嵴，伤处仍出现疼痛为骨盆挤压试验阳性。

（2）肢体长度不对称：用皮尺测量胸骨剑突与两髂前上棘之间的距离，骨盆骨折向上移位的一侧长度较短。也可测量脐孔与两侧内踝尖端的距离。

(3)会阴部瘀斑:是耻骨和坐骨骨折的特有体征。

(六)辅助检查

X线和CT检查能直接反映是否存在骨盆骨折及其类型。

1.X线检查

(1)骨盆正位片:常规、必须的基本检查,90%的骨盆骨折可经正位片检查发现。

(2)骨盆入口位片:拍摄时球管向头端倾斜40°,可以更好地观察骶骨翼骨折、骶髂关节脱位、骨盆前后及旋转移位、耻骨支骨折、耻骨联合分离等。

(3)骨盆出口位片:拍摄时球管向尾端倾斜40°,可以观察骶骨、骶孔是否有骨折,骨盆是否有垂直移位。

2.CT是对于骨盆骨折最准确的检查方法

一旦患者的病情平稳,应尽早行CT检查。对于骨盆后方的损伤尤其是骶骨骨折及骶髂关节损伤,CT检查更为准确,伴有髋臼骨折时也应行CT检查,CT三维重建可以更真实的显示骨盆的解剖结构及骨折之间的位置关系,形成清晰逼真的三维立体图像,对于判断骨盆骨折的类型和决定治疗方案均有较高价值。CT还可以同时显示腹膜后及腹腔内出血的情况。

(七)治疗原则

首先处理休克和各种危及生命的合并症,再处理骨折。

1.非手术治疗

(1)卧床休息:骨盆边缘性骨折、骶尾骨骨折应根据损伤程度卧硬板床休息3～4周,以保持骨盆的稳定。髂前上棘骨折患者置于屈髋位;坐骨结节骨折置于伸髋位。

(2)复位与固定:不稳定骨折可用骨盆兜带悬吊牵引、髋人字石膏、骨牵引等方法达到复位与固定的目的。

2.手术治疗

(1)骨外固定架固定术:适用于骨盆环双处骨折患者。

(2)切开复位钢板内固定术:适用于骨盆环两处以上骨折患者,以保持骨盆的稳定。

二、护理评估

(一)一般评估

1.健康史

(1)一般情况:了解患者的年龄、职业特点、运动爱好、日常饮食结构、有无酗酒等。

(2)受伤情况:了解患者受伤的原因、部位和时间,受伤时的体位和环境,外力作用的方式、方向与性质等。

(3)既往史:有无药物滥用、服用特殊药物及药物过敏史,有无手术史等。

2.生命体征(T、P、R、BP)

每1小时监测体温、脉搏、呼吸、血压1次,详细记录,特别是血压情况,以防发生低血容量休克,为抢救提供有力的依据。

3.患者主诉

有无疼痛、排尿、排便等情况。

4.相关记录

皮肤完整性、排尿及排便情况、双下肢感觉、运动、末梢血运、肿胀、畸形等情况。

(二)身体评估

1.术前评估

(1)视诊:有无活动受限。会阴部、腹股沟、臀部有无瘀血、瘀斑。有无骨盆变形、肢体不等长等现象。

(2)触诊:有无按压痛。有无异常活动及骨擦音等。

(3)叩诊:有无叩击痛。

(4)动诊:骨盆分离试验与挤压试验。

(5)量诊:肢体长度是否对称。用皮尺测量胸骨剑突与两髂前上棘之间的距离。向上移位的一侧长度较短。也可测量脐孔与两侧内踝尖端之间的距离。

2.术后评估

(1)视诊:观察患者神志,局部伤口有无红肿热痛、有无渗血、渗液情况,引流液的颜色、量、性质。

(2)触诊:足背及股动脉搏动情况、肢端皮温、颜色、毛细血管充盈情况。

(3)动诊:进行相应的感觉运动检查,有无麻木异样感、部位、程度;观察踝关节及足趾的活动情况。

(4)量诊:肢体长度是否对称。

(三)心理-社会评估

患者在疾病治疗过程中的心理反应与需求,家庭及社会支持情况,引导患者正确配合疾病的治疗与护理。

(四)辅助检查阳性结果评估

(1)骨盆 X 片、CT 等可显示骨折的损伤机制。

(2)血常规检验提示有无血容量不足、肝肾功能、电解质等。

(五)治疗效果的评估

1.非手术治疗评估要点

复位固定好,疼痛减轻,骨折端愈合良好。

2.手术治疗评估要点

对旋转不稳定骨折提供足够的稳定,以促使骨折愈合,并为早期负重提供所需的稳定。

三、护理诊断(问题)

(一)组织灌注量不足

这与骨盆损伤、出血等有关。

(三)排尿和排便形态异常

这与膀胱、尿道、腹内脏器或直肠损伤有关。

(三)有皮肤完整性受损的危险

这与骨盆骨折和活动障碍有关。

(四)躯体活动障碍

这与骨盆骨折有关。

（五）疼痛

这与骨折、软组织创伤等有关。

（六）潜在并发症

（1）术后感染：与损伤机制及手术有关。

（2）深静脉血栓：与盆腔静脉的损伤及制动有关。

（3）神经损伤：与骶髂关节脱位时的骶神经受牵拉和骶骨骨折时嵌压损伤有关。

（4）肺部感染：与长期卧床、无法改变体位有关。

（5）泌尿系统感染：与长期卧床、泌尿系统损伤有关。

四、主要护理措施

（一）术前护理

1.急救护理

有危及生命时应先抢救生命，对休克患者进行抗休克治疗，然后处理骨折。

（1）观察生命体征：骨盆骨折常合并静脉丛及动脉出血，出现低血容量休克。应注意观察患者的意识、脉搏、血压和尿量，及时发现和处理血容量不足。

（2）建立静脉输液路：及时按医嘱输血和补液，纠正血容量不足。

（3）及时止血和处理腹腔内脏器官损伤：若经抗休克治疗和护理仍不能维持血压，应及时通知医师，并协助做好手术准备。

2.维持排尿、排便通畅

（1）观察：患者有无排尿困难、尿量及色泽；有无腹胀和便秘。

（2）导尿护理：对于尿道损伤致排尿困难者，予以导尿或留置导尿，并加强尿道口和导尿管的护理；保持导尿管通畅。

3.饮食护理

术前加强饮食营养，宜高蛋白、高维生素、高钙、高铁、粗纤维食物，以补充失血过多导致的营养失调。食物应易消化，且根据受伤程度决定膳食种类，若合并直肠损伤或有腹胀腹痛，则应酌情禁食。必要时静脉高营养治疗。

4.卧位

不影响骨盆环完整的骨折，可取仰卧与侧卧交替，侧卧时健侧在下，严禁坐立，伤后应平卧硬板床，且应减少搬动。必须搬动时则由多人平托，以免引起疼痛，增加出血。

（二）术后护理

1.病情观察

（1）生命体征：术后严密观察生命体征及神志，与麻醉科医师交班，了解患者术中情况，心电监护；留置导尿管，准确记录尿量。

（2）切口护理：观察切口敷料情况及切口愈合情况，有无红肿热痛、渗液。若切口感染者，协助做好分泌物培养，加强换药。

（3）切口引流管护理：妥善固定，变换体位时注意牵拉，保持通畅；观察引流液的量、色、性质。及时记录。

（4）导尿管的护理：观察尿液的量、色、性状。如无膀胱尿道损伤应间歇夹尿管，训练膀胱功能，尽早停尿管。如有膀胱尿道损伤，术后需持续开放尿管，根据医嘱停尿管。留置导尿管者一天 2 次会阴护理,鼓励患者每天饮水 1 500 mL 以上。

2.皮肤护理

(1)保持个人卫生清洁:注意卧床患者的皮肤护理,保持皮肤清洁、健康和床单平整干燥;按时按摩受压部位;防止发生压疮。

(2)体位:协助患者更换体位,绝对卧床,根据医嘱决定是否可以抬高床头或下床。可适当翻身,骨折愈合后方可向患侧卧位。

3.协助指导患者合理活动

根据骨折的稳定性和治疗方案,与患者一起制订适宜的锻炼计划并指导其实施。部分患者在手术后几天内即可完全负重,行牵引的患者需 12 周以后才能负重。长时间卧床的患者须练习深呼吸、进行肢体肌的等长舒缩;每天多次,每次 5～20 分钟。允许下床后,可使用助行器或拐杖,以使上下肢共同分担体重。

4.疼痛护理

(1)有效控制疼痛,保证足够的睡眠。

(2)宣教疼痛的评分方法,疼痛引起的原因及减轻疼痛的方法,如正确翻身、放松疗法、转移注意力、药物控制,提高患者疼痛阈值,减轻心理负担。

(3)疼痛＞5 分,分析疼痛原因,针对疼痛引起的原因,给予相应的处理。如调整体位,解除局部皮肤卡压。

(4)疼痛原因明确按医嘱尽早给予止痛药,30 分钟后观察止痛效果。

5.饮食护理

术后 6 小时可进食,多饮水、多吃水果、蔬菜;高蛋白饮食,保持大便通畅。

6.功能锻炼

(1)不影响骨盆环完整的骨折:①单纯一处骨折,无合并伤,又不需复位者,卧床休息,仰卧与侧卧交替(健侧在下)。早期在床上做上肢伸展运动、下肢肌肉收缩及足踝活动。②伤后 1 周后半卧及坐位练习,并作髋关节、膝关节的伸屈运动。③伤后 2～3 周,如全身情况尚好,可下床站立并缓慢行走,逐渐加大活动量。④伤后 3～4 周,不限制活动,练习正常行走及下蹲。

(2)影响骨盆环完整的骨折:①伤后无合并症者,卧硬板床休息,并进行上肢活动。②伤后第 2 周开始半坐位,进行下肢肌肉收缩锻炼,如股四头肌收缩、踝关节背伸和跖屈、足趾伸屈等活动。③伤后第 3 周在床上进行髋、膝关节的活动,先被动,后主动。④伤后第 6～8 周(即骨折临床愈合),拆除牵引固定,扶拐行走。⑤伤后第 12 周逐渐锻炼,并弃拐负重步行。

(三)术后并发症的观察及护理

1.神经损伤

了解有无神经损伤,并观察各神经支配的感觉运动的进展情况。骶骨管骨折脱位可损伤支配括约肌及会阴部的马尾神经。骶骨孔部骨折可损伤坐骨神经根,骶 1 侧翼骨折可损伤腰 5 神经,坐骨大切迹部或坐骨骨折可伤及坐骨神经,耻骨支骨折偶可损伤闭孔神经或股神经。髂前上棘撕脱骨折可伤及骨外皮神经。

2.感染

观察生命体征、血象,观察创面有无红肿热痛、渗液,有局部引流时,观察引流液的量、色、性状,保持局部引流通畅。及早发现处理合并伤,合理适用抗生素。直肠肛管损伤常常是盆腔感染的主要来源,可形成化脓性骨髓炎、骨盆周围脓肿、包括髋关节在内的一侧骨盆、臀部、腹股沟的严重化脓感染;阴道破裂与骨折相同,可引起深部感染。

3.肺栓塞

观察神志、生命体征、氧饱和度、胸闷、胸痛情况。其典型表现为咳嗽、胸痛、呼吸困难、低氧血症、意识改变。但大部分患者缺乏典型症状或以一种症状为主或无症状,不注意时易被忽略。小心搬运,患肢抬高放置,预防感染和防治休克,纠正酸中毒,给氧。如有严重骨折创伤、明显低血氧,又不能用其他原因解释者,有明显的诊断次要指标(如贫血、血小板计数减少等)可以初步诊断,应及时通知医师,密切观察,立即展开治疗。

4.下肢深静脉血栓形成

观察下肢有无疼痛、肿胀、静脉扩张、腓肠肌压痛等。加强小腿肌肉静态收缩和踝关节的活动、理疗、预防性抗凝治疗。血栓形成后,避免患肢活动,忌做按摩、理疗等,按医嘱予抗凝溶栓治疗,注意观察抗凝药的不良反应。

5.肌肉萎缩、关节僵硬

早期进行肌肉收缩锻炼。根据患者的活动能力,尽早进行股四头肌收缩和踝关节伸屈等活动。

6.压疮

观察患者疼痛的部位,皮牵引或石膏支具对皮肤的卡压情况,注意牵引部位或边缘皮肤有无破损或出现水疱。注意尾骶部皮肤情况。卧床患者定时翻身、抬臀,及时调整皮牵引,皮牵引时可在足跟部预防性贴水胶体敷料。

7.便秘

评估患者的饮食结构、排便习惯、目前的排便情况、活动情况。很多患者不习惯床上排便,怕造成别人麻烦,应消除患者的心理顾虑,宣教便秘及便秘防治的相关知识,宣教保持大便通畅的重要性;多吃含粗纤维多的蔬菜、水果,多饮水;予手法按摩腹部;必要时给予药物治疗。

(四)心理护理

(1)术前了解患者家庭支持情况,心理、社会、精神状况;患者对疾病的认知程度;患者伤势较重,易产生恐惧心理。应以娴熟的抢救技术控制病情发展,减少患者的恐惧。病情稳定后,可让患者和家属与同种手术成功的患者交谈,从心理上认清接受手术治疗的必要性,对手术要达到的目的及可能发生的并发症与意外事项,有一定的心理准备。

(2)术后心理支持,鼓励患者保持良好的心态,正确对待疾病。

(五)健康教育

(1)体位与活动:卧床,按医嘱循序渐进功能锻炼。不同部位的骨折,愈合时间不同,须严格按医嘱,不能自行过早负重。

(2)饮食:鼓励进高热量、高蛋白、富含维生素易消化的饮食。

(3)心理支持:鼓励患者保持良好精神状态。

(4)劝导戒烟。

(5)介绍药物的名称、剂量、用法、作用和不良反应。

(6)出院后继续功能锻炼。

(7)指导患者定时门诊复查,并说明复查的重要性。如出现病情变化,及时来医院就诊。

五、护理效果评估

(1)生命体征平稳,疼痛缓解。

(2)牵引复位或手术固定有效。

(3)合并腹膜后血肿和腹内脏器损伤得到有效处理,无相关并发症出现。

(4)根据指导适当有效的功能锻炼。

（霍秀华）

第十一节 颈 椎 病

一、疾病概述

(一)概念

颈椎病指因颈椎间盘退行性变及其继发性改变,刺激或压迫相邻脊髓、神经、血管和食管组织,并引起相应症状和体征。颈椎病是 50 岁以上人群的常见病,男性居多,好发部位依次为 $C_{5\sim6}$、$C_{6\sim7}$。

(二)相关病理生理

颈椎病的发生和发展必须具备以下条件:一是以颈椎间盘为主的退行性变;二是退变的组织和结构必须对颈部脊髓或血管或神经或气管等器官或组织构成压迫或刺激,从而引起临床症状。椎间盘是无血运的组织,由于软骨板营养代谢的改变,致使髓核、纤维环发生退变。一方面退变的髓核后突,穿过破裂的纤维环直接压迫脊髓;另一方面髓核脱水使椎间隙高度降低,椎体间松动,刺激椎体后缘骨赘形成;而且椎节的松动还使钩椎关节、后方小关节突,以及黄韧带增生。

从病理角度看,颈椎病是一个连续的病理反应过程,可将其分为 3 个阶段:椎间盘变性阶段、骨刺形成阶段和脊髓损害阶段。

(三)病因与分类

1.病因

(1)颈椎间盘退行性变:是颈椎病发生和发展的最基本原因。颈椎活动度大,随年龄增长,椎间盘逐渐发生退行性变,使椎间隙狭窄,关节囊、韧带松弛,脊柱活动时稳定性下降,进一步发展引起椎体、椎间关节及其周围韧带发生变性、增生、钙化,最后致相邻脊髓、神经、血管受到刺激或压迫。

(2)先天性颈椎管狭窄:颈椎管的矢状内径对颈椎病的发病有密切关系。椎管矢状内径<正常(14~16 mm)时,即使退行性变比较轻,也可产生临床症状和体征。

(3)损伤:急性损伤可使原已退变的椎体,椎间盘和椎间关节损害加重而诱发颈椎病;慢性损伤可加速其退行性变的过程。

2.分型

根据受压部位的临床表现不同,一般分为 4 类。但有些患者以某型为主,同时伴有其他型的部分表现,称为复合型颈椎病。

(1)神经根型颈椎病:在颈椎病中发病率最高,占 50%～60%,是由于椎间盘向后外侧突出,致钩椎关节或椎间关节增生、肥大,刺激或压迫单侧或双侧神经根所致。

(2)脊髓型颈椎病:占颈椎病的 10%～15%。由于后突的髓核、椎体后缘的骨赘、增生肥厚的黄韧带及钙化的后纵韧带等压迫或刺激脊髓所致。

(3)椎动脉型颈椎病:由于颈椎横突孔增生狭窄、颈椎稳定性下降、椎间关节活动移位等直接压迫或刺激椎动脉,使椎动脉狭窄或痉挛,造成椎-基底动脉供血不足所致。

(4)交感神经型颈椎病:由于颈椎各种结构病变的刺激或压迫颈椎旁的交感神经节后纤维所致。

(四)临床表现

根据颈椎病的类型可有不同表现。

1.神经根型颈椎病

(1)症状:患者常先有颈痛及颈部僵硬,短期内加重并向肩部及上肢放射。用力咳嗽、打喷嚏及颈部活动时疼痛加剧。皮肤可有麻木、过敏等感觉改变;上肢肌力减退、肌萎缩,以大小鱼际肌和骨间肌最为明显,手指动作不灵活。

(2)体征:颈部肌痉挛,颈肩部有压痛,颈部和肩关节活动有不同程度受限。上肢肌腱反射减弱或消失,上肢牵拉试验阳性。

2.脊髓型颈椎病

(1)症状:手部麻木,运动不灵活,特别是精细活动失调、握力减退、下肢无力、步态不稳、有踩棉花样的感觉、躯干有紧束感等;后期出现大小便功能障碍,表现为尿频或排尿、排便困难。

(2)体征:肌力减退,四肢腱反射活跃或亢进,腹部反射、提睾反射和肛门反射减弱或消失。Hoffmann 征、髌阵挛及 Babinski 征等阳性。

3.椎动脉型颈椎病

(1)症状。①眩晕:最常见,多伴有复视、耳鸣、耳聋、恶心呕吐等症状,头颈部活动或姿势改变可诱发或加重眩晕。②猝倒:本型特有的症状,表现为四肢麻木、软弱无力而跌倒,多在头部突然活动后姿势改变时发生,倒地后再站立起来可继续正常活动。③头痛:表现为发作性胀痛,以枕部、顶部为主,发作时可有恶心、呕吐、出汗、流涎、心慌、憋气及血压改变等自主神经功能紊乱症状。

(2)体征:颈部疼痛,活动受限。

4.交感神经型颈椎病

表现为一系列交感神经症状。①交感神经兴奋症状:如头痛或偏头痛、视物模糊、眼球胀痛、耳鸣、听力下降、心前区疼痛、心律失常、血压升高等。②交感神经抑制症状,如畏光、流泪、头晕、眼花、血压下降等。

(五)辅助检查

1.影像学检查

(1)X 线检查:神经根型颈椎病患者和脊髓型颈椎病患者,X 线正侧位摄片可显示颈椎生理前凸减小、消失或反常,椎间隙变窄,椎体后缘骨赘形成,椎间孔狭窄。

(2)脊髓造影、CT、MRI:可显示颈椎间盘突出,颈椎管矢状径变小,脊髓受压情况。

2.实验室检查

脑脊液动力学试验:脊髓型颈椎病患者显示椎管有梗阻现象。

(六)治疗原则

神经根型、椎动脉型和交感型颈椎病以非手术治疗为主;脊髓型颈椎病由于疾病自然史逐渐发展使症状加重,故确诊后应及时行手术治疗。

1.非手术治疗

原则是去除压迫因素,消炎止痛,恢复颈椎稳定性。

(1)颌枕带牵引:取坐位或卧位,头前屈 10°左右,牵引重量 2～6 kg,每天 2 次,每次 1.0～1.5 小时,也可作持续牵引,每天 6～8 小时,2 周为 1 个疗程。脊髓型颈椎病一般不宜作此牵引。

(2)颈托或颈领:限制颈椎过度活动。如充气型颈托除可固定颈椎,还有牵张作用。

(3)推拿按摩:可减轻肌痉挛,改善局部血液循环。脊髓型颈椎病不宜采用此疗法。

(4)理疗:采用热疗、磁疗、超声疗法等,可改善颈部血液循环,促进局部水肿消退和肌肉松弛。

(5)药物治疗:目前无治疗颈椎病的特效药物,所用药物皆属对症治疗,如非甾体抗炎药、肌松弛剂及镇静剂等。

2.手术治疗

手术治疗适用于诊断明确,且出现以下情况时考虑手术。①保守治疗半年无效或影响正常生活和工作。②神经根性剧烈疼痛,保守治疗无效。③上肢某些肌肉、尤其手内在肌无力、萎缩,经保守治疗 4～6 周后仍有发展趋势。

手术的目的是通过切除对脊髓、神经造成压迫的组织、骨赘、椎间盘和韧带,或椎管扩大成形,使脊髓和神经得到充分减压;或通过植骨,内固定行颈椎融合,获得颈椎稳定性。手术可分前路、前外侧和后路手术。常用的术式有颈椎间盘摘除、椎间植骨融合术、前路侧方减压术、颈椎半椎板切除减压或全椎板切除术、椎管成形术等。

二、护理评估

(一)术前评估

1.健康史

(1)一般情况:了解患者的性别、年龄、职业、营养状况、生活自理能力、大小便情况等。

(2)既往史:有无颈肩部急慢性损伤和肩部长期固定史,以往的治疗方法和效果。以往是否有高血压,以及病糖尿病等病史。

(3)家族史:家中有无类似病史。

2.生命体征(T、P、R、BP)

按护理常规监测生命体征。

3.患者主诉

有无颈肩痛,肢体麻木、无力,大、小便障碍等症状。

4.相关记录

疼痛部位及程度,疼痛与活动、体位有无明显关系,有无颈部活动受限,四肢感觉运动情况等。有无眩晕、头痛、视物模糊、耳鸣、心跳加速或猝倒等,导致症状加重或减轻的因素。

(二)身体评估

1.术前评估

(1)视诊:观察步态有无跛行、摇摆步态等;椎旁皮肤有无红肿、破损;脊柱有无畸形。

(2)触诊:棘突、椎旁有无压痛,评估患者躯干、四肢感觉功能。

(3)叩诊:局部有无叩击痛,肢体腱反射。

(4)动诊:颈椎及肢体活动度、肌力、肌张力情况,观察对比双侧有无差异。

(5)特殊试验:臂丛牵拉试验、压颈试验、椎间孔挤压、分离试验,病理征(Hoffmann 征,Babinski 征等)。

2.术后评估

(1)视诊:手术切口、步态。

(2)触诊:评估患者躯干、四肢感觉功能。

(3)叩诊:四肢腱反射。

(4)动诊:肢体肌力、肌张力情况。

(三)心理-社会评估

患者及家属对该病的认识、心理状态,有无焦虑及焦虑的原因,家庭及社会对患者的支持程度。

(四)辅助检查阳性结果评估

X线片显示颈椎曲度改变、椎间隙变窄、椎间孔狭窄等。CT、MRI显示椎间盘突出的部位、程度及与有无神经根受压。

(五)治疗效果的评估

1.非手术治疗评估要点

(1)病史评估:了解与患者相关的情况,如职业、有无外伤、发病时间、治疗经过等。

(2)影像资料评估:查看CT、MRI,了解椎管形态、观察颈椎间盘突出、颈椎管狭窄、脊髓受压情况。

2.手术治疗评估要点

(1)心理评估:向患者介绍与疾病相关的知识,说明手术的重要性,解释手术的方式、术前术后的配合事项及目的,耐心解答问题,消除不良心理,使其增加战胜疾病的信心,积极配合治疗。

(2)既往史:了解患者全身的情况,是否有心脏病、高血压、糖尿病等,如有异常积极治疗,减少术后并发症的发生。

(3)疼痛评估:评估患者疼痛诱发因素、部位、性质、程度和持续时间,并进行疼痛评分。

(4)神经功能评估:严密观察四肢感觉运动及会阴部神经功能情况,并进行术前术后对比,可了解神经受压症状有无改善或加重。

三、护理诊断(问题)

(一)低效型呼吸型态

其与颈髓水肿、植骨块脱落或术后颈部水肿有关。

(三)有受伤害的危险

其与肢体无力及眩晕有关。

(三)潜在并发症

术后出血、脊髓神经损伤。

(四)躯体活动障碍

其与颈肩痛及活动受限有关。

四、主要护理措施

(一)术前护理

1.心理护理

向患者解释病情,告知其治疗的周期较长,术后恢复可能需要数月甚至更长时间,让患者做好充分的思想准备。对患者焦虑的心情表示理解,向患者介绍治疗方案及手术的必要性、手术目的及优点、目前医院的医疗护理情况和技术水平,使其产生安全感,愉快地、充满信心的接受手术。重视社会支持系统的影响,尤其是亲人的关怀和鼓励。

2.术前训练

(1)呼吸功能训练:术前指导患者练习深呼吸、行吹气泡或吹气球等训练,以增加肺的通气功能。

(2)气管食管推移训练:适用于颈椎前路手术患者。指导患者用自己的2~4指插入切口侧的内脏鞘与血管神经鞘间隙处,持续将气管、食管向非手术侧推移。用力要缓和,如出现头晕、恶心、呕吐等不适,可休息后再继续。

(3)俯卧位训练:适用于后路手术的患者,以适应术中长时间俯卧位并预防呼吸受阻。开始每次 30~40 分钟,每天 3 次;以后逐渐增至每次 3~4 小时,每天 1 次。

3.安全护理

患者存在肌力下降致四肢无力时,应防烫伤和跌倒,指导患者不要自行倒开水,穿防滑鞋,在干燥地面、有人陪同的情况下行走。

(二)术后护理

1.密切监测生命体征

注意呼吸频率、深度的改变,脉搏节律、速率的改变,保持呼吸道通畅,低流量给氧。呼吸困难是前路手术最危急的并发症,多发生在术后 1~3 天。因此,颈椎手术患者床旁应常规准备气管切开包。

2.体位护理

行内固定植骨融合的患者,加强颈部制动。患者取平卧位,颈部稍前屈,两侧颈肩部置沙袋以固定头部,侧卧位时枕与肩宽同高,在搬动或翻身时,保持头、颈和躯干在同一平面上,维持颈部相对稳定。下床活动时,需行头颈胸支架固定颈部。

3.并发症的观察与护理

(1)术后出血:注意观察生命体征、伤口敷料及引流液。如 24 小时出血量超过 200 mL,检查是否有活动性出血;若引流量多且呈淡红色,考虑脑脊液漏发生,及时报告医师处理。注意观察颈部情况,检查颈部软组织张力。若发现患者颈部明显肿胀,并出现呼吸困难、烦躁、发绀等表现时,报告并协助医师剪开缝线、清除血肿。若血肿清除后,呼吸仍不改善应实施气管切开术。

(2)脊髓神经损伤:手术牵拉和周围血肿压迫均可损伤脊髓及神经,患者出现声嘶、四肢感觉运动障碍及大小便功能障碍。手术牵拉所致的神经损伤为可逆的,一般在术后 1~2 天明显好转或消失;血肿压迫所致的损伤为渐进的,术后应注意观察,以便及时发现问题并处理。

(3)植骨块脱落、移位:多发生在术后 5~7 天,系颈椎活动不当时椎体与植骨块间产生界面间的剪切力使骨块移位、脱落。所以,颈椎术后应重视体位护理。

4.功能训练

指导肢体能活动的患者做主动运动,以增强肢体肌肉力量;肢体不能活动者,病情许可时,协助并指导其做各关节的被动运动,以防肌肉萎缩和关节僵硬。一般术后第 1 天,开始进行各关节的主被动功能锻炼;术后 3～5 天,引流管拔出后,可戴支架下地活动,坐位和站立位平稳训练及日常生活能力的训练。

(三)健康教育

1.纠正不良姿势

在日常生活、工作、休息时注意纠正不良姿势,保持颈部平直,以保护头、颈、肩部。

2.保持良好睡眠体位

理想的睡眠体位应该是使头颈部保持自然仰伸位、胸部及腰部保持自然曲度、双髋及双膝略呈屈曲,使全身肌肉、韧带及关节获得最大限度的放松和休息。

3.选择合适枕头

以中间低两端高、透气性好、长度超过肩宽 10～16 cm、高度以颈部压下一拳头高为宜。

4.避免外伤

行走或劳动时注意避免损伤颈肩部。一旦发生损伤,尽早诊治。

5.加强功能锻炼

长期伏案工作者,宜定期远视,以缓解颈部肌肉的慢性劳损。

五、护理效果评估

(1)患者维持正常、有效的呼吸。

(2)患者安全,未发生眩晕和意外伤害、能陈述预防受伤的方法。

(3)患者术后未发生相关并发症,或并发症发生后得到及时的治疗处理。

(4)患者肢体感觉和活动能力逐渐恢复正常。

(霍秀华)

第十二节　腰椎间盘突出症

一、疾病概述

(一)概念

腰椎间盘突出症是腰椎间盘变性,纤维环破裂,髓核突出刺激或压迫神经根、马尾神经所表现的一种综合征,是腰腿疼痛最常见的原因之一。腰椎间盘突出中以腰 $L_{4\sim5}$、$L_5\sim S_1$ 间隙发病率最高,占90%～96%,多个椎间隙同时发病者仅占 5%～22%。

(二)分型及病理

腰椎间盘突出症的分型方法较多,各有其根据及侧重面。从病理变化及 CT、MRI 发现,结合治疗方法可作如下分型。

1.膨隆型

纤维环有部分破裂,而表层完整,此时髓核因压力而向椎管局限性隆起,但表面光滑。这一类型经保守治疗大多数可缓解或治愈。

2.突出型

纤维环完全破裂,髓核突向椎管,但有后纵韧带或一层纤维膜覆盖,表面高低不平或呈菜花状。常需手术治疗。

3.脱垂游离型

破裂突出的椎间盘组织或碎块脱入椎管内或完全游离。此型不单可引起神经根症状,还易压迫马尾神经。非手术治疗往往无效。

4.Schmorl 结节及经骨突出型

前者是指髓核经上、下软骨终板的发育性或后天性裂隙突入椎体松质骨内;后者是髓核沿椎体软骨终板和椎体之间的血管通道向前纵韧带方向突出,形成椎体前缘的游离骨块。这两型临床上仅出现腰痛,而无神经根症状,无需手术治疗。

(三)病因

1.椎间盘退行性变

椎间盘退行性变是椎间盘突出的基本病因。随年龄增长,纤维环和髓核含水量逐渐减少,使髓核张力下降,椎间盘变薄。同时,透明质酸钠及角化硫酸盐减少,低分子量糖蛋白增加,原纤维变性及胶原纤维沉积增加,髓核失去弹性,椎间盘结构松弛、软骨板囊性变。

2.损伤

积累伤力是椎间盘变性的主要原因,也是椎间盘突出的诱因。积累伤力中,反复弯腰、扭转动作最易引起椎间盘损伤,故本症与某些职业、工种有密切关系,如驾驶员、举重运动员和从事重体力劳动者。

3.遗传因素

有色人种本症发病率较低;<20 岁的青少年患者中约 32% 有阳性家族史。

4.妊娠

妊娠期盆腔、下腰部组织充血明显,各种结构相对松弛,而腰骶部又承受较平时更大的重力,这样就增加了椎间盘损害的机会。

5.其他

如遗传、吸烟及糖尿病等诸多因素。

上腰段椎间盘症少见,其发生多存在下列因素:①脊柱滑脱症。②病变间隙原有异常。③过去有脊柱骨折或脊柱融合术病史。

(四)临床表现

腰椎间盘突出症常见于 20~50 岁患者,男女之比为(4~6):1。20 岁以内占 6% 左右,老人发病率最低。患者多有弯腰劳动或长期坐位工作室,首次发病常是半弯腰持重或突然扭腰动作过程中,其症状、体征如下所述。

1.症状

(1)腰痛:是大多数本症患者最先出现的症状,发生率约 91%。由于纤维环外层及后纵韧带受到突出髓核刺激,经窦椎神经而产生的下腰部感应痛,有时亦影响到臀部。

(2)坐骨神经痛:虽然高位腰椎间盘突出($L_{2~3}$,$L_{3~4}$)可引起股神经痛,但其发病率不足

5％。绝大多数患者是 $L_{4\sim5}$、$L_5\sim S_1$ 间隙突出,故坐骨神经痛最为多见,发生率达 97％左右。典型坐骨神经痛是从下腰部向臀部、大腿后方、小腿外侧直到足部的放射痛。约 60％患者在喷嚏或咳嗽时由于增加腹压而使疼痛加剧。早期为痛觉过敏,病情较重者出现感觉迟钝或麻木。少数患者可有双侧坐骨神经痛。

(3)马尾神经受压:向正后方突出的髓核或脱垂、游离椎间盘组织可压迫马尾神经,出现大小便障碍、鞍区感觉异常。发生率占 0.8％～24.4％。

2.体征

(1)腰椎侧凸:是一种为减轻疼痛的姿势性代偿畸形,具有辅助诊断价值。如髓核突出在神经根外侧,上身向健侧弯曲,腰椎侧凸向患侧可松弛受压的神经根;当突出的髓核在神经根内侧时,上身向患侧弯曲,腰椎凸向健侧可缓解疼痛。如神经根与脱出的髓核已有粘连,则无论腰椎凸向何侧均不能缓解疼痛。

(2)腰部活动受限:几乎全部患者都有不同程度的腰部活动受限。其中以前屈受限最明显,是由于前屈位时进一步促使髓核向后移位并增加对受压神经根的牵张之故。

(3)压痛及骶棘肌痉挛:89％患者在病变间隙的棘突间有压痛,其旁侧 1 cm 处压之有沿坐骨神经的放射痛。约 1/3 患者有腰部骶棘肌痉挛,使腰部固定于强迫体位。

(4)直腿抬高试验及加强试验:患者仰卧、伸膝、被动抬高患肢。正常人下肢抬高到60°～70°始感腘窝不适。本症患者神经根受压或粘连,下肢抬高在 60°以内即可出现坐骨神经痛,成为直腿抬高试验阳性。其阳性率约 90％。在直腿抬高试验阳性时,缓慢降低患肢高度,待放射痛消失,这时再被动背屈患肢踝关节以牵拉坐骨神经,如又出现放射痛成为加强试验阳性。有时因突出髓核较大,抬高健侧下肢也可因牵拉硬脊膜而累及患侧诱发患侧坐骨神经发生放射痛。

(五)辅助检查

1.X 线平片

单纯 X 线平片不能直接反应是否存在椎间盘突出。片上所见脊柱侧凸,椎体边缘增生及椎间隙变窄等均提示退行性变。如发现腰骶椎结构异常(移行椎、椎弓根崩裂、脊椎滑脱等),说明相邻椎间盘将会由于应力增加而加快变性,增加突出的机会。

2.CT 和 MRI 检查

CT 可显示骨性椎管形态,黄韧带是否增厚及椎间盘突出的大小、方向等,对本病有较大诊断价值,目前已普遍采用。MRI 可全面地观察各腰椎间盘是否病变,也可在矢状面上了解髓核突出的程度和位置,并鉴别是否存在椎管内其他占位性病变。

3.其他检查

电生理检查(肌电图、神经传导速度及诱发电位)可协助确定神经损害的范围及程度,观察治疗效果。

(六)治疗原则

1.非手术治疗

腰椎间盘突出症中多数患者可经非手术疗法缓解或治愈。其目的是使椎间盘突出部分和受到刺激的神经根的炎性水肿加速消退,从而减轻或解除对神经根的刺激或压迫。非手术治疗主要适用:①年轻、初次发作或病程较短者。②休息后症状可自行缓解者。③X 线检查无椎管狭窄。方法包括绝对卧床休息,持续牵引,理疗、推拿、按摩,封闭,髓核化学溶解法等。

2.经皮髓核切吸术

经皮髓核切吸术是通过椎间盘镜或特殊器械在 X 线监视下直接进入椎间隙,将部分髓核搅碎吸出,从而减轻了椎间盘内压力达到缓解症状的目的。主要适用于膨出或轻度突出型的患者,且不合并侧隐窝狭窄者。对明显突出或髓核已脱入椎管者仍不能回纳。与本方法原理和适应证类似的尚有髓核激光气化术。

3.手术治疗

已确诊的腰椎间盘突出症患者,经严格非手术治疗无效,马尾神经受压者或伴有椎管狭窄者可考虑行髓核摘除术。手术治疗有可能发生椎间盘感染、血管或神经根损伤,以及术后粘连症状复发等并发症,故应严格掌握手术指征及提高手术技巧。

近年来采用微创外科技术使手术损伤减小,取得良好效果。

(七)预防

由于腰椎间盘突出症是在退行性变基础上受到积累伤力所致,而积累伤又是加速退变的重要因素,故减少积累伤就显得非常重要。长期坐位工作者需注意桌、椅高度,定时改变姿势。职业工作中常弯腰劳动者,应定时伸腰、挺胸活动,并使用宽腰带。治疗后患者在一定期间内佩戴腰围,但应同时加强腰背肌训练,增加脊柱的内在稳定性。长期使用腰围而不锻炼腰背肌,反可因失用性肌萎缩带来不良后果。如需弯腰取物,最好采用屈髋、屈膝下蹲方式,减少对椎间盘后方的压力。

二、护理评估

(一)一般评估

1.健康史

(1)一般情况:了解患者的性别、年龄、职业、营养状况、生活自理能力等。

(2)既往史:是否有先天性的椎间盘疾病、既往有无腰部外伤、慢性损伤史,是否做过腰部手术。

(3)外伤史:评估患者有无急性腰扭伤或损伤史。询问受伤时患者的体位、外来撞击的着力点,受伤后的症状和腰痛的特点和程度、致腰痛加剧或减轻的相关因素、有无采取制动和治疗措施。

(4)家族史:家中有无类似病史。

2.生命体征(T、P、R、BP)

按护理常规监测生命体征。

3.患者主诉

有无腰背痛、下肢痛、麻木、大小便障碍等症状。

4.相关记录

疼痛部位及程度,疼痛与腹压、活动、体位有无明显关系,有无跛行、脊柱畸形及活动受限,有无压痛、反射痛,双下肢肢体感觉运动情况等。

(二)身体评估

1.术前评估

(1)视诊:观察步态有无跛行、摇摆步态等;椎旁皮肤有无破损,肢体有无肿胀或肌萎缩;脊柱有无畸形。

(2)触诊:棘突、椎旁有无压痛,下肢、肛周感觉有无减退,肛门括约肌功能等。

(3)动诊:腰椎活动范围,腰部有无叩击痛,双下肢的运动功能、肌力、肌张力的变化,对比双侧有无差异等。

(4)量诊:肢体长度测量、肢体周径测量及腰椎活动度测量。

(5)特殊检查试验:直腿抬高试验、股神经牵拉试验、肛门反射等。

2.术后评估

(1)视诊:患者手术切口、步态、肢体有无肿胀或肌萎缩等。

(2)触诊:切口周围皮温有无增高,下肢有无肌肉萎缩,下肢、肛周感觉情况。

(3)动诊:双下肢的运动功能、肌力的变化,双侧有无差异,腰椎活动范围。

(4)量诊:肢体长度测量、肢体周径测量。

(5)特殊检查试验:直腿抬高试验、股神经牵拉试验、肛门反射等。

(三)心理-社会评估

观察患者的情绪变化,了解其对疾病的认知程度及对手术的了解程度,有无紧张、恐惧心理;评估患者的家庭及支持系统对患者的支持帮助能力等。

(四)辅助检查阳性结果评估

X 线片显示腰椎生理曲度消失,侧突畸形、椎间隙变窄及椎体边缘骨质增生等。CT、MRI 显示椎间盘突出的部位、程度及与有无神经根受压。

(五)治疗效果的评估

1.非手术治疗评估要点

(1)病史评估:了解与患者相关的情况,如职业、有无外伤、发病时间、治疗经过等。

(2)影像资料评估:查看 CT、MRI,了解椎管形态、观察腰椎间盘髓核突出的程度和位置等,分析是否需要手术治疗。

2.手术治疗评估要点

(1)心理评估:向患者介绍与疾病相关的知识,说明手术的重要性,解释手术的方式、术前术后的配合事项及目的,耐心解答问题,消除不良心理,使其增加战胜疾病的信心,积极配合治疗。

(2)既往史:了解患者全身的情况,是否有心脏病、高血压、糖尿病等,如有异常,积极治疗,减少术后并发症的发生。

(3)疼痛评估:评估患者疼痛诱发因素、部位、性质、程度和持续时间,并进行疼痛评分。

(4)神经功能评估:严密观察双下肢感觉运动及会阴部神经功能情况,并进行术前术后对比,可了解神经受压症状有无改善或加重。

三、护理诊断(问题)

(一)疼痛

其与髓核受压水肿、神经根受压及肌痉挛有关。

(二)躯体移动障碍

其与椎间盘突出或手术有关。

(三)便秘

其与马尾神经受压或长期卧床有关。

(四)知识缺乏

其与对疾病的认识有关。

(五)潜在并发症

脑脊液漏、椎间隙感染。

四、主要护理措施

(一)减轻疼痛

1.休息

长时间站立或坐立使腰椎负荷增加,神经根受压症状加重,故减轻腰椎负荷的方法就是卧床休息,卧硬板床,采取舒适、腰背肌放松体位。翻身时保持脊柱成一直线。

2.心理护理

指导患者放松心情,可让患者听音乐、看电视或与人聊天,分散其注意力。

3.药物镇痛

根据医嘱使用镇痛药或非甾体消炎药。

(二)患者活动能力改善、舒适度增加

(1)体位护理:术后平卧2小时后即可协助患者轴线翻身,四肢成舒适体位摆放。

(2)按摩受压部位,避免压疮发生,更换床单时避免拖、拉、推等动作。指导患者进行功能锻炼。

(3)协助患者做好生活护理。

(三)预防便秘

1.排便训练

多数患者不习惯床上排便而导致便秘,应指导患者床上使用便盆,指导床上排便。

2.饮食指导

指导患者多饮水,给予富含膳食纤维的易消化饮食,多食新鲜蔬菜、水果。

3.药物通便

根据医嘱使用开塞露、麻仁软胶囊等通便药物。

4.适宜环境及心理疏导

可在患者排便时挡上屏风,尽可能减少病房人员,并给患者予心理支持,给其提供适宜的环境和时间。

(四)功能锻炼

向患者说明术后功能锻炼对预防深静脉血栓、防止神经根粘连及恢复腰背肌功能的重要性。功能锻炼的原则:幅度由小到大、次数由少到多,以身体无明显不适为宜。

1.术后第1天

(1)踝泵运动:全范围地伸屈踝关节或360°旋转踝关节,在能承受的范围内尽可能多做,200~300次/天,以促进血液循环,防止深静脉血栓的形成。

(2)股四头肌舒缩运动:主动收缩和放松大腿肌肉,每次持续5~10秒,如此反复进行,100~200次/天,锻炼下肢肌力。

2.术后第2天

(1)直腿抬高运动:患者平卧于床上,伸直膝关节并收缩股四头肌后抬高患肢,抬到最高点时停留10~15秒,再缓慢放下,双下肢交替进行,每天3~4次,每次20分钟。

(2)屈膝屈髋运动:患者平卧于床上,下肢屈曲,双手抱住膝关节,使其尽可能向胸前靠近。

3.术后1周

腰背肌锻炼:采用5点支撑法,患者仰卧,屈肘伸肩,然后屈膝伸髋,以双脚双肘及头部为支点,使腰部离开床面,每天坚持数十次。

(五)并发症的护理

1.脑脊液漏

表现为恶心、呕吐和头痛等,伤口引流量大、色淡。给予去枕平卧、头低脚高位,伤口局部用沙袋压迫,同时放松引流负压,将引流瓶放置于床缘水平,遵医嘱补充大量液体。必要时探查伤口,行裂口缝合或修补硬膜。

2.椎间隙感染

椎间隙感染是椎节深部的感染,表现为腰背部疼痛和肌肉痉挛,并伴有体温升高。一般采用抗生素治疗。

(六)用药护理

遵医嘱按时、按量口服止痛药、神经营养药物。

(七)健康教育

1.起卧方法

术后坐位或下床时需戴腰围,起床时先平卧戴好腰围,然后侧卧,用双上肢慢慢撑起身体坐立。禁止平卧位突然起床的动作。由坐位改为卧位时先双手支撑慢慢侧卧,然后平卧,松开腰围。

2.维持正常体重

因肥胖会加重腰椎的负荷,超重或肥胖者必要时应控制饮食和减轻体重。

3.休息

术后注意劳逸结合,避免长时间坐位或站立,三个月内避免弯腰负重、提重物等活动,戴腰围6～8周。

五、护理效果评估

(1)患者舒适度增加,疼痛症状减轻或消失。

(2)患者躯体活动能力改善。

(3)患者下肢肌力增强。

(4)患者无并发症发生,或发生后得到及时处理。

(霍秀华)

第十三节　腰椎椎管狭窄症

一、概述

凡造成腰椎椎管、神经根管及椎间孔变形或狭窄而引起马尾神经或神经根受压、并产生相应的临床症状者,称为腰椎椎管狭窄症。它是由先天性或后天性等各种原因使椎管前后、左右内径缩小或断面形状异常,而使腰椎椎管狭窄。这种狭窄可能使骨的变化,如腰椎骨质增生,小关节突肥大等,也可能是软组织的改变,如腰间盘后突、黄韧带肥厚所引起。患者的主要症状是腰、腿疼痛和间歇性跛行,腰痛的特点多显于站立位或走路过久时,在躺下或蹲位或骑自行车时,疼痛多能缓解或自行消失,腿疼是一侧、双侧或双下肢交替出现,鞍区麻木、肢体感觉减退。X线、CT、MRI检查能进一步确定并定性。

二、治疗原则

(一)非手术治疗
骨盆牵引,推拿按摩,手法复位,骶管注射。

(二)手术治疗
全椎板切除术、椎管扩大成形术及植骨内固定术。

三、护理措施

(一)心理护理
患者病情重,病程长,容易出现焦虑悲观情绪,多与患者交谈,给患者以安慰和必要的解释。介绍治疗成功的病例,增强其战胜疾病的信心。

(二)牵引护理
嘱患者仰卧于硬板床上行胸腰对抗牵引,牵引带松紧适宜,以不影响患者呼吸为度,髋部的牵引带应在髂前上棘稍上的位置,以患者能忍受不滑脱为度,牵引过程中要加强巡视,保持有效牵引,询问患者有无疼痛加重,给予及时处理,牵引后嘱患者卧床休息10～20分钟。

(三)骶管注射护理
简单介绍骶疗的过程,解除紧张不安心理,血糖控制在正常范围内。骶管注射过程询问患者有无特殊不适,如双下肢感觉、运动等情况。骶管注射后嘱患者卧床休息30～60分钟,观察小便及双下肢感觉运动,针眼处保持干燥清洁,避免感染。

(四)腰部中药熏蒸护理
熏蒸时应巡视患者情况,调节适宜的温度,防止烫伤。如年老患者合并心脏病、高血压病,熏蒸时有头晕、心慌、乏力等不适,应及时处理。熏蒸完毕,用干毛巾擦干,并用衣物围腰,局部保暖,防止受凉感冒,忌用凉水或凉性药物外洗及外敷。

(五)手法复位前后患者护理
(1)复位前嘱患者在床上练习大小便。
(2)腰椎复位后,嘱其绝对卧床制动72小时,协助其直线翻身,平卧时腰部加垫厚约2 cm。
(3)观察大小便及双下肢感觉运动情况。
(4)做好皮肤护理,防止压伤。
(5)指导行双下肢肌肉等长收缩锻炼,每天2次,每次10～20分钟。
(6)初次由医护人员指导佩戴腰围下床,观察是否有头晕等不适,并及时处理。

(六)术前训练
指导患者床上练习大小便,进行四肢的各项锻炼及俯卧位训练,坚持每次30分钟,循序渐进至俯卧位2小时,使其适应手术。

(七)饮食护理

手术前,尊重患者的饮食习惯,进食高蛋白,高维生素,高纤维素易消化的食物,每天饮鲜牛奶 250～500 mL。准备手术的患者应在麻醉前 6～8 小时禁食,4～6 小时禁水。手术当天根据麻醉方式选择进食的时间,硬膜外麻醉禁食 6 小时后进流食,全麻手术 6 小时后无胃肠道反应者可先进流食,逐渐改为半流食或普食。术后第 2 天可根据患者的食欲习惯,宜食清淡高维生素的易消化食物,如新鲜蔬菜,香蕉,稀饭,面条等;忌食生冷、辛辣、油腻、煎炸食物。以后可指导其进食高蛋白,高营养的食物,如牛奶、鸡蛋、瘦肉、骨头汤等,节制饮食,鼓励少食多餐,防止腹胀、便秘。

(八)体位护理

手术后患处制动,搬动时平抬平放,保持脊柱平直,避免腰部扭曲。指导正确的翻身方法,防止发生畸形或进一步损伤,滚动式翻身,每 2 小时翻身 1 次。

(九)病情观察

手术后,严密观察患者的肢体感觉运动情况,注意大小便情况,并与术前相比较,发现异常,通知医师处理。观察伤口渗血情况,引流管是否通畅及引流量和颜色,如果刀口处渗血较多,通知医师及时更换敷料,若 24 小时引流量超过 300 mL 且色淡呈血清样,伴有恶心,呕吐,可能有脑脊液漏,应报告医师关闭或拔除引流管,抬高床尾,俯卧与侧卧位交替,局部加压,并注意观察神志、瞳孔、生命体征及是否有颈项强直等症状出现。

(十)预防并发症

1.尿潴留

尿潴留者给予局部热敷、刺激、按摩、诱导,必要时留置导尿管,引流袋不能高于膀胱水平,勿用力挤压,同时注意关闭开关,定时放尿,引流袋应放置妥当,固定牢靠,避免引流管弯曲受压,保持通畅。保持会阴部清洁干燥,尿道外口及接近尿道口段的导尿管应每天用 0.5% 碘伏擦拭消毒 2 遍;若有大便污染或女性月经期时,应及时清洗消毒,保持干燥;告知患者禁饮浓茶和咖啡等,多饮水,每天 2 500～3 000 mL,以便有足够的尿液自然冲洗尿道。

2.坠积性肺炎

卧床患者协助进行翻身拍背,鼓励主动排痰,咳嗽,指导进行深呼吸和吹气球锻炼,鼓励患者早期进行主动活动,经常改变体位,病房内定时通风。

3.血栓性静脉炎

术后 6 小时协助患者做下肢伸屈运动,改善肢体及足趾的血运,协助患者翻身,鼓励在床上做肢体活动;活动不便者,应做肢体被动活动或按摩;对于手术大、时间长,或有下肢静脉曲张者,应密切观察病情,早发现及时治疗;如发生血栓性静脉炎时,应绝对卧床休息,避免肢体活动忌按摩,保持患肢抬高,以利于静脉回流。

4.压疮

卧床患者保持床铺平整、松软、清洁、干燥,保持皮肤的清洁;条件允许的情况下,最好每天用温水擦浴,使局部皮肤血液循环得到改善,定时翻身,防止局部长期受压。在为患者翻身、按摩、床上使用大小便器时,应注意不要推、拉、拖,以免损伤局部皮肤,增加营养,多食富含高蛋白,脂肪,维生素等营养食物,增强机体抵抗能力。必要时卧气垫床。

5.便秘

术后应指导患者保证足够的饮水量,注意饮食搭配,在保证营养摄入的基础上,进食新鲜的水果和富含纤维素的蔬菜,如芹菜,韭菜,青菜等;还可嘱患者可服适量的蜂蜜,养成定时排便的习惯,在不影响病情的条件下,改变体位,以利通便。卧床时间较长的患者,进行腹部按摩,以一手示、中、无名指放于患者右下腹,另一手三指重叠于上,按顺时针方向,沿升结肠、横结肠、降结肠方向依次按摩,促进肠管蠕动,必要时可使用药物或灌肠等方法解除便秘。

四、功能锻炼

手术当天做踝关节的背伸跖屈旋转,上肢的伸屈、外展、抓举等活动,术后第 1 天主动加被动直腿抬高及双下肢各关节活动,每天 2～3 次,每次 5～10 分钟,以后逐渐增加次数,以不疲劳为度。根据病情术后 2～3 周,指导进行腰背肌功能锻炼,每天 2～3 次,每次 5～10 分钟,逐渐增加次数,以不疲劳为度,坚持 1 年以上。

五、出院指导

(1)慎起居,避风寒,腰部注意保暖。保持日常生活的正确站姿、坐姿及行走姿势,避免久坐久站,弯腰扭腰。

(2)加强营养,增加机体抵抗能力,根据不同体质进行饮食调护,如肾阳虚者多食温补之品,如羊肉,猪肉,桂圆等;肝肾阴虚者,多食清补之品,如山药、鸭肉、牛肉、百合、枸杞等;一般患者可食胡桃、瘦肉、骨头汤、黑芝麻等补肝肾强筋骨的食物。

(3)继续佩戴腰围 1～3 个月。

(4)继续进行双下肢及腰背肌功能锻炼,进行倒走锻炼,3 个月内避免弯腰,拾取低处物品应先下蹲,6 个月内避免挑抬重物。宜多躺,不宜久坐,经常变换姿势,适当卧床休息。保持正确的站姿,坐姿及行走姿势。

(5)定期复查。

(霍秀华)

第十四节　肘管综合征

一、概念

肘管综合征(cubital tunnel syndrome)是指尺神经在肘部被卡压引起的症状和体征。表现为手背尺侧、小鱼际、小指及环指尺侧半感觉异常,通常为麻木或刺痛,在发生感觉异常一定时间后可出现小指对掌无力及手指收展不灵活。

(一)解剖

尺神经在上臂下段走行于肱二头肌筋膜浅面内侧,经肱骨内髁和内上髁之间的尺神经沟到前臂尺侧腕屈肌和指深屈肌之间下行。尺神经沟的浅面有尺侧副韧带、尺侧屈腕肌筋膜和弓状韧带共同形成的顶,两者之间的通道称为肘管(图 7-7)。尺神经即被约束在肘管之中。当肘关节屈、伸时,尺神经在肘管内反复牵张或松弛。

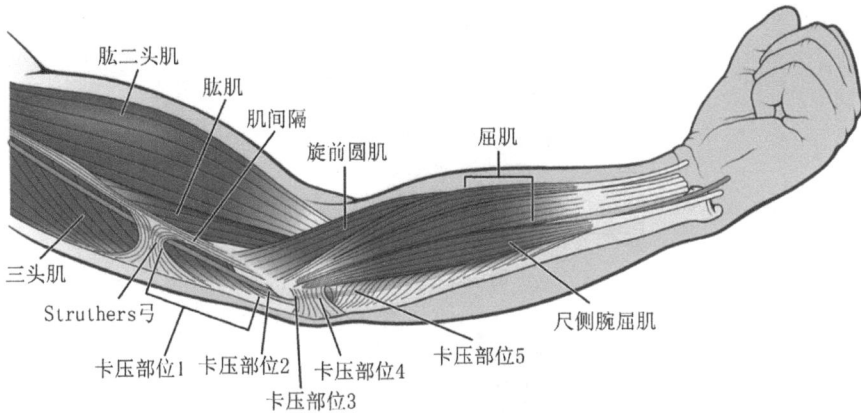

图 7-7　尺神经肘关节附近解剖与易受卡压部位

(二)病因

虽然肘管的各种结构和形成异常均可能使尺神经受到卡压,但以下几种原因临床较常见。

1.肘外翻

这是最常见原因。幼时肱骨髁上骨折或肱骨外髁骨骺损伤,均可发生肘外翻畸形。此时尺神经被推向内侧使张力增高,肘关节屈曲时张力更高,如此在肘管内反复摩擦即可产生尺神经慢性创伤性炎症或变性。肘外翻程度轻者,可在数十年后发病,而程度重者一二年内即可发病。

2.尺神经半脱位

此类是因先天性尺神经沟较浅或肘管顶部的筋膜、韧带结构松弛,在屈肘时,尺神经易滑出尺神经沟外,这种反复滑移使尺神经受到摩擦和碰撞而损伤。

3.肱骨外上髁骨折

如骨折块向下移位,即可压迫尺神经。

4.创伤性骨化

肘关节是创伤性骨化性肌炎最易发生之处,如肘外伤后这种异位骨化发生在尺神经沟附近,也是一种压迫尺神经的原因。

二、临床表现及诊断

(1)手背尺侧、小鱼际、小指及环指尺侧半感觉异常往往首先发生,通常表现为麻木或刺痛。

(2)继发生感觉异常一定时间后,可出现小指对掌无力及手指收、展不灵活。

(3)检查可见手部小鱼际肌、骨间肌萎缩,及环、小指呈爪状畸形。前述区域皮肤痛觉减退。夹纸试验阳性及尺神经沟处神经干叩击试验(Tinel 征)阳性。

(4)电生理检查发现,肘下尺神经传导速度减慢。严重时,小鱼际肌及骨间肌肌电图异常。

(5)基础疾病表现:如肘外翻、尺神经沟处增厚或有包块。X 线片显示局部有移位骨块或异常骨化等。

三、治疗要点

完善相关检查及术前准备后,在臂丛麻醉下行肘管综合征尺神经松解前置术,术后适度抬高患肢,下床活动时给予前臂吊带固定于功能位(图 7-8、图 7-9)。

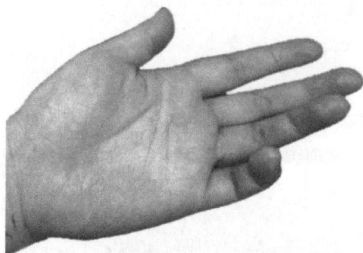

图 7-8　爪行手

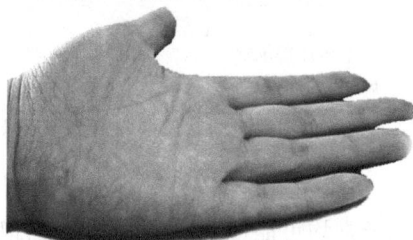

图 7-9　术后

四、护理措施

(一)术前护理

1.麻醉前宣教

根据患者的年龄和文化程度等特点,结合其病情,利用图片资料、宣传手册等形式进行术前宣教,利于纠正患者对自身疾病的错误认识,提高其健康意识,主动配合护理措施的实施,提高参与护理活动的自觉性。术前宣教可与麻醉师及手术室护理人员的术前访视相结合,包括以下内容。

(1)介绍手术室环境。

(2)讲解麻醉方式、麻醉后可能发生的反应及注意事项。

(3)解释术前处理的程序、意义,手术治疗的目的和主要过程、可能的不适等。

(4)介绍术后可能留置的各类引流管及其目的和意义。

2.做好术前准备工作

(1)对拟接受大、中手术者,术前应做好血型和交叉配合试验,备好一定数量的全血、血细胞或血浆。术前准备期间应同时加强病情观察和生命体征监测,发现异常并给予积极的对症处理。

(2)呼吸系统的准备:对有吸烟习惯者,指导术前 2 周停止吸烟。鼓励患者术前练习深呼吸运动、有效咳嗽和排痰等方法。已有呼吸道感染等疾病者,给予有效的治疗。

(3)心血管系统的准备:心血管疾病可直接影响患者对手术的耐受性,故对伴有心血管疾病者应控制原发病,加强对心脏功能的监护。

(4)消化系统的准备:成人术前 12 小时开始禁食、术前 4 小时开始禁饮水,以防麻醉或术中呕吐引起窒息或吸入性肺炎。骨科手术患者术前一般不限制饮食种类。督促其术前晚排便,必要时使用开塞露或用肥皂水灌肠等促使排便。

(5)饮食和休息:术前准备期间根据患者的手术种类、方式、部位,加强饮食指导,鼓励其多摄入营养素丰富、易消化的食物。

(6)术前适应性训练:多数患者不习惯于床上排尿和排便,术前应给予指导。指导患者调整卧位和床上翻身的方法,以适应术后体位的改变。颈椎手术者,术前给予肩部垫枕、头后仰的体位训练,以适应术中颈过伸的体位。

(7)皮肤准备:术前一天协助患者剪指甲、更衣。术前 24 小时内做好手术区皮肤准备。备皮时注意遮挡和保暖,动作轻巧,防止损伤表皮和增加感染的可能性。备皮后用 0.25% 碘伏消毒,用无菌巾包扎,术晨术野范围用 0.25% 碘伏再消毒一次,无菌巾包扎。

手部外科手术皮肤准备范围:从肘上至手指末梢。

3.保证患者足够睡眠

(1)解除患者的不适:对因疾病导致的不适和疼痛,应及时予以对症处理。①置患者于舒适卧位。②根据医嘱给予镇痛药物。③给予心理护理,解除患者的担忧。

(2)创造安静舒适的环境,促进患者的休息和睡眠。

(3)对睡眠形态紊乱者必要时给予镇静药物。

4.术日晨的护理

(1)进入手术室前的准备和护理:①认真检查、确定各项准备工作的落实情况。②若发现患者有不明原因的体温升高,或女性患者月经来潮等情况,应及时通知医师延迟手术日期。③进入手术室前,指导患者排尽尿液;留置尿管者给予妥善固定。取下活动义齿、首饰等物品,交由家属保管。④遵医嘱给予术前药物。⑤备好手术需要的病历、X 线片及药品等,将之随同患者带入手术室。⑥与手术室接诊人员仔细核对患者、手术部位及名称等,做好交接。

(2)准备麻醉床:根据手术类型准备麻醉床,备好床旁用物。

(3)心理护理:向患者介绍手术治疗肘管综合征的特点、手术优缺点及手术的成功率。多与患者交流,消除患者的紧张和恐惧心理。

(二)术后护理

1.迎接和安置术后回病室的患者

与麻醉师和手术室护士做好床边交接。搬动患者时动作轻稳,注意保护手术部位及各引流管和输液管道。正确连接各引流装置,调节负压,检查静脉输液是否通畅。注意保暖。

2.臂丛神经阻滞潜在并发症的预防护理

(1)卧位:臂丛神经麻醉的患者术后采取舒适卧位。

(2)预防全脊髓麻醉:肌间沟法有误入蛛网膜下腔和硬膜外间隙的可能性,引起全脊髓麻醉,患者表现为呼吸抑制,肋间肌运动受限而致,应加强对意识、呼吸及循环的观察和监测。

(3)局麻药物毒性反应:静脉丛对局麻药吸收很快,若穿刺针或导管误入血管,将局麻药直接注入血管,或导管损伤血管,均可加快局麻药的吸收速度而引起不同程度的局麻药毒性反应。患者表现为舌头感觉麻木、头晕、耳鸣、寒战、烦躁等,应予以及时处理。

(4)气胸:肌间沟入路法,锁骨上、下法阻滞后患者出现,患者回病室后,护士要观察有无胸闷、气短、呼吸困难等,如有以上症状,有发生气胸可能,要及时通知医师。

(5)膈神经阻滞:双侧膈神经阻滞可致呼吸困难,应给予面罩供氧。喉返神经阻滞可致声嘶或轻度呼吸困难,短时间内可恢复。

3.监测生命体征并记录

(1)观察生命体征:密切观察患者的脉搏、呼吸、血压,使用床边心电监护仪连续监测并记录。

（2）注意保暖，为患者盖好棉被，放置热水袋取暖时，水温不超 60 ℃，以免烫伤。

4.静脉补液和药物治疗

由于术中的不显性、显性液体丢失，术后需给患者静脉输液。

5.手显外科术后护理

（1）患者仰卧位，抬高患肢高于心脏 10～20 cm，促进静脉回流，减轻肿胀。协助患者下床活动时，患肢给予前臂吊带固定。

（2）术后伤口疼痛，24 小时内剧烈，术后常规准备止痛药，必要时口服，指导患者服药间隔 6 小时以上。

（3）术后术区有少量血性液渗出，不需处理，密切观察。如出血量多时，通知医师换药处理。

（4）观察患肢血运、感觉及运动功能情况，如出现手指青紫、麻木、发凉等应及时查找原因并通知医师。

（5）每天检查肢体的神经功能恢复情况，环、小指对刺激的感觉，屈伸指功能等，以知晓患者术后神经恢复情况。

五、康复训练

（1）术后 1～2 天，主要进行被动功能锻炼，对伤口远端的肢体进行按摩，即：各个手指、指尖关节、掌指关节等，以尺神经支配区域为重，按摩时手法应轻柔平稳，以免用力过大，产生疼痛。同时患肢手部可轻微活动，以掌指指间关节屈伸为主。

（2）术后 3～7 天，指导患者开始进行主动功能锻炼：①握拳与手指平伸，两者交替进行，握拳和平伸时都要做到最大幅度，100 次/天。②十指分开相对做抵抗运动，每组 10～20 次，频率不易过快，每次坚持 10 秒左右。

（3）两周切口愈合拆线，协助做患肢被动肘关节屈伸运动及腕关节背伸、掌屈、桡偏、尺偏、前臂的旋前和旋后，拇指外展和内收等主动运动，并根据患者的忍受程度，屈伸幅度逐渐加大，直至关节恢复正常活动范围。

（霍秀华）

第十五节　腱鞘炎和腱鞘囊肿

一、概述

腱鞘炎系指腱鞘因机械性摩擦而引起的慢性无菌性炎症改变。常发部位是手指或拇指屈肌纤维腱鞘起始部、桡骨茎突处拇短伸肌腱及拇长展肌腱的腱鞘，以及肱二头肌长头腱的腱鞘。而屈指肌腱腱鞘炎又称"扳机指"，任何手指均可发生，但多发于拇指、中指、环指。腱鞘囊肿是常发生于关节附近的囊性肿物，囊肿可单独存在或几个连在一起，多见于腕、踝关节背侧面，其他如腕关节掌侧，指、趾背面与掌面及膝关节侧面与腘窝等部位也可发生。

二、治疗原则

(一)非手术治疗

腱鞘炎采取限制手部活动、理疗、药物治疗、腱鞘内封闭术。腱鞘囊肿采用理筋手法、药物治疗、针灸治疗、注射疗法。

(二)手术治疗

腱鞘炎采用腱鞘切开松解术,适用于反复发作或封闭无效者。腱鞘囊肿采取囊肿摘除术,适用于多次复发者。

三、护理措施

(一)禁止反复活动

发生腱鞘炎和腱鞘囊肿后禁止发病部位的反复活动,以减轻对病灶的进一步刺激。

(二)观察病情变化

手术治疗后,患肢抬高,观察局部肿胀、患肢末梢血液循环、感觉、运动情况,发现异常及时报告医师并处理。

四、功能锻炼

腱鞘炎和腱鞘囊肿多发于关节部位,术后长时间的制动,会导致关节的强直,故术后第 2 天开始练习自主屈伸活动,活动时往往由于剧痛而使患者缺乏勇气和信心,医护人员应耐心解释,鼓励患者忍受一定的疼痛,坚持锻炼,才能获得良好的治疗效果。练习屈伸活动时,先被动活动 1 次,使关节活动度尽量加大,然后进行主动活动。术后 2～4 天内主动活动次数不宜过多,4 天后逐渐增加次数和时间。伤口拆线后,配合理疗,如外洗药熏洗,超短波等。

五、出院指导

(1)讲究卫生,养成良好的卫生习惯。
(2)继续加强功能锻炼。避免患肢重复同一个可能诱发本病的动作。
(3)定期复查。

(霍秀华)

第十六节　拇指及手指功能重建

一、概述

手的各指功能分成三个部分。
(1)拇指由于有对掌活动,可以完成手的大部分功能。
(2)示指和中指与拇指共同完成精细的捏的动作。示、中指有侧方夹持功能,但力弱,精细性差。

（3）环指和小指,可以加强手握物的力量及稳定。

二、拇指功能重建的适应证

拇指通过外展、对指、屈和伸等动作使手能完成捏、夹、握、抓等重要的功能。因此,各种原因造成的拇指缺损,常需要再造新的拇指,以重建其功能。拇指再造的方法包括指移位术和游离第二足趾移植再造拇指术、拇甲皮瓣游离再造拇指术、指残端提升术、掌骨拇化术及皮管植骨术等。

（一）示指移位术

又称示指拇化术,适用于拇指全指缺损或经掌骨缺损（Ⅰ度或Ⅱ度缺损）。术后新的拇指感觉正常,屈、伸及对指功能良好,患者一般不需要改变其原来的工种。缺点是手部仍然是 4 个手指。

（二）示指残端移位术

适用于拇指全指缺损或经掌骨缺损（Ⅰ度或Ⅱ度缺损）。同时伴有示指部分缺损者。这种新的拇指不但具有良好的感觉和一定范围的活动,而且长度和外形也比较好。

（三）环指移位术

适用于拇指全指缺损或经掌骨缺损（Ⅰ度或Ⅱ度缺损）,由于某些特殊原因不宜采用示指移位,或患者不接受实施由足趾移植再造拇指者。

（四）中指或环指残端移位术

适用于拇指全指缺损或经掌骨缺损,同时伴有中指的部分缺损者。

（五）游离第二足趾移植再造拇指术

1.单纯第二足趾游离移植再造拇指

适用于拇指全指缺损,或经掌骨缺损（Ⅱ度或Ⅲ度缺损）。

2.带趾蹼的第二趾游离移植

适用于伴虎口指蹼挛缩的拇指全指缺损,经掌骨缺损（Ⅱ度或Ⅲ度缺损）。

3.带足背皮瓣的第二趾游离移植

适用于经掌骨的拇指缺损或经腕掌关节的拇指缺损。

4.吻合趾与指动、静脉的第二趾游离移植

适用于经拇指近节指骨的拇指缺损的再造。

5.拇甲皮瓣游离移植再造拇指术

适用于拇指经近节指骨或经掌指关节缺损的再造。

6.趾甲皮瓣术及改良趾甲皮瓣术

适用于患者在拇指撕脱的同时,伴有手背皮肤的大面积缺损,常规拇指再造不能实施。

7.指残端提升术

适用于拇指经近节指骨近、中段水平缺损,残端皮肤条件好,松软无贴骨瘢痕者,患者不愿意接受,或无条件进行足趾移植或拇甲皮瓣移植再造者。

（六）其他

1.掌骨拇化术

适用于 5 个手指经掌指关节缺损,或拇指和示指经掌指关节缺损、其他手指经掌骨缺损。虎口指蹼皮肤松软,质地良好者。

2.皮管植骨术

适用于拇指全缺损,经掌骨缺损(Ⅱ度或Ⅲ度缺损)。

3.骨延长法

适用于经近节指骨的拇指缺损(Ⅱ度)或拇指先天发育不良。

三、手指缺损功能重建的适应证

再造手指目的主要是恢复手的捏、握、夹持功能,其次才考虑外形。因手指缺损程度不一,在生活及工作中要求也不相同,所以,要根据患者手指缺损情况、年龄、职业和工作实际需要,以选择相应的再造方法。

(1)单一手指或单一手指的部分缺损。如其他手指健全,一般功能障碍不大,只有从美观及特殊工作要求考虑,才有重建的需要。

(2)多个手指从中节以远缺损,手的功能虽有明显影响,但基本还能完成捏握功能,是否需要重建仍需从功能及美观角度上考虑。

(3)第2~5指在掌指关节水平缺损或残留手指长度难与拇指对指,有再造手指的必要。

(4)拇指和手指完全缺损,必须再造手指。

四、护理要点

(一)术前护理要点

1.皮肤护理

原因:供、受区皮肤准备充分,以保证手术的成功性与手术质量。

2.具体措施

(1)检查供、受区皮肤有无炎症、皮癣和瘢痕。对有炎症、皮癣的患者,一定要治愈后方可手术。

(2)供区:注意动脉搏动及静脉充盈情况,超声多普勒测听动脉为术前常规检查,以便准确了解足背动脉、第一跖背动脉类型。

(3)禁止在供区血管穿刺、输液,以防血管损伤。

(4)术前3天指导患者每天早晚用温水泡洗供、受区皮肤2次,特别是趾甲缝、手指残端污垢要彻底清洗。泡洗后行局部皮肤按摩,使皮肤松弛、柔软,浅静脉扩张,可改善皮肤及血管条件,提高抗感染能力。

3.便器等使用的训练

(1)原因:术后需绝对卧床休息10~14天。

(2)具体措施:①术前应训练患者在床上大小便。②鼓励患者多在床上做力所能及的事,特别是上肢的主动活动。

(二)术后护理要点

1.血运观察

(1)原因:及时有效的观察,以保证手术的成功率。

(2)具体措施:正常情况下再造指体甲床颜色红润,毛细血管反应迅速,指腹饱满,按之有弹性。一般通过观察再造指体的皮肤或甲床颜色及毛细血管充盈时间了解血液循环情况。再造术后护士要严密观察肢体的颜色、指腹弹性、毛细血管充盈时间和肿胀情况,每 0.5～1.0 小时观察1 次,血管痉挛与栓塞多发生在术后 48～96 小时,48 小时内多为栓塞,48 小时后多为痉挛。浅动脉搏动应可以触及,术后 24 小时内患肢的温度高于健侧,24 小时后可与健肢相同或低 1～2 ℃。如果发现肢体的温度直线下降与健肢皮温差距逐渐增大,而皮温与室温逐渐接近,皮肤颜色发紫,或变灰白,表明肢体血液循环中断,应及时报告医师。

2.体位

(1)原因:术后特殊体位的固定可确保手术效果。

(2)具体措施:术后患者需绝对卧床休息 7～10 天,患肢石膏制动,肢体有效固定,避免不当体位使皮瓣受压、牵拉、扭转。患肢制动,应注意患者入睡后不自觉地活动肢体,移动体位,影响局部血液循环。

患肢取功能位、抬高,略高于心脏的水平,促进静脉血液回流,减轻肿胀。过高,影响血液供应;过低,影响静脉回流,加重肿胀。

防止患者长时间侧卧,使肢体受压,造成静脉回流不畅。

(三)用药护理

1.原因

低分子右旋糖酐是游离拇甲瓣再造术患者经常使用的一种药物,但在应用低分子右旋糖酐过程中,可能会出现腹痛、腹胀、皮肤斑丘疹、恶心、呕吐、鼻出血等不良反应。

2.具体措施

(1)使用低分子右旋糖酐时出现不良反应的处理。

停用低分子右旋糖酐或减少用量:持续的疼痛不适,易导致血管收缩,也可引起患者的心理波动,从而影响患肢末梢血运。所以,对于低分子右旋糖酐引起的腹痛、腹胀等,应及时控制症状,以免造成动、静脉危象。低分子右旋糖酐常规用量为 500 mL 静脉滴注 2 次/天。根据患者症状先改为 500 mL 静脉滴注 1 次/天,若症状不能缓解,即给予停药。

(2)对症护理:对停药后仍有持续腹痛、腹胀的患者,针对性地应用山莨菪碱肌内注射。另外,还可给予热敷或腹部按摩,同时进易消化、少油脂的流质、半流质饮食 1～2 天,待症状得到缓解后恢复正常饮食。皮肤过敏者给予保持皮肤清洁,及时更换内衣和被褥,避免搔抓,必要时给予氯苯那敏等抗过敏药物口服。

3.预防性护理措施

(1)控制滴速:药物不良反应有一过性特点,当药物治疗作用消失时,不良反应也会消失。所以当静脉滴注低分子右旋糖酐时,尤其是第一次,要控制滴速在每分钟 40 滴以下,以便早期发现不良反应,及时停药,有效地减少药物不良反应。

(2)注意观察:因患者存在个体差异,不良反应的出现没有规律性。因此,在应用低分子右旋糖酐期间,护士要积极巡视病房,密切观察用药后反应,注意倾听患者主诉,避免因一时疏忽造成严重后果。

关于低分子右旋糖酐的不良反应,各种药学手册上均没有列举腹痛、腹胀,近年的医学杂志也鲜见相关的报道。最主要的原因是这种不良反应存在一定的个体差异,而且皮试阴性者发生腹痛、腹胀也有相当的比例。因此,临床护理观察是很重要的,及早发现用药不良反应,及时处理,才能有效减轻患者痛苦,预防并发症的发生。

五、健康教育

（1）教育患者提高自我保护意识，不能饮用含有咖啡因的液体，如咖啡、茶水、可乐等，以免引起血管收缩。

（2）不能直接或间接吸烟，因为烟中的尼古丁会使血管痉挛，危及游离肌皮瓣的血液供应。

（3）告知患者及家属保持情绪稳定，防止患者激动、愤怒、忧虑，以免导致血管痉挛。

（4）给予高蛋白、高营养、易消化的食物，多食水果和蔬菜，保持大小便通畅，不憋尿。

（5）教会患者预防便秘的方法，必要时使用开塞露。

（6）防止冷空气直接吹到患者身上，以防血管痉挛的发生。

（7）术后十四天拆线，应鼓励患者练习肩关节的旋转、抬高等活动，以及肘关节屈伸，前臂旋前、旋后活动，防止长时间的关节不活动引起关节的僵硬。

（8）患者可以下床活动时，要循序渐进，防止直立性低血压的发生。先把床摇起半坐位，感觉不头晕后改为床上坐位，再床边坐位，床边站立活动，最后恢复正常活动。

（霍秀华）

第十七节 跟腱断裂

一、概述

跟腱是由腓肠肌肌腱和比目鱼肌肌腱混合而成，又称小腿三头肌肌腱，是人体中最坚强、肥大的肌腱。起于小腿中下 1/3 交界处，止于跟骨后结节中点，止点位于皮下，跟腱的功能是使足踝跖屈，后提足跟。跟腱断裂常发生于踝关节背伸位，突然用力跳跃的一瞬间。跟腱断裂是临床中常见的一种损伤，多发生于体育及文艺工作者。分为开放性和闭合性两种，开放性跟腱断裂多为锐器直接切割所造成。跟腱断裂后不能活动，继而肿胀、压痛，皮下瘀血斑。

二、治疗原则

（一）非手术治疗

石膏外固定，适用于不完全性跟腱断裂；夹板固定法，治疗闭合性跟腱断裂。

（二）手术治疗

跟腱缝合术，适应于新鲜的开放性或闭合性跟腱断裂。筋膜修补术，适应于陈旧性跟腱断裂。膜瓣修补术，适应于陈旧性跟腱断裂。

三、护理措施

（一）密切观察病情变化

石膏固定后的患者需床头交接班，倾听患者主诉，严密观察肢体血液循环及感觉运动情况，若患者主诉局部有固定性压迫疼痛感或其他异常时，及时报告医师。

（二）患者制动

尽量不要搬动患者，若需变换体位，需用手掌托扶患肢，不可用手指抓捏，以免在石膏上形成凹陷，引起肢体压疮。

（三）石膏干固后的护理

石膏干固后脆性增加，容易断裂，翻身或改变体位时要平托石膏，力量要轻柔均匀，避免折断。术后石膏外固定者，应注意石膏内有无伤口渗血情况，如石膏内有血迹渗出并逐渐扩大，为持续出血征象，报告医师，及时处理。

（四）体位护理

前后石膏托或短腿石膏靴将患肢固定于膝关节屈曲，踝关节重力跖屈位（即自然垂足位），患肢制动 6 周左右，限制踝关节的背伸活动，股四头肌等长收缩，足趾背伸和跖屈活动，每天 2～3 次，每次 5～10 分钟。

四、功能锻炼

患肢固定 6 周后去除石膏，进行踝关节背伸、跖屈和膝关节的伸屈功能锻炼，并加强股四头肌等长收缩锻炼，每天 3 次，每次 15～30 分钟；8 周后可下地行走。

五、出院指导

（1）根据医嘱告知患者复诊时间，适时解除外固定。

（2）告知患者坚持锻炼的重要性，使其能主动循序渐进行伤肢功能锻炼。患肢固定 4 周后去除膝关节石膏进行膝关节屈的锻炼，继续加强股四头肌的等长舒缩，足趾背伸和跖屈活动，每天 3 次，每次 15～30 分钟。患肢固定 6 周后去除踝关节石膏，进行踝关节的背伸、跖屈锻炼，每天 3 次，每次 15～30 分钟。被动锻炼踝关节关节时，力度适宜禁用暴力，强度以患者能够承受为准。循序渐进，不可以操之过急。8 周后可下地行走，9 个月内禁止弹跳等剧烈活动。后期可配合中药熏洗，按摩舒筋，穿高跟鞋等促其功能恢复。

（3）根据病情，做好随访，遇有不适及时复诊。

（霍秀华）

第十八节　骨筋膜室综合征

一、概念

骨筋膜室综合征即由骨、骨间膜、肌间隔和深筋膜形成的骨筋膜室内肌肉和神经因急性缺血、缺氧而产生的一系列早期的症状和体征，又称急性筋膜间室综合征、骨筋膜间隔区综合征。是四肢损伤的严重并发症，发病急，进展快，不及时诊治，可产生严重肢体功能障碍，甚至发展为挤压综合征，肾衰竭危及生命。

最多见于前臂掌侧和小腿。高危人群：青壮年骨折后。由于青壮年肌肉粗壮发达，能承受肌肉肿胀的有效间隙相比老年人小。

二、病因

(一)筋膜室内容物体积骤增

(1)肢体创伤骨折后出血、水肿。

(2)严重软组织挤压伤、挫伤。

(3)肢体血管损伤(断裂痉挛栓塞)。

(4)肢体血管损伤修复后,反应性肿胀及再灌注损伤(通透性增加)。

(二)筋膜室容积骤减

(1)不适宜的外固定:石膏或小夹板固定。

(2)昏迷或全麻患者肢体长时间压在身下。

(3)筋膜缺损缝合过紧(肌筋膜疝:慢性代偿)。

(4)抗休克裤[>5.3 kPa(40 mmHg)易发 2.0～5.3 kPa(15～40 mmHg)安全又止血]。

(三)慢性筋膜室综合征

新兵及运动员可见(前室功能丧失,运动后发作,休息后缓解)。

三、临床表现及诊断

(一)早期临床诊断依据

(1)持续性剧烈疼痛,即持续加重不缓解是最普遍最可靠的症状。特点:①疼痛难以用骨折后局部疼痛来解释,常呈深在性烧灼状,超出骨折区的范围。②不随骨折整复固定后减轻,反而加重。③止痛药不能缓解,肌肉完全坏死。

(2)肢体肿胀、触压痛明显(肌腹处)为最早出现的体征应密切注意。此时肢端脉搏尚可能触及,感觉检查尚可存在。

(3)肌肉被动牵拉痛是最重要的体征,被动牵拉实验(+)(肌肉缺血的早期表现)。

(4)血运障碍远端动脉搏动减弱,皮肤颜色发紫。

(5)肌肉主动活动受限。

(6)神经功能障碍肌力减弱和感觉障碍,主要是感觉障碍,尤其是两点分辨力的变化。有人研究发现皮肤感觉紊乱(触觉、两点分辨觉)是神经缺血最敏感的早期体征。

(1)和(2)、(3)、(4)中任一项联合出现即可诊断/符合(2)、(3)、(5)三项可诊断/压力测定可确诊。值得注意的是,骨筋膜室综合征发展迅速,早期症状及体征易被误认为是外伤后的正常现象。

(二)晚期临床表现

典型的 5P 征:无痛(Painlessness)、苍白或大理石花纹(Pallor)、感觉异常(Paresthesia)、麻痹(Paralysis)、无脉(Pulselessness)。此时常表示病情已进入后期阶段,缺血对神经及肌肉组织造成的损害已不可逆转,并出现往往已失去最佳治疗机会,导致肢体残废甚至截肢的严重后果。

(三)辅助检查

诊断骨筋膜室综合征金标准:测定室内组织的压力。

(1)Whiteside 法简单有效,骨筋膜室内压:正常<1.3 kPa(10 mmHg);1.3～4.0 kPa(10～

30 mmHg)增高;4.0～5.3 kPa(30～40 mmHg)明显增高被认为是骨筋膜室综合征的迫近期；＞4.0 kPa(30 mmHg)或比动脉舒张压低1.3～4.0 kPa(10～30 mmHg)可确诊。

(2)组织液压测量仪/近红外光谱/肌内氧分压和腓深神经反应电位。

(3)胫前间隙无损伤测压法：无需任何装置，于趾长伸肌腱与胫前肌腱之间触及动脉搏动，此位置上放置听诊器，患者平卧，患肢尽量抬高，缓缓放下，闻及动脉搏动音后继续缓缓放下至声音消失。测声音消失的平面距肱动脉平面的高度(H)，再测肘窝血压。胫前间隙内压力＝肱动脉舒张压－0.8H。

许多研究都指出间隔内压力很少高到闭塞其内主要动脉血流，压力常低于舒张压。因此应避免把动脉搏动是否存在作为诊断筋膜间隔综合征严重程度的指征。否则，可能因动脉损伤并血栓形成，最终因肌肉坏死行截肢术。如果不能触及动脉搏动常常是动脉损伤而不是间隔内在压力增高的结果，最好做动脉造影明确诊断。

四、治疗情况

患者入院后生命体征平稳，完善相关检查后，在联合麻醉下行"双足碾压伤骨筋膜室综合征多发跖跗关节脱位清创复位固定减压负压引流术"，术区行 VSD 负压引流，给予间断冲洗，妥善安置引流管，左足趾末梢血运佳，感觉好，抬高患肢。对比图见图 7-10 和图 7-11。

五、护理措施

(一)术前护理

1.观察和监测远端脉搏及毛细血管充盈时间

受累间隔内肌力减弱、组织肿胀，都会使动脉与皮肤距离增大，脉搏相对减弱，若足背动脉搏动消失，则可能是血管损伤或晚期骨筋膜室综合征致动脉闭塞。

2.麻醉前护理

参考前文相关内容。

3.观察"5P"征

即苍白(pallor)、感觉异常(paresthesias)、无脉(pulseless)、瘫痪(paralysis)及拉伸骨筋膜室时产生的疼痛(pain)。疼痛最早出现，是一种深在的、持续的、不能准确定位的疼痛，拉伸骨筋膜室内的肌肉群时加重。感觉异常(如针刺感)也是常见的典型症状，是皮神经受累的表现。肢体瘫痪往往发生于病程晚期。触诊可感觉到受累骨筋膜室张力升高明显。

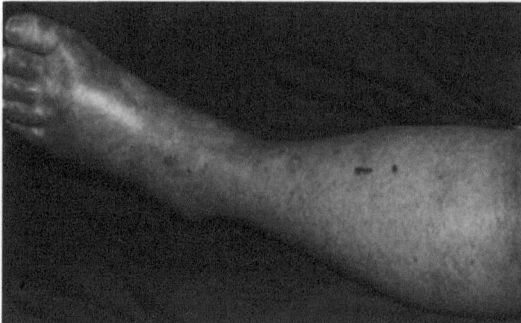

图 7-10　骨筋膜室综合征术前

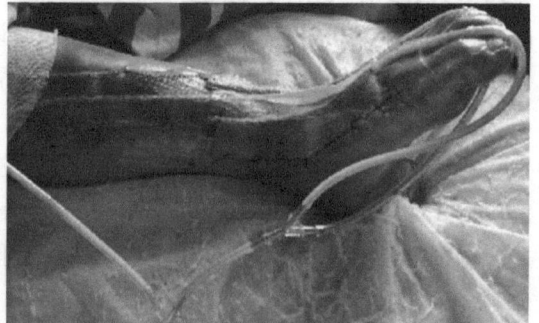

图 7-11　行 VSD 治疗

(二)术后护理

(1)麻醉后护理:参考前文相关内容。

(2)持续抬高患肢20°,高于心脏 有利于患肢静脉血液及淋巴液回流,减轻肢体肿胀,妥善固定引流管,调节压力值−0.017～−0.06 MPa(−125～−450 mmHg),避免引流管受压、扭曲、打折,保持引流管通畅。

(3)密切观察准确记录24小时引流液的引流量、颜色、性质等,以判断有无活动性出血的可能。正常引流管引流量为20～200 mL/d,前期多为暗红色血性液,而后转为淡红色液,后期可无引流液引出。如果短期内血性引流液较多,应及时通知医师。

(4)负压封闭引流管的护理:①密切观察创腔封闭是否严密,有无漏气,负压是否有效。用0.9%生理盐水冲洗引流管2次/日,保持引流管通畅。②若VSD敷料膨胀、变软说明为无效负压吸引,应仔细检查薄膜是否破损、接口处是否漏气等。若VSD敷料塌陷,现出管型且引流管内可见液体走动,说明负压存在,引流有效。此时应注意保持负压在−0.017～−0.06 MPa(−125～−450 mmHg)。③更换引流装置时,应注意无菌操作,用止血钳夹住引流管,关闭负压源后再更换引流瓶,同时保持引流管低于创面。

(5)通常一次负压封闭引流可维持有效引流7～10天,再根据具体情况部分缝合或植皮配合全身支持治疗及抗感染治疗。

(6)骨筋膜室综合征往往伴随末梢血运的变化,因此必须密切观察末梢血运,根据皮温及肢体末梢的皮肤颜色判断肢体末梢的血供情况,防止出现组织的缺血坏死影响手术和护理的效果。

(7)创面观察:创面周围出现水疱、红肿表明对透明贴膜过敏,应及时停用,经常更换卧位,用垫圈、被子将肢体抬高置于舒适位置,防止压迫引流管,引流管与创缘皮肤之间应用纱布进行有效衬垫,防止出现压疮。

(8)术后出现吸收热,体温不超过38.5℃,嘱患者多饮水,遵医嘱给予抗生素治疗,密切监测体温变化。

六、康复训练

(1)在术后第1天就开始,主要以主动活动为主,被动活动为辅为原则,指导患者进行除患肢以外的各关节的任意活动。股四头肌等长、等张收缩,50次/组,3组/日。检查方法:将双手放于髌骨两侧并推动髌骨,如果锻炼方法正确,应为不能活动,且说明股四头肌坚强有力。

(2)踝关节背伸运动,50次/组,3组/日。

(3)直腿抬高5～10 cm,并保持1～5分钟,3次/日。

(4)二期缝合后逐步增加活动量。

(霍秀华)

第八章

妇科护理

第一节 外阴炎及阴道炎

一、外阴炎

外阴炎是妇科常见病,是外阴部的皮肤与黏膜的炎症,可发生于任何年龄,以生育期及绝经后妇女多见。

(一)护理评估

1.健康史

(1)病因评估:外阴炎主要指外阴部的皮肤与黏膜的炎症,以大、小阴唇为多见。由于外阴与尿道、肛门、阴道邻近且暴露,同时,阴道分泌物、月经血、产后的恶露、尿液、粪便的刺激、糖尿病患者的糖尿的长期浸渍,均可引起外阴不同程度的炎症,此外,穿化纤内裤、紧身内裤、使用卫生巾使局部透气性差等,均可诱发外阴部的炎症。

(2)病史评估:评估有无外阴炎的因素存在,有无糖尿病、阴道炎病史。

2.身心状况

(1)症状:外阴瘙痒、疼痛、红、肿、灼热,性交及排尿时加重。

(2)体征:局部充血、肿胀、糜烂,常有抓痕,严重者形成溃疡或湿疹。慢性炎症者,外阴局部皮肤或黏膜增厚、粗糙、皲裂等。

(3)心理-社会状况:了解病程,了解患者对症状的反应,有无烦躁、不安等心理。

(二)护理诊断及合作性问题

(1)皮肤或黏膜完整性受损:与皮肤黏膜炎症有关。

(2)舒适改变:与外阴瘙痒、疼痛、分泌物增多有关。

(3)焦虑:与性交障碍、行动不便有关。

(三)护理目标

(1)患者皮肤与黏膜完整。

(2)患者病情缓解或好转,舒适感增加。

(3)患者情绪稳定,积极配合治疗与护理。

（四）护理措施

1.一般护理

炎症期间宜进食清淡且富含营养的食物,禁食辛辣、刺激性食物。

2.心理护理

患者常出现烦躁不安、焦虑紧张,应帮助患者树立信心,减轻心理负担,坚持治疗,讲究患者常出现烦躁不安、焦虑紧张,应帮助患者树立信心,减轻心理负担,坚持治疗,讲究卫生。

3.病情监护

积极寻找病因,消除刺激原。

4.治疗护理

(1)治疗原则:祛除病因,积极治疗原发病,如阴道炎、尿瘘、粪瘘、糖尿病等。

(2)治疗配合:保持外阴清洁干燥,局部使用约 40 ℃的 1∶5 000 高锰酸钾溶液坐浴,每天 2 次,每次 15～30 分钟,5～10 次为 1 个疗程。如有破溃,可涂抗生素软膏或紫草油,急性期可用物理治疗。

（五）健康指导

(1)卫生宣教,指导妇女穿棉质内裤,减少分泌物刺激,对公共场所,如游泳池、公共浴室等谨慎出入,注意经期、孕期、产期及流产后的生殖道清洁,防止感染。

(2)定期妇科检查,积极参与普查与普治。

(3)指导用药方法及注意事项。

(4)加强性道德教育,纠正不良性行为。

（六）护理评价

(1)患者诉说外阴瘙痒症状减轻,舒适感增加。

(2)患者焦虑缓解或消失,掌握了卫生保健常识,能养成良好卫生习惯。

二、前庭大腺炎

细菌侵入前庭大腺腺管内致腺管充血、水肿称为前庭大腺炎。

（一）护理评估

1.健康史

(1)病因评估:前庭大腺腺管开口位于小阴唇与处女膜之间,在性交、流产、分娩或其他情况污染外阴部时,病原体易侵入引起炎症,因此以育龄妇女多见,主要病原体为葡萄球菌、链球菌、大肠埃希菌、淋病奈瑟菌及沙眼衣原体等。急性炎症发作时,细菌先侵犯腺管,腺管口因炎症肿胀阻塞,渗出物不能排出,积存而形成脓肿,称为前庭大腺脓肿（又称巴氏腺脓肿）,多发于一侧。如急性炎症消退,腺管口粘连阻塞,分泌物不能外流,脓液转清,则形成前庭大腺囊肿,多为单侧,大小不等,可持续数年不增大。患者往往无自觉症状。

(2)病史评估:了解患者有无反复的外阴感染史及卫生习惯。

2.身心状况

(1)症状:初起时局部肿胀、疼痛、烧灼感,行走不便,可伴有大小便困难等。有时可出现发热等全身症状(表 8-1)。

(2)体征:外阴部皮肤红肿、压痛明显。当脓肿形成时,疼痛加剧,并可触及波动感,脓肿直径可达 6 cm。

表 8-1　前庭大腺炎临床类型及身体状况

临床类型	身体状况
急性期	(1)大阴唇下 1/3 处疼痛、肿胀,严重时行走受限。检查局部可见皮肤红、肿、热、压痛。 (2)脓肿形成时,可触及波动感,脓肿直径可达 6 cm,可自行破溃。如破口大,引流通畅,脓液流出后炎症消退;如破口小,引流欠佳,炎症持续不退或反复发作。 (3)可出现全身不适、发热等全身症状
慢性期	慢性期囊肿形成,患者感到外阴部有坠胀感或性交不适。检查时局部可触及囊性肿物,大小不一,有时可反复急性发作

(3)心理-社会状况:了解病程,了解患者对症状的反应,有无烦躁、不安等心理,患者常有因害羞或怕痛而未及时诊治的心理障碍。

(二)辅助检查

取前庭大腺开口处分泌物进行细菌培养,确定病原体。

(三)护理诊断及合作性问题

(1)皮肤完整性受损:与脓肿自行破溃或手术切开引流有关。

(2)疼痛:与局部炎症刺激有关。

(四)护理目标

(1)患者皮肤保持完整。

(2)疼痛缓解或好转。

(五)护理措施

1.一般护理

急性期患者应卧床休息,饮食易消化,富含营养。

2.心理护理

患者常常烦躁不安、焦虑紧张,应尊重患者,为患者保密,以解除其忧虑,使其积极治疗,帮助其建立治愈疾病的信心和生活的勇气。

3.病情监护

观察患者的生命体征,重点观察体温变化,观察伤口愈合情况。

4.治病护理

(1)治疗原则:急性期局部热敷或坐浴,抗生素消炎治疗;脓肿形成或囊肿较大时,切开引流或行囊肿造口术,保持腺体功能,防止复发。

(2)治疗配合:急性炎症发作时,取前庭大腺开口处分泌物进行细菌培养,确定病原体。根据细菌培养结果和药物敏感试验选用抗生素口服或肌内注射。脓肿形成或囊肿较大时,切开引流或行囊肿造口术,并放置引流条。术后保持局部清洁,引流条每天更换一次,外阴用 1∶5 000 氯己定棉球擦拭,每天擦洗外阴 2 次,也可用清热解毒中药热敷或坐浴,每天 2 次。

(六)健康指导

(1)向患者及家属讲解此病的病因及预防措施,指导患者注意外阴清洁卫生。

(2)告知患者及家属月经期、产褥期禁止性交;月经期应使用消毒卫生巾预防感染;术后注意事项及正确用药。告知患者相关卫生保健常识,养成良好卫生习惯。

(七)护理评价

(1)患者诉说外阴不适症状减轻,舒适感增加。

（2）患者接受医护人员指导,焦虑缓解或消失。

阴道炎是阴道黏膜及黏膜下结缔组织的炎症,是妇科常见病。正常健康妇女由于解剖结构、组织特点,阴道对病原体的侵入有自然防御功能。当各种因素导致自然防御功能降低,阴道内生态平衡遭到破坏时,病原体侵入导致阴道炎症。幼女及绝经后妇女由于雌激素缺乏,阴道上皮薄,阴道抵抗力低,比青春期及育龄期妇女更易受感染。

三、滴虫性阴道炎

滴虫性阴道炎是由阴道毛滴虫引起的最常见的阴道炎。阴道毛滴虫主要寄生于女性阴道,也可存在于尿道、尿道旁腺及膀胱。男性可存在于包皮皱襞、尿道及前列腺内。滴虫适宜生长在温度为 25～40 ℃,pH 为 5.2～6.6 的潮湿环境。月经前后,阴道内酸性减弱,接近中性,隐藏在腺体及阴道皱襞中的滴虫常得以繁殖,而发生滴虫性阴道炎。此病的传播途径有经性交的直接传播及经游泳池、浴盆、厕所、衣物、器械等途径的间接传播。

(一)护理评估

1.健康史

（1）病因评估:阴道毛滴虫呈梨形,体积为多核白细胞的 2～3 倍。滴虫顶端有 4 根鞭毛,体部有波动膜,后端尖并有轴柱凸出。活的滴虫透明无色,如水滴,鞭毛随波动膜的波动而活动(图 8-1)。阴道毛滴虫极易传播,pH 在 4.5 以下时便受到抑制甚至致死。pH 上升至 7.5 时,其繁殖可完全被抑制。在妊娠期和月经来潮前后,阴道 pH 升高,可使阴道毛滴虫的感染率和发病率升高。

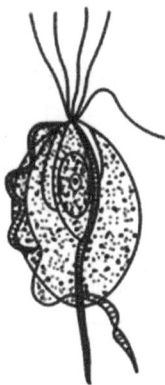

图 8-1　滴虫模式图

（2）病史评估:评估发作与月经周期的关系,既往阴道炎病史,个人卫生情况;分析感染经过;了解治疗经过。

2.身心状况

（1）症状:主要症状为白带呈稀薄泡沫状,量多及伴有外阴、阴道口瘙痒。如有其他细菌混合感染,白带可呈黄绿色、血性、脓性且有臭味。局部可有灼热、疼痛、性交痛。合并尿路感染,可有尿频、尿痛、血尿。阴道毛滴虫能吞噬精子,阻碍乳酸生成,影响精子在阴道内存活,可致不孕。

（2）体征:妇科检查时可见阴道黏膜充血,严重时有散在的出血点。有时可见阴道后穹隆处有液性或脓性泡沫状分泌物。

(3)心理-社会状况:患者常因炎症反复发作而烦恼,出现无助感。

(二)辅助检查

(1)悬滴法:在玻片上加1滴温生理盐水,自阴道后穹隆处取少许分泌物混于生理盐水中,用低倍镜检查,如有滴虫,可见其活动。阳性率可达80%~90%。取分泌物检查前24~48小时,避免性交、阴道灌洗及阴道上药。

(2)培养法:适于症状典型而悬滴法未见滴虫者,可用培养基培养,其准确率可达98%。

(三)护理诊断及合作性问题

(1)知识缺乏:缺乏对疾病传染途径的认识及缺乏阴道炎治疗的知识。

(2)舒适改变:与外阴瘙痒、分泌物增多有关。

(3)组织完整性受损:与分泌物增多、外阴瘙痒、搔抓有关。

(四)护理目标

(1)患者能说出疾病传染的途径、阴道炎的治疗与日常防护知识。

(2)患者分泌物减少.舒适度提高。保持组织完整性,无破损。

(五)护理措施

1.一般护理

注意个人卫生,保持外阴部清洁、干燥,避免搔抓外阴导致皮肤破损。

2.心理护理

解除患者因疾病带来的烦恼,减轻其对确诊后的心理压力,增强治疗疾病的信心。告知患者夫妇滴虫性阴道炎的传播途径、临床表现、治疗方法和注意事项,减轻他们的焦虑心理,同时鼓励他们积极配合治疗。

3.病情观察

观察患者的外阴瘙痒症状、阴道分泌物的量及颜色等。

4.治疗护理

(1)治疗原则:杀灭阴道毛滴虫,保持阴道的自净作用,防止复发,夫妻双方要同时治疗,切断直接传染途径。

(2)治疗配合。①局部治疗:增强阴道酸性环境,用1%乳酸溶液、0.5%醋酸溶液或1∶5 000高锰酸钾溶液冲洗阴道后,每晚睡前用甲硝唑200 mg,置于阴道后穹隆,每天　次,10天为1个疗程。②全身治疗:甲硝唑每次200~400 mg,每天3次口服,10天为1个疗程。③指导患者正确用药,按疗程坚持用药,注意冲洗液的浓度、温度。④观察用药后反应:甲硝唑口服后偶见胃肠道反应,如食欲缺乏、恶心、呕吐及白细胞计数减少、皮疹等,一旦发现,应报告医师并停药。妊娠期、哺乳期妇女应慎用,因为药能通过胎盘进入胎儿体内,并可由乳汁排泄。

(六)健康指导

(1)做好卫生宣教,积极开展普查普治,消灭传染源,严格禁止滴虫阴道炎或带虫者进入游泳池。医疗单位做好消毒隔离,防止交叉感染。治疗期间勤换内裤,内裤、坐浴及洗涤用物应煮沸消毒5~10分钟以消灭病原体,禁止性生活,避免交叉或重复感染的机会。哺乳期妇女在用药期间或用药后24小时内不宜哺乳。经期暂停坐浴、阴道冲洗及阴道用药。

(2)夫妻应双双检查,男方若查出毛滴虫,夫妻应同治,有助于提高疗效,治疗期间应禁止性生活。

(3)治愈标准:治疗后应在每次月经干净后复查1次,连续3次均为阴性,方为治愈。

（七）护理评价

(1)患者自诉外阴不适症状减轻,舒适感增加,悬滴法试验连续 3 个周期复查为阴性。

(2)患者正确复述预防及治疗此疾病的相关知识。

四、外阴阴道假丝酵母病

外阴阴道假丝酵母病(vulvovaginal candidiasis,VVC)也称外阴阴道念珠菌病,是一种常见的外阴、阴道炎,80%～90%的病原体为白假丝酵母,其发病率仅次于滴虫阴道炎。白假丝酵母是真菌,不耐热,加热至 60 ℃,持续 1 小时,即可死亡;但对干燥、日光、紫外线及化学制剂的抵抗力较强。

（一）护理评估

1.健康史

(1)病因评估:念珠菌为条件致病菌,可存在口腔、肠道和阴道而不引起症状。当阴道内糖原增多、酸度增加、局部细胞免疫力下降时,念珠菌可繁殖并引起炎症,故外阴阴道假丝酵母病多见于孕妇、糖尿病患者及接受大量雌激素治疗者。此外,长期应用抗生素、服用类固醇皮质激素或免疫缺陷综合征等,可以改变阴道内微生物之间的相互制约关系,易发此症;紧身化纤内裤、肥胖可使会阴局部的温度及湿度增加,也易使念珠菌得以繁殖而引起感染。

(2)传播途径评估:①内源性感染为主要感染,假丝酵母除寄生阴道外,还可寄生于人的口腔、肠道,这些部位的假丝酵母可互相传染;②通过性交直接传染;③通过接触感染的衣物等间接传染。

(3)病史评估:了解有无糖尿病及长期使用抗生素、雌激素、类固醇皮质激素病史,了解个人卫生习惯及有无不洁性生活史。

2.身心状况

(1)症状:外阴、阴道奇痒,坐卧不安,痛苦异常,可伴有尿痛、尿频、性交痛。阴道分泌物为干酪样或豆渣样。

(2)体征:妇科检查见小阴唇内侧、阴道黏膜红肿并附着白色块状薄膜,容易剥离,下面为糜烂及溃疡。

(3)心理-社会状况:患者常因外阴瘙痒痛苦不堪,由于影响休息与睡眠,产生忧虑与烦躁,评估患者心理障碍及影响疾病治疗的原因。

3.辅助检查

(1)悬滴法:在玻片上加 1 滴温生理盐水,自阴道后穹隆处取少许分泌物混于生理盐水中,用低倍镜检查,若找到白假丝酵母的芽孢和假菌丝即可确诊。

(2)培养法:适于症状典型而悬滴法未见白假丝酵母者,可用培养基培养。

（二）护理诊断及合作性问题

1.焦虑

其与易复发,影响休息与睡眠有关。

2.组织完整性受损

其与分泌物增多、外阴瘙痒、搔抓有关。

（三）护理目标

(1)患者情绪稳定,积极配合治疗与护理。

（2）患者病情改善,舒适度提高。

（3）保持组织完整性,组织无破损。

（四）护理措施

1.一般护理

注意个人卫生,保持外阴部清洁、干燥,避免搔抓外阴以免皮肤破损。

2.心理护理

向患者讲解外阴阴道假丝酵母病的病因、治疗方法和注意事项等,消除患者的顾虑和焦虑心理,使其积极配合治疗。

3.病情观察

观察患者的外阴瘙痒症状、阴道分泌物的量及颜色等。

4.治疗护理

（1）治疗原则:消除诱因,改变阴道酸碱度,根据患者情况选择局部或全身应用抗真菌药杀灭致病菌。

（2）用药护理。①局部治疗:用 $2\%\sim4\%$ 碳酸氢钠溶液冲洗阴道或坐浴,再选用制霉菌素栓剂、克霉唑栓剂、咪康唑栓剂等置于阴道内,一般 $7\sim10$ 天为 1 个疗程。②全身用药:若局部用药效果较差或病情顽固者,可选用伊曲康唑、氟康唑、酮康唑等口服。③用药注意:孕妇要积极治疗,否则阴道分娩时新生儿易感染发生鹅口疮。妊娠期坚持局部治疗,禁用口服唑类药物。勤换内裤,内裤、坐浴及洗涤用物应煮沸消毒 $5\sim10$ 分钟以消灭病原体,避免交叉和重复感染的机会。④用药护理:嘱阴道灌洗或坐浴应注意药液浓度和治疗时间,灌洗药物要充分溶化,温度一般为 40 ℃,切忌过烫,以免烫伤皮肤。

（五）健康指导

（1）做好卫生宣教,养成良好的卫生习惯,每天洗外阴、换内裤。切忌搔抓。

（2）约 15% 男性与女性患者接触后患有龟头炎,对有症状男性也应进行检查与治疗。

（3）鼓励患者坚持用药,不随意中断疗程。

（4）嘱积极治疗糖尿病等疾病,正确使用抗生素、雌激素,以免诱发外阴阴道假丝酵母病。

（六）护理评价

（1）患者分泌物减少,性状转为正常,舒适感增加。

（2）患者正确复述预防及治疗此疾病的相关知识,做到积极配合并坚持治疗。

五、萎缩性阴道炎

萎缩性阴道炎属非特异性阴道炎,常见于绝经后及卵巢切除后或盆腔放射治疗者。绝经后的萎缩性阴道炎又称老年性阴道炎。

（一）护理评估

1.健康史

（1）病因评估:①妇女绝经后;②手术切除卵巢;③产后闭经;④药物假绝经治疗;⑤盆腔放射治疗后等。由于雌激素水平降低,阴道上皮萎缩变薄,上皮细胞内糖原减少,阴道内 pH 增高,阴道自净作用减弱,局部抵抗力降低,致病菌入侵后易繁殖引起炎症。

（2）病史评估:了解有无糖尿病及长期使用抗生素、雌激素、类固醇皮质激素病史;了解个人卫生习惯及有无不洁性生活史;了解有无进行盆腔放疗等。

2.身心状况

(1)症状:白带增多,多为黄水状,严重感染时可呈脓性,有臭味。黏膜有浅表溃疡时,分泌物可为血性,有的患者可有点滴出血,可伴有外阴瘙痒、灼热、尿频、尿痛、尿失禁等症状。

(2)体征:妇科检查可见阴道皱襞消失,上皮菲薄,黏膜出血,表面可有小出血点或片状出血点;严重时可形成浅表溃疡,阴道弹性消失、狭窄,慢性炎症、溃疡还可引起阴道粘连,导致阴道闭锁。

(3)心理-社会状况:老年人常因思想比较保守,不愿就医而出现无助感。其他患者常因知识缺乏而病急乱投医,因此,应注意评估影响患者不愿就医的因素及家庭支持系统。

3.辅助检查

取分泌物检查,悬滴法排除滴虫性阴道炎和外阴阴道假丝酵母病;有血性分泌物时,常需做宫颈刮片或分段诊刮排除宫颈癌和子宫内膜癌。

(二)护理诊断及合作性问题

(1)舒适改变:与外阴瘙痒、疼痛、分泌物增多有关。

(2)知识缺乏:与缺乏绝经后妇女预防保健知识有关。

(3)有感染的危险:与局部分泌物增多、破溃有关。

(三)护理目标

(1)患者分泌物减少,性状转为正常,舒适感增加。

(2)患者正确复述预防及治疗此疾病的相关知识,做到积极配合并坚持治疗。

(3)患者无感染发生或感染被及时发现和控制,体温、血常规正常。

(四)护理措施

1.一般护理

嘱患者保持外阴清洁,勤换内裤。穿棉织内裤,减少刺激等。

2.心理护理

使患者了解老年性阴道炎的病因和治疗方法,减轻其焦虑;对卵巢切除、放疗者给予心理安慰与相关医学知识解释,增强其治疗疾病的信心;解释雌激素替代疗法可缓解症状,帮助其建立治愈疾病的信心。

3.病情观察

观察白带性状、量、气味,有无外阴瘙痒、灼热及膀胱刺激症状等。

4.治疗护理

(1)治疗原则:增强阴道黏膜的抵抗力,抑制细菌生长繁殖。

(2)治疗配合。①增加阴道酸度:用0.5%醋酸或1%乳酸溶液冲洗阴道,每天1次。阴道冲洗后,将甲硝唑200 mg或氧氟沙星200 mg,放入阴道深部,每天1次,7～10天为1个疗程。②增加阴道抵抗力:针对病因给予雌激素制剂,可局部用药,也可全身用药。将己烯雌酚0.125～0.250 mg,每晚放入阴道深部,7天为1个疗程。③全身用药:可口服尼尔雌醇,首次4 mg,以后每2～4周1次,每晚2 mg,维持2～3个月。

(五)健康指导

(1)对围绝经期、老年妇女进行健康教育,使其掌握预防老年性阴道炎的措施及技巧。

(2)指导患者及其家属阴道灌洗、上药的方法和注意事项。用药前洗净双手及会阴,减少感染的机会。自己用药有困难者,指导其家属协助用药或由医务人员帮助使用。

(3)告知使用雌激素治疗可出现的症状,嘱乳腺癌或子宫内膜癌患者慎用雌激素制剂。

(六)护理评价

(1)患者分泌物减少,性状转为正常,舒适感增加。

(2)患者正确复述预防及治疗此疾病的相关知识,做到积极配合并坚持治疗。

(吴占凤)

第二节 子宫颈炎

子宫颈炎是指子宫颈发生的急性或慢性炎症。子宫颈炎是妇科常见疾病之一,包括宫颈阴道部炎症及宫颈管黏膜炎症。临床上分为急性子宫颈炎和慢性子宫颈炎。临床多见的子宫颈炎是急性子宫颈管黏膜炎,若急性子宫颈炎未经及时诊治或病原体持续存在,可导致慢性子宫颈炎症。

由于宫颈管黏膜上皮为单层柱状上皮,抗感染能力较差,当遇到多种病原体侵袭、物理化学因素刺激、机械性子宫颈损伤、子宫颈异物等,引起子宫颈局部充血、水肿,上皮变性、坏死,黏膜、黏膜下组织、腺体周围大量中性粒细胞浸润,或子宫颈间质内有大量淋巴细胞、浆细胞等慢性炎细胞浸润,可伴有子宫颈腺上皮及间质增生和鳞状上皮化生。因子宫颈阴道部鳞状上皮与阴道鳞状上皮相延续,亦可由阴道炎症引起宫颈阴道部炎症。

病原体种类:①性传播疾病的病原体,主要是淋病奈瑟菌及沙眼衣原体。②内源性病原体与细菌性阴道病病原体、生殖道支原体感染有关。

一、护理评估

(一)健康史

1.一般资料

年龄、月经史、婚育史,是否处在妊娠期。

2.既往疾病史

详细了解有无阴道炎、性传播疾病及子宫颈炎症的病史,包括发病时间、病程经过、治疗方法及效果。

3.既往手术史

详细询问分娩手术史,了解阴道分娩时有无宫颈裂伤;是否做过妇科阴道手术操作及有无宫颈损伤、感染史。

4.个人生活史

了解个人卫生习惯,分析可能的感染途径。

(二)生理状况

1.症状

(1)急性子宫颈炎:阴道分泌物增多,呈黏液脓性,阴道分泌物的刺激可引起外阴瘙痒及灼热感;可出现月经间期出血、性交后出血等症状;常伴有尿道症状,如尿急、尿频、尿痛。

(2)慢性子宫颈炎:患者多无症状,少数患者可有阴道分泌物增多,呈淡黄色或脓性,偶有接触性出血、月经间期出血,偶有分泌物刺激引起外阴瘙痒或不适。

2.体征

(1)急性子宫颈炎:检查见脓性或黏液性分泌物从子宫颈管流出;用棉拭子擦拭子宫颈管时,容易诱发子宫颈管内出血。

(2)慢性子宫颈炎:检查可见宫颈呈糜烂样改变,或有黄色分泌物覆盖子宫颈口或从宫颈管流出,也可见子宫颈息肉或子宫颈肥大。

3.辅助检查

(1)实验室检查:分泌物涂片做革兰氏染色,中性粒细胞数＞30 个/高倍视野;阴道分泌物湿片检查白细胞数＞10 个/高倍视野;做淋菌奈瑟菌及沙眼衣原体检测,以明确病原体。

(2)宫腔镜检查:镜下可见血管充血,宫颈黏膜及黏膜下组织、腺体周围大量中性粒细胞浸润,腺腔内可见脓性分泌物。

(3)宫颈细胞学检查:宫颈刮片、宫颈管吸片,与宫颈上皮瘤样病变或早期宫颈癌相鉴别。

(4)阴道镜及活组织检查:必要时进行,以明确诊断。

(三)高危因素

(1)性传播疾病,年龄小于 25 岁,多位性伴侣或新性伴侣且为无保护性交。

(2)细菌性阴道病。

(3)分娩、流产或手术致子宫颈损伤。

(4)卫生不良或雌激素缺乏,局部抗感染能力差。

(四)心理-社会因素

1.对健康问题的感受

是否存在因无明显症状,而不重视或延误治疗。

2.对疾病的反应

是否因病变在宫颈,又涉及生殖器官与性,而不愿及时就诊;或因阴道分泌物增多引起不适;或治疗效果不明显而烦躁不安;或遇有白带带血或接触性出血时,担心疾病的严重程度,疑有癌变而恐惧、焦虑。

3.家庭、社会及经济状况

家人对患者是否关心;家庭经济状况及是否有医疗保险。

二、护理诊断

(一)皮肤完整性受损

其与宫颈上皮糜烂及炎性刺激有关。

(二)舒适的改变

其与白带增多有关。

(三)焦虑

其与害怕宫颈癌有关。

三、护理措施

(一)症状护理

1.阴道分泌物增多

观察阴道分泌物颜色、性状、气味及量,选择合适的药液进行阴道冲洗。在不清楚种类时,不可滥用冲洗液,指导患者勤换会阴垫及内裤,保持外阴清洁干燥。

2.外阴瘙痒与灼痛

嘱患者尽量避免搔抓,防止外阴部皮肤破损,减少活动,避免摩擦外阴。

(二)用药护理

药物治疗主要用于急性子宫颈炎。

1.遵医嘱用药

(1)经验性抗生素治疗:在未获得病原体检测结果前,采用针对衣原体的经验性抗生素治疗,阿奇霉素 1 g,单次顿服,或多西环素 100 mg,每天 2 次,连服 7 天。

(2)针对病原体的抗生素治疗:临床上除选用抗淋病奈瑟菌的药物外,同时应用抗衣原体感染的药物。对于单纯急性淋病奈瑟菌性子宫颈炎,常用药物有头孢菌素,如头孢曲松钠 250 mg,单次肌内注射,或头孢克肟 400 mg,单次口服等;对沙眼衣原体所致子宫颈炎,治疗药物有四环素类,如多西环素 100 mg,每天 2 次,连服 7 天。

2.用药观察

注意观察药物的不良反应,若出现不良反应,立即停药并通知医师。

3.用药注意事项

注意药物的半衰期及有效作用时间,注意药物的配伍禁忌,抗生素应现配现用。

4.用药指导

若病原体为沙眼衣原体及淋病奈瑟菌,应对性伴侣进行相应的检查和治疗。

(三)物理治疗及手术治疗的护理

1.宫颈糜烂样改变

若为无症状的生理性柱状上皮异位,无须处理;对伴有分泌物增多、乳头状增生或接触性出血,可给予局部物理治疗,包括激光、冷冻、微波等,也可以给予中药作为物理治疗前后的辅助治疗。

2.慢性子宫颈黏膜炎

针对病因给予治疗,若病原体不清可试用物理治疗,方法同上。

3.子宫颈息肉

配合医师行息肉摘除术。

4.子宫颈肥大

一般无须治疗。

(四)心理护理

(1)加强疾病知识宣传,引导患者正确认识疾病,及时就诊,接受规范治疗。

(2)向患者解释疾病与健康的问题,鼓励患者表达自己的想法。对病程长、迁延不愈的患者,给予关心和耐心解说,告知疾病的过程及防治措施;对病理检查发现宫颈上皮有异常增生的病例,告知通过密切监测,坚持治疗,可阻断癌变途径,以缓解焦虑心理,增加治疗的信心。

(3)与家属沟通,让其多关心患者,支持患者,坚持治疗,促进康复。

四、健康指导

(一)讲解疾病知识

向患者讲解子宫颈炎的疾病知识,告知及时就诊和规范治疗的重要性。

（二）个人卫生指导

嘱患者保持外阴清洁,每天清洗外阴 2 次,养成良好的卫生习惯,尤其是经期、孕产期及产褥期卫生,避免感染发生。

（三）随访指导

告知患者,物理治疗后有分泌物增多,甚至有多量水样排液,在术后 1~2 周脱痂时可有少量出血,是创面愈合的过程,不必应诊;如出血量多于月经量则需到医院就诊处理;在物理治疗后 2 个月内禁止性生活、盆浴和阴道冲洗;治疗后经过 2 个月经周期,于月经干净后 3~7 天来院复查,评价治疗效果,效果欠佳者可进行第二次治疗。

（四）体检指导

坚持每 1~2 年做 1 次体检,及早发现异常,及早治疗。

五、注意事项

（1）治疗前,应常规做宫颈刮片行细胞学检查。

（2）在急性生殖器炎症期不做物理治疗。

（3）治疗时间应选在月经干净后 3~7 天进行。

（4）物理治疗后可出现阴道分泌物增多,甚至有大量水样排液,在术后 1~2 周脱痂时可有少许出血。

（5）应告知患者,创面完全愈合时间为 4~8 周,期间禁盆浴、性交和阴道冲洗。

（6）物理治疗有引起术后出血、宫颈管狭窄、感染的可能,应定期复查,观察创面愈合情况直到痊愈,同时检查有无宫颈管狭窄。

（裴　丹）

第三节　痛　经

痛经是指在行经前、后或月经期出现下腹疼痛、坠胀伴腰酸及其他不适,严重影响生活和工作质量者。痛经分为原发性痛经与继发性痛经两类。前者指生殖器官无器质性病变的痛经,称功能性痛经;后者指盆腔器质性病变引起的痛经,如子宫内膜异位症等。本节仅叙述原发性痛经。

一、护理评估

（一）健康史

原发性痛经常见于青少年,多发生在有排卵的月经周期,精神紧张、恐惧、寒冷刺激及经期剧烈运动可加重疼痛。评估时需了解患者的年龄和月经史、疼痛特点及与月经的关系、伴随症状和缓解疼痛的方法等。

（二）身体状况

1.痛经

痛经是主要症状,多自月经来潮后开始,最早出现在月经来潮前 12 小时,月经第 1 天疼痛最剧烈,持续2～3天逐渐缓解。疼痛呈痉挛性,多位于下腹正中,常放射至腰骶部、外阴与肛门,少数人的疼痛可放射至大脚内侧。可伴面色苍白、出冷汗、恶心、呕吐、腹泻、头晕、乏力等。痛经多于月经初潮后1～2年发病。

2.妇科检查

生殖器官无器质性病变。

(三)心理-社会状况

患者缺乏痛经的相关知识,担心痛经可能影响健康及婚后的生育能力,表现为情绪低落、烦躁、焦虑;伴随着月经的疼痛,常常使患者抱怨自己是女性。

(四)辅助检查

B超检查生殖器官有无器质性病变。

(五)处理要点

以解痉、镇痛等对症治疗为主,并注意对患者的心理治疗。

二、护理问题

(一)急性疼痛

其与经期宫缩有关

(二)焦虑

其与反复疼痛及缺乏相关知识有关。

三、护理措施

(一)一般护理

(1)下腹部局部可用热水袋热敷。

(2)鼓励患者多饮热茶、热汤。

(3)注意休息,避免紧张。

(二)病情观察

(1)观察疼痛的发生时间、性质、程度。

(2)观察疼痛时的伴随症状,如恶心、呕吐、腹泻。

(3)了解引起疼痛的精神因素。

(三)用药护理

遵医嘱给予解痉、镇痛药,常用药物有前列腺素合成酶抑制剂如吲哚美辛(消炎痛)、布洛芬等,亦可选用避孕药或中药治疗。

(四)心理护理

讲解有关痛经的知识及缓解疼痛的方法,使患者了解经期下腹坠胀、腰酸、头痛等轻度不适是生理反应。原发性痛经不影响生育,生育后痛经可缓解或消失,从而消除患者紧张、焦虑的情绪。

(五)健康指导

进行经期保健的教育,包括注意经期清洁卫生,保持精神愉快,加强经期保护,避免剧烈运动及过度劳累,防寒保暖等。疼痛难忍时一般选择非麻醉性镇痛药治疗。

(裴 丹)

第四节　闭　　经

闭经是妇科常见症状,分为原发性闭经和继发性闭经两类。原发性闭经指年龄超过16岁,第二性征已发育,或年龄超过14岁,第二性征尚未发育,且无月经来潮者;继发性闭经指正常月经建立后,因病理性原因月经停止6个月,或按自身原来月经周期计算停经3个周期以上者。青春期以前、妊娠期、哺乳期及绝经后的无月经均属生理现象。

一、护理评估

(一)健康史

原发性闭经较少见,常由于遗传性因素或先天性发育缺陷所致,评估时应注意患者生殖器官和第二性征发育情况及家族史。继发性闭经发病率高,病因复杂,评估时应详细询问患者月经史,已婚者应注意有无产后大出血、不孕及流产史。根据控制正常月经周期的四个环节,按病变部位将闭经分为下丘脑性闭经、垂体性闭经、卵巢性闭经及子宫性闭经。

1.下丘脑性闭经

最常见,以功能性原因为主。

(1)精神因素:精神创伤、紧张忧虑、环境改变、过度劳累、盼子心切或畏惧妊娠等可使内分泌调节功能紊乱而发生闭经。闭经多为一时性,可自行恢复。

(2)剧烈运动、体重下降和神经性厌食:均可诱发闭经。因初潮发生和月经维持有赖于一定比例(17%～20%)的机体脂肪,中枢神经对体重下降极为敏感。

(3)药物:一般在停药后3～6个月月经恢复。

2.垂体性闭经

垂体器质性病变或功能失调可影响卵巢功能而引起闭经。

(1)垂体梗死:常见于产后出血使垂体缺血坏死,出现闭经、性欲减退、毛发脱落、第二性征衰退等希恩综合征。

(2)垂体肿瘤:可引起闭经溢乳综合征。

3.卵巢性闭经

因性激素水平低落,子宫内膜不发生周期性变化而导致闭经。

(1)卵巢功能早衰:40岁前绝经者称卵巢功能早衰,常伴有围绝经期综合征的表现。

(2)卵巢功能性肿瘤、卵巢切除或组织破坏。

(3)多囊卵巢综合征:表现为闭经、不孕、多毛、肥胖、双侧卵巢增大。

4.子宫性闭经

月经调节功能及第二性征发育正常,但子宫内膜受到破坏或对卵巢激素不能产生正常的反应而引起闭经。

(1)先天性子宫发育不良或子宫切除术后者。

(2)子宫内膜损伤:子宫腔放射治疗后、结核性子宫内膜炎、子宫腔粘连综合征,后者因人工流产刮宫过度,使子宫内膜损伤粘连而无月经产生。

5.其他内分泌功能异常

甲状腺功能减退或亢进、肾上腺皮质功能亢进、糖尿病等可引起闭经。

(二)身体状况

了解患者的闭经类型、时间及伴随症状。注意观察患者精神状态、智力发育、营养与健康状况;检查全身发育状况,测量身高、体重、四肢与躯干比例;第二性征如音调、毛发分布、乳房发育状况,挤压乳腺有无乳汁分泌;妇科检查生殖器官有无发育异常和肿瘤等。

(三)心理-社会状况

患者担心闭经对自己的健康、性生活及生育能力有影响,病程过长及治疗效果不佳会加重患者及其家属的心理压力,产生情绪低落、焦虑,反过来又加重闭经。

(四)辅助检查

1.子宫功能检查

(1)诊断性刮宫:适用于已婚妇女,必要时可在宫腔镜直视下检查。

(2)子宫输卵管碘油造影:了解子宫腔及输卵管情况。

(3)药物撤退试验:①孕激素试验可评估内源性雌激素水平;②雌、孕激素序贯疗法。

2.卵巢功能检查

通过 B 超检查、基础体温测定、宫颈黏液结晶检查、阴道脱落细胞检查、血清激素测定、诊断性刮宫,了解排卵情况及体内性激素水平。

3.垂体功能检查

垂体功能检查如垂体兴奋试验等。

4.其他检查

B 超检查、染色体检查及内分泌检查等。

(五)处理要点

(1)全身治疗:积极治疗全身性疾病,增强体质,加强营养,保持正常体重。

(2)心理治疗:精神因素所致闭经,应行心理疏导。

(3)病因治疗:子宫腔粘连、先天畸形、卵巢及垂体肿瘤等采取相应手术治疗。

(4)性激素替代疗法:根据病变部位及病因,给予相应激素治疗,常用雌激素替代疗法,雌、孕激素序贯疗法和雌、孕激素合并疗法。

(5)诱发排卵:常用氯米芬、HCG。

二、护理问题

(一)焦虑

其与担心闭经对健康、性生活及生育的影响有关。

(二)功能障碍性悲哀

其与长期闭经及治疗效果不佳,担心丧失女性形象有关。

三、护理措施

(一)一般护理

1.鼓励患者增加营养

营养不良引起的闭经者,应供给足够的营养。

2.保证睡眠

工作紧张引起的闭经者,鼓励患者加强锻炼,增强体质,注意劳逸结合。如为肥胖引起的闭经,指导患者进低热量饮食,但需要富有维生素和矿物质,嘱咐患者适当增加运动量。

(二)病情观察

(1)观察患者情绪变化,有无引起闭经的精神因素,如工作、家庭、生活等情况。

(2)对有人工流产、剖宫产史的闭经患者,应监测阴道流血情况及月经变化。

(3)注意患者体重增加或减少的数据和时间,与闭经前、后的关系。

(4)观察患者甲状腺有无肿大、有无糖尿病症状。

(三)用药护理

指导患者合理使用性激素,说明性激素的作用、不良反应、用药方法及注意事项。

(四)心理护理

讲解月经的生理知识,使患者了解闭经与女性特征、生育及健康的关系,减轻心理压力,避免闭经加重。对原发性闭经者,特别是生殖器官畸形者进行心理疏导,保持心情舒畅,正确对待疾病,提高对自我形象的认识。

(五)健康指导

(1)告知患者要耐心坚持规范治疗,在医师的指导下接受全身系统检查。

(2)短期治疗效果可能不明显,要有心理准备,不要放弃治疗,树立战胜疾病的信心。

(裴　丹)

第五节　异常子宫出血

异常子宫出血为妇科常见病。它是由于调节生殖系统的神经内分泌机制失常引起的,而全身及内、外生殖器官无器质性病变存在。常表现为月经周期长短不一、经期延长、经量过多或不规则阴道出血。异常子宫出血可分为排卵性异常子宫出血和无排卵性异常子宫出血两类,约85%病例属无排卵性异常子宫出血。异常子宫出血可发生于月经初潮至绝经期间的任何年龄,约50%患者发生于绝经前期,育龄期约占30%,青春期约占20%。

一、护理评估

(一)健康史

1.无排卵性异常子宫出血

(1)青春期:与下丘脑-垂体-卵巢轴调节功能未健全有关,过度劳累、精神紧张、恐惧、忧伤、环境及气候改变等应激刺激,及肥胖、营养不良等因素易导致下丘脑-垂体-卵巢轴调节功能紊乱,卵巢不能排卵。

(2)绝经过渡期:因卵巢功能衰退,卵巢对促性腺激素敏感性降低,卵泡在发育过程中因退行性变而不能排卵。

(3)生育期:可因内、外环境改变,如劳累、应激、流产、手术或疾病等引起短暂无排卵。亦可因肥胖、多囊卵巢综合征、高泌乳素血症等因素长期存在,引起持续无排卵。

2.排卵性异常子宫出血

黄体功能不足原因在于神经内分泌调节功能紊乱,导致卵泡期卵泡刺激素(FSH)缺乏,卵泡发育缓慢,雌激素分泌减少,正反馈作用不足,黄体生成素(LH)峰值不高,使黄体发育不全、功能不足。子宫内膜不规则脱落者,由于下丘脑-垂体-卵巢轴调节功能紊乱或黄体机制异常引起萎缩过程延长。

评估时注意了解患者的发病年龄、月经史、婚育史及发病诱因,有无性激素治疗不当及全身性出血性疾病史。

(二)身体状况

1.月经紊乱

(1)无排卵性异常子宫出血:最常见的症状是子宫不规则性出血,特点是月经周期紊乱,经期长短不一,经量多少不定。可先有数周或数月停经,然后阴道流血,量较多,持续2~3周或更长时间,不易自止,无腹痛或其他不适。

(2)排卵性异常子宫出血:黄体功能不足者月经周期缩短,月经频发(月经周期短于21天),不易受孕或怀孕早期易流产;子宫内膜不规则脱落者月经周期正常,但经期延长,长达9~10天,多发生于产后或流产后。

2.贫血

因出血多或时间长,患者出现头晕、乏力、面色苍白等贫血征象。

3.体格检查

体格检查包括全身检查和妇科检查,排除全身性疾病及生殖器官器质性病变。

(三)心理-社会状况

青春期患者常因害羞而影响及时诊治,生育期患者担心影响生育而焦虑,围绝经期患者因治疗效果不佳或怀疑为恶性肿瘤而焦虑、紧张、恐惧。

(四)辅助检查

1.诊断性刮宫

诊断性刮宫可了解子宫内膜反应、子宫内膜病变,达到止血的目的。不规则流血者可随时刮宫,用以止血。确定有无排卵或黄体功能,于月经前一天或者月经来潮6小时内做诊断性刮宫,无排卵性异常子宫出血的子宫内膜呈增生期改变,黄体功能不足显示子宫内膜分泌不良。子宫内膜不规则脱落,于月经周期第5~6天进行诊断性刮宫,增生期与分泌期子宫内膜共存。

2.B超检查

了解子宫内膜厚度及生殖器官有无器质性改变。

3.血常规及凝血功能检查

了解有无贫血、感染及凝血功能障碍。

4.宫腔镜检查

直接观察子宫内膜,选择病变区进行活组织检查。

5.卵巢功能检查

判断卵巢有无排卵或黄体功能。

(五)处理要点

1.无排卵性异常子宫出血

青春期和生育期患者以止血、调整周期、促排卵为原则。围绝经期患者以止血、防止子宫内膜癌变为原则。

2.排卵性异常子宫出血

黄体功能不足的治疗原则是促进卵泡发育,刺激黄体功能及黄体功能替代,分别应用氯米芬、人绒毛膜促性腺激素(HCG)和黄体酮;子宫内膜不规则脱落的治疗原则是促使黄体及时萎缩,子宫内膜及时完整脱落,常用药物有孕激素和 HCG。

二、护理问题

(一)潜在并发症

贫血。

(二)知识缺乏

缺乏性激素治疗的知识。

(三)有感染的危险

其与经期延长、机体抵抗力下降有关。

(四)焦虑

其与性激素使用及药物不良反应有关。

三、护理措施

(一)一般护理

患者体质往往较差,应加强营养,改善全身情况,可补充铁剂、维生素 C 和蛋白质。成人体内大约每 100 mL 血中含 50 mg 铁,行经期妇女,每天从食物中吸收铁 0.7～2.0 mg,经量多者应额外补充铁。向患者推荐含铁较多的食物如猪肝、胡萝卜、葡萄干等。按照患者的饮食习惯,为患者制订适合于个人的饮食计划,保证患者获得足够的营养。

(二)病情观察

观察并记录患者的生命体征、出量及入量,嘱患者保留出血期间使用的会阴垫及内裤,以便更准确地估计出血量,出血较名者,督促其卧床休息,避免过度疲劳和剧烈活动,贫血严重者,遵医嘱做好配血、输血、止血措施,执行治疗方案,维持患者正常血容量。

(三)对症护理

1.无排卵性异常子宫出血

(1)止血:对大量出血患者,要求在性激素治疗 8 小时内见效,24～48 小时出血基本停止,若96 小时以上仍不止血者,应考虑有器质性病变存在。

性激素止血:①雌激素。应用大剂量雌激素可迅速提高血内雌激素浓度,促使子宫内膜生长,短期内修复创面而止血,主要用于青春期异常子宫出血。目前多选用妊马雌酮 2.5 mg 或己烯雌酚1～2 mg。②孕激素。适用于体内已有一定水平雌激素的患者。常用药物如甲羟孕酮或炔诺酮,用药原则同雌激素。③雄激素。拮抗雌激素、增加子宫平滑肌及子宫血管张力而减少出血,主要用于围绝经期异常子宫出血患者的辅助治疗,可随时停用。④联合用药。止血效果优于单一药物,可用三合激素或口服短效避孕药,血止后逐渐减量。

刮宫术:止血及排除子宫内膜癌变,适用于年龄大于 35 岁、药物治疗无效或存在子宫内膜癌高危因素的患者。

其他止血药:卡巴克洛和酚磺乙胺可减少微血管的通透性,氨基己酸、氨甲苯酸、氨甲环酸等可抑制纤维蛋白溶酶,有减少出血量的辅助作用,但不能赖以止血。

(2)调整月经周期:一般连续用药 3 个周期。在此过程中务必积极纠正贫血,加强营养,以改善体质。

雌、孕激素序贯疗法:人工周期,通过模拟自然月经周期中卵巢的内分泌变化,将雌、孕激素序贯应用,使子宫内膜发生相应变化,引起周期性脱落。适用于青春期异常子宫出血或生育期异常子宫出血者,可诱发卵巢自然排卵。雌激素自月经来潮第 5 天开始用药,妊马雌酮 1.25 mg 或己烯雌酚 1 mg,每晚 1 次,连服 20 天,于服雌激素最后 10 天加用甲羟孕酮每天 10 mg,两药同时用完,停药后 3～7 天出血。于出血第 5 天重复用药,一般连续使用 3 个周期。用药 2～3 个周期后,患者常能自发排卵。

雌、孕激素联合疗法:可周期性口服短效避孕药,适用于生育期异常子宫出血、内源性雌激素水平较高者或绝经过渡期异常子宫出血者。

后半周期疗法:于月经周期的后半周期开始(撤药性出血的第 16 天)服用甲羟孕酮,每天 10 mg,连服 10 天为 1 个周期,共 3 个周期为 1 个疗程。适用于青春期或绝经过渡期异常子宫出血者。

(3)促排卵:适用于育龄期异常子宫出血者。常用药物如氯米芬、人绒毛膜促性腺激素(HCG)等。于月经第 5 天开始每天口服氯米芬 50 mg,连续 5 天,以促进卵泡发育。B 超监测卵泡发育接近成熟时,可大剂量肌内注射 HCG 5 000 U 以诱发排卵。青春期不提倡使用。

(4)手术治疗:以刮宫术最常用,既能明确诊断,又能迅速止血。绝经过渡期出血患者激素治疗前宜常规刮宫,最好在子宫镜下行分段诊断性刮宫,以排除子宫内细微器质性病变。对青春期异常子宫出血刮宫应持慎重态度。必要时行子宫次全切除或子宫切除术。

2.排卵性异常子宫出血

(1)黄体功能不足:药物治疗如下。①黄体功能替代疗法:自排卵后开始每天肌内注射黄体酮 10 mg,共 10～14 天,用以补充黄体分泌黄体酮的不足。②黄体功能刺激疗法:通常应用 HCG 以促进及支持黄体功能。于基础体温上升后开始,隔天肌内注射 HCG 1 000～2 000 U,共 5 次,可使血浆黄体酮明显上升,随之正常月经周期恢复。③促进卵泡发育:于月经第 5 天开始,每晚口服氯米芬 50 mg,共 5 天。

(2)子宫内膜不规则脱落:药物治疗如下。①孕激素:自排卵后第 1～2 天或下次月经前 10～14 天开始,每天口服甲羟孕酮 10 mg,连续 10 天,有生育要求可肌内注射黄体酮。②HCG:用法同黄体功能不足。

3.性激素治疗的注意事项

(1)严格遵医嘱正确用药,不得随意停服或漏服,以免使用不当引起子宫出血。

(2)药物减量必须按规定在血止后开始,每 3 天减量 1 次,每次减量不超过原剂量的 1/3,直至维持量,持续用至血止后 20 天停药。

(3)雌激素口服可能引起恶心、呕吐等胃肠道反应,可饭后或睡前服用;对存在血液高凝倾向或血栓性疾病史者禁忌使用。

(4)雄激素用量过大可能出现男性化不良反应。

(四)预防感染

(1)测体温、脉搏。

(2)指导患者保持会阴部清洁,出血期间禁止盆浴及性生活。

(3)注意有无腹痛等生殖器官感染征象。

(4)按医嘱使用抗生素。

(五)心理护理

注意情绪调节,避免过度紧张与精神刺激。特别是青春期少女,父母们不仅要关注女孩的学习状况与膳食状况,还要重视女孩的情绪变化,与其多沟通,了解其内心世界的变化,帮助其释放不良情绪,以使其保持相对稳定的精神-心理状态,避免情绪上的大起大落。

(六)健康指导

(1)宜清淡饮食,多食富含维生素 C 的新鲜瓜果、蔬菜。注意休息,保持心情舒畅。

(2)强调严格掌握雌激素的适应证,并合理使用,对更年期及绝经后妇女更应慎用,应用时间不宜过长,量不宜大,并应严密观察反应。

(3)月经期避免剧烈运动,禁止盆浴及性生活,保持会阴部清洁。

（裴　丹）

第六节　围绝经期综合征

绝经是每一个妇女生命过程中必然发生的生理过程。绝经提示卵巢功能衰退,生殖功能终止,绝经过渡期是指围绕绝经前、后的一段时期,包括从绝经前出现与绝经有关的内分泌、生理学和临床特征起,至最后一次月经后一年。

围绝经期综合征(menopausal syndrome,MPS)以往称为更年期综合征,是指妇女在绝经前、后由于卵巢功能衰退、雌激素水平波动或下降所致的以自主神经功能紊乱为主,伴有神经心理症状的一组症候群。多发生于 45~55 岁,约 2/3 的妇女出现不同程度的低雌激素血症引发的一系列症状。绝经分为自然绝经和人工绝经。自然绝经是指卵巢内卵泡生理性耗竭所致的绝经;人工绝经是指双侧卵巢经手术切除或受放射线损坏导致的绝经,后者更易发生围绝经期综合征。

一、护理评估

(一)健康史

了解患者的发病年龄、职业、文化水平及性格特征,询问月经情况及生育史,有无卵巢切除或盆腔肿瘤放疗,有无心血管疾病及其他疾病病史。

(二)身体状况

1.月经紊乱

半数以上妇女出现 2~8 年无排卵性月经,表现为月经频发、不规则子宫出血、月经稀发(月经周期超过 35 天)以至绝经,少数妇女可突然绝经。

2.雌激素下降相关征象

(1)血管舒缩症状:主要表现为潮热、出汗,是血管舒缩功能不稳定的表现,是围绝经期综合征最突出的特征性症状。潮热起自前胸,涌向头颈部,然后波及全身。在潮红的区域患者感到灼热,皮肤发红,紧接着大量出汗。持续数秒至数分钟不等。此种血管功能不稳定可历时 1 年,有时长达 5 年或更长。

（2）精神神经症状：常有焦虑、抑郁、激动、喜怒无常、脾气暴躁、记忆力下降、注意力不集中、失眠多梦等。

（3）泌尿生殖系统症状：出现阴道干燥、性交困难及老年性阴道炎，排尿困难、尿频、尿急、尿失禁及反复发作的尿路感染。

（4）心血管疾病：绝经后妇女冠状动脉粥样硬化性心脏病（简称冠心病）、高血压和脑出血的发病率及病死率逐渐增加。

（5）骨质疏松症：绝经后妇女约有 25％患骨质疏松症、腰酸背痛、腿抽搐、肌肉关节疼痛等。

3.体格检查

全身检查注意血压、精神状态、皮肤、毛发、乳房改变及心脏功能，妇科检查注意生殖器官有无萎缩、炎症及张力性尿失禁。

（三）心理-社会状况

因家庭和社会环境的变化或绝经前曾有精神状态不稳定等，更易引起患者心情不畅、忧虑、多疑、孤独等。

（四）辅助检查

根据患者的具体情况不同，可选择血常规、尿常规、心电图及血脂检查、B 超、宫颈刮片及诊断性刮宫等。

（五）处理要点

1.一般治疗

加强心理治疗及体育锻炼，补充钙剂，必要时选用镇静剂、谷维素。

2.激素替代疗法

补充雌激素是关键，可改善症状、提高生活质量。

二、护理问题

（一）自我形象紊乱

其与对疾病不正确认识及精神神经症状有关。

（二）知识缺乏

缺乏性激素治疗相关知识。

三、护理措施

（一）一般护理

改善饮食，摄入高蛋白质、高维生素、高钙饮食，必要时可补充钙剂，能延缓骨质疏松症的发生，达到抗衰老效果。

（二）病情观察

（1）观察月经改变情况，注意经量、周期、经期有无异常。

（2）观察面部潮红时间和程度。

（3）观察血压波动、心悸、胸闷及情绪变化。

（4）观察骨质疏松症的影响，如关节酸痛、行动不便等。

（5）观察情绪变化，如情绪不稳定、易怒、易激动、多言多语、记忆力降低。

（三）用药护理

指导应用性激素。

1.适应证

主要用于治疗雌激素缺乏所致的潮热多汗、精神症状、老年性阴道炎、尿路感染,预防存在高危因素的心血管疾病、骨质疏松症等。

2.药物选择及用法

在医师指导下使用,尽量选用天然性激素,剂量个体化,以最小有效量为佳。

3.禁忌证

原因不明的子宫出血、肝胆疾病、血栓性静脉炎及乳腺癌等。

4.注意事项

（1）雌激素剂量过大可引起乳房胀痛、白带多、头痛、水肿、色素沉着、体重增加等,可酌情减量或改用雌三醇。

（2）用药期间可能发生异常子宫出血,多为突破性出血,但应排除子宫内膜癌。

（3）较长时间的口服用药可能影响肝功能,应定期复查肝功能。

（4）单一雌激素长期应用,可使子宫内膜癌危险性增加,雌、孕激素联合用药能够降低风险。坚持体育锻炼,多参加社会活动;定期健康体检,积极防治围绝经期妇女常见病。

（四）心理护理

使患者及其家属了解围绝经期是必然的生理过程,介绍减轻压力的方法,改变患者的认知、情绪和行为,使其正确评价自己。

（五）健康指导

（1）向围绝经期妇女及其家属介绍绝经是一个生理过程,绝经发生的原因及绝经前、后身体将发生的变化,帮助患者消除因绝经变化产生的恐惧心理,并对将发生的变化做好心理准备。

（2）介绍绝经前、后减轻症状的方法,适当的摄取钙质和维生素 D;坚持锻炼如散步、骑自行车等。合理安排工作,注意劳逸结合。

（3）定期普查,更年期妇女最好半年至一年进行 1 次体格检查,包括妇科检查和防癌检查,有选择地做内分泌检查。

（4）绝经前行双侧卵巢切除术者,宜适时补充雌激素。

（郭爱霞）

第七节　子宫内膜异位症

子宫内膜异位症是指具有生长功能的子宫内膜生长在子宫腔内壁以外引起的症状和体征。异位的子宫内膜绝大多数局限在盆腔内的生殖器官和邻近器官的腹膜面,故临床上称为盆腔子宫内膜异位症。当子宫内膜生长在子宫肌层内称子宫腺肌病,部分患者两者可合并存在。

子宫内膜异位症的发病率近年来明显增高,是目前常见的妇科病之一,多见于 30～40 岁的妇女。本病为良性病变,但有远距离转移和种植能力。初潮前无发病者,绝经后异位的子宫内膜组织可逐渐萎缩吸收,妊娠或使用性激素抑制卵巢功能可暂时阻止本病的发展,因此,子宫内膜的发病与卵巢的周期性变化有关。也发生周期性出血,引起周围组织纤维化、粘连,病变局部形成紫蓝色硬结或包块。卵巢的子宫内膜异位症最为常见,卵巢内的异位内膜因反复出血而形成多个囊肿,但以单个多见,故又称为卵巢子宫内膜异位囊肿。囊肿内含暗褐色黏稠的陈旧血,状似巧克力液体,故又称为卵巢巧克力囊肿。

一、护理评估

(一)病史

1.月经史

初潮年龄,月经周期、经期、经量是否正常,有无痛经或其他伴随症状。痛经的性质,是否为进行性加重。

2.婚育史

结婚年龄,婚次,夫妻性生活情况,有无经期性交,生育情况,足月产、早产、流产次数,现有子女数等。

3.既往病史

有无先天性生殖道畸形、子宫手术或经期盆腔检查等情况。

(二)身心状态

1.身体状态

(1)痛经:痛经是子宫内膜异位症的典型症状,其特点为继发性和进行性加重。疼痛多位于下腹部和腰骶部,可放射至阴道、会阴、肛门或大腿,常于月经来潮前1~2天开始,经期第一天最为剧烈,以后逐渐减轻,至月经干净时消失。

(2)月经失调:部分患者有经量增多和经期延长,少数出现经前期点滴出血。月经失调可能与卵巢无排卵、黄体功能不足等有关。

(3)性交痛:由于异位的内膜出现在子宫直肠陷凹或病变导致子宫后倾固定,性交时子宫颈受到碰撞及子宫收缩和向上提升,可引起疼痛。

(4)不孕:占40%左右,其不孕的原因可能与盆腔内器官和组织广泛黏连和输卵管的蠕动减弱,影响卵子的排出、摄取和受精卵的运行有关。

2.心理状态

由于疼痛、不孕造成患者顾虑重重,心理压力大,需要手术的患者会有紧张、恐惧等心理问题。

(三)诊断性检查

1.妇科检查

典型子宫后倾固定者,盆腔检查可扪及盆腔内有触痛性结节或子宫旁有不活动的囊性包块。

2.辅助检查

(1)B超检查:可确定卵巢子宫内膜异位囊肿的位置、大小和形状。

(2)腹腔镜检查:可发现盆腔内器官或子宫直肠陷凹、子宫骶骨韧带等处有紫蓝色结节。

二、护理诊断

(一)焦虑

其与不孕和需要手术有关。

(二)知识缺乏

其与缺乏自我照顾及与手术相关的知识有关。

(三)舒适改变

其与痛经及手术后伤口有关。

三、护理目标

(1)患者能正确认识疾病的性质及发生原因,解除紧张、恐惧的心理,坚定治疗信心。

(2)患者自觉疼痛症状缓解。

四、护理措施

(1)心理护理:许多年轻患者因顽固的痛经、不孕等情况而焦虑。护理人员应多关心和理解患者,说明该病只要坚持用药或采取必要的手术便可改善症状,鼓励患者树立信心,积极配合治疗,对尚未生育的患者应给予指导和帮助,促使其尽早受孕。

(2)做好卫生宣传教育工作,防止经血逆流,如有先天性生殖道畸形或后天性炎性阴道狭窄、宫颈粘连等应及时手术。凡进入宫腔内的经腹手术,应保护腹壁切口和子宫切口,防止子宫内膜种植到腹壁切口或子宫切口。经期应避免盆腔检查和性交。

(3)使用激素治疗患者,应介绍服药的注意事项及用后可能出现的反应(恶心、食欲缺乏、闭经、乏力或体重增加等),使其解除思想顾虑,提高治疗效果。

(4)用药期间注意有无卵巢子宫内膜异位囊肿破裂的征象,如出现急性腹痛应及时通知医师,并做好剖腹探查的各项准备。

(5)对需要手术者应按腹部手术做好术前准备和术后护理。

(6)出院健康教育,加强患者对病程及治疗的认识,指导伤口处理和康复教育,术后6周避免盆浴和性生活,6周后来院复查。

五、评价

(1)患者无焦虑的表现并对治疗充满信心。

(2)患者能按时服药并了解药物的反应。

(3)自觉症状缓解和消失。

（郭爱霞）

第八节 子宫腺肌病

子宫腺肌病是指当子宫内膜腺体和间质侵入子宫肌层时,形成弥漫或局限性的病变,是妇科常见病。多发生于30~50岁经产妇;约15%的患者同时合并子宫内膜异位症;约50%的患者合并子宫肌瘤;临床病理切片检查,发现10%~47%的子宫肌层中有子宫内膜组织,但35%的患者无临床症状。

多次妊娠及分娩、人工流产、慢性子宫内膜炎等造成子宫内膜基底层损伤,子宫内膜自基底层侵入子宫肌层内生长,可能是主要原因。此外,由于内膜基底层缺乏黏膜下层的保护,在解剖结构上子宫内膜易于侵入肌层。腺肌病常合并子宫肌瘤和子宫内膜增生,提示高水平雌激素和孕激素刺激,也可能是促进内膜向肌层生长的原因之一。

应视患者症状、年龄、生育要求而定。药物治疗,适用于症状较轻,有生育要求和接近绝经期的患者;年轻或希望生育的子宫腺肌瘤患者,可试行病灶挖除术;症状严重、无生育要求或药物治疗无效者,应行全子宫切除术。

一、护理评估

(一)健康史

了解患者年龄、婚姻、月经史、婚育史、生育史、出现典型症状的情况及对患者身心的影响,了解患者既往患病史。子宫腺肌病多发生于生育年龄的经产妇,常合并子宫内膜异位症和子宫肌瘤,有多次妊娠及分娩或过度刮宫史。生殖道阻塞,如单角子宫、宫颈阴道不通畅患者等常同时合并腺肌病。

(二)生理状况

1.症状

询问患者是否有经量过多、经期延长和逐渐加重的进行性痛经。

2.体征

妇科检查时子宫均匀性增大或局限性隆起、质硬且有压痛。

3.辅助检查

阴道B超提示子宫增大,肌层中不规则回声增强;盆腔MRI可协助诊断;宫腔镜下取子宫肌肉活检,可确诊。

(三)高危因素

1.年龄

40岁以上的经产妇。

2.子宫损伤

多次妊娠、人工流产、慢性子宫内膜炎等造成子宫内膜基底层损伤。

3.先天不足

生殖道阻塞,如单角子宫、宫颈阴道不通、有子宫无阴道的先天畸形等。

4.卵巢功能失调

高水平雌激素和孕激素刺激者,如子宫肌瘤、子宫内膜增生患者。

(四)心理-社会因素

了解患者对疾病的认知,是否存在焦虑、恐惧等表现;了解患者家庭关系,是否因不孕或继发不孕影响夫妻、家庭关系;了解患者的经济水平等。

二、护理诊断

(一)焦虑

其与月经改变和痛经有关。

(二)知识缺乏

其与缺乏自我照顾及与手术相关的知识有关。

（三）舒适改变

其与痛经有关。

三、护理目标

（1）患者能正确认识疾病的性质及发生原因，解除紧张、恐惧的心理，坚定治疗信心。

（2）患者自觉疼痛症状缓解。

四、护理措施

（一）症状护理

1.月经改变

经量增多者，指导患者使用透气棉质卫生巾，保留卫生巾称重，以评估月经量；经期延长者，早晚用温开水清洗外阴各 1 次，以防逆行感染。若合并贫血，需指导患者遵医嘱服用药物，观察贫血的改善情况。

2.痛经

询问患者疼痛部位、性质、疼痛开始时间及持续时间。疼痛轻者，指导患者腹部热敷、卧床休息；疼痛重者，遵医嘱给予前列腺素合成酶抑制剂。

（二）用药护理

1.口服避孕药

其适用于轻度子宫内膜异位症患者，常用低剂量高效孕激素和炔雌醇复合制剂，用法为每天 1 片，连续用 6～9 个月，护士需观察药物疗效，观察有无恶心、呕吐等不良反应。

2.促性腺激素释放激素激动剂

常用药物：亮丙瑞林 3.75 mg，月经第 1 天皮下注射后，每隔28 天注射 1 次，共 3～6 次。需观察有无潮热、阴道干燥、性欲减退和骨质丢失等不良反应，停药后可消失。连续用药 3 个月以上者，需添加小剂量雌激素和孕激素，以防止骨质丢失。

3.左炔诺孕酮宫内节育器(LNG-ZUS)

治疗初期部分患者会出现淋漓出血、下移甚至脱落等，需加强随访。

（三）手术护理

1.保守手术

如小病灶挖除术或子宫肌壁楔形切除术，可明显减轻症状并增加妊娠概率。指导其术后 6 个月需避孕。

2.子宫切除术

年轻或未绝经的患者可保留卵巢；绝经后或合并严重子宫内膜异位症者，可行双卵巢切除术。

（四）心理护理

（1）痛经、月经改变及贫血可影响患者生活质量，使患者出现焦虑烦躁等情绪，向患者说明月经时轻度疼痛不适是生理反应，给予舒缓的音乐、舒适的环境，保证足够的休息和睡眠，患者及家属、护士共同制订规律而适度的锻炼计划，家属督促患者适度锻炼，可缓解患者的心理压力。

（2）若手术患者担心预后和性生活，需向其说明行子宫切除术后症状可基本消失，生活质量会得到改善。此外，需向患者说明子宫是月经来潮和孕育胎儿的器官，切除子宫不会男性化，增加对治疗的信心。

（五）健康指导

（1）指导患者随访：手术患者出院后 3 个月到门诊复查，了解术后康复情况。

（2）保守手术和子宫切除患者，术后休息 1～3 个月，3 个月之内避免性生活及阴道冲洗，避免提举重物，防止正在愈合的腹部肌肉用力，并应逐渐加强腹部肌肉的力量。未经医护人员许可避免从事可增加盆腔充血的活动，如跳舞、久站等。

（3）有生殖道阻塞疾病时，嘱患者积极治疗，实施整形手术。

（4）对实施保守手术治疗的患者，指导其术后 6 个月需避孕。

（5）注意高危因素与妇科疾病的相关性，定期做好妇科病普查。

五、评估

（1）医务人员避免过度刮宫，减少内膜碎片进入肌层的机会。

（2）药物治疗过程中如出现严重的绝经期症状，可酌情反向添加治疗提高雌激素水平，降低相关血管症状和骨质疏松的发生，也可提高患者的顺应性。

（郭爱霞）

第九章　产科护理

第一节　自然流产

流产是指妊娠不足 28 周、胎儿体重不足 1 000 g 而终止者。流产发生于妊娠 12 周前者称早期流产,发生在妊娠 12 周至不足 28 周者称晚期流产。流产又分为自然流产和人工流产,本节内容仅限于自然流产。自然流产的发生率占全部妊娠的 15% 左右,多数为早期流产,是育龄妇女的常见病,严重影响了妇女生殖健康。

一、病因和发病机制

导致自然流产的原因很多,可分为胚胎因素和母体因素。早期流产常见的原因是胚胎染色体异常、孕妇内分泌异常、生殖器官畸形、生殖道感染、血栓前状态和免疫因素异常等;晚期流产多由宫颈功能不全等因素引起。

(一)胚胎因素

胚胎染色体异常是自然流产最常见的原因。据文献报道,46%～54% 的自然流产与胚胎染色体异常有关。流产发生越早,胚胎染色体异常的频率越高,早期流产中染色体异常的发生率为 53%,晚期流产为 36%。

胚胎染色体异常包括数量异常和结构异常。在数量异常中第一位的是染色三体,占 52%,除 1 号染色三体未见报道外,各种染色三体均有发现,其中以 13、16、18、21 及 22 号染色体最常见,18-三体约占 1/3;第二位的是 45,X 单体,约占 19%;其他依次为三倍体占 16%,四倍体占 5.6%。染色体结构异常主要是染色体易位,占 3.8%,嵌合体占 1.5%,染色体倒置、缺失和重叠也见有报道。

多数三体胚胎是以流产或死胎告终,但也有少数能成活,如 21-三体、13-三体和 18-三体等。单体是减数分裂不分离所致,以 X 单体最为多见,少数胚胎如能存活,足月分娩后即形成特纳综合征。三倍体常与胎盘的水泡样变性共存,不完全水泡状胎块的胎儿可发育成三倍体或第 16 号染色体的三体,流产较早,少数存活,继续发育后伴有多发畸形,未见活婴。四倍体活婴极少,绝大多数极早期流产。在染色体结构异常方面,不平衡易位可导致部分三体或单体,易发生流产或死胎。总之,染色体异常的胚胎多数结局为流产,极少数可能继续发育成胎儿,但出生后也会发生某些功能异常或合并畸形。若已流产,妊娠产物有时仅为一空孕囊或已退化的胚胎。

(二)母体因素

1.夫妇染色体异常

习惯性流产与夫妇染色体异常有关,习惯性流产者夫妇染色体异常发生频率为 3.2%,其中多见的是染色体相互易位,占 2%,罗伯逊易位占 0.6%。着床前配子在女性生殖道时间过长,配子发生老化,流产的机会也会增加。在促排卵及体外受精等辅助生殖技术中,是否存在配子老化问题目前尚不清楚。

2.内分泌因素

(1)黄体功能不良(luteal phase defect,LPD):黄体中期黄体酮峰值低于正常标准值,或子宫内膜活检与月经时间同步差 2 天以上即可诊断为 LPD。高浓度黄体酮可阻止子宫收缩,使妊娠子宫保持相对静止状态;黄体酮分泌不足,可引起妊娠蜕膜反应不良,影响受精卵着床和发育,导致流产。孕期黄体酮的来源有两条途径:一是由卵巢黄体产生,二是胎盘滋养细胞分泌。孕 6~8 周后卵巢黄体产生黄体酮逐渐减少,之后由胎盘产生黄体酮替代,如果两者衔接失调则易发生流产。在习惯性流产中有 23%~60% 的病例存在黄体功能不全。

(2)多囊卵巢综合征(polycystic ovarian syndrome,PCOS):有人发现,在习惯性流产中多囊卵巢的发生率可高达 58%,而且其中有 56% 的患者 LH 呈高分泌状态。现认为,PCOS 患者高浓度的 LH 可能导致卵细胞第二次减数分裂过早完成,从而影响受精和着床过程。

(3)高泌乳素血症:高水平的泌乳素可直接抑制黄体颗粒细胞增生及其分泌功能。高泌乳素血症的临床主要表现为闭经和泌乳,当泌乳素水平高于正常值时,则可表现为黄体功能不全。

(4)糖尿病:血糖控制不良者流产发生率可高达 15%~30%,妊娠早期高血糖还可能造成胚胎畸形的危险因素。

(5)甲状腺功能:目前认为甲状腺功能减退或亢进与流产有着密切的关系,妊娠前期和早孕期进行合理的药物治疗,可明显降低流产的发生率。有学者报道,甲状腺自身抗体阳性者流产发生率显著升高。

3.生殖器官解剖因素

(1)子宫畸形:米勒管先天性发育异常导致子宫畸形,如单角子宫、双角子宫、双子宫、子宫纵隔等。子宫畸形可影响子宫血供和宫腔内环境造成流产。母体在孕早期使用或接触己烯雌酚可影响女胎子宫发育。

(2)Asherman 综合征:由宫腔创伤(如刮宫过深)、感染或胎盘残留等引起宫腔粘连和纤维化。宫腔镜下行子宫内膜切除或黏膜下肌瘤切除手术也可造成宫腔粘连。子宫内膜受损伤可影响胚胎种植,导致流产发生。

(3)宫颈功能不全:是导致中晚期流产的主要原因。宫颈功能不全在解剖上表现为宫颈管过短或宫颈内口松弛。由于存在解剖上的缺陷,随着妊娠的进程子宫增大,宫腔压力升高,多数患者在中、晚期妊娠出现无痛性的宫颈管消退、宫口扩张、羊膜囊突出和胎膜破裂,最终发生流产。宫颈功能不全主要由于宫颈局部创伤(分娩、手术助产、刮宫、宫颈锥形切除和 Manchester 手术等)引起,先天性宫颈发育异常较少见;另外,胚胎时期接触己烯雌酚也可引起宫颈发育异常。

(4)其他:子宫肿瘤可影响子宫内环境,导致流产。

4.生殖道感染

有一些生殖道慢性感染被认为是早期流产的原因之一。能引起反复流产的病原体往往是持续存在于生殖道而母体很少产生症状,而且此病原体能直接或间接导致胚胎死亡。生殖道逆行感染一般发生在妊娠 12 周以前,过此时期,胎盘与蜕膜融合,构成机械屏障,而且随着妊娠进程,羊水抗感染力也逐步增强,感染的机会减少。

(1)细菌感染:布鲁菌属和弧菌属感染可导致动物(牛、猪、羊等)流产,但在人类还不肯定。

(2)沙眼衣原体:文献报道,妊娠期沙眼衣原体感染率为 3%~30%,但是否直接导致流产尚无定论。

(3)支原体:流产患者宫颈及流产物中支原体的阳性率均较高,血清学上也支持人支原体和解脲支原体与流产有关。

(4)弓形虫:弓形虫感染引起的流产是散发的,与习惯性流产的关系尚未完全证明。

(5)病毒感染:巨细胞病毒经胎盘可累及胎儿,引起心血管系统和神经系统畸形,致死或流产。妊娠前半期单纯疱疹感染流产发生率可高达 70%,即使不发生流产,也易累及胎儿、新生儿。妊娠初期风疹病毒感染者流产的发生率较高。人免疫缺陷病毒感染与流产密切相关,Temmerman 等报道,HIV-1 抗体阳性是流产的独立相关因素。

5.血栓前状态

系凝血因子浓度升高,或凝血抑制物浓度降低而产生的血液易凝状态,尚未达到生成血栓的程度,或者形成的少量血栓正处于溶解状态。

血栓前状态与习惯性流产的发生有一定的关系,临床上包括先天性和获得性血栓前状态,前者是由于凝血和纤溶有关的基因突变造成,如凝血因子 V 突变、凝血酶原基因突变、蛋白 C 缺陷症和蛋白 S 缺陷症等;后者主要是抗磷脂抗体综合征、获得性高半胱氨酸血症,以及机体存在的各种引起血液高凝状态的疾病等。

各种先天性血栓形成倾向引起自然流产的具体机制尚未阐明,目前研究的比较多的是抗磷脂抗体综合征,并已肯定它与早、中期胎儿丢失有关。普遍的观点认为,高凝状态使子宫胎盘部位血流状态改变,易形成局部微血栓,甚至胎盘梗死,使胎盘血供下降,胚胎或胎儿缺血缺氧,引起胚胎或胎儿发育不良而流产。

6.免疫因素

免疫因素引起的习惯性流产,可分自身免疫型和同种免疫型。

(1)自身免疫型:主要与患者体内抗磷脂抗体有关,部分患者同时,可伴有血小板减少症和血栓栓塞现象,这类患者可称为早期抗磷脂抗体综合征。在习惯性流产中,抗磷脂抗体阳性率约为 21.8%。另外,自身免疫型习惯性流产还与其他自身抗体有关。

在正常情况下,各种带负电荷的磷脂位于细胞膜脂质双层的内层,不被免疫系统识别;一旦暴露于机体免疫系统,即可产生各种抗磷脂抗体。抗磷脂抗体不仅是一种强烈的凝血活性物质,激活血小板和促进凝血,导致血小板聚集,血栓形成;同时,可直接造成血管内皮细胞损伤,加剧血栓形成,使胎盘循环发生局部血栓栓塞,胎盘梗死,胎死宫内,导致流产。近来的研究还发现,抗磷脂抗体可能直接与滋养细胞结合,从而抑制滋养细胞功能,影响胎盘着床过程。

(2)同种免疫型:现代生殖免疫学认为,妊娠是成功的半同种异体移植现象,孕妇由于自身免疫系统产生一系列的适应性变化,从而对宫内胚胎移植物表现出免疫耐受,不发生排斥反应,妊娠得以继续。

在正常妊娠的母体血清中,存在一种或几种能够抑制免疫识别和免疫反应的封闭因子,也称封闭抗体,以及免疫抑制因子,而习惯性流产患者体内则缺乏这些因子。因此,使得胚胎遭受母体的免疫打击而排斥。封闭因子既可直接作用于母体淋巴细胞,又可与滋养细胞表面特异性抗原结合,从而阻断母儿之间的免疫识别和免疫反应,封闭母体淋巴细胞对滋养细胞的细胞毒作用。还有认为,封闭因子可能是一种抗独特型抗体,直接针对 T 淋巴细胞或 B 淋巴细胞表面特异性抗原受体(BCR/TCR),从而防止母体淋巴细胞与胚胎靶细胞起反应。

几十年来,同种免疫型习惯性流产与 HLA 抗原相容性的关系一直存有争议。有学者提出,习惯性流产可能与夫妇 HLA 抗原的相容性有关,在正常妊娠过程中夫妇或母胎间 HLA 抗原是不相容的,胚胎所带的父源性 HLA 抗原可以刺激母体免疫系统,产生封闭因子。同时,滋养细胞表达的 HLA-G 抗原能够引起抑制性免疫反应,这种反应对胎儿具有保护性作用,能够抑制母体免疫系统对胎儿胎盘的攻击。

7.其他因素

(1)慢性消耗性疾病:结核和恶性肿瘤常导致早期流产,并威胁孕妇的生命;高热可导致子宫收缩;贫血和心脏病可引起胎儿胎盘单位缺氧;慢性肾炎、高血压可使胎盘发生梗死。

(2)营养不良:严重营养不良直接可导致流产。现在更强调各种营养素的平衡,如维生素 E 缺乏也可造成流产。

(3)精神、心理因素:焦虑、紧张和恐吓等严重精神刺激均可导致流产。近来还发现,噪音和振动对人类生殖也有一定的影响。

(4)吸烟、饮酒等:近年来,育龄妇女吸烟、饮酒,甚至吸毒的人数有所增加,这些因素都是流产的高危因素。孕期过多饮用咖啡也增加流产的危险性。

(5)环境毒性物质:影响生殖功能的外界不良环境因素很多,可以直接或间接对胚胎造成损害。过多接触某些有害的化学物质(如砷、铅、苯、甲醛、氯丁二烯和氧化乙烯等)和物理因素(如放射线、噪音及高温等),均可引起流产。

尚无确切的依据证明使用避孕药物与流产有关,然而,有报道宫内节育器避孕失败者,感染性流产发生率有所升高。

二、病理

早期流产时胚胎多数先死亡,随后发生底蜕膜出血,造成胚胎的绒毛与蜕膜层分离,已分离的胚胎组织如同异物,引起子宫收缩而被排出。有时,也可能蜕膜海绵层先出血坏死或有血栓形成,使胎儿死亡,然后排出。8 周以内妊娠时,胎盘绒毛发育尚不成熟,与子宫蜕膜联系还不牢固,此时流产妊娠产物多数可以完整地从子宫壁分离而排出,出血不多。妊娠 8～12 周时,胎盘绒毛发育茂盛,与蜕膜联系较牢固。此时,若发生流产,妊娠产物往往不易完整分离排出,常有部分组织残留宫腔内影响子宫收缩,致使出血较多。妊娠 12 周后,胎盘已完全形成,流产时往往先有腹痛,然后排出胎儿、胎盘。有时,由于底蜕膜反复出血,凝固的血块包绕胎块,形成血样胎块稽留于宫腔内。血红蛋白因时间长久被吸收形成肉样胎块,或纤维化与子宫壁粘连。偶有胎儿被挤压,形成纸样胎儿,或钙化后形成石胎。

三、临床表现

(一)停经

多数流产患者有明显的停经史,根据停经时间的长短可将流产分为早期流产和晚期流产。

(二)阴道流血

发生在妊娠 12 周以内流产者,开始时绒毛与蜕膜分离,血窦开放,即开始出血。当胚胎完全分离排出后,由于子宫收缩,出血停止。早期流产的全过程均伴有阴道流血,而且出血量往往较多。晚期流产者,胎盘已形成,流产过程与早产相似,胎盘继胎儿分娩后排出,一般出血量不多。

(三)腹痛

早期流产开始阴道流血后宫腔内存有血液,特别是血块,刺激子宫收缩,呈阵发性下腹痛,特点是阴道流血往往出现在腹痛之前。晚期流产则先有阵发性的子宫收缩,然后胎儿胎盘排出,特点是往往先有腹痛,然后出现阴道流血。

四、临床类型

根据临床发展过程和特点的不同,流产可以分为7种类型。

(一)先兆流产

先兆流产(threatened abortion)指妊娠28周前,先出现少量阴道流血,继之常出现阵发性下腹痛或腰背痛。

妇科检查:宫颈口未开,胎膜未破,妊娠产物未排出,子宫大小与停经周数相符。妊娠有希望继续者,经休息及治疗后,若流血停止及下腹痛消失,妊娠可以继续;若阴道流血量增多或下腹痛加剧,则可能发展为难免流产。

(二)难免流产

难免流产(inevitable abortion)是先兆流产的继续,妊娠难以持续,有流产的临床过程,阴道出血时间较长,出血量较多,而且有血块排出,阵发性下腹痛,或有羊水流出。

妇科检查:宫颈口已扩张,羊膜囊突出或已破裂,有时可见胚胎组织或胎囊堵塞于宫颈管中,甚至露见于宫颈外口,子宫大小与停经周数相符或略小。

(三)不全流产

不全流产(incomplete abortion)指妊娠产物已部分排出体外,尚有部分残留于宫腔内,由难免流产发展而来。妊娠8周前发生流产,胎儿胎盘成分多能同时排出;妊娠8～12周时,胎盘结构已形成并密切连接于子宫蜕膜,流产物不易从子宫壁完全剥离,往往发生不全流产。由于宫腔内有胚胎组织残留,影响子宫收缩,以致阴道出血较多,时间较长,易引起宫内感染,甚至因流血过多而发生失血性休克。

妇科检查:宫颈口已扩张,不断有血液自宫颈口内流出,有时尚可见胎盘组织堵塞于宫颈口或部分妊娠产物已排出于阴道内,而部分仍留在宫腔内。一般,子宫小于停经周数。

(四)完全流产

完全流产(complete abortion)指妊娠产物已全部排出,阴道流血逐渐停止,腹痛逐渐消失。

妇科检查:宫颈口已关闭,子宫接近正常大小。常常发生于妊娠8周以前。

(五)稽留流产

稽留流产(missed abortion)又称过期流产,指胚胎或胎儿已死亡滞留在宫腔内尚未自然排出者。患者有停经史和/或早孕反应,按妊娠时间计算已达到中期妊娠但未感到腹部增大,病程中可有少量断续的阴道流血,早孕反应消失。尿妊娠试验由阳性转为阴性,血清 β-HCG 值下降,甚至降至非孕水平。B 超检查子宫小于相应孕周,无胎动及心管搏动,子宫内回声紊乱,难以分辨胎盘和胎儿组织。

妇科检查:阴道内可少量血性分泌物,宫颈口未开,子宫较停经周数小,由于胚胎组织机化,子宫失去正常组织的柔韧性,质地不软,或已孕4个月尚未听见胎心,触不到胎动。

(六)习惯性流产

习惯性流产(habitual abortion)指自然流产连续发生 3 次或 3 次以上者。每次流产多发生于同一妊娠月份,其临床经过与一般流产相同。早期流产的原因常为黄体功能不足、多囊卵巢综合征、高泌乳素血症、甲状腺功能低下、染色体异常、生殖道感染及免疫因素等。晚期流产最常见的原因为宫颈内口松弛、子宫畸形、子宫肌瘤等。宫颈内口松弛者于妊娠后,常于妊娠中期,胎儿长大,羊水增多,宫腔内压力增加,胎囊向宫颈内口突出,宫颈管逐渐短缩、扩张。患者多无自觉症状,一旦胎膜破裂,胎儿迅即排出。

(七)感染性流产

感染性流产(infected abortion)是指流产合并生殖系统感染。各种类型的流产均可并发感染,包括选择性或治疗性的人工流产,但以不全流产、过期流产和非法堕胎为常见。感染性流产的病原菌常常是阴道或肠道的寄生菌(条件致病菌),有时为混合性感染。厌氧菌感染占 60% 以上,需氧菌中以大肠埃希菌和假芽孢杆菌为多见,也见有 β-溶血链球菌及肠球菌感染。患者除了有各种类型流产的临床表现和非法堕胎史外,还出现一系列感染相关的症状和体征。

妇科检查:宫口可见脓性分泌物流出,宫颈举痛明显,子宫体压痛,附件区增厚或有痛性包块。严重时感染可扩展到盆腔、腹腔乃至全身,并发盆腔炎、腹膜炎、败血症及感染性休克等。

五、病因筛查及诊断

诊断流产一般并不困难。根据病史及临床表现多能确诊,仅少数需进行辅助检查。确诊流产后,还应确定流产的临床类型,同时还要对流产的病因进行筛查,这对决定流产的处理方法很重要。

(一)病史

应询问患者有无停经史和反复流产史,有无早孕反应、阴道流血,应询问阴道流血量及其持续时间,有无腹痛,腹痛的部位、性质及程度,还应了解阴道有无水样排液,阴道排液的色、量及有无臭味,有无妊娠产物排出等。

(二)体格检查

观察患者全身状况,有无贫血,并测量体温、血压及脉搏等。在消毒条件下进行妇科检查,注意宫颈口是否扩张,羊膜囊是否膨出,有无妊娠产物堵塞于宫颈口内;宫颈阴道部是否较短,甚至消退,内外口松弛,可容一指通过,有时可触及羊膜囊或见有羊膜囊突出于宫颈外口。子宫大小与停经周数是否相符,有无压痛等。并应检查双侧附件有无肿块、增厚及压痛。检查时操作应轻柔,尤其对疑为先兆流产者。

(三)辅助检查

对诊断有困难者,可采用必要的辅助检查。

1.B 超显像

目前应用较广,对鉴别诊断与确定流产类型有实际价值。对疑为先兆流产者,可根据妊娠囊的形态、有无胎心反射及胎动来确定胚胎或胎儿是否存活,以指导正确的治疗方法。一般,妊娠 5 周后宫腔内即可见到孕囊光环,为圆形或椭圆形的无回声区,有时由于着床过程中的少量出血,孕囊周围可见环形暗区,此为早孕双环征。孕 6 周后可见胚芽声像,并出现心管搏动。孕 8 周可见胎体活动,孕囊约占宫腔一半。孕 9 周可见胎儿轮廓。孕 10 周孕囊几乎占满整个宫腔。孕 12 周胎儿出现完整形态。不同类型的流产及其超声图像特征有所差别,可帮助鉴别诊断。

(1)先兆流产声像图特征:子宫大小与妊娠月份相符,少量出血者孕囊一侧见无回声区包绕,出血多者宫腔有较大量的积血,有时可见胎膜与宫腔分离,胎膜后有回声区,孕6周后可见到正常的心管搏动。

(2)难免流产声像图特征:孕囊变形或塌陷,宫颈内口开大,并见有胚胎组织阻塞于宫颈管内,羊膜囊未破者可见到羊膜囊突入宫颈管内或突出宫颈外口,心管搏动多已消失。

(3)不全流产声像图特征:子宫较正常妊娠月份小,宫腔内无完整的孕囊结构,代之以不规则的光团或小暗区,心管搏动消失。

(4)完全流产声像图特征:子宫大小正常或接近正常,宫腔内空虚,见有规则的宫腔线,无不规则光团。

B超检查在确诊宫颈机能不全引起的晚期流产中也很有价值。通过B超可以观察宫颈长度、内口宽度、羊膜囊突出等情况,能够客观地评价妊娠期宫颈结构,且具有无创伤可重复等优点,近年来临床应用较多。可作为宫颈功能评价的超声指标较多,如宫颈长度、宫颈内口宽度、宫颈漏斗宽度、羊膜囊楔度等。一般认为,宫颈结构随着妊娠进程有所变化,故动态观察妊娠期宫颈结构变化的意义更大。目前,我国规定:孕12周时如三条径线中有一异常即提示宫颈功能不全,这包括宫颈长度<25 mm、宽度>32 mm和内径>5 mm。

另外,以超声多普勒血流频谱显示孕妇子宫动脉和胎儿脐动脉,可判断宫内胎儿健康状况及母体并发症。目前,常用动脉血流频谱的收缩期速度峰值与舒张期速度最低值的比值,估计动脉血管的阻力,早孕期动脉阻力高者,胎儿血供和营养不足,可诱发胚胎发育停止。

2.妊娠试验

用免疫学方法,近年临床多用试纸法,对诊断妊娠有意义。为进一步了解流产的预后,多选用血清 β-HCG 的定量测定。一般,妊娠后8~9天在母血中即可测出 β-HCG,随着妊娠的进程,β-HCG逐渐升高,早孕期 β-HCG 倍增时间为48小时左右,孕8~10周达高峰。血清 β-HCG 值低或呈下降趋势,提示可能发生流产。

3.其他激素测定

其他激素主要有血黄体酮的测定,可以协助判断先兆流产的预后。甲状腺功能低下和亢进均易发生流产,测定游离 T_3 和 T_4 有助于孕期甲状腺功能的判断。人胎盘泌乳素(hPL)的分泌与胎盘功能密切相关,妊娠6~7周时血清 hPL 正常值为 0.02 mg/L,8~9周为 0.04 mg/L。hPL 低水平常常是流产的先兆。正常空腹血糖值为 5.9 mmol/L,异常时应进一步做糖耐量试验,排除糖尿病。

4.血栓前状态测定

血栓前状态的妇女可能没有明显的临床表现,但母体的高凝状态使子宫胎盘部位血流状态改变,形成局部微血栓,甚至胎盘梗死,使胎盘血供下降,胚胎或胎儿缺血缺氧,引起胚胎或胎儿发育不良而流产。如下诊断可供参考:D-二聚体、FDP 数值增加表示已经产生轻度凝血-纤溶反应的病理变化;而对虽有危险因子参与,但尚未发生凝血-纤溶反应的患者,却只能用血浆凝血机能亢进动态评价,如血液流变学和红细胞形态检测;另外凝血和纤溶有关的基因突变造成凝血因子V突变、凝血酶原基因突变、蛋白C缺陷症、蛋白S缺陷症、抗磷脂抗体综合征、获得性高半胱氨酸血症,以及机体存在的各种引起血液高凝状态的疾病等均需引起重视。

(四)病因筛查

引发流产发生的病因众多,特别是针对习惯性流产者,进行系统的病因筛查,明确诊断,及时干预治疗,为避免流产的再次发生是必要的。筛查内容包括胚胎染色体及夫妇外周血染色体核型分析、生殖道微生物检测、内分泌激素测定、生殖器官解剖结构检查、凝血功能测定、自身抗体检测等。

六、处理

流产为妇产科常见病,一旦发生流产症状,应根据流产的不同类型,及时进行恰当的处理。

(一)先兆流产处理原则

(1)休息镇静:患者应卧床休息,禁止性生活,阴道检查操作应轻柔,精神过分紧张者可使用对胎儿无害的镇静剂,如苯巴比妥 0.03～0.06 g,每天 3 次。加强营养,保持大便通畅。

(2)应用黄体酮或 HCG:黄体功能不足者,可用黄体酮 20 mg,每天或隔天肌内注射 1 次,也可使用 HCG 以促进黄体酮合成,维持黄体功能,用法为 1 000 U,每天肌内注射 1 次,或 2 000 U,隔天肌内注射 1 次。

(3)其他药物:维生素 E 为抗氧化剂,有利孕卵发育,每天 100 mg 口服。基础代谢率低者可以服用甲状腺素片,每天 1 次,每次 40 mg。

(4)出血时间较长者,可选用无胎毒作用的抗生素来预防感染,如青霉素等。

(5)心理治疗:要使先兆流产患者的情绪安定,增强其信心。

(6)经治疗两周症状不见缓解或反而加重者,提示可能胚胎发育异常,进行 B 超检查及 β-HCG测定,确定胚胎状况,给以相应处理,包括终止妊娠。

(二)难免流产处理原则

(1)孕 12 周内可行刮宫术或吸宫术,术前肌内注射催产素 10 U。

(2)孕 12 周以上可先催产素 5～10 U 加于 5％葡萄糖液 500 mL 内静脉滴注,促使胚胎组织排出,出血多者可行刮宫术。

(3)出血多伴休克者,应在纠正休克的同时清宫。

(4)清宫术后应详细检查刮出物,注意胚胎组织是否完整,必要时做病理检查或胚胎染色体分析。

(5)术后应用抗生素预防感染。出血多者可使用肌内注射催产素以减少出血。

(三)不全流产处理原则

(1)一旦确诊,无合并感染者应立即清宫,以清除宫腔内残留组织。

(2)出血时间短,量少或已停止,并发感染者,应在控制感染后再做清宫术。

(3)出血多并伴休克者,应在抗休克的同时行清宫术。

(4)出血时间较长者,术后应给予抗生素预防感染。

(5)刮宫标本应送病理检查,必要时可送检胎儿的染色体核型。

(四)完全流产处理原则

如无感染征象,一般不需特殊处理。

(五)稽留流产处理原则

1.早期过期流产

早期过期流产宜及早清宫,因胚胎组织机化与宫壁粘连,刮宫时有可能遇到困难,而且此时子宫肌纤维可发生变性,失去弹性,刮宫时出血可能较多并有子宫穿孔的危险。故过期流产的刮宫术必须慎重,术时注射宫缩剂以减少出血,如一次不能刮净可于 5～7 天再次刮宫。

2.晚期过期流产

晚期过期流产均为妊娠中期胚胎死亡,此时胎盘已形成,诱发宫缩后宫腔内容物可自然排出。若凝血功能正常，可先用大剂量的雌激素，如已烯雌酚 5 mg，每天 3 次，连用 3～5 天，以提高子宫肌层对催产素的敏感性，再静脉滴注缩宫素（5～10 U 加于 5％葡萄糖液内），也可用前列腺素或依沙吖啶等进行引产，促使胎儿、胎盘排出。若不成功，再做清宫术。

3.预防 DIC

胚胎坏死组织在宫腔稽留时间过长，尤其是孕 16 周以上的过期流产，容易并发 DIC。所以，处理前应检查血常规、出凝血时间、血小板计数、血纤维蛋白原、凝血酶原时间、凝血块收缩试验、D-二聚体、纤维蛋白降解产物及血浆鱼精蛋白副凝试验（3P 试验）等，并作好输血准备。若存在凝血功能异常，应及早使用纤维蛋白原、输新鲜血或输血小板等，高凝状态可用低分子肝素，防止或避免 DIC 发生，待凝血功能好转后再行引产或刮宫。

4.预防感染

过期流产病程往往较长，且多合并有不规则阴道流血，易继发感染，故在处理过程中应使用抗生素。

（六）习惯性流产处理原则

有习惯性流产史的妇女，应在怀孕前进行必要的检查，包括夫妇双方染色体检查与血型鉴定及其丈夫的精液检查，女方尚需进行内分泌、生殖道感染、血栓前状态、生殖道局部或全身免疫等检查及生殖道解剖结构的详细检查，查出原因者，应于怀孕前及时纠治。

1.染色体异常

若每次流产均由于胚胎染色体异常所致，这提示流产的病因与配子的质量有关。如精子畸形率过高者建议到男科治疗，久治不愈者可行供者人工授精（AID）。如女方为高龄，胚胎染色体异常多为三体，且多次治疗失败可考虑做赠卵体外受精——胚胎移植术（IVF）。夫妇双方染色体异常可做 AID，或赠卵 IVF 及种植前诊断（PGD）。

2.生殖道解剖异常

完全或不完全子宫纵隔可行纵隔切除术。子宫黏膜下肌瘤可在宫腔镜下行肌瘤切除术，壁间肌瘤可经腹肌瘤挖出术。宫腔粘连可在宫腔镜下做粘连分离术，术后放置宫内节育器 3 个月。宫颈内口松弛者，于妊娠前作宫颈内口修补术。若已妊娠，最好于妊娠 14～16 周行宫颈内口环扎术，术后定期随诊，提前住院，待分娩发动前拆除缝线，若环扎术后有流产征象，治疗失败，应及时拆除缝线，以免造成宫颈撕裂。国际上有对于有先兆流产症状的患者进行紧急宫颈缝扎术获得较好疗效的报道。

3.内分泌异常

黄体功能不全者主要采用孕激素补充疗法。孕时可使用黄体酮 20 mg 隔天或每天肌内注射至孕 10 周左右，或 HCG 1 000～3 000 U，隔天肌内注射 1 次。如患者存在多囊卵巢综合征、高泌乳素血症、甲状腺功能异常或糖尿病等，均宜在孕前进行相应的内分泌治疗，并于孕早期加用孕激素。

4.感染因素

孕前应根据不同的感染原进行相应的抗感染治疗。

5.免疫因素

自身免疫型习惯性流产的治疗多采用抗凝剂和免疫抑制剂治疗。常用的抗凝剂有阿司匹林和肝素，免疫抑制剂以泼尼松为主，也有使用人体丙种球蛋白治疗成功的报道。同种免疫型习惯性流产采用主动免疫治疗，自 20 世纪 80 年代以来，国外有学者开始采用主动免疫治疗同种免疫型习惯性流产。即采用丈夫或无关个体的淋巴细胞对妻子进行主动免疫致敏,其目的是诱发女方体内产生封闭抗体,避免母体对胚胎的免疫排斥。

6.血栓前状态

目前多采用低分子肝素(LMWH)单独用药或联合阿司匹林是目前主要的治疗方法。一般LMWH 5 000 IU 皮下注射,每天 1~2 次。用药时间从早孕期开始,治疗过程中必须严密监测胎儿生长发育情况和凝血-纤溶指标,检测项目恢复正常,即可停药。但停药后必须每月复查凝血-纤溶指标,有异常时重新用药。有时治疗可维持整个孕期,一般在终止妊娠前 24 小时停止使用。

7.原因不明习惯性流产

当有怀孕征兆时,可按黄体功能不足给以黄体酮治疗,每天 10~20 mg 肌内注射,或 HCG 2 000 U,隔天肌内注射一次。确诊妊娠后继续给药直至妊娠 10 周或超过以往发生流产的月份,并嘱其卧床休息,禁忌性生活,补充维生素 E 并给予心理治疗,以解除其精神紧张,并安定其情绪。同时在孕前和孕期尽量避免接触环境毒性物质。

(七)感染性流产

流产感染多为不全流产合并感染。治疗原则应积极控制感染,若阴道流血不多,应用广谱抗生素 2~3 天,待控制感染后再行刮宫,清除宫腔残留组织以止血。若阴道流血量多,静脉滴注广谱抗生素和输血的同时,用卵圆钳将宫腔内残留组织夹出,使出血减少,切不可用刮匙全面搔刮宫腔,以免造成感染扩散。术后继续应用抗生素,待感染控制后再行彻底刮宫。若已合并感染性休克者,应积极纠正休克。若感染严重或腹、盆腔有脓肿形成时,应行手术引流,必要时切除子宫。

七、护理

(一)护理评估

1.病史

停经、阴道流血和腹痛是流产孕妇的主要症状。应详细询问患者停经史、早孕反应情绪;阴道流血的持续时间与阴道流血量;有无腹痛,腹痛的部位、性质及程度。此外,还应了解阴道有无水样排液,排液的色、量和有无臭味,以及有无妊娠产物排出等。对于既往病史,应全面了解孕妇在妊娠期间有无全身性疾病、生殖器官疾病、内分泌功能失调及有无接触有害物质等,以识别发生流产的诱因。

2.身心诊断

流产孕妇可因出血过多而出现休克,或因出血时间过长、宫腔内有残留组织而发生感染。因此,护士应全面评估孕妇的各项生命体征。判断流产类型,尤其须注意与贫血及感染相关的征象(表 9-1)。

表 9-1　各型流产的临床表现

类型	病史			妇科检查	
	出血量	下腹痛	组织排出	宫颈口	子宫底高度
先兆流产	少	无或轻	无	闭	与妊娠周数相符
难免流产	中~多	加剧	无	扩张	相符或略小
不全流产	少~多	减轻	部分排出	扩张或有物堵塞或闭	小于妊娠周数
完全流产	少~无	无	全部排出	闭	正常或略大

流产孕妇的心理状况以焦虑和恐惧为特征。孕妇面对阴道流血往往会不知所措,甚至有过度严重化情绪,同时对胎儿健康的担忧也会直接影响孕妇的情绪反应,孕妇可能会表现伤心、郁闷、烦躁不安等。

3.诊断检查

(1)产科检查:在消毒条件下进行妇科检查,进一步了解宫颈口是否扩张、羊膜是否破裂、行无妊娠产物堵塞于宫颈口内;子宫大小与停经周数是否相符、有无压痛等,并应检查双侧附件有无肿块、增厚及压痛等。

(2)实验室检查:多采用放射免疫方法对绒毛膜促性腺激素(HCG)、胎盘生乳素(HPL)、雌激素和孕激素等进行定量测定,如测定的结果低于正常值,提示有流产可能。

(3)B超显像:超声显像可显示有无胎囊、胎动、胎心等,从而可诊断并鉴别流产及其类型,指导正确处理。

(二)可能的护理诊断

1.有感染的危险

其与阴道出血时间过长、宫腔内有残留组织等因素有关。

2.焦虑

其与担心胎儿健康等因素有关。

(三)预期目标

(1)出院时护理对象无感染征象。

(2)先兆流产孕妇能积极配合保胎措施,继续妊娠。

(四)护理措施

对于不同类型的流产孕妇,处理原则不同,其护理措施亦有差异。护理在全面评估孕妇身心状况的基础上,综合病史及诊断检查,明确基本处理原则,认真执行医嘱,积极配合医师为流产孕妇进行诊断,并为之提供相应的护理措施。

1.先兆流产孕妇的护理

先兆流产孕妇需卧床休息,禁止性生活,禁用肥皂水灌肠,以减少各种刺激。护士除了为其提供生活护理外,通常遵医嘱给孕妇适量镇静剂、孕激素等。随时评估孕妇的病情变化,如是否腹痛加重、阴道流血量增多等。此外,由于孕妇的情绪状态也会影响其保胎效果,因此护士还应注意观察孕妇的情绪反应,加强心理护理,从而稳定孕妇情绪,增强保胎信心。护士须向孕妇及家属讲明以上保胎措施的必要性,以取得孕妇及家属的理解和配合。

2.妊娠不能再继续者的护理

护士应积极采取措施,及时采取终止妊娠的措施,协助医师完成手术过程,使妊娠产物完全排出,同时开放静脉,做好输液、输血准备。并严密检测孕妇的体温、血压及脉搏。观察其面色、腹痛、阴道流血及与休克有关的征象。有凝血功能障碍者应予以纠正,然后再行引产或手术。

3.预防感染

护士应检测患者的体温、血象及阴道流血,以及分泌物的性质、颜色和气味等,并严格执行无菌操作规程,加强会阴部的护理。指导孕妇使用消毒会阴垫,保持会阴部清洁,维持良好的卫生习惯。当护士发现感染征象后应及时报告医师,并按医嘱进行抗感染处理。此外,护士还应嘱患者流产后1个月返院复查,确定无禁忌证后,方可开始性生活。

4.协助患者顺利渡过悲伤期

患者由于失去胎儿,往往会出现伤心、悲哀等情绪反应。护士应给予同情和理解,帮助患者及家属接受现实,顺利渡过悲伤期。此外,护士还应与孕妇及家属共同讨论此次流产的原因,并向他们讲解有关流产的相关知识,帮助他们为再次妊娠做好准备。有习惯性流产史的孕妇在下一次妊娠确诊后卧床休息,加强营养,禁止性生活。补充 B 族维生素、维生素 E 和维生素 C 等,治疗期必须超过以往发生流产的妊娠月份。病因明确者,应积极接受对因治疗。黄体功能不足者。按医嘱正确使用黄体酮治疗,以预防流产;子宫畸形者须在妊娠前先进行矫正手术。宫颈内口松弛者应在未妊娠前做宫颈内口松弛修补术。如已妊娠,则可在妊娠 14~16 周时行子宫内口缝扎术。

(五)护理评价

(1)护理对象体温正常,血红蛋白及白细胞数正常,无出血、感染征象。

(2)先兆流产孕妇配合保胎治疗,继续妊娠。

(鲍庆玲)

第二节　妊　娠　剧　吐

妊娠剧吐是指妊娠期恶心,频繁呕吐,不能进食,导致脱水、酸碱平衡失调及水电解质紊乱,甚至肝肾功能损害,严重可危及孕妇生命。其发生率 0.3%~1.0%。

一、病因

尚未明确,可能与下列因素有关。

(一)绒毛膜促性腺激素(HCG)水平增高

因早孕反应的出现和消失的时间与孕妇血清 HCG 值上升、下降的时间一致;另外多胎妊娠、葡萄胎患者 HCG 值,显著增高,发生妊娠剧吐的比率也增高;而终止妊娠后,呕吐消失。但症状的轻重与血 HCG 水平并不一定呈正相关。

(二)精神及社会因素

恐惧妊娠、精神紧张、情绪不稳和经济条件差的孕妇易患妊娠剧吐。

(三)幽门螺杆菌感染

近年研究发现妊娠剧吐的患者与同孕周无症状孕妇相比,血清抗幽门螺杆菌的 IgG 浓度升高。

(四)其他因素

维生素缺乏,尤其是维生素 B_6 缺乏可导致妊娠剧吐;变态反应;研究发现几种组织胺受体亚型与呕吐有关,临床上抗组胺治疗呕吐有效。

二、病理生理

(1)频繁呕吐导致失水、血容量不足、血液浓缩和细胞外液减少,钾、钠等离子丢失使电解质平衡失调。

（2）不能进食，热量摄入不足，发生负氮平衡，使血浆尿素氮及尿酸升高；由于机体动用脂肪组织供给热量，脂肪氧化不全，导致丙酮、乙酰乙酸及 β-羟丁酸聚集，产生代谢性酸中毒。

（3）由于脱水、缺氧血转氨酶值升高，严重时血胆红素升高。机体血液浓缩及血管通透性增加，另外，钠盐丢失，不仅尿量减少，尿中可出现蛋白及管型。肾脏继发性损害，肾小管有退行性变，部分细胞坏死，肾小管的正常排泌功能减退，终致血浆中非蛋白氮、肌酐、尿酸的浓度迅速增加。肾功能受损和酸中毒使细胞内钾离子较多地移到细胞外，出现高钾血症，严重时心脏停搏。

（4）病程长达数周者，可致严重营养缺乏，由于维生素 C 缺乏，血管脆性增加，可致视网膜出血。

三、临床表现

（一）恶心、呕吐

多见于年轻初孕妇，一般停经 6 周左右出现恶心、呕吐，逐渐加重直至频繁呕吐不能进食。

（二）水、电解质紊乱

严重呕吐、不能进食导致失水、电解质紊乱，使氢、钠和钾离子大量丢失，出现低钾血症。营养摄入不足可致负氮平衡，使血浆尿素氮及尿素增高。

（三）酸、碱平衡失调

机体动用脂肪组织供给能量，使脂肪代谢中间产物酮体增多，引起代谢性酸中毒。病情发展，可出现意识模糊。

（四）维生素缺乏

频繁呕吐、不能进食可引起维生素 B_1 缺乏，导致 Wernicke-Korsakoff 综合征。维生素 K 缺乏，可致凝血功能障碍，常伴血浆蛋白及纤维蛋白原减少，增加孕妇出血倾向。

四、辅助检查

（1）尿液检查：患者尿比重增加，尿酮体阳性，肾功能受损时，尿中可出现蛋白和管型。

（2）血液检查：血液浓缩，红细胞计数增多，红细胞压积上升，血红蛋白值增高；血酮体可为阳性，二氧化碳结合力降低；肝、肾功能受损害时胆红素、转氨酶、肌酐和尿素氮升高。

（3）眼底检查：严重者出现眼底出血。

五、诊断及鉴别诊断

根据病史、临床表现及妇科检查，诊断并不困难。可用 B 超检查排除滋养叶细胞疾病，此外尚需与可引起呕吐的疾病，如急性病毒性肝炎、胃肠炎、胰腺炎、胆管疾病、脑膜炎、脑血管意外及脑肿瘤等鉴别。

六、并发症

（一）Wernicke-Korsakoff 综合征

发病率为妊娠剧吐患者的 10%，是由于妊娠剧吐长期不能进食，导致维生素 B_1 缺乏引起的中枢系统疾病，Wernicke 脑病和 Korsakoff 综合征是一个病程中的先后阶段。

维生素 B_1 是糖代谢的重要辅酶，参与糖代谢的氧化脱羧代谢，维生素 B_1 缺乏时，体内丙酮酸及乳酸堆积，发生糖代谢的三羧酸循环障碍，使得主要靠糖代谢供给能量的神经组织、骨骼肌和心肌代谢出现严重障碍。病理变化主要发生在丘脑、下丘脑的脑室旁区域、中脑导水管的周围区灰质、乳头体、第四脑室底部和迷走神经运动背核，可出现不同程度的神经细胞和神经纤维轴索或髓鞘的丧失，伴有星形细胞和小胶质细胞的增生。毛细血管扩张，血管的外膜和内皮细胞明显增生，有散在小出血灶。

Wernicke 脑病表现为眼球震颤、眼肌麻痹等眼部症状，躯干性共济失调及精神障碍，可同时出现，但大多数患者精神症状迟发。Korsakoff 综合征表现为严重的近事记忆障碍，表情呆滞、缺乏主动性，产生虚构与错构。部分伴有周围神经病变。严重时发展为永久性的精神、神经功能障碍，出现神经错乱、昏迷甚至死亡。

(二) Mallory-Weis 综合征

胃-食管连接处的纵向黏膜撕裂出血，引起呕血和黑粪。严重时，可使食管穿孔，表现为胸痛、剧吐、呕血，需急症手术治疗。

七、治疗与护理

治疗原则：休息，适当禁食，计出入量，纠正脱水、酸中毒及电解质紊乱，补充营养，并需要良好的心理支持。

(一) 补液治疗

每天应补充葡萄糖液、生理盐水、平衡液，总量 3 000 mL 左右，加维生素 B_6 100 mg。维生素 C 2~3 g，维持每天尿量≥1 000 mL，肌内注射维生素 B_1，每天 100 mg。为了更好地利用输入的葡萄糖，可适当加用胰岛素。根据血钾、血钠情况决定补充剂量。根据二氧化碳结合力值或血气分析结果，予以静脉滴注碳酸氢钠溶液。

一般经上述治疗 3 天后，病情大多迅速好转，症状缓解。待呕吐停止后，可试进少量流食，以后逐渐增加进食量，调整静脉输液量。

(二) 终止妊娠

经上述治疗后，若病情不见好转，反而出现下列情况，应迅速终止妊娠：①持续黄疸；②持续尿蛋白；③体温升高，持续在 38 ℃以上；④心率＞120 次/分；⑤多发性神经炎及神经性体征；⑥出现 Wernicke-Korsakoff 综合征。

(三) 妊娠剧吐并发 Wernicke-Korsakoff 综合征的治疗

如不紧急治疗，该综合征的病死率高达 50%，即使积极处理，病死率也在 17% 左右。在未补给足量维生素 B_1 前，静脉滴注葡萄糖会进一步加重三羧酸循环障碍，使病情加重，导致患者昏迷甚至死亡。对长期不能进食的患者应给维生素 B_1，400~600 mg 分次肌内注射，以后每天 100 mg 肌内注射至能正常进食为止，然后改口服，并给予多种维生素。同时应对其内分泌及神经状态进行评价，对病情严重者及时终止妊娠。早期大量维生素 B_1 治疗，上述症状可在数日至数周内有不同程度的恢复，但仍有 60% 患者不能得到完全恢复，特别是记忆恢复往往需要 1 年左右的时间。

八、预后

绝大多数妊娠剧吐患者预后良好，仅少数病例因病情严重而需终止妊娠。然而对胎儿方面，曾有报道妊娠剧吐发生酮症者，所生后代的智商较低。

（鲍庆玲）

第三节 异位妊娠

受精卵在于子宫体腔以外着床称为异位妊娠,习称宫外孕。异位妊娠依受精卵在子宫体腔外种植部位不同分为输卵管妊娠、卵巢妊娠、腹腔妊娠、阔韧带妊娠和宫颈妊娠(图9-1)。

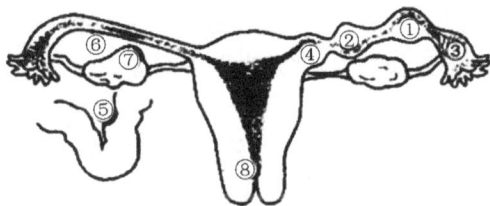

图 9-1 异位妊娠的发生部位
①输卵管壶腹部妊娠;②输卵管峡部妊娠;③输卵管伞部妊娠;④输卵管间质部妊娠;⑤腹腔妊娠;⑥阔韧带妊娠;⑦卵巢妊娠;⑧宫颈妊娠

异位妊娠是妇产科常见的急腹症,发病率约1%,是孕产妇的主要死亡原因之一。以输卵管妊娠最常见。输卵管妊娠占异位妊娠95%左右,其中壶腹部妊娠最多见,约占78%,其次为峡部、伞部、间质部妊娠较少见。

一、病因

(一)输卵管炎症

此是异位妊娠的主要病因。可分为输卵管黏膜炎和输卵管周围炎。输卵管黏膜炎轻者可发生黏膜皱褶粘连、管腔变窄。或使纤毛功能受损,从而导致受精卵在输卵管内运行受阻并于该处着床;输卵管周围炎病变主要在输卵管浆膜层或浆肌层,常造成输卵管周围粘连、输卵管扭曲、管腔狭窄、蠕动减弱而影响受精卵运行。

(二)输卵管手术史输卵管绝育史及手术史者

输卵管妊娠的发生率为10%~20%。尤其是腹腔镜下电凝输卵管及硅胶环套术绝育,可因输卵管瘘或再通而导致输卵管妊娠。曾经接受输卵管粘连分离术、输卵管成形术(输卵管吻合术或输卵管造口术)者,在再次妊娠时输卵管妊娠的可能性亦增加。

(三)输卵管发育不良或功能异常

输卵管过长、肌层发育差、黏膜纤毛缺乏、双输卵管、输卵管憩室或有输卵管副伞等,均可造成输卵管妊娠。输卵管功能(包括蠕动、纤毛活动及上皮细胞分泌)受雌、孕激素调节。若调节失败,可影响受精卵正常运行。

(四)辅助生殖技术

近年,由于辅助生育技术的应用,使输卵管妊娠发生率增加,既往少见的异位妊娠,如卵巢妊娠、宫颈妊娠、腹腔妊娠的发生率增加。1998年,美国报道因助孕技术应用所致输卵管妊娠的发生率为2.8%。

(五)避孕失败

宫内节育器避孕失败,发生异位妊娠的机会较大。

(六)其他

子宫肌瘤或卵巢肿瘤压迫输卵管,影响输卵管管腔通畅,使受精卵运行受阻。输卵管子宫内膜异位可增加受精卵着床于输卵管的可能性。

二、病理

(一)输卵管妊娠的特点

输卵管管腔狭小,管壁薄且缺乏黏膜下组织,其肌层远不如子宫肌壁厚与坚韧,妊娠时不能形成完好的蜕膜,不利于胚胎的生长发育,常发生以下结局。

1.输卵管妊娠流产(tubal abortion)

输卵管妊娠流产多见于妊娠8~12周输卵管壶腹部妊娠。受精卵种植在输卵管黏膜皱襞内,由于蜕膜形成不完整,发育中的胚泡常向管腔突出,最终突破包膜而出血,胚泡与管壁分离,若整个胚泡剥离落入管腔,刺激输卵管逆蠕动经伞端排出到腹腔,形成输卵管妊娠完全流产,出血一般不多。若胚泡剥离不完整,妊娠产物部分排出到腹腔,部分尚附着于输卵管壁,形成输卵管妊娠不全流产,滋养细胞继续侵蚀输卵管壁,导致反复出血,形成输卵管血肿或输卵管周围血肿,血液不断流出并积聚在直肠子宫陷窝形成盆腔血肿,量多时甚至流入腹腔。

2.输卵管妊娠破裂(rupture of tubal pregnancy)

输卵管妊娠破裂多见于妊娠6周左右输卵管峡部妊娠。受精卵着床于输卵管黏膜皱襞间,胚泡生长发育时绒毛向管壁方向侵蚀肌层及浆膜,最终穿破浆膜,形成输卵管妊娠破裂。输卵管肌层血管丰富。短期内可发生大量腹腔内出血,使患者出现休克。其出血量远较输卵管妊娠流产多,腹痛剧烈;也可反复出血,在盆腔与腹腔内形成血肿。孕囊可自破裂口排出,种植于任何部位。若胚泡较小则可被吸收;若过大则可在直肠子宫陷凹内形成包块或钙化为石胎。

输卵管间质部妊娠虽少见,但后果严重,其结局几乎均为输卵管妊娠破裂。由于输卵管间质部管腔周围肌层较厚、血运丰富,因此破裂常发生于孕12~16周。其破裂犹如子宫破裂,症状较严重,往往在短时间内出现低血容量休克症状。

3.陈旧性宫外孕

输卵管妊娠流产或破裂,若长期反复内出血形成的盆腔血肿不消散,血肿机化变硬并与周围组织粘连,临床上称为陈旧性宫外孕。

4.继发性腹腔妊娠

无论输卵管妊娠流产或破裂,胚胎从输卵管排入腹腔内或阔韧带内,多数死亡,偶尔也有存活者。若存活胚胎的绒毛组织附着于原位或排至腹腔后重新种植而获得营养,可继续生长发育,形成继发性腹腔妊娠。

(二)子宫的变化

输卵管妊娠和正常妊娠一样,合体滋养细胞产生 HCG 维持黄体生长,使类固醇激素分泌增加,致使月经停止来潮、子宫增大变软、子宫内膜出现蜕膜反应。若胚胎受损或死亡,滋养细胞活力消失,蜕膜自宫壁剥离而发生阴道流血。有时蜕膜可完整剥离,随阴道流血排出三角形蜕膜管型(decidual cast);有时呈碎片排出。排出的组织见不到绒毛,组织学检查无滋养细胞,此时血β-HCG下降。子宫内膜形态学改变呈多样性,若胚胎死亡已久,内膜可呈增生期改变,有时可见

Arias-Stella（A-S）反应，镜检见内膜腺体上皮细胞增生、增大，细胞边界不清，腺细胞排列成团突入腺腔，细胞极性消失，细胞核肥大、深染，细胞质有空泡。这种子宫内膜过度增生和分泌反应，可能为类固醇激素过度刺激所引起；若胚胎死亡后部分深入肌层的绒毛仍存活，黄体退化迟缓，内膜仍可呈分泌反应。

三、临床表现

输卵管妊娠的临床表现与受精卵着床部位、有无流产或破裂，以及出血量多少与时间长短等有关。

（一）症状

典型症状为停经后腹痛与阴道流血。

1.停经

除输卵管间质部妊娠停经时间较长外，多有 6～8 周停经史。有 20%～30% 患者无停经史，将异位妊娠时出现的不规则阴道流血误认为月经。或由于月经过期仅数日而不认为是停经。

2.腹痛

腹痛是输卵管妊娠患者的主要症状。在输卵管妊娠发生流产或破裂之前，由于胚胎在输卵管内逐渐增大，常表现为一侧下腹部隐痛或酸胀感。当发生输卵管妊娠流产或破裂时，突感一侧下腹部撕裂样疼痛，常伴有恶心、呕吐。若血液局限于病变区，主要表现为下腹部疼痛，当血液积聚于直肠子宫陷凹时，可出现肛门坠胀感。随着血液由下腹部流向全腹，疼痛可由下腹部向全腹部扩散，血液刺激膈肌，可引起肩胛部放射性疼痛及胸部疼痛。

3.阴道流血

胚胎死亡后。常有不规则阴道流血，色暗红或深褐，量少呈点滴状，一般不超过月经量，少数患者阴道流血量较多，类似月经。阴道流血可伴有蜕膜管型或蜕膜碎片排出，系子宫蜕膜剥离所致。阴道流血一般常在病灶去除后方能停止。

4.晕厥与休克

由于腹腔内出血及剧烈腹痛，轻者出现晕厥，严重者出现失血性休克。出血量越多越快，症状出现越迅速越严重，但与阴道流血量不成正比。

5.腹部包块

输卵管妊娠流产或破裂时所形成的血肿时间较久者，由于血液凝同并与周围组织或器官（如子宫、输卵管、卵巢、肠管或大网膜等）发生粘连形成包块，包块较大或位置较高者，腹部可扪及。

（二）体征

根据患者内出血的情况，患者可呈贫血貌。腹部检查：下腹压痛、反跳痛明显，出血多时，叩诊有移动性浊音。

四、处理原则

处理原则以手术治疗为主，其次是药物治疗。

（一）药物治疗

1.化学药物治疗

化学药物治疗主要适用早期输卵管妊娠、要求保存生育能力的年轻患者。符合下列条件可

采用此法：①无药物治疗的禁忌证；②输卵管妊娠未发生破裂或流产；③输卵管妊娠包块直径
≤4 cm；④血 β-HCG<2 000 U/L；⑤无明显内出血，常用甲氨蝶呤(MTX)，治疗机制是抑制滋
养细胞增生，破坏绒毛，使胚胎组织坏死、脱落、吸收。但在治疗中若病情无改善，甚至发生急性
腹痛或输卵管破裂症状，则应立即进行手术治疗。

2.中医药治疗

中医学认为本病属血瘀少腹，不通则痛的实证。以活血化瘀、消癥为治则，但应严格掌握
指征。

(二)手术治疗

手术治疗分为保守手术和根治手术。保守手术为保留患侧输卵管，根治手术为切除患侧输
卵管。手术治疗适用于：①生命体征不稳定或有腹腔内出血征象者；②诊断不明确者；③异位妊
娠有进展者(如血β-HCG处于高水平，附件区大包块等)；④随诊不可靠者；⑤药物治疗禁忌证者
或无效者。

1.保守手术

此适用于有生育要求的年轻妇女，特别是对侧输卵管已切除或有明显病变者。

2.根治手术

此适用于无生育要求的输卵管妊娠内出血并发休克的急症患者。

3.腹腔镜手术

这是近年治疗异位妊娠的主要方法。

五、护理

(一)护理评估

1.病史

应仔细询问月经史，以准确推断停经时间。注意不要将不规则阴道流血误认为末次月经，或
由于月经仅过期几天，不认为是停经。此外，对不孕、放置宫内节育器、绝育术、输卵管复通术、盆
腔炎等与发病相关的高危因素应予高度重视。

2.身心状况

输卵管妊娠发生流产或破裂前，症状及体征不明显。当患者腹腔内出血较多时呈贫血貌，严
重者可出现面色苍白，四肢湿冷，脉快、弱、细，血压下降等休克症状。体温一般正常，出现休克时
体温略低，腹腔内血液吸收时体温略升高，但不超过 38 ℃。下腹有明显压痛、反跳痛，尤以患侧
为重，肌紧张不明显，叩诊有移动性浊音。血凝后下腹可触及包块。

由于输卵管妊娠流产或破裂后，腹腔内急性大量出血及剧烈腹痛，以及妊娠终止的现实都将
是孕妇出现较为激烈的情绪反应。可表现为哭泣、自责、无助、抑郁和恐惧等行为。

3.诊断检查

(1)腹部检查：输卵管妊娠流产或破裂者，下腹部有明显压痛或反跳痛，尤以患侧为甚，轻
度腹肌紧张；出血多时，叩诊有移动性浊音；如出血时间较长，形成血凝块，在下腹可触及软性
肿块。

(2)盆腔检查：输卵管妊娠未发生流产或破裂者，除子宫略大较软外，仔细检查可能触及胀大
的输卵管并有轻度压痛。输卵管妊娠流产或破裂者，阴道后穹隆饱满，有触痛。将宫颈轻轻上抬
或左右摇动时引起剧烈疼痛，称为宫颈抬举痛或摇摆痛，是输卵管妊娠的主要体征之一。子宫稍

大而软,腹腔内出血多时子宫检查呈漂浮感。

(3)阴道后穹隆穿刺:是一种简单、可靠的诊断方法,适用于疑有腹腔内出血的患者。由于腹腔内血液易积聚于子宫直肠陷凹,抽出暗红色不凝血为阳性,说明存在血腹症。无内出血、内出血量少、血肿位置较高或子宫直肠陷凹有粘连者,可能抽不出血液,因而穿刺阴性不能排除输卵管妊娠存在。如有移动性浊音,可做腹腔穿刺。

(4)妊娠试验:放射免疫法测血中 HCG,尤其是 β-HCG 阳性有助诊断。虽然此方法灵敏度高,异位妊娠的阳性率一般可达 80%～90%,但 β-HCG 阴性者仍不能完全排除异位妊娠。

(5)血清黄体酮测定:对判断正常妊娠胚胎的发育情况有帮助,血清黄体酮值<5 ng/mL 应考虑宫内妊娠流产或异位妊娠。

(6)超声检查:B 超显像有助于诊断异位妊娠。阴道 B 超检查较腹部 B 超检查准确性高。诊断早期异位妊娠。单凭 B 超现象有时可能会误诊。若能结合临床表现及 β-HCG 测定等,对诊断的帮助很大。

(7)腹腔镜检查:适用于输卵管妊娠尚未流产或破裂的早期患者和诊断有困难的患者,腹腔内有大量出血或伴有休克者,禁做腹腔镜检查。在早期异位妊娠患者,腹腔镜可见一侧输卵管肿大,表面紫蓝色,腹腔内无出血或有少量出血。

(8)子宫内膜病理检查:诊刮仅适用于阴道流血量较多的患者,目的在于排除宫内妊娠流产。将宫腔排出物或刮出物做病理检查,切片中见到绒毛,可诊断为宫内妊娠,仅见蜕膜未见绒毛者有助于诊断异位妊娠。现已经很少依靠诊断性刮宫协助诊断。

(二)护理诊断

1.潜在并发症

出血性休克。

2.恐惧

其与担心手术失败有关。

(三)预期目标

(1)患者休克症状得以及时发现并缓解。

(2)患者能以正常心态接受此次妊娠失败的事实。

(四)护理措施

1.接受手术治疗患者的护理

(1)护士在严密监测患者生命体征的同时,配合医师积极纠正患者休克症状,做好术前准备。手术治疗是输卵管异位妊娠的主要处理原则。对于严重内出血并发休克的患者,护士应立即开放静脉,交叉配血,做好输血输液的准备。以便配合医师积极纠正休克,补充血容量,并按急症手术要求迅速做好手术准备。

(2)加强心理护理:护士于术前简洁明了地向患者及家属讲明手术的必要性,并以亲切的态度和切实的行动赢得患者及家属的信任,保持周围环境的安静、有序,减少和消除患者的紧张、恐惧心理,协助患者接受手术治疗方案。术后,护士应帮助患者以正常的心态接受此次妊娠失败的现实,向她们讲述异位妊娠的有关知识,一方面可以减少因害怕再次发生移位妊娠而抵触妊娠的不良情绪,另一方面也可以增加和提高患者的自我保健意识。

2.接受非手术治疗患者的护理

对于接受非手术治疗方案的患者,护士应从以下几方面加强护理。

（1）护士需密切观察患者的一般情况、生命体征，并重视患者的主诉，尤应注意阴道流血量与腹腔内出血量不成比例，当阴道流血量不多时，不要误认为腹腔内出血量亦很少。

（2）护士应告诉患者病情发展的一些指征，如出血增多、腹痛加剧、肛门坠胀感明显等，以便当患者病情发展时，医患均能及时发现，给予相应处理。

（3）患者应卧床休息，避免腹部压力增大，从而减少异位妊娠破裂的机会。在患者卧床期间，护士需提供相应的生活护理。

（4）护士应协助正确留取血标本，以检测治疗效果。

（5）护士应指导患者摄取足够的营养物质，尤其是富含铁蛋白的食物，如动物肝脏、肉类、豆类、绿叶蔬菜及黑木耳等，以促进血红蛋白的增加，增强患者的抵抗力。

3.出院指导

输卵管妊娠的预后在于防治输卵管的损伤和感染，因此护士应做好妇女的健康保健工作，防止发生盆腔感染。教育患者保持良好的卫生习惯，勤洗浴、勤换衣，性伴侣稳定。发生盆腔炎后须立即彻底治疗，以免延误病情。另外，由于输卵管妊娠者中约有 10% 的再发生率和 50%～60% 的不孕率。因此，护士需告诫患者，下次妊娠时要及时就医，并且不宜轻易终止妊娠。

（五）护理评价

（1）患者的休克症状得以及时发现并纠正。

（2）患者消除了恐惧心理，愿意接受手术治疗。

（鲍庆玲）

第四节　过　期　妊　娠

平时月经周期规则，妊娠达到或超过 42 周（＞294 天）尚未分娩者，称为过期妊娠。其发生率占妊娠总数的 3%～15%。过期妊娠使胎儿窘迫、胎粪吸入综合征、过熟综合征、新生儿窒息、围生儿死亡、巨大儿，以及难产等不良结局发生率增高，并随妊娠期延长而增加。

一、病因

过期妊娠可能与下列因素有关。

（一）雌、孕激素比例失调

内源性前列腺素和雌二醇分泌不足而黄体酮水平增高，导致孕激素优势，抑制前列腺素和缩宫素的作用，延迟分娩发动，最终导致过期妊娠。

（二）头盆不称

部分过期妊娠胎儿较大，导致头盆不称和胎位异常，使胎先露部不能紧贴子宫下段及宫颈内口，反射性子宫收缩减少，容易发生过期妊娠。

（三）胎儿畸形

胎儿畸形如无脑儿，由于无下丘脑，垂体肾上腺轴发育不良或缺如，促肾上腺皮质激素产生不足，胎儿肾上腺皮质萎缩，使雌激素的前身物质 16α-羟基硫酸脱氢表雄酮不足，从而雌激素分泌减少;小而不规则的胎儿不能紧贴子宫下段及宫颈内口诱发宫缩,导致过期妊娠。

(四)遗传因素

某家族、某个体常反复发生过期妊娠,提示过期妊娠可能与遗传因素有关。胎盘硫酸酯酶缺乏症是一种罕见的伴性隐性遗传病,可导致过期妊娠。其发生机制是因胎盘缺乏硫酸酯酶,胎儿肾上腺与肝脏产生的16α-羟基硫酸脱氢表雄酮不能脱去硫酸根转变为雌二醇及雌三醇,从而使血雌二醇及雌三醇明显减少,降低子宫对缩宫素的敏感性,使分娩难以启动。

二、临床表现

(一)胎盘

过期妊娠的胎盘病理有两种类型:一种是胎盘功能正常,除重量略有增加外。胎盘外观和镜检均与妊娠足月胎盘相似;另一种是胎盘功能减退,肉眼观察胎盘母体面呈片状或多灶性梗死及钙化,胎儿面及胎膜常被胎粪污染,呈黄绿色。

(二)羊水

正常妊娠38周后,羊水量随妊娠推延逐渐减少,妊娠42周后羊水减少迅速,约30%减至300 mL以下;羊水粪染率明显增高,是足月妊娠的2~3倍,若同时伴有羊水过少,羊水粪染率达71%。

(三)胎儿

过期妊娠胎儿生长模式与胎盘功能有关,可分以下3种。

1.正常生长及巨大儿

胎盘功能正常者,能维持胎儿继续生长,约25%成为巨大儿,其中1.4%胎儿出生体重>4 500 g。

2.胎儿成熟障碍

10%~20%过期妊娠并发胎儿成熟障碍。胎盘功能减退与胎盘血流灌注不足、胎儿缺氧及营养缺乏等有关。由于胎盘合成、代谢、运输及交换等功能障碍,胎儿不易再继续生长发育。临床分为3期:第Ⅰ期为过度成熟期,表现为胎脂消失、皮下脂肪减少、皮肤干燥松弛多皱褶,头发浓密,指(趾)甲长,身体瘦长,容貌似“小老人”。第Ⅱ期为胎儿缺氧期,肛门括约肌松弛,有胎粪排出,羊水及胎儿皮肤黄染,羊膜和脐带绿染,同胎儿患病率及围生儿死亡率最高。第Ⅲ期为胎儿全身因粪染历时较长广泛黄染,指(趾)甲和皮肤呈黄色,脐带和胎膜呈黄绿色,此期胎儿已经历和渡过第Ⅱ期危险阶段,其预后反较第Ⅱ期好。

3.胎儿生长受限

小样儿可与过期妊娠共存,后者更增加胎儿的危险性,约1/3过期妊娠死产儿为生长受限小样儿。

三、处理原则

应根据胎盘功能、胎儿大小、宫颈成熟度综合分析,以确诊过期妊娠,并选择恰当的分娩方式终止妊娠,在产程中密切观察羊水情况、胎心监护,出现胎儿窘迫征象,行剖宫产尽快结束分娩。

四、护理

(一)护理评估

1.病史

准确核实孕周,确定胎盘功能是否正常是关键。诊断过期妊娠之前必须准确核实孕周。

2.身心诊断

平时月经周期规则,妊娠达到或超过 42 周(>294 天)未分娩者,可诊断为过期妊娠。由于孕妇结果的不可预知、恐惧、焦虑、猜测是过期妊娠孕妇常见的情绪反应。

3.诊断检查

实验室检查:①根据 B 超检查确定孕周,妊娠 20 周内,B 超检查对确定孕周有重要意义。妊娠 5～12 周以胎儿顶臀径推算孕周较准确,妊娠 12～20 周以胎儿双顶径、股骨长度推算预产期较好。②根据妊娠初期血、尿 HCG 增高的时间推算孕周。

(二)可能的护理诊断

1.有新生儿受伤的危险

其与过期胎儿生长受限有关。

2.焦虑

其与担心分娩方式、过期胎儿预后有关。

(三)预期目标

(1)新生儿不存在因护理不当而产生的并发症。

(2)患者能平静地面对事实,接受治疗和护理。

(四)护理措施

1.预防过期妊娠

(1)加强孕期宣教,使孕妇及家属认识过期妊娠的危害性。

(2)定期进行产前检查,适时结束妊娠。

2.加强监测,判断胎儿在宫内情况

(1)教会孕妇进行胎动计数:妊娠超过 40 周的孕妇,通过计数胎动进行自我监测尤为重要。胎动计数>30 次/12 小时为正常,<10 次/12 小时或逐日下降,超过 50%,应视为胎盘功能减退,提示胎儿宫内缺氧。

(2)胎儿电子监护仪检测:无应激试验(NST)每周 2 次,胎动减少时应增加检测次数;住院后需每天 1 次监测胎心变化。NST 无反应型需进一步做缩宫素激惹试验(OCT),若多次反复相互现胎心晚期减速,提示胎盘功能减退、胎儿明显缺氧。因 NST 存在较高假阳性率,需结合 B 超检查,估计胎儿安危。

3.终止妊娠

应根据胎盘功能、胎儿大小、宫颈成熟度综合分析的分娩方式。

(1)终止妊娠的指征:已确诊过期妊娠,严格掌握终止妊娠的指征:①宫颈条件成熟;②胎儿体重>4 000 g 或胎儿生长受限;③12 小时内胎动<10 次或 NST 为无反应型,OCT 可疑;④尿 E/C 比值持续低值;⑤羊水过少(羊水暗区<3 cm)和/或羊水粪染;⑥并发重度子痫前期或子痫。终止妊娠的方法应酌情而定。

(2)引产:宫颈条件成熟、Bishop 评分>7 分者,应予引产;胎头已衔接者,通常采用人工破膜,破膜时羊水多而清者,可静脉滴注缩宫素。在严密监视下经阴道分娩。对羊水Ⅱ度污染者,若阴道分娩,要求在胎肩娩出前用负压吸管或吸痰管吸净胎儿鼻咽部黏液。

(3)剖宫产:出现胎盘功能减退或胎儿窘迫征象,不论宫颈条件成熟与否,均应行剖宫产尽快结束分娩。过期妊娠时,胎儿虽有足够储备力,但临产后宫缩应激力的显著增加超过其储备力,出现隐性胎儿窘迫,对此应有足够认识。最好应用胎儿监护仪,及时发现问题,采取应急措施,适时选择剖宫产挽救胎儿。进入产程后。应鼓励产妇左侧卧位,吸氧。产程中最好连续监测胎心,注意羊水性状,必要时取胎儿头皮血测 pH,及早发现胎儿窘迫,并及时处理。过期妊娠时,常伴有胎儿窘迫、羊水粪染,分娩时应做相应准备。胎儿娩出后立即在直接喉镜指引下行气管插管吸出气管内容物,以减少胎粪吸入综合征的发生。过期儿患病率和死亡率均增高,应及时发现和处理新生儿窒息、脱水、低血容量及代谢性酸中毒等并发症。

(五)护理评价

(1)患者能积极配合医护措施。

(2)新生儿未发生窒息。

(鲍庆玲)

第五节 前 置 胎 盘

妊娠 28 周后,胎盘附着于子宫下段,甚至胎盘下缘达到或覆盖宫颈内口,其位置低于胎先露部,称为前置胎盘(placenta previa)。前置胎盘是妊娠晚期严重并发症,也是妊娠晚期阴道流血最常见的原因。其发病率国外报道 0.5%,国内报道 0.24%～1.57%。

一、病因

目前尚不清楚,高龄初产妇(年龄>35 岁)、经产妇及多产妇、吸烟或吸毒妇女为高危人群。其病因可能与下述因素有关。

(一)子宫内膜病变或损伤

多次刮宫、分娩、子宫手术史等是前置胎盘的高危因素。上述情况可损伤子宫内膜,引起子宫内膜炎或萎缩性病变,再次受孕时子宫蜕膜血管形成不良、胎盘血供不足,刺激胎盘面积增大延伸到子宫下段。前次剖宫产手术瘢痕可妨碍胎盘在妊娠晚期向上迁移。增加前置胎盘的可能性。据统计发生前置胎盘的孕妇,85%～95%为经产妇。

(二)胎盘异常

双胎妊娠时胎盘面积过大,前置胎盘发生率较单胎妊娠高 1 倍;胎盘位置正常而副胎盘位于子宫下段接近宫颈内口;膜状胎盘大而薄,扩展到子宫下段,均可发生前置胎盘。

(三)受精卵滋养层发育迟缓

受精卵到达子宫腔后,滋养层尚未发育到可以着床的阶段,继续向下游走到达子宫下段,并在该处着床而发育成前置胎盘。

二、分类

根据胎盘下缘与宫颈内口的关系,将前置胎盘分为 3 类(图 9-2)。

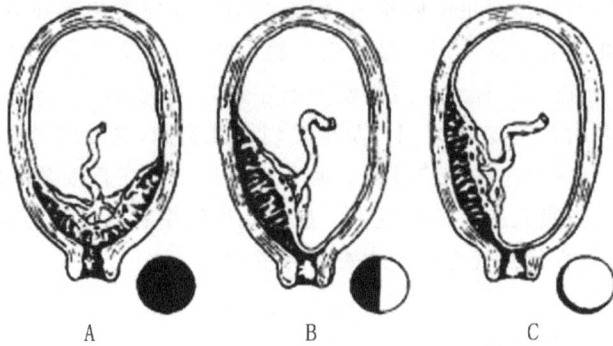

图 9-2　前置胎盘的类型
A.完全性前置胎盘;B.部分性前置胎盘;C.边缘性前置胎盘

(1)完全性前置胎盘又称中央性前置胎盘,胎盘组织完全覆盖宫颈内口。

(2)部分性前置胎盘宫颈内口部分为胎盘组织所覆盖。

(3)边缘性前置胎盘胎盘附着于子宫下段,胎盘边缘到达宫颈内口,未覆盖宫颈内口。

胎盘位于子宫下段,与胎盘边缘极为接近,但未达到宫颈内口,称为低置胎盘。胎盘下缘与宫颈内口的关系可因宫颈管消失、宫口扩张而改变。前置胎盘类型可因诊断时期不同而改变,如临产前为完全性前置胎盘,临产后因口扩张而成为部分性前置胎盘。目前临床上均依据处理前最后一次检查结果来决定其分类。

三、临床表现

(一)症状

前置胎盘的典型症状是妊娠晚期或临产时,发生无诱因、无痛性反复阴道流血。妊娠晚期子宫下段逐渐伸展,牵拉宫颈内口,宫颈管缩短;临产后规律宫缩使宫颈管消失成为软产道的一部分。宫颈外口扩张,附着于子宫下段及宫颈内口的胎盘前置部分不能相应伸展而与其附着处分离,血窦破裂出血。前置胎盘出血前无明显诱因,初次出血量一般不多,剥离处血液凝固后,出血自然停止;也有初次即发生致命性大出血而导致休克的。由于子宫下段不断伸展,前置胎盘出血常反复发生,出血量也越来越多。阴道流血发生的迟早、反复发生次数、出血量多少与前置胎盘类型有关。完全性前置胎盘初次出血时间早,多在妊娠28周左右,称为"警戒性出血"。边缘性前置胎盘出血多发生于妊娠晚期或临产后,出血量较少。部分性前置胎盘的初次出血时间、出血量及反复出血次数,介于两者之间。

(二)体征

患者一般情况与出血量有关,大量出血呈现面色苍白、脉搏增快微弱、血压下降等休克表现。腹部检查:子宫软,无压痛,大小与妊娠周数相符。由于子宫下段有胎盘占据,影响胎先露部入盆,故胎先露高浮,易并发胎位异常。反复出血或一次出血量过多,使胎儿宫内缺氧,严重者胎死宫内。当前置胎盘附着于子宫前壁时,可在耻骨联合上方听到胎盘杂音。临产时检查见宫缩为阵发性,间歇期子宫完全松弛。

四、处理原则

处理原则是抑制宫缩、止血、纠正贫血和预防感染。根据阴道流血量、有无休克、妊娠周数、胎位、胎儿是否存活、是否临产及前置胎盘类型等综合作出决定。

(一)期待疗法

应在保证孕妇安全的前提下尽可能延长孕周,以提高围生儿存活率。适用于妊娠<34 周、胎儿体重<2 000 g、胎儿存活、阴道流血量不多、一般情况良好的孕妇。

尽管国外有资料证明,前置胎盘孕妇的妊娠结局住院与门诊治疗并无明显差异,但我国仍应强调住院治疗。住院期间密切观察病情变化,为孕妇提供全面优质护理是期待疗法的关键措施。

(二)终止妊娠

1.终止妊娠指征

孕妇反复发生多量出血甚至休克者,无论胎儿成熟与否,为了母亲安全应终止妊娠;期待疗法中发生大出血或出血量虽少,但胎龄达孕 36 周以上,胎儿成熟度检查提示胎儿肺成熟者;胎龄未达孕 36 周,出现胎儿窘迫征象,或胎儿电子监护发现胎心异常者;出血量多。危及胎儿;胎儿已死亡或出现难以存活的畸形,如无脑儿。

2.剖宫产

剖宫产可在短时间内娩出胎儿,迅速结束分娩,对母儿相对安全,是处理前置胎盘的主要手段。剖宫产指征应包括:完全性前置胎盘,持续大量阴道流血;部分性和边缘性前置胎盘出血量较多,先露高浮,短时间内不能结束分娩;胎心异常。术前应积极纠正贫血、预防感染等,备血,做好处理产后出血和抢救新生的准备。

3.阴道分娩

边缘性前置胎盘、枕先露、阴道流血不多、无头盆不称和胎位异常,估计在短时间内能结束分娩者,可予试产。

五、护理

(一)护理评估

1.病史

除个人健康史外,在孕产史中尤其注意识别有无剖宫产术、人工流产术及子宫内膜炎等前置胎盘的易发因素。此外妊娠中特别是孕 28 周后,是否出现无痛性、无诱因、反复阴道流血症状,并详细记录具体经过及医疗处理情况。

2.身心状况

患者的一般情况与出血量的多少密切相关。大量出血时可见面色苍白、脉搏细速、血压下降等休克症状。孕妇及其家属可因突然阴道流血而感到恐惧或焦虑,既担心孕妇的健康,更担心胎儿的安危,可能显得恐慌、紧张、手足无措。

3.诊断检查

(1)产科检查:子宫大小与停经月份一致,胎儿方位清楚,先露高浮,胎心可以正常,也可因孕妇失血过多致胎心异常或消失。前置胎盘位于子宫下段前壁时,可于耻骨联合上方听见胎盘血管杂音。临产后检查,宫缩为阵发性,间歇期子宫肌肉可以完全放松。

(2)超声波检查:B超断层相可清楚看到子宫壁、胎头、宫颈和胎盘的位置,胎盘定位准确率达95%以上,可反复检查,是目前最安全、有效的首选检查方法。

(3)阴道检查:目前一般不主张应用。只有在近临产期出血不多时,终止妊娠前为排除其他出血原因或明确诊断决定分娩方式前考虑采用。要求阴道检查操作必须在输血、输液和做好手术准备的情况下方可进行。怀疑前置胎盘的个案,切忌肛查。

(4)术后检查胎盘及胎膜:胎盘的前置部分可见陈旧血块附着呈黑紫色或暗红色,如这些改变位于胎盘的边缘,而且胎膜破口处距胎盘边缘<7 cm,则为部分性前置胎盘。如行剖宫产术,术中可直接了解胎盘附着的部分并确立诊断。

(二)护理诊断

1.潜在并发症

出血性休克。

2.有感染的危险

其与前置胎盘剥离面靠近子宫颈口、细菌易经阴道上行感染有关。

(三)预期目标

(1)接受期待疗法的孕妇血红蛋白不再继续下降,胎龄可达或更接近足月。

(2)产妇产后未发生产后出血或产后感染。

(四)护理措施

根据病情须立即接受终止妊娠的孕妇,立即安排孕妇去枕侧卧位,开放静脉,配血,做好输血准备。在抢救休克的同时,按腹部手术患者的护理进行术前准备,并做好母儿生命体征监护及抢救准备工作。接受期待疗法的孕妇的护理措施如下。

1.保证休息

减少刺激孕妇需住院观察,绝对卧床休息,尤以左侧卧位为佳,并定时间断吸氧,每天3次,每次1小时,以提高胎儿血氧供应。此外,还需避免各种刺激,以减少出血可能。医护人员进行腹部检查时动作要轻柔,禁做阴道检查和肛查。

2.纠正贫血

除采取口服硫酸亚铁、输血等措施外,还应加强饮食营养指导,建议孕妇多食高蛋白及含铁丰富的食物,如动物肝脏、绿叶蔬菜和豆类等,一方面有助于纠正贫血,另一方面还可以增强机体抵抗力,同时也促进胎儿发育。

3.监测生命体征

及时发现病情变化严密观察并记录孕妇生命体征,阴道流血的量、色,流血事件及一般状况,检测胎儿宫内状态。按医嘱及时完成实验室检查项目,并交叉配血备用。发现异常及时报告医师并配合处理。

4.预防产后出血和感染

(1)产妇回病房休息时严密观察产妇的生命体征及阴道流血情况,发现异常及时报告医师处理,以防止或减少产后出血。

(2)及时更换会阴垫,以保持会阴部清洁、干燥。

(3)胎儿分娩后,及早使用宫缩剂,以预防产后大出血;对新生儿严格按照高危儿处理。

5.健康教育

护士应加强对孕妇的管理和宣教。指导围孕期妇女避免吸烟、酗酒等不良行为,避免多次刮宫、引产或宫内感染,防止多产,减少子宫内膜损伤或子宫内膜炎。对妊娠期出血,无论量多少均应就医,做到及时诊断、正确处理。

(五)护理评价

(1)接受期待疗法的孕妇胎龄接近(或达到)足月时终止妊娠。

(2)产妇产后未出现产后出血和感染。

(鲍庆玲)

第六节　胎　盘　早　剥

妊娠 20 周以后或分娩期正常位置的胎盘在胎儿娩出前部分或全部从子宫壁剥离,称为胎盘早剥(placental abruption)。胎盘早剥是妊娠晚期严重并发症,具有起病急、发展快特点,若处理不及时可危及母儿生命。胎盘早剥的发病率:国外为 1‰~2‰,国内为 0.46‰~2.10‰。

一、病因

胎盘早剥确切的原因及发病机制尚不清楚,可能与下述因素有关。

(一)孕妇血管病变

孕妇患严重妊娠期高血压疾病、慢性高血压、慢性肾脏疾病或全身血管病变时,胎盘早剥的发生率增高。妊娠合并上述疾病时,底蜕膜螺旋小动脉痉挛或硬化,引起远端毛细血管变性坏死甚至破裂出血,血液流至底蜕膜层与胎盘之间形成胎盘后血肿。致使胎盘与子宫壁分离。

(二)机械性因素

外伤尤其是腹部直接受到撞击或挤压;脐带过短(<30 cm)或脐带围绕颈、绕体相对过短时,分娩过程中胎儿下降牵拉脐带造成胎盘剥离;羊膜穿刺时刺破前壁胎盘附着处,血管破裂出血引起胎盘剥离。

(三)宫腔内压力骤减

双胎妊娠分娩时,第一胎儿娩出过速;羊水过多时,人工破膜后羊水流出过快,均可使宫腔内压力骤减,子宫骤然收缩,胎盘与子宫壁发生错位剥离。

(四)子宫静脉压突然升高

妊娠晚期或临产后,孕妇长时间仰卧位,巨大妊娠子宫压迫下腔静脉,回心血量减少,血压下降。此时子宫静脉淤血、静脉压增高、蜕膜静脉床淤血或破裂,形成胎盘后血肿,导致部分或全部胎盘剥离。

(五)其他一些高危因素

如高龄孕妇、吸烟、可卡因滥用、孕妇代谢异常、孕妇有血栓形成倾向、子宫肌瘤(尤其是胎盘附着部位肌瘤)等与胎盘早剥发生有关。有胎盘早剥史的孕妇再次发生胎盘早剥的危险性比无胎盘早剥史者高 10 倍。

二、分类及病理变化

胎盘早剥主要病理改变是底蜕膜出血并形成血肿,使胎盘从附着处分离。按病理类型,胎盘早剥可分为显性、隐性及混合性 3 种(图 9-3)。若底蜕膜出血量少,出血很快停止,多无明显的临床表现,仅在产后检查胎盘时发现胎盘母体面有凝血块及压迹。若底蜕膜继续出血,形成胎盘后血肿,胎盘剥离面随之扩大,血液冲开胎盘边缘并沿胎膜与子宫壁之间经过颈管向外流出,称为显性剥离(revealed abruption)或外出血。若胎盘边缘仍附着于子宫壁或由于胎先露部固定于骨盆入口,使血液积聚于胎盘与子宫壁之间,称为隐性剥离(concealed abruption)或内出血。由于子宫内有妊娠产物存在,子宫肌不能有效收缩,以压迫破裂的血窦而止血,血液不能外流,胎盘后血肿越积越大,子宫底随之升高。当出血达到一定程度时,血液终会冲开胎盘边缘及胎膜外流,称为混合型出血(mixed bleeding)。偶有出血穿破胎膜溢入羊水中成为血性羊水。

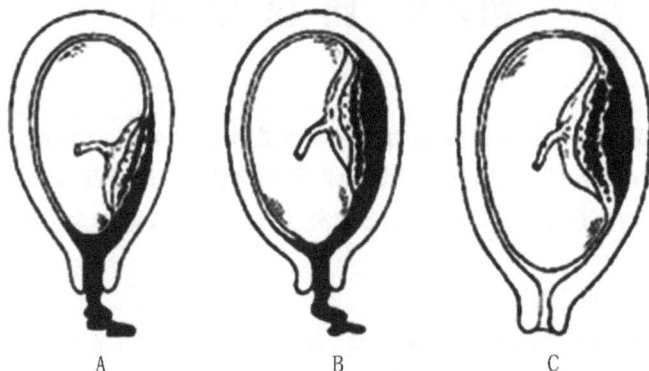

图 9-3 胎盘早剥类型
A.显性剥离;B.隐性剥离;C.混合性剥离

胎盘早剥发生内出血时,血液积聚于胎盘与子宫壁之间,随着胎盘后血肿压力的增加,血液浸入子宫肌层,引起肌纤维分离、断裂甚至变性,当血液渗透至子宫浆膜层时,子宫表面现紫蓝色淤斑,称为子宫胎盘卒中,又称为库弗莱尔子。有时血液还可渗入输卵管系膜、卵巢生发上皮下、阔韧带内。子宫肌层由于血液浸润、收缩力减弱,造成产后出血。

严重的胎盘早剥可以引发一系列病理生理改变。从剥离处的胎盘绒毛和蜕膜中释放大量组织凝血活酶,进入母体血循环,激活凝血系统,导致弥散性血管内凝血(DIC),肺、肾等脏器的毛细血管内微血栓形成,造成脏器缺血和功能障碍。胎盘早剥持续时间越长,促凝物质不断进入母血,激活纤维蛋白溶解系统,产生大量的纤维蛋白原降解产物(FDP),引起继发性纤溶亢进。发生胎盘早剥后,消耗大量凝血因子,并产生高浓度 FDP,最终导致凝血功能障碍。

三、临床表现

根据病情严重程度,Sher 将胎盘早剥分为 3 度。

(一)Ⅰ度

Ⅰ度多见于分娩期,胎盘剥离面积小,患者常无腹痛或腹痛轻微,贫血体征不明显。腹部检查见子宫软,大小与妊娠周数相符,胎位清楚,胎心率正常。产后检查见胎盘母体面有凝血块及压迹即可诊断。

(二)Ⅱ度

胎盘剥离面为胎盘面积 1/3 左右。主要症状为突然发生持续性腹痛、腰酸或腰背痛,疼痛程度与胎盘后积血量成正比。无阴道流血或流血量不多,贫血程度与阴道流血量不相符。腹部检查见子宫大于妊娠周数,子宫底随胎盘后血肿增大而升高。胎盘附着处压痛明显(胎盘位于后壁则不明显),宫缩有间歇,胎位可扪及,胎儿存活。

(三)Ⅲ度

胎盘剥离面超过胎盘面积 1/2。临床表现较Ⅱ度重。患者可出现恶心、呕吐、面色苍白、四肢湿冷、脉搏细数、血压下降等休克症状,且休克程度大多与阴道流血量不成正比。腹部检查见子宫硬如板状,宫缩间歇时不能松弛,胎位扪不清,胎心消失。

四、处理原则

纠正休克、及时终止妊娠是处理胎盘早剥的原则。患者入院时,情况危重、处于休克状态,应积极补充血容量,及时输入新鲜血液,尽快改善患者状况。胎盘早剥一旦确诊,必须及时终止妊娠。终止妊娠的方法根据胎次、早剥的严重程度、胎儿宫内状况及宫口开大等情况而定。此外,对并发症如凝血功能障碍、产后出血和急性肾衰竭等进行紧急处理。

五、护理

(一)护理评估

1.病史

孕妇在妊娠晚期或临产时突然发生腹部剧痛,有急性贫血或休克现象,应引起高度重视。护士需结合有无妊娠期高血压疾病或高血压病史、胎盘早剥史、慢性肾炎史、仰卧位低血压综合征史及外伤史,进行全面评估。

2.身心状况

胎盘早剥孕妇发生内出血时,严重者常表现为急性贫血和休克症状,而无阴道流血或有少量阴道流血。因此对胎盘早剥孕妇除进行阴道流血的量、色评估外,应重点评估腹痛的程度、性质,孕妇的生命体征和一般情况,以及时、准确地了解孕妇的身体状况。胎盘早剥孕妇入院时情况危急,孕妇及其家属常常感到高度紧张和恐惧。

3.诊断检查

(1)产科检查:通过四步触诊判断胎方位、胎心情况、宫高变化、腹部压痛范围和程度等。

(2)B超检查:正常胎盘 B超图像应紧贴子宫体部后壁、前壁或侧壁,若胎盘与子宫体之间有血肿时,在胎盘后方出现液性低回声区,暗区常不止一个,并见胎盘增厚。若胎盘后血肿较大时,能见到胎盘胎儿面凸向羊膜腔,甚至能使子宫内的胎儿偏向对侧。若血液渗入羊水中,见羊水回声增强、增多,系羊水混浊所致。当胎盘边缘已与子宫壁分离,未形成胎盘后血肿,则见不到上述图像,故 B超检查诊断胎盘早剥有一定的局限性。重型胎盘早剥时常伴胎心、胎动消失。

(3)实验室检查:主要了解患者贫血程度及凝血功能。重型胎盘早剥患者应检查肾功能与二氧化碳结合力。若并发 DIC 时进行筛选试验血小板计数、凝血酶原时间、纤维蛋白原测定),结果可疑者可做纤溶确诊试验(凝血酶时间、优球蛋白溶解时间、血浆鱼精蛋白副凝时间)。

(二)可能的护理诊断

1.潜在并发症

弥散性血管内凝血。

2.恐惧

此与胎盘早剥引起的起病急、进展快,危及母儿生命有关。

3.预感性悲哀

此与死产、切除子宫有关。

(三)预期目标

(1)孕妇出血性休克症状得到控制。

(2)患者未出现凝血功能障碍、产后出血和急性肾衰竭等并发症。

(四)护理措施

胎盘早剥是一种妊娠晚期严重危及母儿生命的并发症,积极预防非常重要。护士应使孕妇接受产前检查,预防和及时治疗妊娠期高血压疾病、慢性高血压、慢性肾病等;妊娠晚期避免仰卧位及腹部外伤;施行外倒转术时动作要轻柔;处理羊水过多和双胎者时,避免子宫腔压力下降过快等。对于已诊断为胎盘早剥的患者,护理措施如下。

1.纠正休克

改善患者的一般情况护士应迅速开放静脉,积极补充其血容量,及时输入新鲜输血。既能补充血容量,又可补充凝血因子。同时密切监测胎儿状态。

2.严密观察病情变化

及时发现并发症凝血功能障碍表现为皮下、黏膜或注射部位出血,子宫出血不凝,有时有尿血、咯血及呕血等现象;急性肾衰竭可表现为尿少或无尿。护士应高度重视上述症状,一旦发现,及时报告医师并配合处理。

3.为终止妊娠做好准备

一旦确诊,应及时终止妊娠,以孕妇病情轻重、胎儿宫内状况、产程进展、胎产式等具体状态决定分娩方式,护士需为此做好相应准备。

4.预防产后出血

胎盘早剥的产妇胎儿娩出后易发生产后出血,因此分娩后应及时给予宫缩剂,并配合按摩子宫,必要时按医嘱做切除子宫的术前准备。未发生出血者,产后仍应加强生命体征观察,预防晚期产后出血的发生。

5.产褥期的处理

患者在产褥期应注意加强营养,纠正贫血。更换消毒会阴垫,保持会阴清洁,预防感染。根据孕妇身体情况给予母乳指导。死产者及时给予退乳措施,可在分娩后 24 小时内尽早服用大剂量雌激素,同时紧束双乳,少进汤类;水煎生麦芽当茶饮;针刺足临泣、悬钟等穴位等。

(五)护理评价

(1)母亲分娩顺利,婴儿平安出生。

(2)患者未出现并发症。

(裴 丹)

第七节 胎膜早破

胎膜早破(premature rupture of membranes,PROM)是指在临产前胎膜自然破裂。它是常见的分娩期并发症,妊娠满 37 周的发生率为 10%,妊娠不满 37 周的发生率为 2.0%～

3.5%。胎膜早破可引起早产及围生儿死亡率增加,亦可导致孕产妇宫内感染率和产褥期感染率增加。

一、病因

一般认为胎膜早破与以下因素有关,常为多因素所致。

(一)上行感染

上行感染可由生殖道病原微生物上行感染,引起胎膜炎,使胎膜局部张力下降而破裂。

(二)羊膜腔压力增高

羊膜腔压力增高常见于多胎妊娠、羊水过多等。

(三)胎膜受力不均

胎先露高浮、头盆不称、胎位异常可使胎膜受压不均导致破裂。

(四)营养因素

缺乏维生素 C、锌及铜,可使胎膜张力下降而破裂。

(五)宫颈内口松弛

宫颈内口松弛常因手术创伤或先天性宫颈组织薄弱,宫颈内口松弛,胎膜进入扩张的宫颈或阴道内,导致感染或受力不均,而使胎膜破裂。

(六)细胞因子

IL-1、IL-6、IL-8、TNF-α 升高,可激活溶酶体酶,破坏羊膜组织,导致胎膜早破。

二、临床表现

(一)症状

孕妇突感有较多液体自阴道流出,有时可混有胎脂及胎粪,无腹痛等其他产兆,当咳嗽、打喷嚏等腹压增加时,羊水可少量间断性排出。

(二)体征

肛诊或阴检时,触不到羊膜囊,上推胎儿先露部可见到羊水流出。如伴羊膜腔感染时,可有臭味,并伴有发热、母儿心率增快、子宫压痛,以及白细胞计数增多、C 反应蛋白升高。

三、对母儿的影响

(一)对母亲的影响

胎膜早破后,生殖道病原微生物易上行感染,通常感染程度与破膜时间有关。羊膜腔感染易发生产后出血。

(二)对胎儿的影响

胎膜早破经常诱发早产,早产儿易发生呼吸窘迫综合征。羊膜腔感染时,可引起新生儿吸入性肺炎,严重者发生败血症、颅内感染等。脐带受压、脐带脱垂时可致胎儿窘迫。胎膜早破发生的孕周越小,胎肺发育不良发生率越高,围生儿死亡率越高。

四、处理原则

预防感染和脐带脱垂,如有感染、胎窘征象,及时行剖宫产终止妊娠。

五、护理

(一)护理评估

1.病史

询问病史,了解是否有发生胎膜早破的病因,确定具体的胎膜早破的时间、妊娠周数,是否有宫缩、见红等产兆,是否出现感染征象,是否出现胎窘现象。

2.身心状况

观察孕妇阴道流液的色、质、量,是否有气味。孕妇常可能因为不了解胎膜早破的原因,而对不可自控的阴道流液形成恐慌,可能担心自身与胎儿的安危。

3.辅助检查

(1)阴道流液的 pH 测定:正常阴道液 pH 为 4.5~5.5,羊水 pH 为 7.0~7.5。若 pH>6.5,提示胎膜早破,准确率 90%。

(2)肛查或阴道窥阴器检查:肛查时未触到羊膜囊,上推胎儿先露部,有羊水流出。阴道窥阴器检查时见液体自宫口流出或可见阴道后穹窿有较多混有胎脂和胎粪的液体。

(3)阴道液涂片检查:阴道液置于载玻片上,干燥后镜检可见羊齿植物叶状结晶为羊水,准确率 95%。

(4)羊膜镜检查:可直视胎先露部,看不到前羊膜囊,即可诊断。

(5)胎儿纤维结合蛋白(fetal fibronectin,fFN)测定:fFN 是胎膜分泌的细胞外基质蛋白。当宫颈及阴道分泌物内 fFN 含量>0.05 mg/L 时,胎膜抗张能力下降,易发生胎膜早破。

(6)超声检查:羊水量减少可协助诊断,但不可确诊。

(二)护理诊断

(1)有感染的危险:与胎膜破裂后,生殖道病原微生物上行感染有关。

(2)知识缺乏:缺乏预防和处理胎膜早破的知识。

(3)有胎儿受伤的危险:与脐带脱垂、早产儿肺部发育不成熟有关。

(三)护理目标

(1)孕妇无感染征象发生。

(2)孕妇了解胎膜早破的知识如突然发生胎膜早破,能够及时进行初步应对。

(3)胎儿无并发症发生。

(四)护理措施

1.预防脐带脱垂的护理

胎膜早破并胎先露未衔接的孕妇绝对卧床休息,多采用左侧卧位,注意抬高臀部防止脐带脱垂造成胎儿宫内窘迫。注意监测胎心变化,进行肛查或阴检时,确定有无隐性脐带脱垂,一旦发生,立即通知医师,并于数分钟内结束分娩。

2.预防感染

保持床单位清洁。使用无菌的会阴垫于外阴处,勤于更换,保持清洁干燥,防止上行感染。更换会阴垫时观察羊水的色、质、量、气味等。嘱孕妇保持外阴清洁,每天对其会阴擦洗 2 次。同时观察产妇的生命体征,血生化指标,了解是否存在感染征象。按医嘱一般破膜,大于 12 小时给了抗生素防止感染。

3.监测胎儿宫内情况

密切观察胎心率的变化,嘱孕妇自测胎动。如有混有胎粪的羊水流出,即为胎儿宫内缺氧的表现,应及时予以吸氧,左侧卧位,并根据医嘱做好相应的护理。

若胎膜早破孕周小于 35 周者。根据医嘱予地塞米松促进胎肺成熟。若孕周＜37 周并已临产,或孕周＞37 周。胎膜早破＞12 小时后仍未临产者,可根据医嘱尽快结束分娩。

4.健康教育

孕期时为孕妇讲解胎膜早破的定义与原因,并强调孕期卫生保健的重要性。指导孕妇,如出现胎膜早破现象,无须恐慌,应立即平卧,及时就诊。孕晚期禁止性交,避免腹部碰撞或增加腹压。指导孕期补充足量的维生素和锌、铜等微量元素。如宫颈内口松弛者,应多卧床休息,并遵医嘱根据需要于孕 14～16 周时行宫颈环扎术。

（裴　丹）

第八节　胎儿窘迫

胎儿窘迫是指孕妇、胎儿和胎盘等各种原因引起的胎儿宫内缺氧,影响胎儿健康甚至危及生命。胎儿窘迫是一种综合征,主要发生在临产过程,也可发生在妊娠后期。发生在临产过程者,可以是妊娠后期的延续和加重。

一、病因

胎儿窘迫的病因涉及多方面,可归纳为三大类。

(一)母体因素

妊娠妇女患有高血压疾病、慢性肾炎、妊娠高血压综合征、重度贫血、心脏病、肺源性心脏病、高热、吸烟、产前出血性疾病和创伤、急产或子宫不协调性收缩、缩宫素使用不当、产程延长、子宫过度膨胀及胎膜早破等;或者产妇长期仰卧位,镇静药、麻醉药使用不当等。

(二)胎儿因素

胎儿心血管系统功能障碍、胎儿畸形,如严重的先天性心血管疾病、母婴血型不合引起的胎儿溶血、胎儿贫血及胎儿宫内感染等。

(三)脐带、胎盘因素

脐带因素有长度异常、缠绕、打结、扭转、狭窄、血肿和帆状附着;胎盘因素有植入异常、形状异常、发育障碍和循环障碍等。

二、病理生理

胎儿窘迫的基本病理生理变化是缺血、缺氧引起的一系列变化。缺氧早期或者一过性缺氧时。机体主要通过减少胎盘和自身耗氧量代偿,胎儿则通过减少对肾与下肢血供等方式来保证心脑血流量,不产生严重的代偿障碍及器官损害。缺氧严重则可引起严重的并发症。缺氧初期通过自主神经反射兴奋交感神经,使肾上腺儿茶酚胺及皮质醇分泌增多,引起血压上升及心率加快。此时,胎儿的大脑、肾上腺、心脏及胎盘血流增加,而肾、肺和消化系统等血流减少,出现羊水减少、胎儿发育迟缓等。若缺氧继续加重,则转为兴奋迷走神经,血管扩张,有效循环血量减少,主要器官的功能由于血流不能保证而受损,于是胎心率减慢。缺氧继续发展下去可引起严重的器官功能损害,尤其可以引起缺血缺氧性脑病甚至胎死宫内。此过程基本是低氧血症至缺氧,然后至代谢性酸中毒,主要表现为胎动减少、羊水少、胎心监护基线变异差和出现晚期减速,甚至呼吸抑制。由于缺氧时肠蠕动加快,肛门括约肌松弛引起胎粪排出。此过程可以形成恶性循环,更加重母体及胎儿的危险。不同原因引起的胎儿窘迫表现过程可以不完全一致,所以应加强监护、积极评价、及时发现高危征象并积极处理。

三、临床表现

胎儿窘迫的主要表现为胎心音改变、胎动异常及羊水胎粪污染或羊水过少,严重者胎动消失。根据其临床表现,胎儿窘迫可以分为急性胎儿窘迫和慢性胎儿窘迫。急性胎儿窘迫多发生在分娩期,主要表现为胎心加快或减慢;CST 或者 OCT 等出现频繁的晚期减速或变异减速;羊水胎粪污染和胎儿头皮血 pH 下降,出现酸中毒。羊水胎粪污染可以分为三度:Ⅰ度羊水呈浅绿色;Ⅱ度羊水呈黄绿色,浑浊;Ⅲ度羊水呈棕黄色,稠厚。慢性胎儿窘迫发生在妊娠末期,常延续至临产并加重,主要表现为胎动减少或消失、NST 基线平直、胎儿发育受限、胎盘功能减退和羊水胎粪污染等。

四、处理原则

急性胎儿窘迫者,应积极寻找原因并给予及时纠正。若宫颈未完全扩张、胎儿窘迫情况不严重者,给予吸氧,嘱产妇左侧卧位,若胎心率变为正常,可继续观察;若宫口开全、胎先露部已达坐骨棘平面以下3 cm者,应尽快助产经阴道娩出胎儿;若因缩宫素使宫缩过强造成胎心率减慢者。应立即停止使用,继续观察,病情紧迫或经上述处理无效者立即剖宫产结束分娩。慢性胎儿窘迫者,应根据妊娠周、胎儿成熟度和窘迫程度决定处理方案。首先,应指导妊娠妇女采取左侧卧位,间断吸氧,积极治疗各种并发症或并发症,密切监护病情变化。若无法改善,则应在促使胎儿成熟后迅速终止妊娠。

五、护理评估

(一)健康史

了解妊娠妇女的年龄、生育史和内科疾病史,如高血压疾病、慢性肾炎和心脏病等;本次妊娠经过,如妊娠高血压综合征、胎膜早破和子宫过度膨胀(如羊水过多和多胎妊娠);分娩经过,如产程延长(特别是第二产程延长)、缩宫素使用不当。了解有无胎儿畸形、胎盘功能的情况。

(二)身心状况

胎儿窘迫时,妊娠妇女自感胎动增加或停止。在窘迫的早期可表现为胎动过频(每 24 小时＞20 次);若缺氧未纠正或加重,则胎动转弱且次数减少,进而消失。胎儿轻微或慢性缺氧时,胎心率加快(＞160 次/分);若长时间或严重缺氧。则会使胎心率减慢。若胎心率＜100 次/分则提示胎儿危险。胎儿窘迫时主要评估羊水量和性状。

孕产妇夫妇因为胎儿的生命遭遇危险而产生焦虑,对需要手术结束分娩产生犹豫、无助感。对于胎儿不幸死亡的孕产妇夫妇,其感情上受到强烈的创伤,通常会经历否认、愤怒、抑郁和接受的过程。

(三)辅助检查

1.胎盘功能检查

出现胎儿窘迫的妊娠妇女一般 24 小时尿 E_3 值急骤减少 30%~40%,或于妊娠末期连续多次测定在每 24 小时 10 mg 以下。

2.胎心监测

胎动时胎心率加速不明显,基线变异率<3 次/分,出现晚期减速、变异减速等。

3.胎儿头皮血血气分析

pH<7.20。

六、护理诊断/诊断问题

(一)气体交换受损(胎儿)

其与胎盘子宫的血流改变、血流中断(脐带受压)或血流速度减慢(子宫-胎盘功能不良)有关。

(二)焦虑

其与胎儿宫内窘迫有关。

(三)预期性悲哀

其与胎儿可能死亡有关。

七、预期目标

(1)胎儿情况改善,胎心率在 120~160 次/分。

(2)妊娠妇女能运用有效的应对机制控制焦虑。

(3)产妇能够接受胎儿死亡的现实。

八、护理措施

(1)妊娠妇女左侧卧位,间断吸氧。严密监测胎心变化,一般每 15 分钟听 1 次胎心或进行胎心监护,注意胎心变化。

(2)为手术者做好术前准备,如宫口开全、胎先露部已达坐骨棘平面以下 3 cm 者,应尽快阴道助产娩出胎儿。

(3)做好新生儿抢救和复苏的准备。

(4)心理护理:①向孕产妇提供相关信息,包括医疗措施的目的、操作过程、预期结果及孕产妇需做的配合;将真实情况告知孕产妇,有助于其减轻焦虑,也可帮助产妇面对现实。必要时,陪伴产妇,对产妇的疑虑给予适当的解释。②对于胎儿不幸死亡的父母亲,护理人员可安排一个远离其他婴儿和产妇的单人房间,陪伴他们或安排家人陪伴他们,勿让其独处;鼓励其诉说悲伤,接纳其哭泣及抑郁的情绪,陪伴在旁提供支持及关怀;若他们愿意,护理人员可让他们看看死婴并同意他们为死产婴儿做一些事情,包括沐浴、更衣、命名、拍照或举行丧礼,但事先应向他们描述死婴的情况,使之有心理准备。解除"否认"的态度而进入下一个阶段,提供足印卡、床头卡等作为纪念,帮助他们使用适合自己的压力应对技巧和方法。

九、结果评价

(1)胎儿情况改善,胎心率在 120~160 次/分。

（2）妊娠妇女能运用有效的应对机制来控制焦虑,叙述心理和生理上的感受。

（3）产妇能够接受胎儿死亡的现实。

（裴　丹）

第九节　脐带异常

脐带异常是胎儿窘迫的首位因素,脐带是子宫-胎盘-胎儿联系的纽带,正常脐带长度是30～70 cm(平均为55 cm),是血、氧供应及代谢交换的转运站。

一、病因

如果脐带的结构或位置异常,可因母儿血液循环障碍,造成胎儿宫内缺氧而窘迫,严重者可导致胎儿死亡。

二、临床表现

脐带异常可分为形态异常、生长异常、位置异常及脐带附着异常。形态异常如脐带扭转、打结、缠绕(绕颈、绕躯干、绕四肢),生长异常如脐带过长、过短、单脐动脉,位置异常如脐带先露、脐带脱垂。

(一)脐带缠绕

脐带围绕胎儿颈部、四肢或躯干者,称脐带缠绕是最为常见的脐带异常,其中以脐带绕颈最为多见。脐带缠绕对胎儿的危害主要是缠绕过紧时引起血氧交换循环障碍,而致胎儿缺氧,甚至窘迫或死亡。尤其在分娩过程中,胎头下降后脐带出现相对长度不足,拉紧脐带就会阻断血液循环,或引起胎先露入盆下降受阻、产程延长、胎盘早剥及子宫内翻等并发症。

(二)脐带扭转

脐带过度扭转发生于近胎儿脐轮部时,可使胎儿血运受阻。

(三)脐带打结

有脐带假结和真结两种。假结是由于脐静脉迂曲形似打结或脐血管较脐带长、血管在脐带中扭曲而引起,对胎儿没有危害。另一种是脐带真结,与胎儿活动有关,一般发生在怀孕中期,先是出现脐带绕体,后因胎儿穿过脐带套环而形成真结。如果真结处未拉紧则无症状,拉紧后就会阻断胎儿血液循环而引起宫内窒息或胎死宫内。

(四)脐带长度异常

脐带正常长度为30～70 cm,平均55 cm。脐带超过80 cm称为脐带过长,不足30 cm称为脐带过短。脐带过长易导致脐带缠绕、打结、脱垂、脐血管受压等并发症。脐带过短在妊娠期常无临床征象,临产后因脐带过短,引起胎儿下降受阻,产程延长或者是过度牵拉使脐带及血管过紧、破裂,胎儿血液循环受阻,胎心率失常致胎儿窘迫、胎盘早剥。

(五)单脐动脉

脐带血管中仅一条脐动脉、一条脐静脉称为单脐动脉,临床罕见,大多合并胎儿畸形或胎儿分娩过程中因脐带受压而突然死亡。

（六）脐带先露与脱垂

胎膜未破,脐带位于胎先露之前或一侧称脐带先露。胎膜已破,脐带位于胎先露与子宫下段之间称隐性脐带脱垂;脐带脱出子宫口外,降至阴道内,甚至露于外阴称脐带脱垂。胎先露与骨盆入口不衔接存在间隙(如胎先露异常、胎先露下降受阻、胎儿小、羊水过多、低置胎盘等)时可发生脐带脱垂。

（七）脐带附着异常

正常情况下脐带附着于胎盘的中央或侧方,如果脐带附着于胎盘之外的胎膜上,则脐血管裸露于宫腔内,称为脐带帆状附着,这种情况在双胞胎中较多见,单胎的发生率只有百分之一。如果帆状血管的位置在宫体较高处,对胎儿的影响很小,只有在分娩时牵拉脐带或者娩出胎盘时脐带附着处容易发生断裂,使产时出血的机会增高。如果帆状血管位于子宫下段或脐血管绕过子宫口,血管则容易受到压迫而发生血液循环阻断、血管破裂,对胎儿危害极大。

三、护理评估

（一）健康史

详细了解产前检查结果,有无羊水过多、胎儿过小、胎位异常、低置胎盘等。

（二）生理状况

1.症状

若脐带未受压可无明显症状,若脐带受压,产妇自觉胎动异常甚至消失。

2.体征

出现频繁的变异减速,上推胎先露部及抬高臀部后恢复,若胎儿缺氧严重可伴有胎心消失。胎膜已破者,阴道检查可在胎先露旁或其前方触及脐带,甚至脐带脱出于外阴。

3.辅助检查

(1)产科检查:在胎先露旁或其前方触及脐带,甚至脐带脱出于外阴。

(2)胎儿电子监护:伴有频繁的变异减速,甚至胎心音消失。

(3)B超检查:有助于明确诊断。

（三）心理-社会因素

评估孕产妇及家属有无焦虑、恐慌等心理问题,对脐带脱垂的认识程度及家庭支持度。

四、护理诊断

（一）有胎儿窒息的危险

其与脐带缠绕、受压、牵拉等导致胎儿缺氧等有关。

（二）焦虑

其与预感胎儿可能受到危害有关。

（三）知识缺乏

缺乏对脐带异常的认识。

五、护理措施

(1)脐带异常的判定:应告知孕妇密切注意宫缩、胎动等情况,特别是有胎位不正、骨盆异常、低置胎盘、胎儿过小等情况的孕妇,如果发现 12 小时内胎动数＜10 次,或逐日下降 50％而不能复原,说明胎儿宫内窘迫,应立即就诊。B 超检查结合电子监护观察胎心变化可以确诊大部分脐带异常的情况。如果经阴道检查在前羊膜囊内摸到搏动的、手指粗的索状物,其搏动频率与胎心率一致而与孕妇的脉率不一致,则可以诊断为脐带先露。此时胎心大多已有明显异常,出现胎动突然频繁增强、胎心率明显减速等。

(2)存在脐带异常的孕妇在分娩前一般不会出现特殊不适,但孕妇在得知有关胎儿的异常情况时,都会出现紧张、担心等心理负担。应该及时、准确地将脐带异常相关知识告知孕妇,并注意安慰孕妇,避免因孕妇紧张焦虑等心理因素进一步影响胎儿。发现早期的脐带异常,如单纯的脐带过长、过短、缠绕、扭转等,如未引起宫内窘迫,应向孕妇讲明可以通过改变体位进行纠正。

(3)嘱孕妇注意卧床休息,一般以左侧卧位为主,床头抬高 15°,以缓解膨大子宫对下腔静脉压迫,以增加胎盘血供,改善胎盘循环,有时改变体位还能减少脐带受压。同时可根据情况给予低流量吸氧,通过胎儿电子监护仪观察胎儿宫内变化,并结合胎动计数,必要时行胎儿生物物理评分,能较早发现隐性胎儿宫内窘迫。

(4)如妊娠晚期,因脐带异常而不能继续妊娠时,应协助医师做好待产准备。对于临产的产妇,密切观察产程进展,根据医师要求做好阴道助产或剖宫产准备,对于脐带脱垂或宫内窘迫严重的胎儿应做好新生儿窒息抢救准备。

(鲍庆玲)

第十节 产力异常

一、疾病概要

产力是以子宫收缩力为主,子宫收缩力贯穿于分娩全过程。在分娩过程中,子宫收缩的节律性,对称性及极性不正常或强度、频率发生改变时,称子宫收缩力异常,简称产力异常。子宫收缩力异常临床上分为子宫收缩乏力和子宫收缩过强两类,每类又分为协调性子宫收缩和不协调收缩性子宫收缩,具体分类见(图 9-4)。

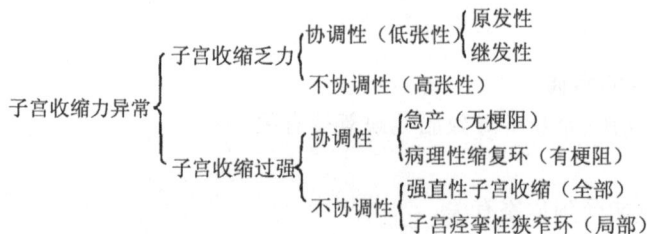

图 9-4 子宫收缩力异常的分类

二、子宫收缩乏力

(一)护理评估

1.病史

有头盆不称或胎位异常;胎儿先露部下降受阻;子宫壁过度伸展;多产妇子宫肌纤维变性;子

宫发育不良或畸形;产妇精神紧张及过度疲劳;内分泌失调产妇体内雌激素、缩宫素、前列腺素、乙酰胆碱等分泌不足;过多应用镇静剂或麻醉剂等因素。

2.身心状况

(1)宫缩乏力:有原发性和继发性两种。原发性宫缩乏力是指产程开始就出现宫缩乏力,宫口不能如期扩张,胎先露部不能如期下降,导致产程延长;继发性宫缩乏力是指产程开始子宫收缩正常,只是在产程较晚阶段(多在活跃期后期或第二产程),子宫收缩转弱,产程进展缓慢甚至停滞。

协调性宫缩乏力(低张性宫缩乏力):子宫收缩具有正常的节律性、对称性和极性,但收缩力弱,宫腔内压力低,表现为持续时间短,间歇期长且不规律,宫缩<2 次/10 分钟。此种宫缩乏力,多属继发性宫缩乏力。协调性宫缩乏力时由于宫腔内压力低,对胎儿影响不大。

不协调性宫缩乏力(高张性宫缩乏力):子宫收缩的极性倒置,宫缩的兴奋点不是起自两侧宫角部,而是来自子宫下段的一处或多处冲动,子宫收缩波由下向上扩散,收缩波小而不规律,频率高,节律不协调;宫腔内压力虽高,但宫缩时宫底部不强,而是子宫下段强,宫缩间歇期子宫壁也不完全松弛,表现为子宫收缩不协调,宫缩不能使宫口扩张,不能使胎先露部下降,属无效宫缩。

(2)产程延长:通过肛查或阴道检查,发现宫缩乏力导致异常(图9-5)。产程延长有以下 7 种。

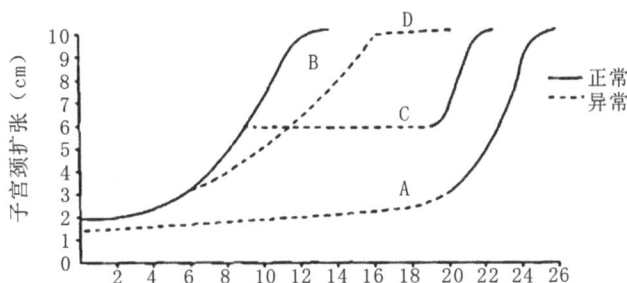

图 9-5　产程异常示意图
A.潜伏期延长;B.活跃期延长;C.活跃期停滞;D.第二产程延长

潜伏期延长:从临产规律宫缩开始至宫口扩张 4～6 cm 称潜伏期。初产妇潜伏期正常约需 8 小时,最大时限 20 小时。初产妇超过 20 小时。经产妇超过 14 小时称潜伏期延长。

活跃期延长:从宫口扩张 4～6 cm 开始至宫口开全称活跃期。初产妇活跃期正常约需 4 小时,最大时限 8 小时,超过 8 小时称活跃期延长。

活跃期停滞:进入活跃期后,宫口扩张无进展达 4/6 小时以上,称活跃期停滞。

第二产程延长:第二产程初产妇超过 3 小时,经产妇超过 2 小时尚未分娩,称第二产程延长。实施硬膜外麻醉镇痛者,可在此基础上延长 1 小时。

第二产程停滞:第二产程达 1 小时胎头下降无进展,称第二产程停滞。

胎头下降延缓:活跃期晚期至宫口扩张 9～10 cm,胎头下降速度每小时<1 cm,称胎头下降延缓。

胎头下降停滞:活跃期晚期胎头停留在原处不下降达 1 小时以上,称胎头下降停滞。

以上 7 种产程进展异常,可以单独存在,也可以合并存在。当总产程超过 24 小时称滞产。

(3)对产妇的影响:由于产程延长可出现疲乏无力,肠胀气,排尿困难等,影响子宫收缩,严重时可引起脱水,酸中毒,低钾血症;由于第二产程延长,可导致组织缺血,水肿,坏死,形成膀胱阴道瘘或尿道阴道瘘;胎膜早破,以及多次肛查或阴道检查增加感染机会;产后宫缩乏力影响胎盘剥离,娩出和子宫壁的血窦关闭,容易引起产后出血。

(4)对胎儿的影响:协调性宫缩乏力容易造成胎头在盆腔内旋转异常,使产程延长,增加手术产机会,对胎儿不利。不协调性宫缩乏力,不能使子宫壁完全放松,对子宫胎盘循环影响大,胎儿在子宫内缺氧,容易发生胎儿窘迫。胎膜早破易造成脐带受压或脱垂,造成胎儿窘迫甚至胎死宫内。

(二)护理诊断

1.疼痛

腹痛与不协调性子宫收缩有关。

2.有感染的危险

其与产程延长、胎膜破裂时间延长有关。

3.焦虑

其与担心自身和胎儿健康有关。

4.潜在并发症

胎儿窘迫,产后出血。

(三)护理目标

(1)疼痛减轻,焦虑减轻,情绪稳定。

(2)未发生软产道损伤、产后出血和胎儿缺氧。

(3)新生儿健康。

(四)护理措施

首先配合医师寻找原因,估计不能经阴道分娩者遵医嘱做好剖宫产术准备。或阴道分娩过程中应做好助产的准备。估计能经阴道分娩者应实施下列护理措施。

1.加强产时监护,改善产妇全身状况

加强产程观察,持续胎儿电子监护。第一产程应鼓励产妇多进食,必要时静脉补充营养;避免过多使用镇静药物,注意及时排空直肠和膀胱。

2.协助医师加强宫缩

(1)协调性宫缩乏力应实施下列措施。①人工破膜:宫口扩张 3 cm 或 3 cm 以上,无头盆不称,胎头已衔接者,可行人工破膜。②缩宫素静脉滴注:适用于协调性宫缩乏力,宫口扩张3 cm,胎心良好,胎位正常,头盆相称者。使用方法和注意事项如下:取缩宫素 2.5 U 加入生理盐水 500 mL 内,使每滴糖液含缩宫素 0.33 mU,从 4～5 滴/分即 12～15 mU/分,根据宫缩强弱进行调整,通常不超过 30～40 滴,维持宫缩为间歇时间 2～3 分钟,持续时间 40～60 秒。对于宫缩仍弱者,应考虑到酌情增加缩宫素剂量。在使用缩宫素时,必须有专人守护,严密观察,应注意观察产程进展,监测宫缩、听胎心率及测量血压。

(2)不协调性宫缩乏力应调节子宫收缩,恢复其极性。要点是:①给予强镇静剂哌替啶 100 mg,或地西泮 10 mg 静脉推注,不协调性宫缩多能恢复为协调性宫缩。②在宫缩恢复为协调性之前,严禁应用缩宫素。③若经处理,不协调性宫缩未能得到纠正,或伴有胎儿窘迫征象,或伴有头盆不称,均应行剖宫产术。④若不协调性宫缩已被控制,但宫缩仍弱时,可用协调性宫缩乏力时加强宫缩的各种方法处理。

3.预防产后出血及感染

破膜 12 小时以上应给予抗生素预防感染。当胎儿前肩娩出时,给予缩宫素 10～20 U 静脉滴注,使宫缩增强,促使胎盘剥离与娩出及子宫血窦关闭。

(五)护理教育

应对孕妇进行产前教育,使孕妇了解分娩是生理过程,增强其对分娩的信心。分娩前鼓励多进食,必要时静脉补充营养;避免过多使用镇静药物,注意检查有无头盆不称等,均是预防宫缩乏力的有效措施;注意及时排空直肠和膀胱,必要时可行温肥皂水灌肠及导尿。

三、子宫收缩过强

(一)护理评估

1.协调性子宫收缩过强(急产)

子宫收缩的节律性,对称性和极性均正常,仅子宫收缩力过强、过频。若产道无阻力,宫口迅速开全,分娩在短时间内结束,总产程不足 3 小时,称急产。经产妇多见。

对产妇及胎儿新生儿的影响:宫缩过强过频,产程过快,可致初产妇宫颈、阴道、会阴撕裂伤;接产时来不及消毒可致产褥感染;胎儿娩出后子宫肌纤维缩复不良,易发生胎盘滞留或产后出血;宫缩过强,过频影响子宫胎盘血液循环,胎儿在宫内缺氧,易发生胎儿窘迫,新生儿窒息甚至死亡;胎儿娩出过快,胎头在产道内受到的压力突然解除,可致新生儿颅内出血;接产时来不及消毒,新生儿易发生感染;若坠地可致骨折、外伤。

2.不协调性子宫收缩过强

由于分娩发生梗阻或不适当地应用缩宫素,粗暴地进行阴道内操作或胎盘早剥血液浸润子宫肌层等因素造成。引起宫颈内口以上部分的子宫肌层出现强直性痉挛性收缩,宫缩间歇期短或无间歇。产妇烦躁不安,持续性腹痛,拒按。胎位触不清,胎心听不清。有时可出现病理缩复环,血尿等先兆子宫破裂征象。子宫壁局部肌肉呈痉挛性不协调性收缩形成的环状狭窄,持续不放松,称子宫痉挛性狭窄环。狭窄环可发生在宫颈,宫体的任何部分,多在子宫上下段交界处,也可在胎体某一狭窄部,以胎颈,胎腰处常见。

(二)护理措施

(1)有急产史的孕妇,在预产期前 1~2 周不应外出远走,以免发生意外,有条件应提前住院待产。临产后不应灌肠,提前做好接产及抢救新生儿窒息的准备。胎儿娩出时,勿使产妇向下屏气。若急产来不及消毒及新生儿坠地者,新生儿应肌内注射维生素 K$_1$ 10 mg 预防颅内出血,并尽早肌内注射精制破伤风抗毒素 1 500 U。产后仔细检查软产道,若有撕裂应及时缝合。若属未消毒的接产,应给予抗生素预防感染。

(2)确诊为强直性宫缩,应及时给予宫缩抑制剂,如 25% 硫酸镁 20 mL 加入 5% 葡萄糖液 20 mL 内缓慢静脉推注(不少于 5 分钟)。若属梗阻性原因,应立即行剖宫产术。若仍不能缓解强直性宫缩,应行剖宫产术。

(3)子宫痉挛性狭窄环,应认真寻找导致子宫痉挛性狭窄环的原因,及时纠正,停止一切刺激,如禁止阴道内操作,停用缩宫素等。若无胎儿窘迫征象,给予镇静剂,也可给予宫缩抑制剂,一般可消除异常宫缩。

(4)经上述处理,子宫痉挛性狭窄环不能缓解,宫口未开全,胎先露部高,或伴有胎儿窘迫征象,均应立即行剖宫产术。若胎死宫内,宫口已开全,可行乙醚麻醉,经阴道分娩。

(鲍庆玲)

第十一节 产道异常

产道是胎儿经阴道娩出时必经的通道,包括骨产道及软产道。产道异常可使胎儿娩出受阻,临床上以骨产道异常多见。

一、骨产道异常

(一)疾病概要

骨盆是产道的主要构成部分,其大小和形状与分娩的难易有直接关系。骨盆结构形态异常,或径线较正常为短,称为骨盆狭窄。

1.骨盆入口平面狭窄

我国妇女状况常见有单纯性扁平骨盆和佝偻病性扁平骨盆两种类型。狭窄分级见表9-2。

表9-2 骨盆入口狭窄分级

分级	狭窄程度	分娩方式选择
1级临界性狭窄(临床常见)	骶耻外径 18.0 cm	绝大多数可经阴道分娩
	入口前后径 10.0 cm	
2级相对狭窄(临床常见)	骶耻外径 16.5～17.5 cm	需经试产后才能决定可否阴道分娩
	入口前后径 8.5～9.5 cm	
3级绝对狭窄	骶耻外径≤16.0 cm	必须剖宫产结束分娩
	入口前后径≤8.0 cm	

2.中骨盆及出口平面狭窄

我国妇女状况常见有漏斗骨盆和横径狭窄骨盆两种类型。狭窄分级见表9-3。

表9-3 中骨盆及出口狭窄分级

分级	狭窄程度	分娩方式选择
1级临界性狭窄	坐骨棘间径 10.0 cm	根据头盆适应情况考虑可否经阴道分娩
	坐骨结节间径 7.5 cm	
2级相对狭窄	坐骨棘间径 8.5～9.5 cm	不宜试产,考虑助产或剖宫产结束分娩
	坐骨结节间径 6.0～7.0 cm	
3级绝对狭窄	坐骨棘间径≤8.0 cm	
	坐骨结节间径≤5.5 cm	

3.骨盆三个平面狭窄

骨盆三个平面狭窄称为均小骨盆。骨盆形状正常,但骨盆入口、中骨盆及出口平面均狭窄,各径线均小于正常值2 cm或以上,多见于身材矮小、体型匀称妇女。

4.畸形骨盆

畸形骨盆见于小儿麻痹后遗症、先天性畸形、长期缺钙、外伤及脊柱与骨盆关节结核病等。骨盆变形,左右不对称,骨盆失去正常形态称畸形骨盆。

(二)护理评估

1.病史

询问孕妇幼年有无佝偻病、脊髓灰质炎、脊柱和髋关节结核及外伤史。对经产妇,应了解既往有无难产史及其发生原因,新生儿有无产伤等。

2.身心状态

(1)骨盆入口平面狭窄的临床表现。①胎头衔接受阻:若入口狭窄时,即使已经临产而胎头仍未入盆,经检查胎头跨耻征阳性。胎位异常如臀先露,颜面位或肩先露的发生率是正常骨盆的3倍。②临床表现为潜伏期及活跃期早期延长:若已临产,根据骨盆狭窄程度,产力强弱,胎儿大小及胎位情况不同,临床表现也不尽相同。

(2)中骨盆平面狭窄的临床表现。①胎头能正常衔接:潜伏期及活跃期早期进展顺利。当胎头下降达中骨盆时,由于内旋转受阻,胎头双顶径被阻于中骨盆狭窄部位之上,常出现持续性枕横位或枕后位。同时出现继发性宫缩乏力,活跃期后期及第二产程延长甚至第二产程停滞。②中骨盆狭窄的临床表现:当胎头受阻于中骨盆时,有一定可塑性的胎头开始变形,颅骨重叠,胎头受压,使软组织水肿,产瘤较大,严重时可发生脑组织损伤,颅内出血及胎儿宫内窘迫。若中骨盆狭窄程度严重,宫缩又较强,可发生先兆子宫破裂及子宫破裂,强行阴道助产,可导致严重软产道裂伤及新生儿产伤。

(3)骨盆出口平面狭窄的临床表现:骨盆出口平面狭窄与中骨盆平面狭窄常同时存在。若单纯骨盆出口平面狭窄者,第一产程进展顺利,胎头达盆底受阻,胎头双顶径不能通过出口横径。强行阴道助产,可导致软产道,骨盆底肌肉及会阴严重损伤。

3.检查

(1)一般检查:测量身高,孕妇身高145 cm应警惕均小骨盆。观察孕妇体型,步态有无跛足,有无脊柱及髋关节畸形,米氏菱形窝是否对称,有无尖腹及悬垂腹等。

(2)腹部检查。①腹部形态:观察腹型,尺测子宫长度及腹围,预测胎儿体重,判断能否通过骨产道。②胎位异常:骨盆入口狭窄往往因头盆不称,胎头不易入盆导致胎位异常,如臀先露、肩先露。③估计头盆关系:正常情况下,部分初孕妇在预产期前2周,经产妇于临产后,胎头应入盆。如已临产,胎头仍未入盆,则应充分估计头盆关系。检查头盆是否相称的具体方法:孕妇排空膀胱,仰卧,两腿伸直。检查者将手放在耻骨联合上方,将浮动的胎头向骨盆腔方向推压。若胎头低于耻骨联合前表面,表示胎头可以入盆,头盆相称,称胎头跨耻征阴性;若胎头与耻骨联合前表面在同一平面,表示可疑头盆不称,称胎头跨耻征可疑阳性;若胎头高于耻骨联合前表面,表示头盆明显不称,称胎头跨耻征阳性。图9-6为头盆关系检查。

(3)骨盆测量。①骨盆外测量:骨盆外测量各径线<正常值2 cm或以上为均小骨盆。骶耻外径<18 cm为扁平骨盆。坐骨结节间径<8 cm,耻骨弓角度<90°,为漏斗骨盆。骨盆两侧径(以一侧髂前上棘至对侧髂后上棘间的距离)及同侧(从髂前上棘至同侧髂后上棘间的距离)直径相差>1 cm为偏斜骨盆。②骨盆内测量:骨盆外测量发现异常,应进行骨盆内测量。对角径<11.5 cm,骶岬突出为骨盆入口平面狭窄,属扁平骨盆。中骨盆平面狭窄及骨盆出口平面狭窄往往同时存在,应测量骶骨前面弯度,坐骨棘间径,坐骨切迹宽度。若坐骨棘间径<10 cm,坐骨

切迹宽度<2横指,为中骨盆平面狭窄。若坐骨结节间径<8 cm,应测量出口后矢状径及检查骶尾关节活动度,估计骨盆出口平面的狭窄程度。若坐骨结节间径与出口后矢状径之和<15 cm,为骨盆出口狭窄。图9-7为"对角径"测量法。

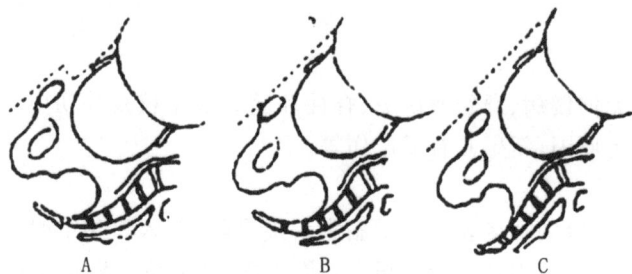

图9-6 头盆关系检查

A.头盆相称;B.头盆可能不称;C.头盆不称

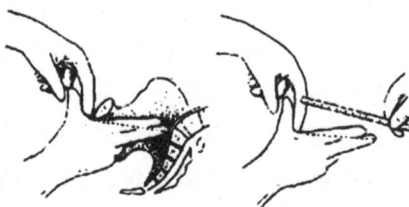

图9-7 "对角径"测量法

(三)护理诊断

1.恐惧

其与分娩结果未知及手术有关。

2.有新生儿受伤的危险

其与手术产有关。

3.有感染的危险

其与胎膜早破有关。

4.潜在并发症

失血性休克。

(四)护理目标

(1)产妇恐惧感减轻。

(2)孕产妇及新生儿未出现因护理不当引起并发症。

(五)护理措施

1.心理支持及一般护理

在分娩过程中,应安慰产妇,使其精神舒畅,信心倍增,保证营养及水分的摄入,必要时补液。还需注意产妇休息,要监测宫缩强弱,应勤听胎心,检查胎先露部下降及宫口扩张程度。

2.执行医嘱

(1)明确狭窄骨盆类别和程度,了解胎位,胎儿大小,胎心率,宫缩强弱,宫口扩张程度,破膜与否,结合年龄,产次,既往分娩史进行综合判断,决定分娩方式。

(2)骨盆入口平面狭窄在临产前或在分娩发动时有下列情况时实施剖宫产术。①明显头盆不称(绝对性骨盆狭窄):骶耻外径≤16.0 cm,骨盆入口前后径≤8.0 cm,胎头跨耻征阳性者。若胎儿死亡,如骨盆入口前后径<6.5 cm时,虽碎胎也不能娩出,必须剖宫。②轻度狭窄,同时具有下列情况者:胎儿大、胎位异常、高龄初产妇、重度妊高征及胎儿珍贵患者。③屡有难产史且无一胎儿存活者。

(3)试产:骨盆入口平面狭窄属轻度头盆不称(相对性骨盆狭窄):骶耻外径16.5～17.5 cm,骨盆入口前后径8.5～9.5 cm,胎头跨耻征可疑阳性。足月活胎体重<3 000 g,胎心率和产力正常,可在严密监护下进行试产。试产时应密切观察宫缩、胎心音及胎头下降情况,并注意产妇的营养和休息。如宫口渐开大,儿头渐下降入盆,即为试产成功,多能自产,必要时可用负压吸引或产钳助产。若宫缩良好,经2～4小时(视头盆不称的程度而定)胎头仍不下降、宫口扩张迟缓或停止扩张者,表明试产失败,应及时行剖宫产术结束分娩。若试产时出现子宫破裂先兆或胎心音有改变,应从速剖宫,并发宫缩乏力、胎膜早破及持续性枕后位者,也以剖宫为宜。如胎儿已死,则以穿颅为宜。

(4)中骨盆及骨盆出口平面狭窄的处理:中骨盆狭窄者,若宫口已开全,胎头双顶径下降至坐骨棘水平以下时,可采用手法或胎头吸引器将胎头位置转正,再行胎头吸引术或产钳术助产;若胎头双顶径阻滞在坐骨棘水平以上时,应行剖宫产术。

出口狭窄多伴有中骨盆狭窄。出口是骨产道最低部位,应慎重选择分娩方式。出口横径<7 cm时,应测后矢状径,即自出口横径的中心点至尾骨尖的距离。如横径与后矢状径之和>15 cm,儿头可通过,大都须作较大的会阴切开,以免发生深度会阴撕裂。如二者之和<15 cm,则胎头不能通过,需剖宫或穿颅。

(5)骨盆三个平面狭窄的处理:若估计胎儿不大,胎位正常,头盆相称,宫缩好,可以试产,通常可通过胎头变形和极度俯屈,以胎头最小径线通过骨盆腔,可能经阴道分娩。若胎儿较大,有明显头盆不称,胎儿不能通过产道,应尽早行剖宫产术。

(6)畸形骨盆的处理:根据畸形骨盆种类,狭窄程度,胎儿大小,产力等情况具体分析。若畸形严重,明显头盆不称者,应及时行剖宫产术。

3.其他

预防并发症及加强新生儿护理

二、软产道异常

软产道异常亦可引起难产,软产道包括子宫下段、宫颈、阴道及外阴。软产道异常所致的难产少见,容易被忽视。应于妊娠早期常规行双合诊检查,以了解外阴、阴道及宫颈情况,以及有无盆腔其他异常等,具有一定临床意义。

(一)外阴异常

有会阴坚韧、外阴水肿、外阴瘢痕等。

(二)阴道异常

有阴道横膈、阴道纵隔、阴道狭窄、阴道尖锐湿疣、阴道囊肿和肿瘤等。

(三)宫颈异常

有宫颈外口黏合、宫颈水肿、宫颈坚韧常见于高龄初产妇、宫颈瘢痕、宫颈癌、宫颈肌瘤、子宫畸形等。

(四)盆腔肿瘤

有子宫肌瘤或卵巢肿瘤等。

(吴占凤)

第十二节 胎 位 异 常

一、概要

胎位异常是造成难产的常见因素之一。最常见的异常胎位为臀位,占 3%~4%。本节仅介绍持续性枕后位、枕横位、臀先露、肩先露。

(一)持续性枕后位、枕横位

在分娩过程中,胎头以枕后位或枕横位衔接。在下降过程中,胎头枕部因强有力宫缩绝大多数能向前转,转成枕前位自然分娩。仅有 5%~10%胎头枕骨持续不能转向前方,直至分娩后期仍位于母体骨盆后方或侧方,致使分娩发生困难者,称持续性枕后位或持续性枕横位。国外报道发病率均为 5%左右。

(二)臀先露

臀先露是最常见的异常胎位,占妊娠足月分娩总数的 3%~4%,多见于经产妇。臀先露以骶骨为指示点,有骶左前、骶左横、骶左后、骶右前、骶右横、骶右后 6 种胎位。根据胎儿两下肢所取姿势,分为 3 类:单臀先露或腿直臀先露,最多见;完全臀先露或混合臀先露,较多见;不完全臀先露或足位,较少见。

(三)肩先露

胎体纵轴与母体纵轴相垂直为横产式。胎体横卧于骨盆入口之上,先露部为肩,称肩先露,又称横位,占妊娠足月分娩总数的 0.25%,是一种对母儿最不利的胎位。胎儿极小或死胎浸软极度折叠后才能自然娩出外,正常大小的足月胎儿不可能从阴道自产。根据胎头在母体左或右侧和胎儿肩胛朝向母体前或后方,有肩左前、肩左后、肩右前、肩右后 4 种胎位。

二、护理评估

(一)病史

骨盆形态、大小异常是发生持续性枕后位、枕横位的重要原因。胎头俯屈不良、子宫收缩乏力、头盆不称、前置胎盘、膀胱充盈、子宫下段宫颈肌瘤等均可影响胎头内旋转,形成持续性枕横位或枕后位。

肩先露与臀先露发生原因相似:①胎儿在宫腔内活动范围过大,如羊水过多、经产妇腹壁松弛及早产儿羊水相对过多,胎儿容易在宫腔内自由活动形成臀先露。②胎儿在宫腔内活动范围受限,如子宫畸形、胎儿畸形等。③胎头衔接受阻,如狭窄骨盆,前置胎盘易发生。

(二)身心状况与检查

1.持续性枕后位、枕横位

(1)表现:临产后胎头衔接较晚及俯屈不良,常导致协调性宫缩乏力及宫口扩张缓慢,产妇自觉肛门坠胀及排便感,致使宫口尚未开全时过早使用腹压。持续性枕后位常致活跃期晚期及第二产程延长。

(2)腹部检查:在宫底部触及胎臀,胎背偏向母体后方或侧方,在对侧明显触及胎儿肢体。若胎头已衔接,有时可在胎儿肢体侧耻骨联合上方扪到胎儿颏部。胎心在脐下一侧偏外方听得最响亮,枕后位时因胎背伸直,前胸贴近母体腹壁,胎心在胎儿肢体侧的胎胸部位也能听到。

(3)肛门检查或阴道检查:当肛查宫口部分扩张或开全时,若为枕后位,感到盆腔后部空虚,查明胎头矢状缝位于骨盆斜径上。前囟在骨盆右前方,后囟(枕部)在骨盆左后方则为枕左后位,反之为枕右后位。查明胎头矢状缝位于骨盆横径上,后囟在骨盆左侧方,则为枕左横位,反之为枕右横位。当出现胎头水肿,颅骨重叠,囟门触不清时,需行阴道检查借助胎儿耳郭及耳屏位置及方向判定胎位,若耳郭朝向骨盆后方,诊断为枕后位;若耳郭朝向骨盆侧方,诊断为枕横位。

(4)B超检查:根据胎头颜面及枕部位置,能准确探清胎头位置以明确诊断。

(5)危害:①对产妇的影响有胎位异常导致继发性宫缩乏力,使产程延长,常需手术助产,容易发生软产道损伤,增加产后出血及感染机会。若胎头长时间压迫软产道,可发生缺血坏死脱落,形成生殖道瘘。②对胎儿的影响有第二产程延长和手术助产机会增多,常出现胎儿窘迫和新生儿窒息,使围生儿死亡率增高。

2.臀先露

(1)表现:孕妇常感肋下有圆而硬的胎头。常致宫缩乏力,宫口扩张缓慢,产程延长。

(2)腹部检查:子宫呈纵椭圆形,胎体纵轴与母体纵轴一致。在宫底部可触到圆而硬,按压时有浮球感的胎头。若未衔接,在耻骨联合上方触到不规则,软而宽的胎臀,胎心在脐左(或右)上方听得最清楚。衔接后,胎臀位于耻骨联合之下,胎心听诊以脐下最明显。

(3)肛门检查及阴道检查肛门检查时,触及软而不规则的胎臀或触到胎足、胎膝(图 9-8、图 9-9)。

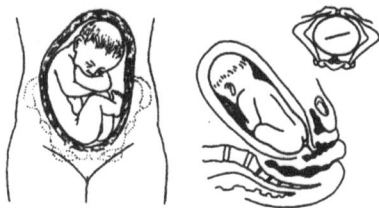

图 9-8　臀先露检查示意图

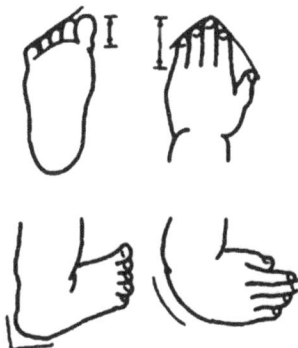

图 9-9　胎手与胎足的鉴别

（4）B超检查：可明确诊断，能准确探清臀先露类型及胎儿大小、胎头姿势等。

（5）危害：①对产妇的影响有容易发生胎膜早破或继发性宫缩乏力，使产后出血与产褥感染的机会增多，容易造成宫颈撕裂甚至延及子宫下段。②对胎儿及新生儿的影响有胎臀高低不平，对前羊膜囊压力不均匀，常致胎膜早破，发生脐带脱垂是头先露的10倍，脐带受压可到胎儿窘迫甚至死亡；胎膜早破，使早产儿及低体重儿增多。后出胎头牵出困难，常发生新生儿窒息、臂丛神经损伤及颅内出血。

3.肩先露

（1）表现：分娩初期，因先露部高，不能紧贴子宫下段及宫颈内口，缺乏直接刺激，容易发生宫缩乏力；由于先露部不能紧贴骨盆入口，致前后羊水沟通，当宫缩时，宫颈口处胎膜所承受的压力很大，胎肩对宫颈压力不均，容易发生胎膜破裂及脐带脱垂。破膜后羊水迅速外流，胎儿上肢或脐带容易脱出，导致胎儿窘迫甚至死亡。羊水流出后，胎体紧贴宫壁，宫缩转强，胎肩被挤入盆腔，胎臂可脱出于阴道口外，而胎头和胎体则被阻于骨盆入口之上，称为"忽略性横位。"此时由于羊水流失殆尽，子宫不断收缩，上段愈来愈厚，下段异常伸展变薄，出现"病理性缩复环"，可导致子宫破裂。由于失血、感染及水电解质发生紊乱等，可严重威胁产妇生命，多数胎儿因缺氧而死亡。有时破膜后，分娩受阻，子宫呈麻痹状态，产程延长，常并发严重宫腔感染。

（2）腹部检查：外形呈横椭圆形，子宫底部较低，耻骨联合上方空虚，在腹部一侧可触到大而硬的胎头，对侧为臀，胎心在脐周两旁最清晰。子宫呈横椭圆形，子宫长度低于妊娠周数，子宫横径宽。宫底部及耻骨联合上方较空虚，在母体腹部一侧触到胎头，另侧触到胎臀。肩前位时，胎背朝向母体腹壁，触之宽大平坦；肩后位时，胎儿肢体朝向母体腹壁，触及不规则的小肢体。胎心在脐周两侧最清楚。根据腹部检查多能确定胎位。

（3）肛门检查或阴道检查：在临产初期，先露部较高，不易触及，当宫口已扩开。由于先露部不能紧贴骨盆入口，致前后羊水沟通，当宫缩时，宫颈口处胎膜所承受的压力很大，易发生胎膜破裂及脐带或胎臂脱垂。胎膜未破者，因肩先露部浮动于骨盆入口上方，肛查不易触及胎先露部。若胎膜已破，宫口已扩张者，阴道检查可触到肩胛骨或肩峰，肋骨及腋窝。肩胛骨朝向母体前或后方，可决定肩前位或肩后位。例如，胎头在母体右侧，肩胛骨朝向后方，则为肩右后位。胎手若已脱出于阴道口外，可用握手法鉴别是胎儿左手或右手。

（4）B超检查：能准确探清肩先露，并能确定具体胎位。

三、护理诊断

（一）恐惧

其与分娩结果未知及手术有关。

（二）有新生儿受伤的危险

其与胎儿缺氧及手术产有关。

（三）有感染的危险

其与胎膜早破有关。

（四）潜在并发症

产后出血、子宫破裂、胎儿窘迫。

四、护理目标

（1）产妇恐惧感减轻，积极配合医护工作。

（2）孕产妇及新生儿未出现因护理不当引起并发症。

（3）产妇与家属对胎儿夭折能正确面对。

五、护理措施

（一）及早发现异常并纠正

妊娠期加强围生期保健，宣传产前检查，妊娠发现胎位异常者，配合医师进行纠正。28周以前臀位多能自行转成头位，可不予处理。30周以后仍为臀位者，应设法纠正。常用的矫正方法有以下几种。

1.胸膝卧位

让孕妇排空膀胱，松解裤带，做胸膝卧位姿势，每天2次，每次15分钟，使胎臀离开骨盆腔，有助于自然转正。为了方便进行早晚各做一次为宜，连做1周后复查。

2.激光照射或艾灸至阴穴

激光照射至阴穴，左右两侧各照射10分钟，每天1次，7次为1个疗程，有良好效果。也可用艾灸条，每天1次，每次15～20分钟，5次为1个疗程。1周后复查B超。

3.外转胎位术

现已少用。腹壁较松子宫壁不太敏感者，可试外倒转术，将臀位转为头位。倒转时切勿用力过猛，亦不宜勉强进行，以免造成胎盘早剥。倒转前后均应仔细听胎心音。

（二）执行医嘱，协助做好不同方式分娩的一切准备

1.持续性枕后位、枕横位

在骨盆无异常，胎儿不大时，可以试产。试产时应严密观察产程，注意胎头下降，宫口扩张程度，宫缩强弱及胎心有无改变。

第一产程。①潜伏期：需保证产妇充分营养与休息。若有情绪紧张，睡眠不好可给予哌替啶或地西泮。②活跃期宫口开大3～4cm，产程停滞排除头盆不称后可行人工破膜；若产力欠佳，静脉滴注缩宫素。在试产过程中，出现胎儿窘迫征象，应行剖宫产术结束分娩。

第二产程：若第二产程进展缓慢，初产妇已近2小时，经产妇已近1小时，应行阴道检查。当胎头双顶径已达坐骨棘平面或更低时，可先行徒手将胎头枕部转向前方；若转成枕前位有困难时，也可向后转成正枕后位，再以产钳助产。若以枕后位娩出时，需作较大的会阴后一斜切开。若胎头位置较高，疑有头盆不称，需行剖宫产术，中位产钳禁止使用。

第三产程：因产程延长，容易发生产后宫缩乏力，胎盘娩出后应立即静脉注射或肌内注射子宫收缩剂，以防发生产后出血。有软产道裂伤者，应及时修补。新生儿应重点监护。产后应给予抗生素预防感染。

2.臀先露

臀位分娩的关键在于胎头能否顺利娩出，胎头娩出的难易，和胎儿与骨盆的大小，以及宫颈是否完全扩张有直接关系。对疑有头盆不称、高龄初产妇及经产妇屡有难产史者，均应仔细检查骨盆及胎儿的大小，常规作B超以进一步判断胎儿大小，排除胎儿畸形。未发现异常者，可从阴道分娩，如有骨盆狭窄或相对头盆不称（估计胎儿体重≥3500g），或足先露、胎膜早破、胎儿宫内窘迫、脐带脱垂者，以剖宫取胎为宜。因此，应根据产妇年龄、胎产次、骨盆类型、胎儿大小、胎儿是否存活、臀先露类型及有无合并症，于临产初期做出正确判断，决定分娩方式。

（1）择期剖宫产的指征：狭窄骨盆，软产道异常，胎儿体重≥3500g，胎儿窘迫，高龄初产，有

难产史,不完全臀先露等,均应行剖宫产术结束分娩。

(2)决定经阴道分娩的处理。

第一产程:待产时应耐心等待,做好产妇的思想工作,以解除顾虑,产妇应侧卧,不宜站立走动,少做肛查,不灌肠,尽量避免胎膜破裂。勤听胎心音,一旦破膜,应立即听胎心。若胎心变慢或变快,应行肛查,必要时行阴道检查,了解有无脐带脱垂。若有脐带脱垂,胎心尚好,宫口未开全,为抢救胎儿,需立即行剖宫产术。若无脐带脱垂,可严密观察胎心及产程进展。若出现协调性宫缩乏力,应设法加强宫缩。

臀位接产的关键在于胎头的顺利娩出,而胎头的顺利娩出有赖于产道,特别是宫颈是否充分扩张。胎膜破裂后,当宫口开大4~5 cm时,胎臀或胎足出现于阴道口时,消毒外阴之后,用一消毒巾盖住,每次阵缩用手掌紧紧按住使之不能立即娩出,使用"堵"外阴方法。此法有利于后出胎头的顺利娩出。在"堵"的过程中,应每隔10~15分钟听胎心一次,并注意宫口是否开全。宫口已开全再堵易引起胎儿窘迫或子宫破裂。宫口近开全时,要做好接产和抢救新生儿窒息的准备。"堵"时用力要适当,忌用暴力,直到胎臀显露于阴道口,检查宫口确已开全为止。"堵"的时间一般需0.5~1.0小时,初产妇有时需堵2~3小时。

第二产程:臀位阴道分娩,有自然娩出、臀位助产及臀位牵引等3种方式。自然分娩系胎儿自行娩出;臀位助产系胎臀及胎足自行娩出后,胎肩及胎头由助产者牵出;臀位牵引系胎儿全部由助产者牵引娩出,为手术的一种,应有一定适应证。后者对胎儿威胁较大。接产前,应导尿排空膀胱。初产妇应作会阴切开术。3种分娩方式分述如下:①自然分娩。胎儿自然娩出,不作任何牵拉。极少见,仅见于经产妇,胎儿小,宫缩强,骨盆腔宽大者。②臀助产术。当胎臀自然娩出至脐部后,胎肩及后出胎头由接产者协助娩出。脐部娩出后,一般应在2~3分钟娩出胎头,最长不能超过8分钟。后出胎头娩出有主张用单叶产钳,效果佳。③臀牵引术。胎儿全部由接产者牵拉娩出,此种手术对胎儿损伤大,一般情况下应禁止使用。

第三产程:产程延长易并发子宫收缩乏力性出血。胎盘娩出后,应肌内注射缩宫素或麦角新碱,防止产后出血。行手术操作及有软产道损伤者,应及时检查并缝合,给予抗生素预防感染。

3.肩先露

妊娠期发现肩先露应及时矫正。可采用胸膝卧位,激光照射(或艾灸)至阴穴。上述矫正方法无效,应试行外转胎位术转成头先露,并包扎腹部以固定胎头。若行外转胎位术失败,应提前住院决定分娩方式。

分娩期应根据产妇年龄、胎产次、胎儿大小、骨盆有无狭窄、胎膜是否破裂、羊水留存量、宫缩强弱、宫颈口扩张程度、胎儿是否存活、有无并发感染及子宫先兆破裂等决定分娩方式。

(1)足月活胎,对于有骨盆狭窄、经产妇有难产史、初产妇横位估计经阴道分娩有困难者,应于临产前行择期剖宫产术结束分娩。

(2)初产妇,足月活胎,临产后应行剖宫产术。如是经产妇,宫缩不紧,胎膜未破,仍可试外倒转术,若外倒转失败,也可考虑剖宫产。

(3)破膜后,立即做阴道检查,了解宫颈口扩张情况、胎方位及有无脐带脱垂等。如胎心好,宫颈口扩张不大,特别是初产妇有脐带脱垂,估计短时期内不可能分娩者,应即剖宫取胎。如系经产妇,宫颈口已扩张至5 cm以上,胎膜破裂不久,可在全麻麻醉下试做内倒转术,使横位变为臀位,待宫口开全后再行臀位牵引术。如宫口已近开全或开全,倒转后即可作臀牵引。

(4)破膜时间过久,羊水流尽,子宫壁紧贴胎儿,胎儿存活,已形成忽略性横位时,应立即剖宫取胎。如胎儿已死,可在宫颈口开全后做断头术,出现先兆子宫破裂或子宫破裂征象,无论胎儿死活,均应立即行剖宫产术。如宫腔感染严重,应同时切除子宫。

(5)胎儿已死,无先兆子宫破裂征象,若宫口近开全,在全麻下行断头术或碎胎术。

(6)胎盘娩出后应常规检查阴道、宫颈及子宫下段有无裂伤,并及时做必要的处理。如有血尿,应放置导尿管,以防尿瘘形成。产后用抗生素预防感染。

(7)临时发现横位产及无条件就地处理者,可给哌替啶 100 mg 或氯丙嗪 50 mg,设法立即转院,途中尽量减少颠簸,以防子宫破裂。

（吴占凤）

第十章 儿科护理

第一节 小儿急性上呼吸道感染

一、定义

急性上呼吸道感染是小儿最常见的疾病,主要侵犯鼻咽和咽部,简称"上感"。

二、疾病相关知识

(一)流行病学

全年都可发病,以冬春季节及气候骤变时多见。而且,免疫力和年龄不同,反复感染的概率也不同,主要是空气飞沫传播。

(二)临床表现

(1)年长儿以呼吸系统症状为主,婴幼儿症状较重,以全身症状为主。

(2)局部症状:鼻塞、流涕、喷嚏、咽部不适、干咳或声音嘶哑。

(3)全身症状:发热、畏寒、头痛、咳嗽、乏力、食欲减退、睡眠不安;咽部充血。

(三)治疗

充分休息,对症治疗,控制感染,预防并发症。

(四)康复

经对症治疗后症状缓解,免疫力较短,多为1~2个月。

(五)预后

饮食精神如常者预后多良好;精神萎靡、多睡或烦躁不安、面色苍白者,应加警惕。

三、专科评估与观察要点

(一)发热

发热多为不规则热,持续时间不等。

(二)全身症状

头痛、畏寒、乏力、食欲缺乏;常伴有呕吐、腹痛、腹泻、烦躁不安,甚至高热惊厥。

(三)局部症状

局部症状主要是鼻咽部症状,如出现鼻塞、流涕、喷嚏、流泪、咽部不适、发痒、咽痛,亦可伴有声音嘶哑。

四、护理问题

(一)体温过高
体温过高与上呼吸道感染有关。

(二)舒适的改变
舒适的改变与咽痛、鼻塞等有关。

(三)活动无耐力
活动无耐力与全身症状有关。

五、护理措施

(一)一般护理
注意休息,减少活动。做好呼吸道隔离,保持室内空气新鲜,但应避免空气对流。

1.发热护理

发热期绝对卧床休息,保持皮肤清洁,每4小时测量体温一次并准确记录,如为超高热或高热惊厥史者须1~2小时测量一次,退热处置1小时后复测体温,并随时注意有无新的症状和体征出现,以防惊厥发生和体温骤降。

2.促进舒适

保持室温18~20 ℃,相对湿度50%~60%,以减少空气对呼吸道黏膜的刺激,保持口腔鼻孔周围的清洁,及时清除鼻腔及咽喉部分泌物,以免影响呼吸。

3.保证充足的营养和水分

给予富含营养、易消化的饮食,有呼吸困难者,应少食多餐,并供给充足水分。

(二)观察病情
(1)密切观察病情变化,注意体温、脉搏、呼吸、精神状态及咳嗽的性质。

(2)观察有无皮疹、恶心、呕吐、烦躁等,以早期发现某些传染病的前驱症状,及时进行隔离。

(3)观察咽部充血、水肿、化脓情况,在疑有咽后壁脓肿时,应及时报告医师,同时应警惕脓肿破溃后脓液流入气管引起窒息。

(4)对有可能发生惊厥的患儿应加强巡视,密切注意病情变化,床边放置床栏,以防患儿坠床,备好急救物品和药品。

(三)用药护理
(1)应用解热剂后应注意多饮水,以防止大量出汗引起虚脱。

(2)高热惊厥患儿给予镇静剂时,应观察止惊的效果及药物的不良反应。

(3)使用抗生素时,应注意有无变态反应的发生。

六、健康指导

(1)小儿的居室应宽敞、整洁、舒适、采光好,经常开窗通风,保持室内空气新鲜。

(2)指导家长合理喂养小儿,加强营养,及时添加辅食,保证摄入足量的蛋白质及维生素,保证营养均衡,纠正偏食。

(3)鼓励患儿多进行户外活动,多晒太阳,预防佝偻病的发生。加强锻炼,增强体质,提高呼吸系统的抵抗力与适应环境的能力。

(4)在呼吸道感染的高发季节,家长不宜带小儿去公共场所。

(5)在气候骤变时,应及时为小儿增减衣服,既要注意保暖,避免着凉。

七、护理结局评价

(1)患儿不适感减轻或无不适感。

(2)患儿体温维持在正常范围。

(王立军)

第二节 小儿急性支气管炎

急性支气管炎是小儿常见的一种呼吸道疾病。本病常继发于上呼吸道感染之后,也常为肺炎的早期表现。也有的是小儿急性传染病如麻疹、百日咳、伤寒、猩红热等疾病的早期症状或并发症。

急性支气管炎,由各种病毒和细菌或二者混合感染所引起。另外,小儿年龄小,体格弱,气温变化冷热不均,公共场所或居室空气污浊,都可诱发本病。

疾病开始时表现为上呼吸道感染症状,发热、流鼻涕、咳嗽,咳嗽逐渐加重并且有痰,起初是白色黏痰,几天后变为黄色脓痰。有的小儿嗓子呼噜呼噜作响,早晚咳嗽较重,经常因咳嗽将食物吐出。还常伴有头痛、食欲缺乏、疲乏无力、睡眠不安、腹泻等症状。

另外,有一种特殊型的支气管炎,称为急性毛细支气管炎也叫哮喘性支气管炎。主要表现为下呼吸道梗阻症状,似支气管哮喘样发作,患儿鼻翼翕动,呈喘憋状呼吸,很快出现呼吸困难,缺氧发绀。这种类型多见于2岁以内虚胖小儿,往往有湿疹或其他过敏史。

一、护理要点

(1)发热时要注意卧床休息,选用物理降温或药物降温。

(2)室内保持空气新鲜,适当通风换气,但避免对流风,以免患儿再次受凉。

(3)须经常协助患儿变换体位,轻轻拍打背部,使痰液易于排出。

二、注意事项

(1)急性支气管炎一般1周左右可治愈。有部分患儿咳嗽的时间要长些,逐渐会减轻、消失,适当的服些止咳剂即可。不过在患病的早期,对于痰多的患儿,不主张用止咳剂,以免影响排痰。痰稠咳重者可服用祛痰药。

(2)也有部分患儿发展为肺炎,就按护理肺炎患儿的方法精心护理。如果急性支气管炎发作时缺氧、发绀,必须住院治疗,若缺氧得不到及时纠正,会发生脑缺氧等并发症。其他最常见的并发症就是心力衰竭。

(3)对于哮喘重的患儿,请参考支气管哮喘的护理方法。在使用氨茶碱等缓解支气管痉挛的药物时,应在医师指导下用药,家长不可乱用。中药麻杏石甘汤或小青龙汤加减治疗急性支气管炎有一定效果,也可采取中西医结合治疗。

（王立军）

第三节　小儿心律失常

正常心律起源于窦房结,心激动按一定的频率、速度及顺序传导到结间传导束、房室束、左右束支及普肯耶纤维网而达心室肌。如心激动的频率、起搏点或传导不正常都可造成心律失常。

一、期前收缩

期前收缩是由心脏异位兴奋灶发放的冲动所引起,为小儿时期最常见的心律失常。异位起搏点可位于心房、房室交界或心室组织,分别引起房性、交界性及室性期前收缩,其中室性期前收缩为多见。

（一）病因

其常见于无器质性心脏病的小儿。可由疲劳、精神紧张、自主神经功能不稳定引起,但也可发生于病毒性心肌炎、先天性心脏病或风湿性心脏病。另外,拟交感胺类洋地黄、奎尼丁、锑剂中毒及缺氧、酸碱平衡失调、电解质紊乱(低血钾等)、心导管检查、心脏手术等均可引起期前收缩。健康学龄儿童1%～2%有期前收缩。

（二）症状

年长儿可诉述心悸、胸闷、不适。听诊可发现心律不齐,心搏提前,其后常有一定时间的代偿间歇,心音强弱也不一致。期前收缩常使脉律不齐,若期前收缩发生过早,可使脉搏短绌,期前收缩次数因人而异,且同一患儿在不同时期亦可有较大出入。某些患儿于运动后心率增快时期前收缩减少,但也有些反而增多,前者常提示无器质性心脏病,后者则可能同时有器质性心脏病存在。为了明确诊断,了解期前收缩的性质,必须做心电图检查。根据心电图上有无 P 波、P 波形态、P-R 的长短及 QRS 波的形态,来判断期前收缩属于何型。

1.房性期前收缩的心电图特征

(1)P 波提前,可与前一心动的 T 波重叠,形态与窦性 P 波稍有差异,但方向一致。

(2)P-R＞0.10 秒。

(3)期前收缩后的代偿间歇往往不完全。

(4)一般 P 波、QRS-T 正常,若不继以 QRS-T 波,称为阻滞性期前收缩;若继以畸形的 QRS-T 波,为心室差异传导所致。

2.交界性期前收缩的心电图特征

(1)QRS-T 波提前,形态、时限与正常窦性基本相同。

(2)期前收缩所产生的 QRS 波前或后有逆行 P 波,P-R＜0.10 秒,R-P＜0.20 秒,有时 P 波可与 QRS 波重叠,辨认不清。

(3)代偿间歇往往不完全。

3.室性期前收缩的心电图特征

(1)QRS波提前,形态异常、宽大、QRS波>0.10秒,T波与主波方向相反。

(2)QRS波前多无P波。

(3)代偿间歇完全。

(4)有时在同一导联出现形态不一、配对时间不等的室性期前收缩,称为多源性期前收缩。

(三)治疗

必须针对基本病因治疗原发病。一般认为若期前收缩次数不多、无自觉症状者可不必用药。若期前收缩次数>10次/分,有自觉症状,或在心电图上呈多源性者,则应予以治疗。可选用普罗帕酮(心律平)口服,每次5~7 mg/kg,每6~8小时1次。亦可服用β受体阻滞剂普萘洛尔(心得安)每天1 mg/kg,分2~3次;房性期前收缩若用之无效可改用洋地黄类。室性期前收缩必要时可每天应用苯妥英钠5~10 mg/kg,分3次口服;胺腆酮5~10 mg/kg,分3次口服;普鲁卡因胺50 mg/kg,分4次口服;或奎尼丁30 mg/kg,分4~5次口服。后者可引起心室内传导阻滞,需心电图随访,在住院观察下应用为妥。对洋地黄过量或低血钾引起者,除停用洋地黄外,应给予氯化钾口服或静脉滴注。

(四)预后

其预后取决于原发疾病。有些无器质性心脏病的患儿期前收缩可持续多年,不少患儿最后终于消失,个别患儿可发展为更严重的心律失常,如室性心动过速等。

二、阵发性心动过速

阵发性心动过速是异位心动过速的一种,按其发源部位分室上性(房性或房室结性)和室性两种,绝大多数病例属于室上性心动过速。

(一)室上性阵发性心动过速

室上性阵发性心动过速是由心房或房室交界处异位兴奋灶快速释放冲动所产生的一种心律失常。本病虽非常见,但属于对药物反应良好、可以完全治愈的儿科急症之一,若不及时治疗易致心力衰竭。本病可发生于任何年龄,容易反复发作,但初次发病以婴儿时期为多见,个别可发生于胎儿末期(由胎儿心电图证实)。

1.病因

其可在先天性心脏病、预激综合征、心肌炎、心内膜弹力纤维增生症等疾病基础上发生,但多数患儿无器质性心脏疾病。感染为常见的诱因,也可由疲劳、精神紧张、过度换气、心脏手术时和手术后、心导管检查等诱发。

2.临床表现

临床表现小儿常突然烦躁不安,面色青灰或灰白、皮肤湿冷、呼吸增快、脉搏细弱,常伴有干咳,有时呕吐,年长儿还可自诉心悸、心前区不适、头晕等。发作时心率突然增快,为160~300次/分,多数>200次/分,一次发作可持续数秒钟至数天。发作停止时心率突然减慢,恢复正常。此外,听诊时第一心音强度完全一致,发作时心率较固定而规则等均为本病的特征。发作持续超过24小时者,容易发生心力衰竭。若同时有感染存在,则可有发热、周围血常规白细胞增高等表现。

3.X线检查

X线检查取决于原来有无心脏器质性病变和心力衰竭,透视下见心脏搏动减弱。

4.心电图检查

心电图检查中 P 波形态异常,往往较正常时小,常与前一心动的 T 波重叠,以致无法辨认。如能见到 P 波,则 P-R 间期常为 0.08~0.13 秒。虽然根据 P 波和 P-R 间期长短可以区分房性或交界性,但临床上常有困难。QRS 波形态同窦性,发作时间持久者,可有暂时 ST 段及 T 波改变。部分患儿在发作间歇期可有预激综合征。

5.诊断

发作的突然起止提示这是心律失常,以往的发作史对诊断很有帮助。体格检查:心律绝对规律、匀齐,心音强度一致,心率往往超出一般窦性范围,再结合上述心电图特征,诊断不太困难,但需与窦性心动过速及室性心动过速鉴别。

6.治疗

其可先采用物理方法以提高迷走神经张力,如无效或当时有效但很快复发时,需用药物治疗。

(1)物理方法:①冰水毛巾敷面法。对新生儿和小婴儿效果较好。用毛巾在 4~5 ℃水中浸湿后,敷在患儿面部,可强烈兴奋迷走神经,每次 10~15 秒。如 1 次无效,可隔 3~5 分钟再用,一般不超过 3 次。②压迫颈动脉窦法。在甲状软骨水平扪得右侧颈动脉搏动后,用大拇指向颈椎方向压迫,以按摩为主,每次时间不超过 10 秒,一旦转律,便停止压迫,如无效,可用同法再试压左侧,但禁忌两侧同时压迫。③以压舌板或手指刺激患儿咽部使之产生恶心、呕吐。

(2)药物治疗:①洋地黄类药物。对病情较重,发作持续 24 小时以上,有心力衰竭表现者,宜首选洋地黄类药物。此药能增强迷走神经张力,减慢房室交界处传导,使室上性阵发性心动过速转为窦性心律,并能增强心肌收缩力,控制心力衰竭,室性心动过速或洋地黄引起室上性心动过速禁用此药。低钾、心肌炎、室上性阵发性心动过速伴房室传导阻滞或肾功能减退者慎用,常用制剂有地高辛口服、静脉注射或毛花苷 C 静脉注射,一般采用快速饱和法。②β 受体阻滞剂。可试用普萘洛尔,小儿静脉注射剂量为每次 0.05~0.15 mg/kg,以 5% 葡萄糖溶液稀释后缓慢推注,不少于 10 分钟,必要时每 6~8 小时重复 1 次。重度房室传导阻滞,伴有哮喘症及心力衰竭者禁用。③维拉帕米(异搏定)即戊胺安。此药为选择性钙通道阻滞剂,抑制 Ca^{2+} 进入细胞内,疗效显著。不良反应为血压下降,并能加重房室传导阻滞。剂量:每次 0.1 mg/kg,静脉滴注或缓注,每分钟不超过 1 mg。④普罗帕酮。有明显延长传导作用,能抑制旁路传导。剂量为每次 1~3 mg/kg,溶于 10 mL 葡萄糖液中,静脉缓注 10~15 分钟;无效者可于 20 分钟后重复 1~2 次;有效时可改为口服维持,剂量同治疗期前收缩。⑤奎尼丁或普鲁卡因胺。此两药能延长心房肌的不应期和降低异位起搏点的自律性,恢复窦性节律。奎尼丁口服剂量开始为每天 30 mg/kg,分 4~5 次,每 2~3 小时口服 1 次,转律后改用维持量;普鲁卡因胺口服剂量为每天 50 mg/kg,分 4~6 次服;肌内注射用量每次 6 mg/kg,每 6 小时 1 次,至心动过速停止或出现中毒反应为止。

(3)其他:对个别药物疗效不佳者可考虑用直流电同步电击转复心律,或经静脉插入起搏导管至右心房行超速抑制治疗。近年来对发作频繁、药物难以满意控制的室上性阵发性心动过速采用射频消融治疗取得成功。

7.预防

发作终止后可口服地高辛维持量 1 个月,如有复发,则于发作控制后再服 1 个月。奎尼丁对预激综合征患者预防复发的效果较好,可持续用半年至 1 年,也可用普萘洛尔口服。

（二）室性心动过速

凡有连续 3 次或 3 次以上的室性期前收缩发生时，临床上称为室性心动过速，小儿时期较少见。

1.病因

室性心动过速可由心脏手术、心导管检查、严重心肌炎、先天性心脏病、感染、缺氧、电解质紊乱等原因引起，但不少病例的病因不易确定。

2.临床表现

临床表现与室上性阵发性心动过速相似，唯症状较严重。小儿烦躁不安、苍白、呼吸急促；年长儿可诉心悸、心前区痛，严重病例可有晕厥、休克、充血性心力衰竭等。发作短暂者血流动力学的改变较轻，发作持续 24 小时以上者则可发生显著的血流动力学改变，且很少有自动恢复的可能。体检发现心率增快，常＞150 次/分，节律整齐，心音可有强弱不等现象。

3.心电图检查

心电图中心室率常在 150～250 次/分。R-R 间期可略有变异，QRS 波畸形，时限增宽（0.10 秒），P 波与 QRS 波之间无固定关系，心房率较心室率缓慢，有时可见到室性融合波或心室夺获现象。

4.诊断

心电图是诊断室性心动过速的重要手段，但有时与室上性心动过速伴心室差异传导的鉴别比较困难，必须结合病史、体检、心电图特点、对治疗的反应等仔细加以区别。

5.治疗

药物治疗可应用利多卡因 0.5～1.0 mg/kg 静脉滴注或缓慢推注，必要时可每 10～30 分钟重复，总量不超过 5 mg/kg。此药能控制心动过速，但作用时间很短，剂量过大能引起惊厥、传导阻滞等毒性反应，少数患者对此药有过敏现象。普鲁卡因胺静脉滴也有效，剂量 1.4 mg/kg，以 5％葡萄糖稀释成 1％溶液，在心电图监测下以每分钟 0.5～1 mg/kg 速度滴入，如出现心率明显改变或 QRS 波增宽，应停药；此药不良反应较利多卡因大，可引起低血压，抑制心肌收缩力。美西律口服，每次 100～150 mg，每 8 小时 1 次，对某些利多卡因无效者可能有效；若无心力衰竭存在禁用洋地黄类药物。对病情危重、药物治疗无效者，可应用直流电同步电击转复心律。个别患者采用射频消融治疗获得痊愈。

6.预后

本病的预后比室上性阵发性心动过速严重。同时有心脏病存在者病死率可达 50％以上，原无心脏病者也可发展为心室颤动，甚至死亡，所以必须及时诊断，予以适当处理。

三、房室传导阻滞

心脏的传导系统包括窦房结、结间束（前、中、后束）、房室结、房室束、左右束支及普肯耶纤维。心脏的传导阻滞可发生在传导系统的任何部位，当阻滞发生于窦房结与房室结之间，便称为房室传导阻滞。阻滞可以是部分性的（一度或二度），也可能为完全性的（三度）。

（一）一度房室传导阻滞

其在小儿中比较常见。大都由急性风湿性心肌炎引起，但也可发生于发热、心肌炎、肾炎、先天性心脏病患儿，以及个别正常小儿，在应用洋地黄时也能延长 P-R 间期。由希氏束心电图证实阻滞可发生于心房、房室交界或希氏束，其中以房室交界阻滞者最常见。一度房室传导阻滞本身对血流动力学并无不良影响，临床听诊除第一心音较低钝外，无其他特殊体征，诊断主要通过心电图检查,心电图表现为 P-R 间期延长,但小儿 P-R 间期正常值随年龄、心率不同而不同,必须加以注意。部分正常小儿静卧后在 P-R 间期延长,直立或运动后可使 P-R 间期缩短至正常,此种情况说明 P-R 间期延长与迷走神经的张力过高有关。一度房室传导阻滞应着重病因治疗,其本身无须治疗,预后较好,部分可发展为更严重的房室传导阻滞。

(二)二度房室传导阻滞

二度房室传导阻滞时窦房结的冲动不能全部传到心室,因而造成不同程度的漏搏。

1.病因

产生原因有风湿性心脏病,各种原因引起的心肌炎、严重缺氧、心脏手术后及先天性心脏病(尤其是大动脉错位)等。

2.临床表现及分型

临床表现取决于基本心脏病变,以及由传导阻滞而引起的血流动力学改变。当心室率过缓时可引起胸闷、心悸,甚至产生眩晕和昏厥。听诊时除原有心脏疾病所产生的改变外,尚可发现心律不齐、脱漏搏动。心电图改变可分为两种类型。①第 Ⅰ 型(文氏型):R-R 间期逐步延长,终于 P 波后不出现 QRS 波;在 P-R 间期延长的同时,R-R 间期往往逐步缩短,而且脱落的前、后两个 P 波的距离,小于最短的 P-R 间期的两倍。②第 Ⅱ 型(莫氏 Ⅱ 型):此型 P-R 间期固定不变,但心室搏动呈规律地脱漏,而且常伴有 QRS 波增宽。近年来,通过希氏束心电图的研究发现第 Ⅰ 型比第 Ⅱ 型为常见,但第 Ⅱ 型的预后比较严重,容易发展为完全性房室传导阻滞,导致阿-斯综合征。

3.治疗

二度房室传导阻滞的治疗应针对原发疾病。当心室律过缓,心脏搏出量减少时可用阿托品、异丙肾上腺素治疗。病情轻者可以口服,后者舌下含用,情况严重时则以静脉输药为宜,有时甚至需要安装起搏器。

4.预后

预后与心脏的基本病变有关。由心肌炎引起者最后多完全恢复;当阻滞位于房室束远端,有 QRS 波增宽者预后较严重,可能发展为完全性房室传导阻滞。

(三)三度房室传导阻滞

又称完全性房室传导阻滞,小儿较少见。完全性房室传导阻滞时心房与心室各自独立活动,彼此无关,此时心室率比心房率慢。

1.病因

病因可分为获得性和先天性两种。获得性者以心脏手术后引起的最为常见,尤其是发生于大型室间隔缺损,法洛四联症、主动脉瓣狭窄等心脏病的手术后;其次则为心肌炎,如病毒性或白喉引起的心肌炎;此外,新生儿低血钙与酸中毒也可引起暂时性三度房室传导阻滞。先天性房室传导阻滞中约有 50% 患儿的心脏无形态学改变,部分患儿合并先天性心脏病或心内膜弹力纤维增生症等。

2.临床表现

临床表现不一,部分小儿并无主诉,获得性者和伴有先天性心脏病者病情较重。患儿因心搏出量减少而自觉乏力、眩晕、活动时气短。最严重的表现为阿-斯综合征发作,小儿检查时脉率缓慢而规则,婴儿<80 次/分,儿童<60 次/分,运动后仅有轻度或中度增加;脉搏多有力,颈静脉可有显著搏动,此搏动与心室收缩无关;第一心音强弱不一,有时可闻及第三心音或第四心音;绝大

多数患儿心底部可听到Ⅰ～Ⅱ级喷射性杂音,为心脏每次搏出量增加引起的半月瓣相对狭窄所致。由于经过房室瓣的血量也增加,所以可闻及舒张中期杂音。可有心力衰竭及其他先天性、获得性心脏病的体征。在不伴有其他心脏疾病的三度房室传导阻滞患儿中,X线检查可发现60%有心脏增大。

3.诊断

心电图是重要的诊断方法。由于心房与心室都以其本身的节律活动,所以P波与QRS波之间彼此无关。心房率较心室率快,R-R间期基本规则。心室波形有两种形式:①QRS波的形态、时限正常,表示阻滞在房室束之上,以先天性者居多数。②QRS波有切迹,时限延长,说明起搏点在心室内或者伴有束支传导阻滞,常为外科手术所引起。

4.治疗

凡有低心排血量症状或阿-斯综合征表现者需进行治疗。少数患者无症状,心室率又不太缓慢,可以不必治疗,但需随访观察。纠正缺氧与酸中毒可改善传导功能。由心肌炎或手术暂时性损伤引起者,肾上腺皮质激素可消除局部水肿,恢复传导功能。起搏点位于希氏束近端者,应用阿托品可使心率增快。人工心脏起搏器是一种有效的治疗方法,可分为临时性与永久性两种。对急性获得性三度房室传导阻滞者临时性起搏效果很好;对三度房室传导阻滞持续存在,并有阿-斯综合征发作者需应用埋藏式永久性心脏起搏器。有心力衰竭者,尤其是应用人工心脏起搏器后尚有心力衰竭者,需继续应用洋地黄制剂。

5.预后

非手术引起的获得性者,可能完全恢复,手术引起者预后较差。先天性三度房室传导阻滞,尤其是不伴有其他先天性心脏病者,则预后较好。

四、心律失常的护理

(一)护理评估

1.健康史

(1)了解既往史,对患者情绪、心慌气急、头晕等表现进行评估。

(2)应注意评估可能存在的诱发心律失常的因素:如情绪激动、紧张、疲劳、消化不良、饱餐、用力过猛、洋地黄、奎尼丁、普鲁卡因胺、麻醉药等毒性作用及低血钾、心脏手术或心导管检查。

2.身体状况

(1)主要表现:①窦性心律失常。窦性心动过速患者可无症状或有心悸感;窦性心动过缓,心率过慢时可引起头晕、乏力、胸痛等。②期前收缩。患者可无症状,亦可有心悸或心跳暂停感,尤其频发室早可致心悸不适、胸闷、乏力、头晕,甚至晕厥,室早持续时间过长,可因此诱发或加重心绞痛、心力衰竭。③异位性心动过速。室上性阵发性心动过速在器质性心脏病的患者,大多有心悸、胸闷、乏力,而心脏病患者发作时可出现头晕、黑蒙、晕厥、血压下降、心力衰竭。室性阵发性心动过速发作时多有晕厥、呼吸困难、低血压,甚至晕厥、抽搐、心绞痛等。④心房颤动。多有心悸、胸闷、乏力,严重者发生心力衰竭、休克、晕厥及心绞痛发作。⑤心室颤动。室颤一旦发生,患者立即出现阿-斯综合征,表现为意识丧失、抽搐、心跳呼吸停止。

(2)症状、体征。护士应重点检查脉搏频率及节律是否正常,结合心脏听诊可发现:①期前收缩时心律不规则,期前收缩后有较长的代偿间歇,第一心音增强,第二心音减弱,桡动脉触诊有脉搏缺如。②室上性阵发性心动过速心律规则,第一心音强度一致;室性阵发性心动过速心律可略不规则,第一心音强度不一致。③心房颤动时心音强弱不等、心律绝对不规则、脉搏短绌、脉率＜心率。④心室颤动患者神志丧失、大动脉摸不到搏动,继以呼吸停止、瞳孔散大、发绀。⑤一度房室传导阻滞,听诊时第一心音减弱;二度Ⅰ型者听诊有心搏脱漏,二度Ⅱ听诊心律可慢而整齐或不齐;三度房室传导阻滞时,听诊心律慢而不规则,第一心音强弱不等,收缩压增高,脉压增宽。

3.社会-心理因素

患者可由于心律失常引起的胸闷、乏力、心悸等而紧张不安。期前收缩患者易过于注意自己脉搏,思虑过度;房颤患者可因血栓脱落导致栓塞,使患者致残而忧伤、焦虑;心动过速发作时病情重,患者有恐惧感;严重房室传导阻滞患者不能自理生活,需使用人工起搏器者对手术及自我护理缺乏认识,因而情绪低落、信心不足。

(二)护理诊断与合作性问题

1.心排血量减少

患者出现心慌、呼吸困难、血压下降,这与严重心律失常有关。

2.焦虑

患者因发生心绞痛、晕厥、抽搐而产生情绪紧张、恐惧感,其与严重心律失常致心跳不规则、与停跳感有关。

3.活动无耐力

此与心律失常导致心排血量减少有关。

4.并发症

并发症有晕厥、心绞痛,与严重心律失常导致心排血量降低,脑和心肌血供减少有关。

5.潜在并发症

其包括心搏骤停,与心室颤动、缓慢心律失常或心室停搏、持续性室性心动过速使心脏射血功能突然中止有关。

(三)预期目标

(1)血压稳定,呼吸平稳,心慌、乏力减轻或消失。

(2)忧虑恐惧情绪减轻或消除。

(3)保健意识增强,病情稳定。

(四)护理措施

1.减轻心脏负荷,缓解不适

(1)对功能性心律失常患者,应鼓励其正常生活,注意劳逸结合。频发期前收缩、室性阵发性心动过速或二度Ⅱ型及三度房室传导阻滞患者,应绝对卧床休息,为患者创造良好的安静休息环境,协助做好生活护理,关心患者,减少和避免任何不良刺激,促进身心休息。

(2)遵医嘱给予抗心律失常药物治疗。

(3)患者心悸、呼吸困难、血压下降、发生晕厥时,及时做好对症护理。

(4)终止室上性阵发性心动过速发作者,尚可试用兴奋迷走神经的方法:①用压舌板刺激腭垂,诱发恶心呕吐。②深吸气后屏气,再用力作呼气动作。③颈动脉窦按摩,患者取仰卧位,先按摩右侧5～10秒,如无效再按摩左侧,不可两侧同时进行,按摩同时听诊心率,当心率减慢,立即停止。④压迫眼球,患者平卧,闭眼并眼球向下,用拇指在一侧眼眶下压迫眼球,每次10秒,青光眼或高度近视者禁忌。

(5)嘱患者当心律失常发作导致胸闷、心悸、头晕等不适时采取高枕卧位、半卧位或其他舒适体位,尽量避免左侧卧位,因左侧卧位时患者常能感受到心脏的搏动而使不适感加重。

(6)伴有气促、发绀等缺氧指征时,给予氧气持续吸入。

(7)评估患者活动受限的原因和体力活动类型,与患者及家属共同制订活动计划,告诉患者限制最大活动量的指征。对无器质性心脏病的良好心律失常患者,鼓励其正常工作和生活,建立健康的生活方式,避免过度劳累。

(8)保持环境安静、限制探视,保证患者充分的休息睡眠。给予高蛋白、高维生素、低钠饮食,多吃新鲜蔬菜和水果,少量多餐,避免刺激性食物。

(9)监测生命体征,皮肤颜色及温度、尿量有无改变;监测心律、心率、心电图,判断心律失常的类型;评估患者有无头晕、晕厥、气急、疲劳、胸痛、烦躁不安等表现;严密心电监护,发现频发、多源性、二度Ⅱ型房室传导阻滞,尤其是室性阵发性心动过速、三度房室传导阻滞等,应立即报告医师,协助采取积极的处理措施;监测血气分析结果、电解质及酸碱平衡情况;密切观察患者的意识状态、脉率及心率,血压等。一旦发生如意识突然丧失、抽搐、大动脉搏动消失、呼吸停止等猝死表现,立即进行抢救,如心脏按压、人工呼吸、非同步直流电复律或配合临时起搏等。

2.调整情绪

患者焦虑、烦躁和恐惧情绪不仅加重心脏负荷,更易诱发心律失常,故须给予必要的解释和安慰。说明心律失常的可治性,稳定的情绪和平静的心态对心律失常的治疗是必不可少的,以消除思想顾虑和悲观情绪,使其乐于接受和配合各种治疗。了解患者思想动态和生活上的困难,进一步给予帮助,增加患者的安全感。

3.协助完成各项检查及治疗

(1)心电监护:对严重心律失常患者必须进行心电监护,护理人员应熟悉监护仪的性能、使用方法和观察结果。特别要密切注意有无引起猝死的危险征兆:①潜藏着引起猝死危险的心律失常,如频发性、多源性、成联律的室性期前收缩,室上性阵发性心动过速,心房颤动,二度Ⅱ型房室传导阻滞。②随时有猝死危险的严重心律失常,如室性阵发性心动过速、心室颤动、三度房室传导阻滞等。一旦发现应立即报告医师,紧急处理。

(2)特殊检查护理:心律失常的心脏电学检查除常规心电图、动态心电图记录外,其他如经食管心脏调搏术、记录心室晚电位等。护士应了解这些检查具有无创性、安全可靠、易操作、有实用性。向患者解释其作用目的和注意事项,鼓励患者消除顾虑配合检查。

(3)特殊治疗的护理配合:电复律为利用适当强度的高压直流电刺激,使全部心肌纤维瞬间同时除极,消除异位心律,转变为窦性心律,与抗心律失常药物联合应用,效果更为满意。人工心脏起搏器已广泛应用于临床,它能按一定的频率发放脉冲电流刺激心脏,引起心脏兴奋和收缩;安置起搏器后可能发生感染、出血、皮肤压迫坏死等不良反应,护士应熟悉起搏器性能并做好相应护理。介入性导管消融术是使用高频电磁波的射频电流直接作用于病灶区,治疗快速心律失常,不需开胸及全麻;安全有效,可告知患者大致过程、需要配合的事项及疗效,避免患者因精神紧张而影响配合。术前准备除一般基本要求外,需注意检查患者足背动脉搏动情况,以便与术中、术后搏动情况相对照;术中、术后加强心电监护和仔细观察患者有无心慌、气急、恶心、胸痛等症状,及时发现心脏穿孔和心包填塞等严重并发症的早期征象;术后注意预防股动脉穿刺处出血,局部压迫止血20分钟,再以压力绷带包扎,观察15分钟,然后用沙袋压迫12小时,术侧肢体伸直制动,并观察足背动脉和足温情况,利于早期发现栓塞症状并及时作溶栓处理,常规应用抗生素和清洁伤口,预防感染,卧床24小时后如无并发症可下地活动。

五、健康教育

(1)积极防治原发疾病,避免各种诱发因素如发热、疼痛、寒冷、饮食不当、睡眠不足等。应用某些药物后产生不良反应及时就医。

(2)适当休息与活动。无器质性心脏病者应积极参加体育锻炼,调整自主神经功能;器质性心脏病者可根据心功能情况适当活动,注意劳逸结合。

(3)教会患者及家属检查脉搏和听心律的方法,每天至少 1 次,每次 1 分钟以上。向患者及家属讲解心律失常的常见病因、诱因及防治知识。

(4)指导患者正确选择食谱。饱食、刺激性饮料均可诱发心律失常,应选择低脂、易消化、清淡、富营养、少量多餐饮食。合并心力衰竭及使用利尿剂时应限制钠盐摄入及多进含钾的食物,嘱患者多食纤维素丰富的食物,保持大便通畅,心动过缓患者避免排便时屏气,以免兴奋迷走神经而加重心动过缓,以减轻心脏负荷和防止低钾血症诱发心律失常,保持大便通畅。嘱患者注意劳逸结合、生活规律;保持乐观、稳定的情绪。

(5)让患者认识服药的重要性,按医嘱继续服用抗心律失常药物,不可自行减量或撤换药物,如有不良反应及时就医。

(6)教给患者自测脉搏的方法,以利于自我病情监测;教会家属心肺复苏术以备急用;定期随访,经常复查心电图,及早发现病情变化。

(王立军)

第四节　小儿心包炎

心包炎可分感染和非感染性两类,且多为其他疾病(婴儿常见于败血症、肺炎、脓胸,学龄儿童多见于结核病、风湿病)的一种表现。

一、临床特点

(一)症状

较大儿童常有心前区刺痛,平卧时加重,坐位或前倾位可减轻,疼痛可向肩背及腹部放射;婴儿则表现为烦躁不安。同时有原发病的症状表现,常有呼吸困难、咳嗽、发热等。

(二)体征

早期可听到心包摩擦音,多在胸骨左缘第 3～4 肋间最清晰,但多为一过性。有心包积液时心音遥远、低钝,出现奇脉。当心包积液达一定量时,心包舒张受限,出现颈静脉怒张、肝脏增大、肝颈反流征阳性、下肢水肿、心动过速、脉压变小。

(三)辅助检查

1.X 线检查

心影呈烧瓶样增大而肺血大多正常。

2.心电图

窦性心动过速,低电压,广泛 ST 段、T 波改变。

3.超声心动图

能提示心包积液的部位、量。

4.实验室检查

血沉增快,CRP 增高,血常规白细胞、中性粒细胞增高。

二、护理评估

(一)病史

了解患儿近期有无感染性疾病,以及有无结核、风湿热病史。

(二)症状、体征

评估患儿有无发热、胸痛,胸痛与体位的关系,评估有无心包填塞症状,如呼吸困难、心率加快、颈静脉怒张、肝大、水肿、心音遥远及奇脉。听诊心脏,注意有无心包摩擦音。

(三)社会、心理

评估家长对疾病的了解程度和态度。

(四)辅助检查

了解并分析胸片、心电图、超声心动图等检查结果。

三、常见护理问题

(一)疼痛

疼痛与心包炎性渗出有关。

(二)体温异常

体温异常与炎症有关。

(三)气体交换受损

气体交换受损与心包积液、心脏受压有关。

(四)合作性问题

急性心包填塞。

四、护理措施

(一)休息与卧位

患儿应卧床休息,宜取半卧位。

(二)饮食

给予高热量、高蛋白、高维生素、易消化的半流质或软食,限制钠盐摄入,少食易产气的食物,如薯类,多食芹菜、海带等富含纤维素的食物,以防止肠内产气过多引起腹胀及便秘而导致膈肌上抬。

(三)高热护理

及时做好降温处理,测定并及时记录体温。

(四)吸氧

胸闷、气急严重者给予氧气吸入。

(五)对症护理

有心包积液者,护理人员应做好患儿的解释工作,协助医师进行心包穿刺,操作过程中仔细观察生命体征的变化,记录抽出液体性质和量,穿刺完毕后局部加压数分钟后无菌包扎,送回病床后继续观察有无渗液、渗血,必要时局部沙袋加压。

(六)病情观察

(1)呼吸困难为急性心包炎和慢性缩窄性心包炎最主要突出症状,应密切观察呼吸频率和节律。

(2)当患儿出现静脉压升高,面色苍白、发绀,烦躁不安,肝脏在短期内增大,应及时报告医师并做好心包穿刺准备。

(七)心理护理

对患儿疼痛的描述予以肯定,并设法分散和减轻其不适感觉。

(八)健康教育

(1)向家长讲解舒适的体位、安静休息和充足的营养供给是治疗本病的良好措施。

(2)若需要进行心包穿刺时,应向家长说明必须配合和注意的事宜。

五、出院指导

(1)遵医嘱及时、准确使用药物并定期随访。

(2)由于心包炎患儿机体抵抗力减弱,出院后仍应坚持休息半年左右,并加强营养,以利心功能的恢复。

(王立军)

第五节 小儿病毒性心肌炎

一、概述

病毒性心肌炎是由多种病毒侵犯心脏,引起局灶性或弥漫性心肌间质炎性渗出和心肌纤维变性、坏死或溶解的疾病,有的可伴有心包或心内膜炎症改变。可导致心肌损伤、心功能障碍、心律失常和周身症状。可发生于任何年龄,近年来发生率有增多的趋势,是儿科常见的心脏疾病之一。据全国九省市"病毒性心肌炎协作组"调查,其发病率占住院病儿总数的5.97%,占门诊患者总数的0.14%。

(一)病因

近年来由于病毒学及免疫病理学的迅速发展,通过大量动物实验及临床观察,证明多种病毒皆可引起心肌炎。其中柯萨奇病毒B6(1~6型)最常见,其他如柯萨奇病毒A、ECHO病毒、脊髓灰质炎病毒、流感及副流感病毒、腮腺炎病毒、水痘病毒、单纯疱疹病毒、带状疱疹病毒及肝炎病毒等也可能致病。由于柯萨奇病毒具有高度亲心肌性和流行性,据报道在很多原因不明的心肌炎和心包炎中,约39%系由柯萨奇病毒B所致。

尽管罹患病毒感染的机会很多,而多数不发生心肌炎,在一定条件下才发病。例如,当机体由于继发细菌感染(特别是链球菌感染)、发热、缺氧、营养不良、接受类固醇或放射治疗等而抵抗力低下时,可诱发发病。

病毒性心肌炎的发病原理至今未完全了解，目前提出病毒学说、免疫学说、生化机制等几种学说。

(二)病理

病毒性心肌炎病理改变轻重不等。轻者常以局灶性病变为主，而重者则多呈弥漫性病变。局灶性病变的心肌外观正常，而弥漫性者则心肌苍白、松软，心脏呈不同程度的扩大、增重。镜检可见病变部位的心肌纤维变性或断裂，心肌细胞溶解、水肿、坏死。间质有不同程度水肿，以及淋巴细胞、单核细胞和少数多核细胞浸润。病变以左室及室间隔最显著，可波及心包、心内膜及传导系统。

慢性病例心脏扩大，心肌间质炎症浸润及心肌纤维化并有瘢痕组织形成，心内膜呈弥漫性或局限性增厚，血管内皮肿胀等变化。

二、临床表现

病情轻重悬殊。轻症可无明显自觉症状，仅有心电图改变。重型可出现严重的心律失常、充血性心力衰竭、心源性休克，甚至个别患者因此而死亡。大约有 1/3 以上病例在发病前 1～3 周或发病同时呼吸道或消化道病毒感染，同时伴有发热、咳嗽、咽痛、周身不适、腹泻、皮疹等症状，继而出现心脏症状如年长儿常诉心悸、气短、胸部及心前区不适或疼痛、疲乏感等。发病初期常有腹痛、食欲缺乏、恶心、呕吐、头晕、头痛等表现。3 个月以内婴儿有拒乳、苍白、发绀、四肢凉、两眼凝视等症状。心力衰竭者，呼吸急促、突然腹痛、发绀、水肿等；心源性休克者，烦躁不安，面色苍白、皮肤发花、四肢厥冷或末梢发绀等；发生窦性停搏或心室纤颤时可突然死亡；高度房室传导阻滞在心室自身节律未建立前，由于脑缺氧而引起抽搐、昏迷称心脑综合征。如病情拖延至慢性期。常表现为进行性充血心力衰竭、全心扩大，可伴有各种心律失常。

体格检查：多数心尖区第一音低钝。一般无器质性杂音，仅在胸前或心尖区闻及Ⅰ～Ⅱ级吹风样收缩期杂音。有时可闻及奔马律或心包摩擦音。心律失常多见如阵发性心动过速、异位搏动、心房纤颤、心室扑动、停搏等。严重者心脏扩大，脉细数，颈静脉怒张，肝大和压痛，肺部啰音等；或面色苍白、四肢厥冷、皮肤发花、指(趾)发绀、血压下降等。

三、辅助检查

(一)实验室检查

(1)白细胞总数(10～20)×10⁹/L，中性粒细胞偏高。血沉、抗链"O"大多数正常。

(2)血清肌酸磷酸激酶、乳酸脱氢酶及其同工酶、谷草转氨酶在病程早期可增高。超氧化歧化酶急性期降低。

(3)若从心包、心肌或心内膜分离到病毒，或用免疫荧光抗体检查找到心肌中有特异的病毒抗原，电镜检查心肌发现有病毒颗粒，可以确定诊断；咽洗液、粪便、血液、心包液中分离出病毒，同时结合恢复期血清中同型病毒中和抗体滴度较第 1 份血清升高或下降 4 倍以上，则有助于病原诊断。

(4)补体结合抗体的测定，以及用分子杂交法或聚合酶链反应检测心肌细胞内的病毒核酸也有助于病原诊断。部分病毒性心肌炎患者可有抗心肌抗体出现，一般于短期内恢复，如持续提高，表示心肌炎病变处于活动期。

(二)心电图检查

心电图在急性期有多变与易变的特点,对可疑病例应反复检查,以助诊断。其主要变化为ST-T 改变,各种心律失常和传导阻滞。恢复期以各种类型的期前收缩为多见。少数为慢性期病儿可有房室肥厚的改变。

(三)X 线检查

心影正常或不同程度的增大,多数为轻度增大。若反复迁延不愈或合并心力衰竭,心脏扩大明显。后者可见心搏动减弱,伴肺瘀血、肺水肿或胸腔少量积液。有心包炎时,有积液征。

(四)心内膜心肌活检

心导管法心内膜心肌活检,在成人患者中早已开展,小儿患者仅是近年才有报道,为心肌炎诊断提供了病理学依据。据报道,原因不明的心律失常、充血性心力衰竭患者,经心内膜心肌活检证明约 40％为心肌炎;临床表现和组织学相关性较差。原因是 EMB 取材很小且局限,以及取材时不一定是最佳机会;心内膜心肌活检本身可导致心肌细胞收缩,而出现一些病理性伪迹。因此,对于心内膜心肌活检病理无心肌炎表现者不一定代表心脏无心肌炎,此时临床医师不能忽视临床诊断。此项检查一般医院尚难开展,不作为常规检查项目。

四、诊断与鉴别诊断

(一)诊断要点

1.病原学诊断依据

(1)确诊指标:自患儿心内膜、心肌、心包(活检、病理)或心包穿刺液检查,发现以下之一者可确诊心肌炎由病毒引起。①分离到病毒。②用病毒核酸探针查到病毒核酸。③特异性病毒抗体阳性。

(2)参考依据:有以下之一者结合临床表现可考虑心肌炎系病毒引起。①自患儿粪便、咽拭子或血液中分离到病毒,且恢复期血清同抗体滴度较第一份血清升高或降低 4 倍以上。②病程早期患儿血中特异性 IgM 抗体阳性。③用病毒核酸探针自患儿血中查到病毒核酸。

2.临床诊断依据

(1)心功能不全、心源性休克或心脑综合征。

(2)心脏扩大(X 线、超声心动图检查具有表现之一)。

(3)心电图改变以 R 波为主的 2 个或 2 个以上主要导联(Ⅰ、Ⅱ、aVF、V_5)的 ST-T 改变持续4 天以上伴动态变化,窦房传导阻滞,房室传导阻滞,完全性右或左束支阻滞,成联律、多形、多源、成对或并行性期前收缩,非房室结及房室折返引起的异位性心动过速,低电压(新生儿除外)及异常 Q 波。

(4)CK-MB 升高或心肌肌钙蛋白(cTnI 或 cTnT)阳性。

3.确诊依据

(1)具备临床诊断依据 2 项,可临床诊断为心肌炎。发病同时或发病前 1～3 周有病毒感染的证据支持诊断者。

(2)同时具备病原学确诊依据之一,可确诊为病毒性心肌炎,具备病原学参考依据之一,可临床诊断为病毒性心肌炎。

(3)凡不具备确诊依据,应给予必要的治疗或随诊,根据病情变化,确诊或排除心肌炎。

(4)应排除风湿性心肌炎、中毒性心肌炎、先天性心脏病、结缔组织病及代谢性疾病的心肌损害、甲状腺功能亢进症、原发性心肌病、原发性心内膜弹力纤维增生症、先天性房室传导阻滞、心脏自主神经功能异常、β受体功能亢进及药物引起的心电图改变。

4.临床分期

(1)急性期:新发病,症状及检查阳性发现明显且多变,一般病程在半年以内。

(2)迁延期:临床症状反复出现,客观检查指标迁延不愈,病程多在半年以上。

(3)慢性期:进行性心脏增大,反复心力衰竭或心律失常,病情时轻时重,病程在1年以上。

(二)鉴别诊断

在考虑九省市心肌炎协作组制订的心肌炎诊断标准时,应首先排除其他疾病,包括风湿性心肌炎、中毒性心肌炎,结核性心包炎、先天性心脏病、结缔组织病或代谢性疾病或代谢性疾病的心肌损害(包括维生素 B_1 缺乏症)、原发性心肌病、先天性房室传导阻滞、高原性心脏病、克山病、川崎病、良性期前收缩和神经功能紊乱、电解质紊乱及药物等引起的心电图改变。

五、治疗、预防、预后

本症尚无特殊治疗。应结合患儿病情采取有效的综合措施,可使大部分患儿痊愈或好转。

(一)一般治疗

1.休息

急性期至少应卧床休息至热退3~4周,有心功能不全或心脏扩大者,更应强调绝对卧床休息,以减轻心脏负荷及减少心肌耗氧量。

2.抗生素

虽对引起心肌炎的病毒无直接作用,但因细菌感染是病毒性心肌炎的重要条件因子,故在开始治疗时,均主张适当使用抗生素。一般应用青霉素肌内注射1~2周,以清除链球菌和其他敏感细菌。

3.保护心肌

大剂量维生素C,具有增加冠状血管血流量、心肌糖原、心肌收缩力、改善心功能、清除自由基、修复心肌损伤的作用。剂量为 $100\sim200$ mg/(kg·d),溶于 $10\%\sim25\%$ 葡萄糖液 $10\sim30$ mL内静脉注射,每天1次,15~30天为1个疗程;抢救心源性休克时,第一天可用3~4次。

至于极化液、能量合剂及ATP等均因难进入心肌细胞内,故疗效差,近年来多推荐:①辅酶 Q_{10} 1 mg/(kg·d),口服,可连用1~3个月。②1,6-二磷酸果糖0.7~1.6 mL/kg静脉注射,最大量不超过2.5 mL/kg(75 mg/mL),静脉注射速度10 mL/min,每天1次,10~15天为1个疗程。

(二)激素治疗

肾上腺皮质激素可用于抢救危重病例及其他治疗无效的病例。口服泼尼松 $1.0\sim1.5$ mg/(kg·d),用3~4周,症状缓解后逐渐减量停药。对反复发作或病情迁延者,依据近年来对本病发病机制研究的进展,可考虑较长期的激素治疗,疗程不少于半年,对于急重抢救病例可采用大剂量,如地塞米松0.3~0.6 mg/(kg·d),或氢化可的松15~20 mg/(kg·d),静脉滴注。

(三)免疫治疗

动物及临床研究均发现丙种球蛋白对心肌有保护作用。从1990年开始,在美国波士顿及洛杉矶儿童医院已将静脉注射丙种球蛋白作为病毒性心肌炎治疗的常规用药。

(四)抗病毒治疗

动物试验中联合应用利巴韦林和干扰素可提高生存率,目前欧洲正在进行干扰素治疗心肌炎的临床试验,其疗效尚待确定。环孢霉素 A、环磷酰胺目前尚无肯定疗效。

(五)控制心力衰竭

心肌炎患者对洋地黄耐受性差,易出现中毒而发生心律失常,故应选用快速作用的洋地黄制剂如毛花苷 C(西地兰)或地高辛。病重者用地高辛静脉滴注,一般病例用地高辛口服,饱和量用常规的 1/2～2/3 量,心力衰竭不重,发展不快者,可用每天口服维持量法。利尿剂应早用和少用,同时注意补钾,否则易导致心律失常。注意供氧,保持安静。若烦躁不安,可给镇静剂。发生急性左心功能不全时,除短期内并用毛花苷 C(西地兰)、利尿剂、镇静剂、氧气吸入外,应给予血管扩张剂如酚妥拉明 0.5～1 mg/kg 加入 10% 葡萄糖液 50～100 mL 内快速静脉滴注。紧急情况下,可先用半量以 10% 葡萄糖液稀释静脉缓慢注射,然后将其余半量静脉滴注。

(六)抢救心源性休克

镇静、吸氧、大剂量维生素 C、扩容、激素、升压药、改善心功能及心肌代谢等。

近年来,应用血管扩张剂硝普钠取得良好疗效,常用剂量 5～10 mg,溶于 5% 葡萄糖 100 mL 中,开始 0.2 $\mu g/(kg \cdot min)$ 滴注,以后每隔 5 分钟增加 0.1 $\mu g/kg$,直到获得疗效或血压降低,最大剂量不超过每分钟 4～5 $\mu g/kg$。

(七)纠正严重心律失常

心律失常的纠正在于心肌病变的吸收或修复。一般轻度心律失常如期前收缩、一度房室传导阻滞等,多不用药物纠正,而主要是针对心肌炎本身进行综合治疗。若发生严重心律失常如快速心律失常、严重传导阻滞都应迅速及时纠正,否则威胁生命。

六、护理

(一)护理诊断

(1)活动无耐力:与心肌功能受损,组织器官供血不足有关。

(2)舒适的改变——胸闷:与心肌炎症有关。

(3)潜在并发症——心力衰竭、心律失常、心源性休克。

(二)护理目标

(1)患儿活动量得到适当控制休息得到保证。

(2)患儿胸闷缓解或消失。

(3)患儿无并发症发生或有并发症时能被及时发现和适当处理。

(三)护理措施

1.休息

(1)急性期卧床休息至热退后 3～4 周,以后根据心功能恢复情况逐渐增加活动量。

(2)有心功能不全者或心脏扩大者应绝对卧床休息。

(3)总的休息时间不少于 6 个月。

(4)创造良好的休息环境,合理安排患儿的休息时间。保证患儿的睡眠时间。

(5)主动提供服务,满足患儿的生活需要。

2.胸闷的观察与护理

(1)观察患儿的胸闷情况,注意诱发和缓解因素,必要时给予吸氧。

(2)遵医嘱给予心肌营养药,促进心肌恢复正常。

(3)保证休息,减少活动。

（4）控制输液速度和输液总量，减轻心肌负担。

3.并发症的观察与护理

（1）密切注意心率、心律、呼吸、血压和面色改变，有心力衰竭时给予吸氧、镇静、强心等处理，应用洋地黄制剂时要密切观察患儿有无洋地黄中毒表现，如出现新的心律失常、心动过缓等。

（2）注意有无心律失常的发生，警惕危险性心律失常的发生，如频发室早、多源室早、二度以上房室传导阻滞房颤、室颤等。一旦发生，需及时通知医师并给予相应处理。如高度房室传导阻滞者给异丙肾上腺素和阿托品提升心率。

（3）警惕心源性休克，注意血压、脉搏、尿量、面色等变化，一旦出现心源性休克，立即取平卧位，配合医师给予大剂量维生素 C 或肾上腺皮质激素治疗。

（四）康复与健康指导

（1）讲解病毒性心肌炎的病因、病理、发病机制、临床特点及诊断、治疗措施。

（2）强调休息的重要性，指导患儿控制活动量，建立合理的休息制度。

（3）讲解本病的预防知识，如预防上呼吸道感染和肠道感染等。

（4）有高度房室传导阻滞者讲解安装心脏起搏器的必要性。

七、展望

近年来，由于对心肌炎的病原学进一步了解和诊断方法的改进，心肌炎已成为常见心脏病之一，对人类健康构成了不同程度的威胁，因而对此病的诊治研究也正日益受到重视。其中，胸闷、心悸常可提示心脏波及，心脏扩大、心律失常或心力衰竭为心脏明显受损的表现，心电图 ST-T 改变与异位心律或传导阻滞反映心肌病变的存在。但对于怀疑为病毒性心肌炎的患者，提倡进行心脏活检以行病理学检查。

但分离病毒检查或特异性荧光抗体检查存在以下几个问题。

（1）患者不宜接受。

（2）炎性组织在心肌中呈灶状分布，由于活检标本小而致病灶标本不一定取到。

（3）提取 RNA 的质量和检测方法的敏感性不同。

（4）心脏上有病毒存在，而血液中不一定有抗原或抗体检出；心脏上无病毒存在，而心脏中有抗原或抗体检出；即使二者构成阳性反应也不足以证实有病毒性心肌炎存在；只有当感染某种病毒并引起相应的心脏损害时，心脏和血液检查呈阳性反应才有意义。在检查血液中抗原或抗体时，也会因检测试剂、检查方法、操作技术的不同而使结果迥异。

因此，病毒性心肌炎的确诊相当困难。由于抗病毒药物的疗效不显著，目前建议采用中西医结合疗法。有人用黄芪、牛磺酸及一般抗心律失常等药物为主的中西医结合方法治疗病毒感染性心肌炎，取得了比较满意的效果，如中药黄芪除具有抗病毒、调节免疫、保护心肌的作用，还可拮抗病毒感染心肌细胞对 L 型钙通道的增加，抑制内向钠钙交换电流，改善部分心电活动，清除氧自由基，而广泛应用于临床。牛磺酸是心肌游离氨基酸的重要成分，也可通过抑制病毒复制，抑制病毒感染心肌细胞引起的钙电流增加，使受感染而降低的最大钙电流膜电压及外向钾电流趋于正常，使心肌细胞钙内流减少，在病毒性心肌炎动物模型及临床病毒性心肌炎患者中，具有保护心肌、改善临床症状等作用。

（王立军）

第六节 小儿原发性心肌病

原发性心肌病是指病因不明,病变局限于心肌的一组疾病。依据临床和病理改变可分为扩张性心肌病、肥厚性心肌病、限制性心肌病,以前两类常见。临床上以缓慢进展的心脏增大、心律失常及心功能不全为主要表现,病因尚不清楚,可能与遗传因素、免疫因素及感染因素有关,个别柯萨奇病毒所致心肌炎可转化为心肌病。本病预后不良,常并发心力衰竭而死亡。

一、临床特点

(一)扩张性心肌病

扩张性心肌病(dilated cardiomyopathy,DCM)又称充血型心肌病(congestive cardio myopathy,CCM),主要表现为慢性充血性心力衰竭。

1.症状与体征

较大儿童表现为乏力、食欲减退、不爱活动、腹痛,活动后呼吸困难及心动过速,尿少、水肿。婴儿出现喂养困难、体重不增、吮奶时呼吸困难、多汗、烦躁不安、食量减少。约10%患儿会发生晕厥。体检时心率、呼吸加快,脉搏细弱,血压正常或偏低,有的可有奔马律,可闻及2～3/6级收缩期杂音,肝脏增大,下肢水肿。

2.辅助检查

(1)X线检查:心脏增大,并以左心室为主或普遍性增大,呈球形。心搏减弱,肺淤血明显。

(2)心电图:左心肥厚,各种心律失常及非特异性 ST-T 改变。

(3)超声心电图:左心房、左心室明显扩大,左心室流出道增宽,心室壁活动减弱。

(二)肥厚性心肌病

肥厚性心肌病(hypertrophic cardiomyopathy,HCM)是一种遗传性疾病,其特征为心室肥厚,心腔无扩大。临床表现具有多变性。

1.症状与体征

婴儿常见症状有呼吸困难,心动过速,喂养困难。较重者发生心力衰竭,伴随青紫。儿童多无明显症状,常因心脏杂音而首次就诊。少数儿童有呼吸加快、乏力、心绞痛、晕厥,并可于活动后发生猝死。体检有的可听到奔马律,有的在胸骨左缘下端及心尖部可听到1～3/6级收缩期杂音。

2.辅助检查

(1)X线检查:左室轻到中度增大。

(2)心电图:左室肥厚伴劳损,可有 ST-T 改变及病理性 Q 波及各种心律失常。

(3)超声心动图:室间隔非对称性肥厚,室间隔厚度与左心室后壁厚度之比大于或等于1.3。左心室流出道狭窄。

(三)限制性心肌病

限制性心肌病(restrictive cardiomyopathy,RCM)又称闭塞性心肌病,常见于儿童及青少年,预后不良。

1.症状与体征

起病缓慢,表现为原因不明的心力衰竭。右心病变主要表现为静脉压升高、颈静脉怒张、肝大、腹水及下肢水肿,很像缩窄性心包炎。左心病变有呼吸困难、咳嗽、咯血、胸痛,有时伴有肺动脉高压的表现。

2.辅助检查

(1)X线检查:心影扩大,肺血减少。

(2)心电图:心房肥大、房性期前收缩、心房颤动、ST-T改变、P-R间期延长及低电压。

(3)超声心动图:左右心房明显扩大(左房尤为明显)、左右心室腔正常或变小。

二、护理评估

(一)健康史

询问患儿发病前有无感染的病史及其家族史。

(二)症状、体征

测量生命体征,评估心率、心律、呼吸、血压、心功能。

(三)社会、心理

了解患儿及其家长对疾病的性质、预后的认识程度和心理需求。

(四)辅助检查

了解分析X线、心电图、超声等各种检查结果。

三、常见护理问题

(一)心排血量减少

心排血量减少与心室扩大、肥厚致心肌收缩力减弱有关。

(二)体液过多

体液过多与肾灌注量减少、水钠潴留、尿量排出减少有关。

(三)有感染的危险

危险与机体抵抗力降低有关。

(四)合作性问题

猝死。

四、护理措施

(一)限制活动

卧床休息,让患儿保持稳定、愉悦的心情。

(二)饮食护理

低盐饮食,增加维生素、蛋白质、微量元素的摄入,对服用利尿剂者应鼓励多进食含钾丰富的食物,如香蕉、橘子等。

(三)供氧

根据缺氧程度可给予鼻导管或面罩吸氧。

(四)密切观察病情

监测患儿血压、脉搏、呼吸、心律、尿量及意识状态。注意观察心力衰竭的早期表现,有无心

律失常及栓塞症状。

(五)用药护理

应用强心药、利尿剂、扩血管药物时要观察其疗效及不良反应,尤其是扩张性心肌病因其对洋地黄耐受性差,故尤应警惕发生中毒。

(六)预防诱因

心力衰竭者应避免过度劳累。饮食清淡,忌暴饮暴食,预防便秘,以免用力大便诱发心力衰竭。控制输液速度,保持病室安静、整洁、舒适,保证充足睡眠,保持室内空气新鲜和温度适宜,防止呼吸道感染。

(七)健康教育

(1)向家长解释该病病程长及本病预后等情况,需要长期调整生活及精神状况。

(2)合理安排活动与休息时间。

(3)当患儿出现心悸、呼吸困难时应立即停止活动,并取平卧位,必要时予以吸氧。

五、出院指导

(1)调整情绪,促进身心健康。

(2)饮食要易消化、低盐、高维生素、少量多餐。

(3)扩张性心肌病患儿应避免劳累,宜长期卧床休息,减轻与延缓心脏扩大,促进心功能的恢复;肥厚性心肌病患儿要避免剧烈运动,情绪激动,突然用力或提取重物致猝死。

(4)本病进展缓慢,应定期复查及指导合理用药。

(5)避免感染居室空气清新,经常通风,不去人群集中的公共场所,注意气候变化,及时增减衣服,避免受凉而引发感冒。

(王立军)

第七节　小儿慢性心功能不全

慢性心功能不全亦称充血性心力衰竭(congestive heart failure,CHF),是指心脏在充足的回心血量的前提下,心搏出量不能满足周身循环和组织代谢的需要,而出现的一种病理生理状态。小儿时期以 1 岁内发病率最高,其中尤以先天性心脏病引起者最多见。病毒性或中毒性心肌炎、心内膜弹力纤维增生症、心糖原累积病等亦为重要原因。儿童时期以风湿性心脏病和急性肾炎所致的心功能不全最常见。本病只要能积极治疗病因,大部分能得到根治,但如多次发作则预后极差。

一、临床特点

(一)症状与体征

(1)安静时心率加快,婴儿大于 180 次/分,幼儿大于 160 次/分,不能用发热或缺氧解释者。

(2)呼吸困难,青紫突然加重,安静时呼吸大于 60 次/分。

(3)肝大超过肋下 3 cm 以上,或在短时间内较前增大 1.5 cm 以上,而不能以横膈下移等原因解释者。

(4)心音明显低钝或出现奔马律。

(5)突然烦躁不安、面色苍白或发灰,而不能用原有疾病解释者。

(6)尿少、下肢水肿,已排除营养不良、肾炎、B族维生素缺乏等疾病造成者。

(二)心功能分级与心力衰竭分度

Ⅰ级:患儿体力活动不受限制。

Ⅱ级:较重劳动时患儿出现症状。

Ⅲ级:轻微劳动时即有明显症状,活动明显受限。

Ⅳ级:在休息状态亦往往有呼吸困难或肝大,完全丧失活动能力。

Ⅰ级无心力衰竭,Ⅱ级、Ⅲ级、Ⅳ级分别为Ⅰ、Ⅱ、Ⅲ度心力衰竭。

(三)辅助检查

(1)X线检查:心影多呈普遍性扩大,搏动减弱,肺纹理增多,肺部淤血。

(2)心电图:左右心室肥厚劳损。

(3)超声心电图:可见心房和心室腔扩大,M型超声显示心室收缩时间延长,射血分数降低。

二、护理评估

(一)健康史

询问患儿的基础疾病及发病的过程(诱因,症状出现的时间、程度等)。

(二)症状、体征

测量生命体征,观察患儿面色,听诊心率、心律,评估患儿左右心衰竭的程度、心功能级别。

(三)社会、心理

评估家长及年长儿对疾病的了解程度及心理活动类型。

(四)辅助检查

了解X线、心电图、超声心动图、血气分析等检查的结果。

三、常见护理问题

(一)心排血量减少

心排血量减少与心肌收缩力降低有关。

(二)气体交换受损

气体交换受损与肺循环淤血有关。

(三)体液过多

体液过多与心功能降低,微循环淤血、肾灌注不足、排尿减少有关。

(四)恐惧

恐惧与疾病的危险程度及环境改变有关。

四、护理措施

(一)休息

病室安静舒适,宜取半坐卧位或怀抱,使横膈下降,有利于呼吸运动。休息以心力衰竭程度而定,Ⅰ度心力衰竭可起床活动,增加休息时间;Ⅱ度心力衰竭应限制活动。延长卧床休息时间;

Ⅲ度心力衰竭须绝对卧床休息,婴儿避免剧烈哭闹,以免加重心脏负担。

(二)饮食

以高维生素、高热量、少油、富含钾、镁及适量纤维素的食物,少量多餐,避免刺激性食物。轻者可给少盐饮食,指每天饮食中钠盐不超过 1.0 g。重者无盐饮食,即在食物烹调时不加食盐或其他含盐食物。保持大便通畅。

(三)吸氧

有呼吸困难、发绀、低氧血症者给予供氧,有急性肺水肿时,可用 20%～30%乙醇替代湿化瓶中的水间歇吸入,每次 10～20 分钟,间隔 15～30 分钟,重复 1～2 次。

(四)病情观察

(1)及时发现早期心力衰竭临床表现,如发现患儿心率加快、乏力、尿量减少、心尖部闻及奔马律,应及时与医师联系,一旦出现急性肺水肿征兆,应及时抢救。

(2)心电监护监测心率、心律、呼吸、血压。

(3)控制输液速度和浓度 静脉输液以小于 5 mL/(kg·h)速度为宜。

(4)记录 24 小时出入液量,按时测量体重。

(五)合理用药,观察药物作用

(1)服用洋地黄类药物前要两人核对姓名、药物、剂量、用法、时间,并测心率,如新生儿小于 120 次/分,婴儿小于 100 次/分,幼儿小于 80 次/分,学龄儿童小于 60 次/分应停用并报告医师。

(2)观察洋地黄药物的毒性反应,服药期间如有恶心、呕吐、食欲减退、心率减慢、心律失常、嗜睡及色视等,报告医师及时停用洋地黄类药物。

(3)如用洋地黄同时需应用钙剂,应至少间隔 6 小时。

(六)心理护理

根据患儿的心理特点采用相应的对策,主动与患儿沟通,给予安慰鼓励,取得合作,避免患儿抗拒哭闹,加重心脏负担。

(七)健康教育

(1)宣教有关疾病的防治与急救知识。

(2)鼓励患儿积极治疗原发病,避免诱因,如感染、劳累、情绪激动等。

(3)用药知识:洋地黄制剂使用期间不能用钙剂。若遇患儿出现胃肠道反应、头晕、色视等应立即告诉经管护士。应用利尿剂期间应补充含钾丰富的食物,如香蕉、橘子、绿叶蔬菜等。

五、出院指导

(1)根据病情不同适当安排休息,避免情绪激动和过度活动。

(2)注意营养以高维生素、高热量、低盐易消化的食物,少量多餐,耐心喂养,小婴儿选择大小适宜的奶嘴。

(3)根据气候变化及时增减衣服,防止受凉感冒。

(4)使用洋地黄制剂、血管扩张剂、利尿剂时,应向家长详细介绍所用药物名称、剂量、给药时间和方法,并使其掌握疗效和不良反应。出现不良反应时应及时就医。

(5)定期复查。

(王立军)

第八节　小儿高血压

高血压分原发性高血压和继发性高血压两类。小儿大多为后者,且以肾性高血压最常见,占75%～80%,其他继发性高血压主要见于嗜铬细胞瘤、先天性肾上腺皮质增生症、原发性醛固酮增生症、主动脉缩窄、肾动脉狭窄等。

一、临床特点

(一)症状

轻度高血压患儿常无明显症状,仅于体检时发现。血压明显增高时可有头痛、眩晕、恶心、呕吐和视力改变。继发性高血压往往有各种基础疾病的临床表现。部分患儿可出现高血压脑病,表现有呕吐、运动失调、惊厥、失语、偏瘫和昏迷。

(二)体征

血压超过下列值:足月新生儿12.0/8.0 kPa(90/60 mmHg),早产儿10.7/5.3 kPa(80/40 mmHg),婴幼儿13.3/8.0 kPa(100/60 mmHg),学龄前儿童14.7/9.3 kPa(110/70 mmHg),学龄儿童16.0/10.7 kPa(120/80 mmHg),≥13岁18.7/12.0 kPa(140/90 mmHg)。任何年龄组超过20.0/13.3 kPa(150/100 mmHg),则为重度高血压。

(三)辅助检查

(1)肾性高血压尿中可出现红细胞、蛋白。血尿素氮、肌酐增高,血电解质发生变化;先天性肾上腺皮质增生症患儿尿17-羟类固醇,17-酮类固醇增高等;嗜铬细胞瘤患儿24小时尿香草苦杏仁酸(VMA)值升高。

(2)胸片、心电图、超声心动图、肾脏B超、静脉肾盂造影、同位素肾图及肾扫描可出现异常。

(3)肾活体病理检查可有阳性发现。

二、护理评估

(一)健康史

了解原发病情况,以及高血压的程度,患儿的饮食结构,了解有无家族史。

(二)症状、体征

测量生命体征,评估患儿有无头晕、恶心、视力等改变。

(三)社会、心理

评估家庭支持系统对患儿的影响程度,患儿的心理状态。

(四)辅助检查

了解并分析尿、血、心电图、B超等各种检查结果。

三、常见护理问题

(一)舒适的改变

舒适的改变与血压增高致头痛、头晕、恶心、呕吐有关。

(二)合作性问题

高血压危象。

(三)知识缺乏

缺乏高血压自我保健知识。

四、护理措施

(一)休息

对血压较高,症状明显者应卧床休息。

(二)饮食

应适当控制钠盐及动物脂肪的摄入,避免高胆固醇食物,多食含纤维素、蛋白质的食物,适当控制食量和总热量,以清淡、无刺激的食物为宜。

(三)严密观察病情

对有心、脑、肾并发症患儿应严密观察血压波动情况,如患儿血压急剧升高,同时出现头痛、呕吐等症状时应考虑发生高血压危象的可能,立即通知医师并让患儿卧床、吸氧,同时准备快速降压药物、脱水剂等,监测其心率、呼吸、血压、神志等。如患儿抽搐、躁动,则应注意安全。

(四)用药护理

观察各药物的疗效及不良反应,及时采取措施。

(五)心理护理

了解患儿的性格特征,有无引起精神紧张的心理社会因素,根据患儿不同的性格特征给予指导,训练自我控制能力,同时指导家长要尽力避免各种可能导致患儿精神紧张的因素,尽可能减轻患儿的心理压力和矛盾冲突。

(六)健康教育

(1)疾病知识的宣教:对患儿及家长进行高血压有关知识和服用降压药物应注意的事项的教育,对使用后可引起直立性低血压的降压药物如钙拮抗剂时,应向其说明在变换体位时,动作应尽量缓慢,特别在夜间起床如厕时更应注意,以免动作过快致血压骤降,引起晕厥而发生意外。

(2)饮食与运动:协助患儿安排合理的饮食和适当的体育活动,注意改进饮食结构,减少钠、脂肪的摄入,多吃富含钾、钙的食物,并补充优质蛋白质。

(3)自我保健的教育:对患儿及家长进行高血压自我保健的教育,并协助制订个体化的自我保健计划,指导患儿及家长掌握自测血压的方法。

五、出院指导

(1)宣教有关高血压病的知识,合理安排生活,注意劳逸结合,定期测量血压。提高患儿的社会适应能力,维持心理平衡,避免各种不良刺激。

(2)注意饮食控制和调节,减少钠盐、动物脂肪的摄入。

(3)保持大便通畅。

(4)适当参与运动。

(5)定期随访血压持续升高或出现头晕、头痛、恶心等症状时,应及时就医。

(6)保持心理平衡,避免情绪激动,生气和愤怒可诱发血压的升高。

（7）指导患儿遵医嘱准时服药，不可自行改变剂量或增减药物，不可突然停药，以免造成血压突然升高。服药时出现不良反应，应及时就诊。

（王立军）

第九节　小儿惊厥

惊厥的病理生理基础是脑神经元的异常放电和过度兴奋，是由多种原因所致的大脑神经元，暂时性功能紊乱的一种表现。发作时全身或局部肌群突然发生阵挛或强直性收缩，多伴有不同程度的意识障碍。惊厥是小儿最常见的急症，有 5％～6％ 的小儿曾发生过高热惊厥。

一、病因

小儿惊厥可由众多因素引起，凡能造成脑神经元兴奋性功能紊乱的因素，如脑缺氧、缺血、低血糖、脑炎症、水肿、中毒变性、坏死等，均可导致惊厥的发生。将其病因归纳为以下几类。

（一）感染性疾病

1.颅内感染性疾病

（1）细菌性脑膜炎、脑血管炎、颅内静脉窦炎。

（2）病毒性脑炎、脑膜脑炎。

（3）脑寄生虫病，如脑型肺吸虫病，脑型血吸虫病，脑囊虫病，脑棘球蚴病，脑型疟疾等。

（4）各种真菌性脑膜炎。

2.颅外感染性疾病

（1）呼吸系统感染性疾病。

（2）消化系统感染性疾病。

（3）泌尿系统感染性疾病。

（4）全身性感染性疾病及某些传染病。

（5）感染性病毒性脑病，脑病合并内脏脂肪变性综合征。

（二）非感染性疾病

1.颅内非感染性疾病

（1）癫痫。

（2）颅内创伤，出血。

（3）颅内占位性病变。

（4）中枢神经系统畸形。

（5）脑血管病。

（6）神经皮肤综合征。

（7）中枢神经系统脱髓鞘病和变性疾病。

2.颅外非感染性疾病

（1）中毒：如有毒动植物，氰化钠、铅、汞中毒，急性酒精中毒及各种药物中毒等。

（2）缺氧：如新生儿窒息，溺水，麻醉意外，一氧化碳中毒，心源性脑缺血综合征等。

（3）先天性代谢异常疾病：如苯酮尿症、粘多糖病、半乳糖血症、肝豆状核变性、尼曼-匹克病等。

（4）水、电解质紊乱及酸碱失衡：如低血钙、低血钠、高血钠及严重代谢性酸中毒等。

（5）全身及其他系统疾病并发症：如系统性红斑狼疮、风湿病、肾性高血压脑病、尿毒症、肝昏迷、糖尿病、低血糖、胆红素脑病等。

（6）维生素缺乏症：如维生素 B_6 缺乏症、维生素 B_6 依赖症、维生素 B_1 缺乏性脑型脚气病等。

二、临床表现

（一）惊厥发作形式

1.强直-阵挛发作

发作时突然意识丧失，摔倒，全身强直，呼吸暂停，角弓反张，牙关紧闭，面色青紫，持续10～20秒，转入阵挛期；不同肌群交替收缩，致肢体及躯干有节律地抽动，口吐白沫（若咬破舌头可吐血沫）。呼吸恢复，但不规则，数分钟后肌肉松弛而缓解，可有尿失禁，然后入睡，醒后可有头痛、疲乏，对发作不能回忆。

2.肌阵挛发作

肌阵挛发作是由肢体或躯干的某些肌群突然收缩（或称电击样抽动），表现为头、颈、躯干或某个肢体快速抽搐。

3.强直发作

表现为肌肉突然强直性收缩，肢体可固定在某种不自然的位置持续数秒钟，躯干四肢姿势可不对称，面部强直表情，眼及头偏向一侧，睁眼或闭眼，瞳孔散大，可伴呼吸暂停，意识丧失，发作后意识较快恢复，不出现发作后嗜睡。

4.阵挛性发作

发作时全身性肌肉抽动，左右可不对称，肌张力可增高或减低，有短暂意识丧失。

5.局限性运动性发作

发作时无意识丧失，常表现为下列形式。

（1）某个肢体或面部抽搐：由于口、眼、手指在脑皮层运动区所代表的面积最大，因而这些部位最易受累。

（2）杰克逊（Jackson）癫痫发作：发作时大脑皮层运动区异常放电灶逐渐扩展到相邻的皮层区。抽搐也按皮层运动区对躯干支配的顺序扩展，如从面部抽搐开始→手→前臂→上肢→躯干→下肢。若进一步发展，可成为全身性抽搐，此时可有意识丧失。常提示颅内有器质性病变。

（3）旋转性发作：发作时头和眼转向一侧，躯干也随之强直性旋转，或一侧上肢上举，另一侧上肢伸直，躯干扭转等。

6.新生儿轻微惊厥

新生儿轻微惊厥是新生儿期常见的一种惊厥形式，发作时呼吸暂停，两眼斜视，眼睑抽搐，频频的眨眼动作，伴流涎，吸吮或咀嚼样动作，有时还出现上下肢类似游泳或蹬自行车样的动作。

（二）惊厥的伴随症状及体征

1.发热

发热为小儿惊厥最常见的伴随症状，如系单纯性或复杂性高热惊厥患儿，于惊厥发作前均有38.5 ℃，甚至 40 ℃以上高热。由上呼吸道感染引起者，还可有咳嗽、流涕、咽痛、咽部出血、扁桃体肿大等表现。如为其他器官或系统感染所致惊厥,绝大多数均有发热及其相关的症状和体征。

2.头痛及呕吐

头痛及呕吐为小儿惊厥常见的伴随症状之一,年长儿能正确叙述头痛的部位、性质和程度,婴儿常表现为烦躁、哭闹、摇头、抓耳或拍打头部。多伴有频繁喷射状呕吐,常见于颅内疾病及全身性疾病,如各种脑膜炎、脑炎、中毒性脑病、瑞氏综合征,颅内占位性病变等。同时还可出现程度不等的意识障碍,颈项抵抗,前囟饱满,颅神经麻痹,肌张力增高或减弱,克氏征、布鲁辛斯基征及巴宾斯基征阳性等体征。

3.腹泻

腹泻如遇重度腹泻病,可致水、电解质紊乱及酸碱失衡,出现严重低钠或高钠血症,低钙、低镁血症,以及由于补液不当,造成水中毒也可出现惊厥。

4.黄疸

新生儿溶血症,当出现胆红素脑病时,不仅皮肤巩膜高度黄染,还可有频繁性惊厥;重症肝炎患儿,当肝功能衰竭,出现惊厥前即可见到明显黄疸;在瑞氏综合征、肝豆状核变性等病程中,均可出现不等的黄疸,此类疾病初期或中末期均能出现惊厥。

5.水肿、少尿

各类肾炎或肾病为儿童时期常见多发病。水肿、少尿为该类疾病的首起表现,当其中部分患儿出现急、慢性肾衰,或肾性高血压脑病时,均可有惊厥。

6.智力低下

常见于新生儿窒息所致缺氧、缺血性脑病,颅内出血患儿,病初即有频繁惊厥,其后有不同程度的智力低下。智力低下亦见于先天性代谢异常疾病,如苯丙酮尿症、糖尿症等氨基酸代谢异常病。

三、诊断依据

(一)病史

了解惊厥的发作形式,持续时间,有无意识丧失,伴随症状,诱发因素及有关的家族史。

(二)体检

全面的体格检查,尤其神经系统的检查,如神志、头颅、头围、囟门、颅缝、脑神经、瞳孔、眼底、颈抵抗、病理反射、肌力、肌张力、四肢活动等。

(三)实验室及其他检查

1.血、尿、粪常规

血白细胞计数显著增高,通常提示细菌感染。红细胞血色素很低,网织红细胞计数增高,提示急性溶血。尿蛋白及细胞数增高,提示肾炎或肾盂肾炎。粪镜检,排除痢疾。

2.血生化等检验

除常规查肝肾功能、电解质外,应根据病情选择有关检验。

3.脑脊液检查

凡疑有颅内病变惊厥患儿,尤其是颅内感染时,均应做脑脊液常规、生化、培养或有关的特殊化验。

4.脑电图

阳性率可达 $80\%\sim90\%$。小儿惊厥,尤其无热惊厥,其中不少系小儿癫痫。脑电图上可表现为阵发性棘波、尖波、棘慢波、多棘慢波等多种波型。

5.CT 检查

疑有颅内器质性病变惊厥患儿，应做脑 CT 扫描，高密度影见于钙化、出血、血肿及某些肿瘤；低密度影常见于水肿，脑软化，脑脓肿，脱髓鞘病变及某些肿瘤。

6.MRI 检查

MRI 对脑、脊髓结构异常反映较 CT 更敏捷，能更准确反映脑内病灶。

7.单光子反射计算机体层成像 SPECT

单光子反射计算机体层成像 SPECT 可显示脑内不同断面的核素分布图像，对癫痫病灶、肿瘤定位及脑血管疾病提供诊断依据。

四、治疗

(一)止惊治疗

1.地西泮

每次 0.25～0.50 mg/kg，最大剂量不大于 10 mg，缓慢静脉注射，1 分钟不大于 1 mg。必要时可在15～30 分钟后重复静脉注射一次。以后可口服维持。

2.苯巴比妥钠

新生儿首次剂量 15～20 mg 静脉注射。维持量 3～5 mg/(kg·d)。婴儿、儿童首次剂量为5～10 mg/kg，静脉注射或肌内注射，维持量 5～8 mg/(kg·d)。

3.水合氯醛

每次 50 mg/kg，加水稀释成 5%～10%溶液，保留灌肠。惊厥停止后改用其他镇静剂止惊药维持。

4.氯丙嗪

剂量为每次 1～2 mg/kg，静脉注射或肌内注射，2～3 小时后可重复 1 次。

5.苯妥英钠

每次 5～10 mg/kg，肌内注射或静脉注射。遇有"癫痫持续状态"时可给予 15～20 mg/kg，速度不超过 1 mg/(kg·min)。

6.硫苯妥钠

催眠，大剂量有麻醉作用。每次 10～20 mg/kg，稀释成 2.5%溶液肌内注射。也可缓慢静脉注射，边注射边观察，惊止即停止注射。

(二)降温处理

1.物理降温

可用 30%～50%乙醇擦浴。头部、颈、腋下、腹股沟等处可放置冰袋。亦可用冷盐水灌肠。或用低于体温 3～4 ℃的温水擦浴。

2.药物降温

一般用安乃近每次 5～10 mg/kg，肌内注射。亦可用其滴鼻，大于 3 岁患儿，每次 2～4 滴。

(三)降低颅内压

惊厥持续发作时，引起脑缺氧、缺血，易致脑水肿；如惊厥系颅内感染炎症引起，疾病本身即有脑组织充血水肿，颅内压增高，因而及时应用脱水降颅内压治疗。常用 20%甘露醇溶液每次5～10 mL/kg，静脉注射或快速静脉滴注(10 mL/min)，6～8 小时重复使用。

(四)纠正酸中毒

惊厥频繁,或持续发作过久,可致代谢性酸中毒,如血气分析发现血 pH<7.2,BE 为15 mmol/L时,可用 5％碳酸氢钠 3～5 mL/kg,稀释成 1.4％的等张液静脉滴注。

(五)病因治疗

对惊厥患儿应通过病史了解,全面体检及必要的化验检查,争取尽快地明确病因,给予相应治疗。对可能反复发作的病例,还应制订预防复发的防治措施。

五、护理

(一)护理诊断

(1)有窒息的危险。

(2)有受伤的危险。

(3)潜在并发症:脑水肿。

(4)潜在并发症:酸中毒。

(5)潜在并发症:呼吸、循环衰竭。

(6)知识缺乏。

(二)护理目标

(1)不发生误吸或窒息,适当加以保护防止受伤。

(2)保护呼吸功能,预防并发症。

(3)患儿家长情绪稳定,能掌握止痉、降温等应急措施。

(三)护理措施

1.一般护理

(1)将患儿平放于床上,取头侧位。保持安静,治疗操作应尽量集中进行,动作轻柔敏捷,禁止一切不必要的刺激。

(2)保持呼吸道通畅:头侧向一边,及时清除呼吸道分泌物。有发绀者供给氧气,窒息时施行人工呼吸。

(3)控制高热:物理降温可用温水或冷水毛巾湿敷额头部,每 5～10 分钟更换 1 次,必要时用冰袋放在额部或枕部。

(4)注意安全,预防损伤,清理好周围物品,防止坠床和碰伤。

(5)协助做好各项检查,及时明确病因。根据病情需要,于惊厥停止后,配合医师作血糖、血钙或腰椎穿刺、血气分析及血电解质等针对性检查。

(6)加强皮肤护理:保持皮肤清洁干燥,衣、被、床单清洁、干燥、平整,以防皮肤感染及压疮的发生。

(7)心理护理:关心体贴患儿,处置操作熟练、准确,以取得患儿信任,消除其恐惧心理。说服患儿及家长主动配合各项检查及治疗,使诊疗工作顺利进行。

2.临床观察内容

(1)惊厥发作时,观察惊厥患儿抽搐的时间和部位,有无其他伴随症状。

(2)观察病情变化,尤其随时观察呼吸、面色、脉搏、血压、心音、心率、瞳孔大小、对光反射等重要的生命体征,发现异常及时通报医师,以便采取紧急抢救措施。

(3)观察体温变化,如有高热,及时做好物理降温及药物降温.如体温正常,应注意保暖。

3.药物观察内容

(1)观察止惊药物的疗效。

(2)使用地西泮、苯巴比妥钠等止惊药物时,注意观察患儿呼吸及血压的变化。

4.预见性观察

若惊厥持续时间长、频繁发作,应警惕有无脑水肿,颅内压增高的表现,如收缩压升高、脉率减慢,呼吸节律慢而不规则,则提示颅内压增高。如未及时处理.可进一步发生脑疝,表现为瞳孔不等大、对光反射消失、昏迷加重、呼吸节律不整甚至骤停。

六、康复与健康指导

(1)做好患儿的病情观察准备好急救物品,教会家属正确的退热方法,提高家长的急救知识和技能。

(2)加强患儿营养与体育锻炼,做好基础护理等。

(3)向家长详细交代患儿的病情、惊厥的病因和诱因,指导家长掌握预防惊厥的措施。

(王立军)

第十节 小儿腹泻

一、护理评估

(一)健康史

应详细询问喂养史,是母乳喂养还是人工喂养,喂何种乳品,冲调浓度、喂哺次数及量,添加辅食及断奶情况。并了解当地有无类似疾病的流行。并注意患儿有无不洁饮食史、肠道内外感染、食物过敏史、外出旅游和气候变化史等。询问患儿腹泻开始时间,次数、颜色、性质、量、气味。并是否伴随发热、呕吐、腹胀、腹痛及里急后重等症状。既往有无腹泻史、其他疾病史和长期服用广谱抗生素史等。

(二)身体状况

观察患儿生命体征,有无腹痛、里急后重、大便性状为松散或水样,密切观察患儿生命体征、体重、出入量、尿量、神志状态、营养状态,皮肤弹性、眼窝凹陷、口舌黏膜干燥、神经反射等脱水表现。并评估脱水的程度和性质,检查肛周皮肤有无发红、破损;了解大便常规、大便致病菌培养等实验室检查结果。

(三)心理-社会状况

腹泻是小儿的常见病、多发病,年龄越小、发病率越高,特别是在贫困和卫生条件较差的地区,家长缺乏喂养及卫生知识是导致小儿易患腹泻的重要原因。故应了解患儿家长的心理状况及对疾病的病因、护理知识的认识程度,注意评估患儿家庭的经济状况、聚居条件、卫生习惯、家长的文化程度及家长对病因、护理知识的了解程度,认识疾病流行趋势。

(四)实验室检查

了解大便常规及致病菌培养等化验结果。分析血常规、红细胞计数、血清电解质、尿素氮、二氧化碳结合力（CO_2CP）等可了解体内酸碱平衡紊乱性质和程度。

二、护理诊断

(一)体液不足

体液不足与腹泻、呕吐丢失过多和摄入量不足有关。

(二)体温过高

体温过高与肠道感染有关。

(三)有皮肤黏膜完整性受损的危险

有皮肤黏膜完整性受损的危险与腹泻大便次数增多刺激臀部皮肤及尿布使用不当有关。

(四)知识缺乏(家长)

缺乏喂养知识、卫生知识及腹泻患儿护理知识。

(五)营养失调

营养低于机体需要量,呕吐腹泻等消化功能障碍所致。

(六)排便异常腹泻

排便异常腹泻与喂养不当,肠道感染或功能紊乱。

(七)腹泻

腹泻与喂养不当、感染导致胃肠道功能紊乱有关。

(八)有交叉感染的可能

交叉感染与免疫力低下有关。

(九)潜在并发症

1.酸中毒

酸中毒与腹泻丢失碱性物质及热能摄入不足有关。

2.低血钾

低血钾与腹泻、呕吐丢失过多和摄入不足有关。

三、护理目标

(1)患儿腹泻、呕吐、排便次数逐渐减少至正常,大便次数性状颜色恢复正常。

(2)患儿脱水、电解质紊乱纠正,体重恢复正常,尿量正常,获得足够的液体和电解质。

(3)体温逐渐恢复正常。

(4)住院期间患儿能保持皮肤的完整性,不再有红臀发生。

(5)家长能说出婴儿腹泻的病因、预防措施和喂养知识,能协助医护人员护理患儿。

(6)患儿不发生酸中毒,低血钾等并发症。

(7)避免交叉感染的发生。

(8)保证患儿营养的补充将患儿体重保持不减或有增加。

四、护理措施

新入院的患儿首先要测量体重,便于了解患儿脱水情况和计液量。以后每周测一次,了解患儿恢复和体重增长情况。

(一)体液不足的护理

1.口服补液疗法的护理

口服补液疗法的护理适用于无脱水、轻中脱水或呕吐不严重的患儿,可采用口服方法,它能补充身体丢失的水分和盐,执行医嘱给口服补液盐时应在4~6小时少量多次喂,同时可以随意喂水,口服液盐一定用冷开水或温开水溶解。

(1)一般轻度脱水需50~80 mL/kg,中度脱水需80~100 mL/kg,于8~12小时内将累积损失量补足;脱水纠正后,将余量用等量水稀释按病情需要随时口服。对无脱水患儿,可在家进行口服补液的护理,可将ORS溶液加等量水稀释,每天50~100 mL/kg,少量频服,以预防脱水(新生儿慎用),有明显腹胀、休克、心功能不全或其他严重并发症者及新生儿不宜口服补液。在口服补液过程中,如呕吐频繁或腹泻、脱水加重,应改为静脉补液。服用ORS溶液期间,应适当增加水分,以防高钠血症。

(2)护理中的注意事项:①向家长说明和示范口服液的配制方法。②向家长示范喂服方法:2岁以下的患儿每1~2分钟喂1小勺约5 mL,大一点的患儿可用杯子直接喝,如有呕吐,停10分钟后再慢慢喂服(每2~3分钟喂一勺)。③对于在家进行口服补液的患儿,应指导家长病情观察方法。口服补液可直到腹泻停止,并继续喂养。如病情不见好转或加重,应及时到医院就诊。④密切观察病情,如患儿出现眼睑水肿应停止服用ORS液,改用白开水或母乳,水肿消退后再按无脱水的方案服用。4小时后应重新估计患儿脱水状况,然后选择上述适当的方案继续治疗护理。

2.禁食、静脉补液

禁食、静脉补液适用于中度以上脱水,吐、泻重或腹胀的患儿。在静脉输液前协助医师取静脉血做钾、钠、氯、二氧化碳结合力等项目检查。

(1)第一天补液:①输液总量,按医嘱要求安排24小时的液体总量(包括累积损失量、继续损失量和生理需要量)。并本着"急需先补、先快后慢、见尿补钾"的原则分批输入。如患儿烦躁不安,应检查原因,必要时可遵医嘱给予适量的镇静剂,如复方氯丙嗪,10%水合氯醛,以防患儿因烦躁不安而影响静脉输液。一般轻度脱水90~120 mL/kg,中度脱水120~150 mL/kg重度脱水150~180 mL/kg。②溶液种类根据脱水性质而定,若临床判断脱水困难,可先按等渗脱水处理。对于治疗前6小时内无尿的患儿首先要在30分钟内给输入2:1液,一定要记录输液后首次排尿时间,见尿后给含钾液体。③输液速度主要取决于脱水程度和继续损失的量与速度,遵循先快后慢原则。明确每小时的输入量,一般茂菲氏滴管14~15滴为1 mL,严格执行补液计划,保证输液量的准确,掌握好输液速度和补液原则。注意防止输液速度过速或过缓。注意输液是否通畅,保护好输液肢体,随时观察针头有无滑脱,局部有无红肿渗液,以及寒战、发绀等全身输液反应。对重度脱水有明显周围循环障碍者应先快速扩容;累积损失量(扣除扩容液量)一般在前8~12小时内补完,每小时8~10 mL/kg;后12~16小时补充生理需要量和异常的损失量,每小时约5 mL/kg;若吐泻缓解,可酌情减少补液量或改为口服补液。④对于少数营养不良、新生儿及伴心、肺疾病的患儿应根据病情计算,每批液量一般减少20%,输液速度应在原有基础减慢2~4小时,把累积丢失的液量由8小时延长到10~12小时输完。如有条件最好用输液泵,以便更精确地控制输液速度。

(2)第2天及以后的补液:脱水和电解质紊乱已基本纠正,主要补充生理需要量和继续损失量,可改为口服补液,一般生理需要量为每天60~80 mL/kg,用1/5张含钠液;继续损失量是丢多少补多少,用 1/2～1/3 张含钠液,将这两部分相加于 12～24 小时内均匀静脉滴注。

3.准确记录出入量

准确记录出入量,是医师调整患儿输液质和量的重要依据。

(1)大便次数,量(估计)及性质、大便的气味、颜色、有无黏液、脓血等。留大便常规并做培养。

(2)呕吐次数、量、颜色、气味,以及呕吐与其他症状的关系,体现了患儿病情发展情况。比如呕吐加重但无腹泻;补液后脱水纠正由于呕吐次数增多而效果不满意,这时要及时报告医师,以及早发现肠道外感染或急腹症。

4.严密观察病情,细心做好护理

(1)注意观察生命体征:包括体温、脉搏、血压、呼吸、精神状况。若出现烦躁不安、脉率加快、呼吸加快等,应警惕是否输液速度过快,是否发生心力衰竭和肺水肿等情况。

(2)观察脱水情况:注意患儿的神志、精神、皮肤弹性、有无口渴,皮肤、黏膜干燥程度,眼窝及前囟凹陷程度,机体温度及尿量等临床表现,估计患儿脱水程度,同时要动态观察经过补充液体后脱水症状是否得到改善。如补液合理,一般于补液后 3～4 小时应该排尿,此时说明血容量恢复,所以应注意观察和记录输液后首次排尿的时间、尿量。补液后 24 小时皮肤弹性恢复,眼窝凹陷消失,则表明脱水已被纠正。补液后眼睑出现水肿,可能是钠盐过多;补液后尿多而脱水未能纠正,则可能是葡萄糖液补入过多,宜调整溶液中电解质比例。

(3)密切观察代谢性酸中毒的表现:中、重度脱水患多有不同程度的酸中毒,当 pH 下降、二氧化碳结合力在 25% 容积以下时,酸中毒表现明显。当患儿出现呼吸深长、精神萎靡、嗜睡,严重者意识不清、口唇樱红、呼吸有丙酮味。应准备碱性液,及时使用碱性药物纠正,应补充碳酸氢钠或乳酸钠。注意碱性液体有无漏出血管外,以免引起局部组织坏死。

(4)密切观察低血钾表现:常发现于输液后脱水纠正时,当发现患儿尿量异常增多,精神萎靡、全身乏力、不哭或哭声低下、吃奶无力、肌张力低下、反应迟钝、恶心呕吐、腹胀及听诊肠鸣音减弱或消失,呼吸频不规整,心电图显示 T 波平坦或倒置、U 波明显、S-T 段下移(或心律失常,提示有低血钾存在,应及时补充钾盐)等临床表现,及时报告医师,做血生化检查。如是低血钾症,应遵医调整液体中钾的浓度。补充钾时应按照见尿补钾的原则,严格掌握补钾的速度,绝不可作静脉推注,以免发生高血钾引起心搏骤停。一般按每天 3～4 mmol/kg(相当于氯化钾 200～300 mg/kg)补给,缺钾明显者可增至 4～6 mmol/kg,轻度脱水时可分次口服,中、重度脱水予静脉滴注。并观察记录好治疗效果。

(5)密切观察有无低钙、低镁、低磷血症:当脱水和酸中毒被纠正时,大多表现有钙、磷缺乏,少数可有镁缺乏。低血钙或低血镁时表现为手足搐搦、惊厥;重症低血磷时出现嗜睡、精神错乱或昏迷,肌肉、心肌收缩无力。(营养不良或佝偻病活动期患儿更甚),这时要及时报告医师。静脉缓慢注射 10% 葡萄糖酸钙或深部肌内注射 25% 硫酸镁。

(6)低钠血症:多见于静脉输液停止后的患儿。这是以为患儿进食后水样便次数再次增多。主要表现为患儿前囟及眼窝凹陷、肢端凉、精神弱、尿少等。要及时报告医师要继续补充丢失液体。

(7)高钠血症:出现在按医嘱禁食补液或口服补液后,患儿出现烦躁不安、口渴、尿少、皮肤弹性差,甚至惊厥。这时应报告医师,必要时取血查生化,待结果回报后根据具体情况调整液体的质和量。

(8)泌尿系统感染:患儿腹泻渐好,但仍发热,阵阵哭闹不安,此时要报告医师,根据医嘱留尿常规,并寻找感染病灶。并发泌尿系感染的患儿多见于女婴,在护理和换尿布时一定要注意女婴儿会阴部的清洁,防止上行性尿路感染。

5.计算液体出入量

24 小时液体入量包括口服液体和胃肠道外补液量。液体出量包括尿、大便和不显性失水。呼吸增快时,不显性失水增加 4～5 倍,体温每升高 1 ℃,不显性失水每小时增加 0.5 mL/kg;环境湿度大小可分别减少或增加不显性失水;体力活动增多时,不显性失水增加 30%。补液过程中,计算并记录 24 小时液体出入量,是液体疗法护理工作的重要内容。婴幼儿大小便不易收集,可用"秤尿布法"计算液体排出量。

(二)腹泻的护理

控制腹泻,防止继续失水。

1.调整饮食

根据世界卫生组织的要求对于轻中度脱水的患儿不必禁食,腹泻期间和恢复期适宜的营养对促进恢复、减少体重下降和生长停滞的程度、缩短腹泻后康复时间、预防营养不良非常重要。故腹泻脱水患儿除严重呕吐者暂禁食 4～6 小时(不禁水)外,均应继续喂养进食是必要的治疗与护理措施。但因同时存在着消化功能紊乱,故应根据患儿病情适当调整饮食,达到减轻胃肠道负担、恢复消化功能之目的。继续哺母乳喂养;人工喂养出生 6 个月以内的小儿,牛奶(或羊奶)应加米汤或水稀释,或用发酵奶(酸奶),也可用奶-谷类混合物,每天 6 次,以保证足够的热量。腹泻次数减少后,出生 6 个月以上的婴儿可用平常已经习惯的饮食,选用稀粥、面条、并加些熟的植物油、蔬菜、肉末等,但需由少到多,随着病情稳定和好转,并逐渐过渡到正常饮食。幼儿应给一些新鲜、味美、碎烂、营养丰富的食物。病毒性肠炎多有双糖酶缺乏,应限制糖量,并暂停乳类喂养,改为豆制代用品或发酵奶,对牛奶和大豆过敏者应该用其他饮食,以减轻腹泻,缩短病程。腹泻停止后,继续给予营养丰富的饮食,并每天加餐 1 次,共 2 周,以赶上正常生长。双糖酶缺乏者,不宜用蔗糖,并暂停乳类。对少数严重病例口服营养物质不能耐受者,应加强支持疗法,必要时全静脉营养。

2.控制感染

感染是引起腹泻的重要原因,细菌性肠炎需用抗生素治疗。病毒性肠炎用饮食疗法和支持疗法常可痊愈。严格消毒隔离,防止感染传播,按肠道传染病隔离,护理患儿前后要认真洗手,防止感染,遵医嘱给予抗生素治疗。

3.观察排便情况

注意大便的变化,观察记录大便次数、颜色、性状、气味、量、及时送检,并注意采集黏液脓血部分,做好动态比较,根据大便常规检验结果,调整治疗和输液方案,为输液方案和治疗提供可靠依据。

(三)发热的护理

(1)保持室内安静、空气新鲜、通风良好,保持室温在 18～22 ℃,相对湿度 55%～65%,衣被适度,以免影响机体散热。

(2)让患儿卧床休息限制活动量,利于机体康复和减少并发症的发生。多饮温开水或选择喜欢的饮料,以加快毒素排泄带走热量和降低体温。

(3)密切观察患儿体温变化每 4 小时测体温 1 次,体温骤升或骤降时要随时测量并记录降温效果。体温超过 38.5 ℃时给予物理降温：温水擦浴；用 30％～50％的乙醇擦浴；冰枕、冷毛巾敷患儿前额，或冷敷腹股沟、腋下等大血管处；冷盐水灌肠。物理降温后 30 分钟测体温，并记录于体温单上。

（4）按医嘱给予抗感染药及解热药，并观察记录用药效果，药物降温后，密切观察，防止虚脱。

（5）患儿的衣服，出汗后及时擦干汗液，更换衣服，并注意保暖，在严重情况下给予吸氧，以免惊厥抽搐发生。

（6）加强口腔护理，鼓励多漱口，口唇干燥时可涂护唇油。

（四）维持皮肤完整

由于腹泻频繁，大便呈酸性或碱性，含有大量肠液及消化酶，臀部皮肤常处于被大便腐蚀的状态，容易发生肛门周围皮肤糜烂，严重者引起溃疡及感染，要注意每次换尿布大便后须用温水清洗臀部及肛周并吸干，局部皮肤发红处涂以 5％鞣酸软膏或 40％氧化锌油并按摩片刻，促进血液循环。应选用消毒软棉尿布并及时更换。避免使用不透气塑料布或橡皮布，防止尿布皮炎发生。局部有糜烂者可在便后用温水洗净后用灯泡照烤，待烤干局部渗液后，再涂紫草油或 1％龙胆紫效果更好。

（五）做好床边隔离

护理患儿前后均要认真洗手防止交叉感染。

（六）减轻患儿的恐惧

医护人员的检查、治疗应相对集中进行以减少患儿的哭闹，可根据患儿年龄给予不同玩具，减少其恐惧心理，若患儿哭闹不安影响静脉输液的顺利进行，必要时可根据医嘱适当应用镇静药物。

（七）对症治疗

腹胀明显者用肛管排气或肌内注射新斯的明。呕吐严重者针刺足三里、内关或肌内注射氯丙嗪等。

（八）注意口腔清洁

禁食患儿每天做口腔护理两次。由于长时间应用抗生素可发生鹅口疮。如口腔黏膜有乳白色分泌物附着即为鹅口疮，可涂制霉菌素；若发生溃疡性口炎时可用 3％双氧水洗净口腔后，涂复方龙胆紫、金霉素鱼肝油。

（九）恢复期患儿护理

（1）新入院患儿分室居住，预防交叉感染。

（2）患儿消化功能恢复时，逐渐增加奶的质和量，细心添加辅食，避免小儿腹泻再次复发。

（十）健康教育

（1）宣传母乳喂养的优点，鼓励母乳喂养，尤其是出生后最初数月及出生后每个夏天更为重要，避免在夏季断奶。按时逐步加辅食，防止过食、偏食及饮食结构突然变动。如乳制品的调剂方法，辅食加方法，断奶时间选择方法，人工喂养儿根据具体情况。选用合适的代乳品。

（2）指导患儿家长配置和使用 ORS 溶液。

（3）注意饮食卫生，培养良好的卫生习惯；注意食物新鲜、清洁和奶具、食具应定时煮沸消毒，避免肠道内感染。教育儿童养成饭前便后洗手，勤剪指甲的良好习惯。

（4）及时治疗营养不良、维生素 D 缺乏性佝偻病等，加强体格锻炼，适当进行户外活动。防止受凉或过热，营养不良，预防感冒，肺炎及中耳炎等并发症的发生，避免长期滥用广谱抗生素。

(5)气候变化时及时增减衣物,防止受凉或过热,冬天注意保暖,夏天多喝水。尤其应做好腹部的保暖。集体机构中如有腹泻的流行,应积极治疗患儿,做好消毒隔离工作,防止交叉感染。

(王立军)

第十一节 小儿急性阑尾炎

急性阑尾炎是儿童常见的急腹症,可发生于任何年龄,新生儿及婴幼儿阑尾炎也有报道。临床表现多变易被误诊,若能正确处理,绝大多数患儿可以治愈,但如延误诊断治疗,可引起严重并发症,甚至造成死亡。

一、临床特点

(1)腹痛:多起于脐周或上腹部,呈阵发性加剧,数小时后腹痛转移至右下腹,右下腹压痛是急性阑尾炎最重要的体征,压痛点常在脐与右髂前上棘连线中、外 1/3 交界处,也称麦氏点,需反复三次测得阳性体征才能确诊。盆腔阑尾炎、腹膜后阑尾炎及肥胖小儿压痛不明显。穿孔时腹痛突然加剧。

(2)呕吐:早期常伴有呕吐,吐出胃内容物。

(3)发热:早期体温正常,数小时后渐发热,一般在 38 ℃左右,阑尾穿孔后呈弛张型高热。

(4)局部肌紧张及反跳痛:肌紧张和反跳痛是壁腹膜受到炎性刺激的一种防御反应,提示阑尾炎已到化脓、坏疽阶段。右下腹甚至全腹肌紧张及反跳痛,提示伴有腹膜炎。阑尾坏疽或穿孔引起腹膜炎时,患儿行走时喜弯腰,卧床时爱双腿卷曲。阑尾脓肿时除高热外,炎症刺激直肠可引起里急后重、腹泻等直肠刺激症状。并发弥散性腹膜炎时可出现腹胀。

(5)腹部肿块:腹壁薄的消瘦患儿可在右下腹触及索条状的炎性肥厚的阑尾。阑尾脓肿时可在右下腹触及一包块。

(6)直肠指检:阑尾脓肿时直肠前壁触及一痛性肿块,右侧尤为明显。

(7)辅助检查。①血常规:多数有白细胞总数及中性粒细胞比例升高。②末梢血 C 反应蛋白(CRP)测定＞8 mg/L。③腹部 B 超:有时可见水肿的阑尾、腹腔渗出液、阑尾脓肿包块。

二、护理评估

(一)健康史

了解患儿有无慢性阑尾炎史及胃肠道疾病史,询问腹痛出现的时间、部位,有无呕吐、发热等。

(二)症状、体征

评估腹部疼痛的部位、性质、程度及伴随症状,有无反跳痛及阵发性加剧,麦氏点有无压痛,有无恶心、呕吐及发热。

(三)社会、心理

评估患儿及家长对突然患病并需立即进行急诊手术的认知程度及心理反应。

(四)辅助检查

根据血常规、C 反应蛋白、腹部 B 超结果评估疾病的严重程度。

三、常见护理问题

(1)疼痛:与阑尾的炎性刺激及手术创伤有关。

(2)体温过高:与阑尾的急性炎症有关。

(3)体液不足:与禁食、呕吐、高热及术中失血、失液有关。

(4)合作性问题:感染、粘连性肠梗阻。

四、护理措施

(一)术前

(1)监测体温、心率、血压,评估疼痛的部位、程度、性质、持续时间及伴随症状。

(2)患儿取半卧位,在诊断未明确前禁用止痛剂,以免掩盖病情。

(3)开放静脉通路,遵医嘱及时补液、应用抗生素,并做好各项术前准备。

(4)与患儿及家长进行交谈,消除或减轻对疾病和手术恐惧、紧张、焦虑的心情。

(二)术后

(1)术后麻醉清醒、血压稳定后取半卧位,以促进腹部肌肉放松,有助于减轻疼痛,同时使腹膜炎性渗出物流至盆腔,使炎症局限。

(2)咳嗽、深呼吸时用手轻按压伤口。遵医嘱准确使用止痛剂后需观察止痛药物的效果。

(3)指导家长多安抚患儿,讲故事、唱儿歌,以分散患儿注意力。

(4)监测体温,体温>39 ℃时给物理降温或药物降温,并观察降温的效果。

(5)监测血压、心率、尿量,评估黏膜和皮肤弹性,观察有无口渴。

(6)肠蠕动恢复后,开始进少量水,若无呕吐再进流质饮食、软食,并逐渐过渡到普通饮食。

(7)保持伤口敷料清洁、干燥,观察伤口有无红肿、渗出,疼痛有无加重。

(8)观察肠蠕动恢复情况及腹部体征有无变化,鼓励并协助患儿床上活动,术后 24 小时后视病情鼓励早期下床活动,以防止肠粘连。若患儿术后体温升高或体温一度下降后又趋上升,并伴有腹痛、里急后重、大便伴脓液或黏液,应考虑为盆腔脓肿的可能。

(三)健康教育

(1)患儿及家长对手术易产生恐惧、忧虑,并担心手术预后,护理人员应热情接待患儿,耐心讲解疾病的发生、发展过程及主要治疗手段等,以减轻患儿及家长的顾虑,积极配合医护人员。

(2)在术前准备阶段,认真向患儿及家长讲解术前各项准备的内容如备皮、皮试、禁食、禁水、术前用药的目的、注意事项,以取得患儿及家长配合。

(3)术后康复过程中,护理人员应始终将各项术后护理的目的、方法向患儿及家长说明,共同实施护理措施,以取得良好的康复效果。

五、出院指导

(1)饮食适当增加营养,指导家长注意饮食卫生,给易消化的食物如稀饭、面条、肉末、鱼、蛋、新鲜蔬菜、水果等,饮食要定时定量,避免过饱。

(2)伤口护理保持伤口的清洁干燥,勤换内衣,伤口发痒时忌用手抓,以防破损、发炎。

（3）鼓励适度的活动，以促进伤口愈合，预防肠粘连，但应避免剧烈活动，以防止伤口裂开。

（4）注意个人卫生，保持室内通风、清洁，防止感冒、腹泻等疾病的发生。

（5）如患儿出现腹痛、腹胀、发热、呕吐或伤口红、肿、痛等情况需及时去医院就诊。

（王立军）

第十二节 小儿肠套叠

肠套叠是指肠管的一部分及其相邻的肠系膜套入邻近肠腔内的一种肠梗阻。以 4 月龄至 2 岁以内小儿多见，冬春季发病率较高。

一、临床特点

（1）腹痛：表现为阵发性哭闹，20～30 分钟发作一次，发作时脸色发白、拒奶、手足乱动、呈异常痛苦的表情。

（2）呕吐：在阵发性哭闹开始不久，即出现呕吐，开始时呕吐物为奶汁或其他食物，呕吐次数增多后可含有胆汁。

（3）血便：血便是肠套叠的重要症状，一般多在套叠后 8～12 小时排血便，多为果酱色黏液血便。

（4）腹部肿块：在右侧腹或右上腹季肋下可触及一腊肠样肿块，但腹胀明显时肿块不明显。

（5）右下腹空虚感：右下腹空虚感是因回盲部套叠使结肠上移，故右下腹较左侧空虚，不饱满。

（6）肛门指诊：指套上染有果酱样血便，若套叠在直肠，可触到子宫颈样套叠头部。

（7）其他：晚期患儿一般情况差，精神萎靡，反应迟钝，嗜睡甚至休克。若伴有肠穿孔则情况更差，腹胀明显，有压痛、肠鸣音减弱，腹壁水肿，发红。

（8）辅助检查。①空气灌肠：对高度怀疑肠套者，可选此检查，确诊后，可直接行空气灌肠整复。②腹部 B 超：套叠肠管肿块的横切面似靶心样同心圆。③腹部立位片：腹部见多个液平面的肠梗阻征象。

二、护理评估

（一）健康史

了解患儿发病前有无感冒、突然饮食改变及腹泻、高热等症状。询问以前有无肠套史。

（二）症状、体征

询问腹痛性质、程度、时间、发作规律和伴随症状及诱发因素，有无腹部肿块及血便。评估呕吐情况，有无发热及脱水症状。

（三）社会、心理

评估家长对小儿喂养的认知水平和对疾病的了解程度，以及对预后是否担心。

（四）辅助检查

分析辅助检查结果，了解腹部 B 超、腹部 X 线立位片等结果。

三、常见护理问题

(1)体温过高：与肠道内毒素吸收有关。

(2)体液不足：与呕吐、禁食、胃肠减压、高热、术中失血失液有关。

(3)舒适的改变：与腹痛、腹胀有关。

(4)合作性问题：肠坏死、切口感染、粘连性肠梗阻。

四、护理措施

（一）术前

(1)监测生命体征，严密观察患儿精神、意识状态、有无脱水症状及腹痛性质、部位、程度，观察呕吐次数、量及性质。呕吐时头侧向一边，防止窒息，及时清除呕吐物。

(2)开放静脉通路，遵医嘱使用抗生素，纠正水、电解质紊乱。

(3)术前做好禁食、备皮、皮试等准备，禁用止痛剂，以免掩盖病情。

（二）术后

(1)术后患儿回病房，去枕平卧 4～6 小时，头侧向一边，保持呼吸道通畅，麻醉清醒后可取平卧位或半卧位。

(2)监测血压、心率、尿量，评估皮肤弹性和黏膜湿润情况。

(3)监测体温变化，由于肠套整复后毒素的吸收，应特别注意高热的发生，观察热型及伴随症状，及早控制体温，防止高热惊厥。出汗过多时，及时更换衣服，以免受凉。发热患儿每 4 小时一次监测体温，给予物理降温或药物降温，并观察降温效果，保持室内通风。

(4)观察肠套整复术后有无阵发性哭闹、呕吐、便血，以防再次肠套。

(5)禁食期间，做好口腔护理，根据医嘱补充水分和电解质溶液。

(6)密切观察腹部症状，有无呕吐、腹胀、肛门排气，观察排便情况并记录、保持胃肠减压引流通畅，观察引流液量、颜色、性质。

(7)肠蠕动恢复后，饮食以少量多餐为宜，逐步过渡，避免进食产气、胀气的食物，并观察进食后有无恶心、呕吐、腹胀情况。

(8)观察伤口有无渗血、渗液、红肿，保持伤口敷料清洁、干燥，防止大小便污染伤口。

(9)指导家长多安抚患儿、分散注意力，避免哭闹。

（三）健康教育

(1)陌生的环境，对疾病相关知识的缺乏及担心手术预后，患儿及家长易产生恐惧、焦虑，护理人员应热情、耐心介绍疾病的发生、发展过程及主要的治疗方法、手术目的及必要性，排除顾虑，给予心理支持，使其积极配合治疗。

(2)认真做好各项术前准备，向患儿及家长讲解备皮、禁食、皮试、术前用药的目的及注意事项，取得家长的理解和配合。

(3)术后康复过程中，指导家长加强饮食管理，防止再次发生肠套叠。

（四）出院指导

(1)饮食：合理喂养，添加辅食应由稀到稠，从少量到多量，从一种到多种，循序渐进。注意饮食卫生，预防腹泻，以免再次发生肠套叠。

(2)伤口护理：保持伤口清洁、干燥，勤换内衣，伤口未愈合前禁止沐浴，忌用手抓伤口。

（3）适当活动,避免上下举逗孩子。

（4）如患儿出现阵发性哭闹、呕吐、便血或腹痛、腹胀,伤口红肿等情况及时去医院就诊。

（王立军）

第十三节　小儿腹股沟疝

小儿腹股沟疝均是斜疝,几乎没有直疝,在腹股沟或阴囊有一可复性肿块,它与腹膜鞘状突未完全闭合或腹股沟解剖结构薄弱有关,而腹内压增高是其诱发因素,如剧烈哭闹、长期咳嗽、便秘和排尿困难。可发生在任何年龄,右侧多于左侧。

一、临床特点

（1）腹股沟部有弹性的可复性不痛肿物,哭闹或用力排便时明显,安静平卧或轻轻挤压肿块能消失,随着腹压的增大,肿块逐渐增大并渐坠入阴囊。

（2）斜疝嵌顿时,肿块变硬、疼痛,伴呕吐、哭闹不安,无肛门排气排便。晚期则有发热、肿块表皮红肿、便血及触痛加剧。

（3）局部无肿块时指检可感皮下环宽松,可触到增粗的精索,咳嗽时手指可在内环感到冲动感。

（4）辅助检查。①B超:可鉴别腹股沟肿块为肠管或液体。②骨盆部立位X线片:阴囊部肿块有气体或液平面可诊断为斜疝,在鉴别嵌顿疝时有诊断价值。

二、护理评估

（1）健康史:了解腹股沟部第一次出现肿块的时间、肿块的性状及和腹内压增高的关系,询问出现肿块的频率,有无疝嵌顿史。

（2）症状、体征:评估腹股沟部有无肿块,肿块的大小及导致肿块改变的相关因素。观察肿块表皮有无红肿、触痛。评估有否疝嵌顿的表现。

（3）社会、心理:评估较大患儿是否因手术而感到情绪紧张,评估家长对此疾病知识和治疗的了解程度和心理反应。

（4）辅助检查:了解B超和骨盆部X线立位片的检查结果。

三、常见护理问题

（1）焦虑:与环境改变、害怕手术有关。

（2）疼痛:与疝嵌顿、腹部切口有关。

（3）合作性问题:阴囊血肿或水肿。

（4）知识缺乏:缺乏本病相关知识。

四、护理措施

(一)术前

(1)避免哭闹和剧烈咳嗽,哭闹或剧烈咳嗽时可抬高臀部。保持大便通畅,防止斜疝嵌顿。

(2)注意冷暖及饮食卫生,防止感冒及腹泻。

(3)做好禁食、备皮、皮试等术前准备。

(二)术后

(1)术后去枕平卧 4～6 小时,头侧向一边,防止呕吐引起窒息。

(2)监测生命体征,保持呼吸道通畅。

(3)给予高蛋白、高热量、高维生素、适当纤维素、易消化饮食,保持大便通畅。

(4)观察切口有无渗血、渗液、红肿、保持切口敷料清洁干燥,防止婴儿大小便污染。注意观察腹股沟、阴囊有无血肿、水肿及其消退情况。

(5)指导家长多安抚小患儿,分散其注意力,避免哭闹。

(三)健康教育

(1)对陌生的环境,疾病相关知识的缺乏及担心,患儿及家长易产生恐惧、焦虑心理,护理人员应耐心介绍疾病的发展过程、治疗方法和手术的目的及重要性,以排除顾虑,给予心理支持,使其积极配合。

(2)认真做好各项术前准备,向患儿及家长讲解备皮、禁食、皮试、术前用药的目的及注意事项,以取得理解和配合。

(3)避免哭闹和剧烈咳嗽,保持大便通畅,避免增加腹压,防止术侧斜疝复发嵌顿。单侧斜疝术后需注意另一侧腹股沟有无斜疝发生。

五、出院指导

(1)饮食:适当增加营养,给易消化的饮食,多吃新鲜水果蔬菜。

(2)伤口护理:保持伤口的清洁、干燥,小婴儿的双手用干净的手套套住或予以约束,伤口痒时切忌用手抓伤口,以防伤口发炎,伤口未愈合前忌过早浸水洗浴。

(3)注意观察腹股沟、阴囊红肿消退情况,观察腹股沟有无肿物突出。

(王立军)

第十四节　小儿尿道下裂

尿道下裂是一种外生殖器畸形,因胚胎发育过程障碍,尿道沟不能完全融合到龟头的远端,尿道口位于冠状沟至会阴之间的任何部位,可同时伴有阴茎下曲畸形。

一、临床特点

(一)临床类型

(1)阴茎头、冠状沟型:尿道外口位于冠状沟腹侧,系带缺如,包皮位于龟头的背侧呈帽状,阴茎发育正常,龟头轻度下曲。

(2)阴茎体型:尿道外口位于阴茎体腹侧,阴茎可向腹侧弯曲。

(3)阴茎、阴囊型:尿道外口位于阴茎、阴囊交界处,阴茎严重向腹侧弯曲,不能站立排尿。

(4)会阴型:尿道外口位于会阴,阴茎海绵体发育不良,严重下曲,阴囊对裂,伴阴茎阴囊转位,外生殖器酷似女性。

(二)辅助检查

染色体检查核型为(46,XY);影像学、腹腔镜检查可见男性性器官。

二、护理评估

(一)健康史

询问有无尿道下裂的家族史。母亲孕期有无外源性雌激素接触和应用史。了解患儿对排尿方式改变的适应能力。

(二)症状、体征

评估患儿尿道开口的位置高低,阴茎发育情况及有无阴茎下弯存在。是否合并单、双侧隐睾。

(三)社会、心理

评估患儿及家长对手术的心理反应,有无担心阴茎外观及成年后的性生活和生育能力。

三、常见护理问题

(1)焦虑:与患儿年幼、幻想阴茎被切除,双亲因患儿性别不明或担心成年后无法婚育有关。

(2)有阴茎血循环障碍的危险:与手术后阴茎肿胀、伤口出血、弹力绷带包扎过紧有关。

(3)感染的危险:与手术切口及引流管有关。

(4)疼痛:与手术损伤、术后局部水肿有关。

(5)合作性问题:伤口出血、尿瘘、尿道狭窄。

四、护理措施

(一)术前护理

(1)心理护理了解患儿及家长焦虑的程度,主动听取患儿及家长对有关疾病的述说,了解其对疾病认识程度,保护患儿及家长的隐私。利用图片、玩偶,简单地告知患儿手术后尿道开口会移向前面,避免用“切”“割开”等字眼。

(2)强调术前阴茎包皮清洗的重要性,皮肤皱褶处展开清洗,防止术后感染。

(3)术前训练在床上排便。

(二)术后护理

1.卧位

麻醉清醒前去枕头侧位,防止呕吐物吸入引起窒息。密切观察生命体征变化。清醒后取平卧位或平侧卧位,四肢适当约束,尽量少翻动,避免伤口出血,使用护架,避免盖被直接压迫阴茎。

2.导尿管护理

(1)妥善固定导尿管并保持引流通畅,避免折叠、扭曲、过度牵拉,适当约束患儿四肢,防止因烦躁、哭闹而拔管。

（2）由于导尿管的放置容易刺激膀胱引起尿意，嘱患儿不要用力排尿，以免引起尿液自尿道口外溢及导尿管滑出。

（3）定时更换引流袋并观察记录引流液的性质及量。

（4）如发现尿袋内尿量较长时间未见增加，膀胱区膨隆，且孩子有哭叫、疼痛、想排尿等症状，则提示引流不畅，须及时处理，必要时给予膀胱冲洗。

（5）留置导尿管放置7～12天，拔管后第一次排尿可能会有疼痛，应鼓励患儿多饮水、增加排尿次数，保持排尿通畅。拔管后注意观察尿线粗细及有无尿瘘发生。

3.伤口护理

评估局部切口敷料渗出情况及是否被尿液污染，观察龟头色泽、阴茎血液循环，如有发紫、肿胀等情况，应立即报告医师处理。术后伤口有渗血时可用消毒干棉签轻轻擦去。阴茎外露部分涂上抗生素软膏。

4.饮食护理

鼓励多饮水，限制各种饮料的摄入，防止尿酸结晶形成阻塞导尿管。多食粗纤维及高蛋白、高维生素的食物，保持大便通畅，如有排便困难，可用开塞露通便，避免因用力排便引起伤口出血及尿液自尿道口外溢。

5.疼痛的护理

观察疼痛发生的时间、性质，倾听其对疼痛的描述，根据疼痛脸谱分级图评估患儿疼痛的程度，如疼痛较轻时鼓励家长给孩子讲故事、听音乐、用有吸引力的玩具分散其注意力，必要时给予药物止痛并观察效果，如夜间阴茎勃起引起疼痛，可每晚睡前口服乙酚。

6.皮肤护理

加强背部皮肤清洁，每天用温水清洗，臀、背部可垫柔软毛巾。如术后肛周皮肤瘙痒，可用PVP-I棉签擦拭。

（三）健康教育

（1）向家长讲解疾病的相关知识及手术后可能发生的并发症，如尿瘘、尿道狭窄等。

（2）向家长解释约束患儿四肢的重要性，防止意外拔管。

五、出院指导

（1）伤口：保持阴茎伤口清洁干燥，避免搔抓。局部用PVP-I、红霉素软膏涂抹至完全愈合。

（2）饮食：加强营养，给予易消化、刺激性小的食物，多喝开水，多吃蔬菜和水果，避免吃含激素类补品。

（3）活动：避免剧烈活动及骑跨动作。

（4）复查：观察尿线粗细，有无排尿困难，如排尿困难及时来院就诊。出院后2周可回院检查一次，如有尿道狭窄应定期扩张至术后3个月，以后可间隔1年、3年、6年分别随访检查一次。有尿瘘患儿应定期复查，如半年后仍未愈合需手术修补。

（5）阴茎发育差的患儿可遵医嘱在手术后一年酌情使用绒毛膜促性腺激素注射治疗，以刺激阴茎发育。

（王立军）

第十五节　小儿营养性贫血

一、缺铁性贫血

缺铁性贫血是由于体内铁缺乏导致血红蛋白减少引起的一种小细胞低色素性贫血。

(一)疾病相关知识

1.流行病学

遍及全球,发病年龄以 6 个月至 2 岁小儿多见,是我国重点防治的常见病之一。

2.临床表现

起病缓慢,面色苍白、消瘦、出现精神神经症状、易疲乏、易激惹、异食癖。

3.治疗

去除病因,纠正不合理饮食习惯,铁剂治疗。

4.预后

早期发现,对症治疗预后较好。

(二)专科评估与观察要点

(1)皮肤、黏膜:逐渐苍白,以唇、口腔黏膜及甲床最明显,皮肤干燥,毛发枯黄,反甲。

(2)营养状况:早期体重不增或增长缓慢。

(3)精神神经症状:烦躁不安或萎靡不振,易疲乏,注意力不集中,理解力下降,学习成绩下降智能较同龄儿低。

(4)消化系统:食欲减退,少数患儿有异食癖,可出现呕吐、腹泻、口腔炎、舌炎,重者可出现萎缩性胃炎或吸收不良综合征。

(5)心血管系统:心率增快,心脏扩大,严重时可出现心力衰竭。

(6)年长儿可有头晕、耳鸣、眼前发黑等症状。

(7)髓外造血:肝大、脾大、淋巴结肿大。

(8)其他:行为及智力改变,易出现感染。

(三)护理问题

1.活动无耐力

活动无耐力与贫血致组织缺氧有关。

2.营养失调

营养低于机体的需要量与铁剂的供应不足,吸收不良,丢失过多或消耗增加有关。

3.知识缺乏

缺乏营养及护理知识。

4.潜在并发症

充血性心力衰竭与心肌缺氧有关。

5.潜在不合作

不合作与所给药物及饮食方案有关。

（四）护理措施

（1）注意休息,适量活动:评估活动耐力情况,制定规律的作息时间,活动强度,持续时间,避免剧烈运动,生活规律,睡眠充足。

（2）饮食指导:讲解发病病因,纠正不良饮食习惯,指导饮食制作和合理科学的饮食搭配。鲜牛奶必须煮沸后喂养小儿,提倡母乳喂养,按时添加辅食和含铁丰富的食物。早产儿、低体重儿应在2个月时开始补充铁剂。维生素C、氨基酸、果糖、脂肪酸可促进铁剂吸收,茶、牛奶、咖啡抑制铁的吸收,避免同服。

（3）指导正确应用铁剂、观察疗效与不良反应,观察血红蛋白及网织红细胞上升情况。口服铁剂从小剂量开始,在两餐之间服用,避免引起胃肠道的不适。服药期间大便变黑为正常现象,停药后恢复正常。为避免牙齿变黑,服用铁剂时应用吸管。网织红细胞2~3天上升,1~2周血红蛋白上升。治疗3~4周无效时,积极查找原因。

（4）防治感染:观察早期感染征象,注意无菌操作,实施保护性隔离。

（5）心理护理:给予家长心理疏导,关心患儿,学习成绩下降者减少其自卑心理。

（五）健康指导

（1）讲解本病的发病原因,护理要点。

（2）合理喂养,提倡母乳喂养,培养良好的饮食习惯。

（3）讲解服用铁剂的方法、注意事项,观察疗效。

（4）治疗原发病,预防感染。

（六）护理结局评价

（1）患儿活泼健康。

（2）家长能为患儿提供生长发育所需的含铁及营养丰富的食物。

（3）家长能够叙述病因及掌握护理知识。

（4）患儿血清铁3个月内达正常值。

二、营养性巨幼红细胞性贫血

营养性巨幼红细胞性贫血是由于维生素B_{12}或(和)叶酸缺乏所致的一种大细胞性贫血。

（一）疾病相关知识

1.流行病学

单纯乳类喂养而未及时添加辅食,年长儿偏食、挑食者多见,年龄以6个月至2岁小儿多见。

2.临床表现

起病缓慢,面色苍白,皮肤蜡黄,毛发稀黄,虚胖,反应迟钝,智力及动作落后或倒退,震颤,共济失调。

3.治疗

去除诱因,加强营养,防治感染,维生素B_{12}治疗。

4.预后

精神症状发生时间短的治疗效果恢复快,精神症状出现6个月开始治疗的恢复较困难,治疗6个月至1年无症状改善者,会留有永久性损伤。

（二）专科评估与观察要点

1. 皮肤、黏膜

皮肤呈蜡黄色，睑结膜、口唇、甲床苍白，毛发稀黄，颜面轻度水肿或蜡黄色。

2. 贫血、出血表现

乏力，轻度黄疸，常有肝大、脾大。严重者有皮肤出血点或瘀斑。

3. 精神神经症状

烦躁不安，表情呆滞，嗜睡，肢体或全身震颤，智力及运动发育落后甚至出现倒退现象。

4. 消化系统

常有厌食，可出现呕吐、腹泻、口腔溃疡、舌炎等消化道症状。

5. 其他

易出现感染，重症者可有心脏扩大或出现心力衰竭。

（三）护理问题

1. 活动无耐力

活动无耐力与贫血致组织缺氧有关。

2. 营养失调

低于机体的需要量与各种原因致需要量增加有关。

3. 生长发育改变

营养不足、贫血、维生素 B_{12}、叶酸缺乏致生长发育落后或倒退。

4. 有感染的危险

有感染的危险与机体免疫力下降有关。

（四）护理措施

（1）注意休息，适量活动：根据患儿的活动耐力情况安排日常活动，一般不需卧床休息，严重贫血时适当限制活动，注意劳逸结合。震颤、烦躁、抽搐者遵医嘱给予镇静剂。心力衰竭时卧床休息。

（2）指导喂养，加强营养：母乳喂养儿及时添加辅食，合理搭配食物，改善乳母营养，养成良好的饮食习惯，维生素 C 可促进叶酸的吸收，提高疗效。年长儿做到不偏食、不挑食。推荐食物种类为肉类、动物肝、肾及蛋类含有丰富的维生素 B_{12}，绿色新鲜蔬菜、水果、酵母、动物肝脏、谷类食物含有充足的叶酸。

（3）生长发育的监测：评估患儿的发育状况及智力水平，对于落后者尽早训练和教育。

（4）药物疗效观察 2～4 天症状好转，网织红细胞 1 周增高，贫血症状好转。

（5）预防感染（同缺铁性贫血）。

（五）健康指导

（1）讲解本病的发病原因，预防发病的基本卫生知识。

（2）提供喂养知识，提高母乳喂养水平。

（3）培养良好的饮食习惯，纠正偏食、挑食。

（4）去除病因，积极治疗，合理用药，预防感染。

（六）护理结局评价

（1）患儿运动发育正常，智能不受损伤。

（2）家长掌握喂养的基本知识和预防措施。

(3)红细胞和血红蛋白正常。

(4)无感染发生。

(王立军)

第十六节　小儿传染病

由于小儿免疫功能低下,传染病发病率较成人高,且起病急,发展快,症状重,易发生并发症。因此,护士必须掌握传染病的有关知识,积极预防和控制传染病。

一、小儿传染病的护理管理

(一)传染过程

传染是病原体进入人体后,与人体相互作用、相互斗争的过程,产生5种不同的结局。

1.病原体被清除

病原体侵入人体后,被人体的非特异性免疫或特异性免疫消灭或排出体外,不引起病理变化和临床症状。

2.隐性感染

隐性感染又称亚临床感染,指病原体侵入人体后,机体仅发生特异性免疫应答和轻微组织损伤,不出现临床症状、体征,只有免疫学检查才发现异常。隐性感染后可获得对该病的特异性免疫力,其结局多数为病原体被清除,部分成为病原携带状态。

3.显性感染

显性感染又称临床感染,指病原体侵入人体后,引起机体免疫应答,导致组织损伤和病理改变,出现临床表现。显性感染后可获得特异性免疫力,其结局大多数为病原体被清除,仅部分成为病原携带状态。

4.病原携带状态

病原携带状态包括带菌、带病毒和带虫的状态,病原体在人体内生长繁殖,但不出现疾病的临床表现。由于携带者向外排出病原体,成为传染病的重要传染源。

5.潜在性感染

病原体侵入人体后寄生于机体某个部位,机体的免疫功能使病原体局限而不发病,但不能清除病原体,病原体潜伏在体内。只有当机体防御机能减低时,病原体趁机繁殖,引起发病。

(二)传染病的特点

1.传染病的基本特征

传染病的基本特征包括有病原体,有传染性,有流行性、季节性、地方性、周期性,有免疫性。

2.传染病的临床特点

病程发展有阶段性,列述如下。①潜伏期:病原体侵入人体至出现临床症状之前。②前驱期:起病至出现明显症状为止。③症状明显期:前驱期后出现该传染病特有的症状和体征。④恢复期:患儿症状和体征基本消失,多为痊愈而终结,少数可留有后遗症。

3.传染病的流行环节

传染病的传播必须具备 3 个基本环节。①传染源:指体内带有病原体,并不断向体外排出病原体的人和动物。包括患者、隐性感染者、病原体携带者、受感染的动物。②传播途径:指病原体离开传染源后到达另一个易感者所经历的途径。有呼吸道传播、消化道传播、虫媒传播、接触传播、血液传播等方式。③人群易感性:指人群对某种传染病病原体的易感程度或免疫水平。人群易感性越高,传染病越易发生、传播和流行。

(三)影响流行过程的因素

1.自然因素

自然因素包括地理、气候、温度、湿度因素。大部分虫媒传染病和某些自然疫源性传染病,有地区性和季节性。寒冷季节易发生呼吸道传染病,夏秋季易发生消化道传染病。

2.社会因素

社会因素包括社会制度、经济和生活条件、文化水平等,对传染病流行过程有决定性的影响。我国建立了各级卫生防疫机构,颁布了《传染病防治法》,制订各项卫生管理法,实行计划免疫等,有效控制了传染病的流行。

(四)传染病的预防

1.控制传染源

对传染病患者、病原携带者管理应做到"五早":早发现、早诊断、早报告、早隔离、早治疗;对传染病接触者应进行检疫,检疫期限为接触日至该病的最长潜伏期。

2.切断传播途径

不同传染病传播途径不同,采取的措施也不一样。如消化道传染病,应注意管理水源、饮食、粪便,灭苍蝇、蟑螂,环境消毒;呼吸道传染病,应注意空气消毒、通风换气、戴口罩;虫媒传染病,应注意杀虫防虫。

3.保护易感人群

保护易感人群包括增强易感人群的非特异性和特异性免疫力、药物预防,其中预防接种是预防传染病的最有力武器。

(五)小儿传染病的护理管理

1.传染病的隔离

传染病的隔离分为 A 系统和 B 系统两类,A 系统以类别特点分类,B 系统以疾病分类。目前我国大多数医院实行 A 系统隔离法。

(1)呼吸道隔离(蓝色标志):适用于经空气传播的呼吸道传染病。

(2)消化道隔离(棕色标志):适用于消化道传染病。

(3)严密隔离(黄色标志):适用于有高度传染性及致死性传染病。

(4)接触隔离(橙色标志):适用于预防高度传染性及有重要流行病学意义的感染。

(5)血液(体液)隔离(红色标志):适用于因直接或间接接触感染的血液及体液引起的传染病。

(6)脓汁(分泌物)隔离(绿色标志):适用于因直接或间接接触感染部位的脓液或分泌物引起的感染。

(7)结核菌隔离(灰色标志):适用于肺结核痰涂片阳性者或 X 线检查为活动性肺结核者。

2.传染病的消毒

(1)消毒种类:包括预防性消毒和疫源地消毒,前者指未发现传染源,对可能受病原体污染的场所、物品和人体进行的消毒;后者指对目前存在或曾经存在传染源的地方进行消毒,可分为随时消毒(对传染源的泄物、分泌物及被污染的物品和场所随时行的消毒)和终末消毒(传染病患者出院、转科或死亡后,对患者、病室及用物进行一次彻底的消毒)。

(2)消毒方法:包括物理消毒和化学消毒。前者是利用机械、热、光、微波、辐射等方法将病原体消除或杀灭;后者是应用2.5%碘酊、戊二醛、过氧乙酸、乙醇等化学消毒剂使病原体的蛋白质凝固变性或失去活性。

3.小儿传染病的一般护理

(1)建立预诊制度:门诊预诊能及早发现传染病患儿,避免和减少交叉感染。

(2)严格执行隔离消毒制度:隔离与消毒是防止传染病弥散的重要措施。应根据具体情况采取相应的隔离消毒措施,控制传染源、切断传播途径、保护易感人群。

(3)及时报告疫情:护士是传染病的法定报告人之一,发现传染病后应及时填写"传染病疫情报告卡",并按国家规定的时间向防疫部门报告,以便采取措施进行疫源地消毒,防止弥散。

(4)密切观察病情:传染病病情重、进展快,护理人员应仔细观察患儿病情变化、服药反应、治疗效果、有无并发症等。正确做出护理诊断,采取有效护理措施,做好各种抢救的准备工作。

(5)指导休息,做好生活护理:急性期应绝对卧床休息,症状减轻后可逐渐增加下床活动;小儿生活自理能力差,应做好日常生活护理。

(6)保证营养供给:供给患儿营养丰富易消化的流质、半流质饮食,鼓励患儿多饮水,维持水、电解质平衡和促进体内毒素排泄。不能进食者可鼻饲或静脉补液。

(7)加强心理护理:传染病患儿需要单独隔离,易产生孤独、紧张、恐惧心理,护理人员应多给予关心。鼓励患儿适量活动,保持良好情绪,促进疾病康复。

(8)开展健康教育:卫生宣教是传染病护理的重要环节。护理人员应向患儿及家属宣讲传染病的防治知识,使其认真配合医院的隔离消毒工作,控制院内交叉感染。

二、麻疹

麻疹是由麻疹病毒引起的一种急性出疹性呼吸道传染病,临床以发热、咳嗽、流涕、结膜炎、口腔麻疹黏膜斑及全身斑丘疹为主要表现。

(一)病原学及流行病学

几种常见传染病病原学及流行病学特点比较见表10-1。

表10-1 几种常见传染病病原学及流行病学特点比较

	麻疹	水痘	猩红热	流行性腮腺炎	中毒型细菌性痢疾
好发季节	冬春季	冬春季	冬春季	冬春季	夏秋季
病原体	麻疹病毒	水痘-带状疱疹病毒	A组β溶血性链球菌	腮腺炎病毒	痢疾杆菌(我国以福氏志贺菌多见)
传染源	麻疹患者	水痘患者	患者及带菌者	患者及隐形感染者	患者及带菌者

续表

	麻疹	水痘	猩红热	流行性腮腺炎	中毒型细菌性痢疾
传染期及 隔离期	潜伏期末至出疹 后5天;并发肺炎 者至出疹后10天	出疹前1~2天至疱 疹结痂	隔离至症状消失后 一周,咽拭子培养3 次阴性	腮腺肿大前1天至 消肿后3天	隔离至症状消失 后1周或大便培 养3次阴性
传播途径 (主要)	呼吸道	呼吸道及接触传播	呼吸道	呼吸道	消化道
易感人群	6月~5岁小儿	婴幼儿、学龄前儿童	3~7岁小儿	5~14岁小儿	3~5岁体格健壮 儿童
病后免疫力	持久免疫	持久免疫	获得同一菌型抗菌 免疫和同一外毒素 抗毒素免疫	持久免疫	病后免疫力短暂, 不同菌群与血清 型间无交叉免疫

(二)临床表现

1.典型麻疹

(1)潜伏期:一般为6~18天,可有低热及全身不适。

(2)前驱期:一般为3~4天。主要表现:①中度以上发热。②上呼吸道炎:咳嗽、流涕、喷嚏、咽部充血。③眼结膜炎:结膜充血、畏光流泪、眼睑水肿。④麻疹黏膜斑:为本期的特异性体征,有诊断价值。为下磨牙相对应的颊黏膜上出现的直径为0.5~1 mm大小的白色斑点,周围有红晕,出疹前1~2天出现,出疹后1~2天迅速消失。

(3)出疹期:一般为3~5天。皮疹先出现于耳后发际,渐延及额面部和颈部,再自上而下至躯干、四肢,乃至手掌足底。皮疹初为淡红色斑丘疹,直径为2~4 mm,略高出皮面,压之褪色,疹间皮肤正常,继之转为暗红色,可融合成片。发热、呼吸道症状达高峰,肺部可闻及湿啰音,伴有全身浅表淋巴结肿大及肝脾大。

(4)恢复期:一般为3~5天。皮疹按出疹顺序消退,疹退处有米糠样脱屑及褐色色素沉着。体温下降,全身症状明显好转。

2.非典型麻疹

少数患者呈非典型经过。有一定免疫力者呈轻型麻疹,症状轻,无黏膜斑,皮疹稀且色淡,疹退后无脱屑和色素沉着;体弱、有严重继发感染者呈重型麻疹,持续高热,中毒症状重,皮疹密集融合,有并发症或皮疹骤退、四肢冰冷、血压下降等循环衰竭表现;注射过麻疹减毒活疫苗的患儿可出现皮疹不典型的异性麻疹。

3.并发症

肺炎为最常见并发症,其次为喉炎、心肌炎、脑炎等。

(三)辅助检查

1.血常规

白细胞总数减少,淋巴细胞相对增多;若白细胞总数及中性粒细胞增多,提示继发细菌感染。

2.病原学检查

从呼吸道分泌物中分离或检测到麻疹病毒可做出特异性诊断。

3.血清学检查

用酶联免疫吸附试验检测血清中特异性 IgM 抗体,有早期诊断价值。

(四)治疗原则

1.一般治疗

卧床休息,保持眼、鼻及口腔清洁,避光,补充维生素 A 和维生素 D。

2.对症治疗

降温,止咳祛痰,镇静止惊,维持水、电解质及酸碱平衡。

3.并发症治疗

有并发症者给予相应治疗。

(五)护理诊断及合作性问题

(1)体温过高:与病毒血症及继发感染有关。

(2)有皮肤完整性受损的危险:与皮疹有关。

(3)营养失调,低于机体需要量:与消化吸收功能下降、高热消耗增多有关。

(4)潜在并发症:肺炎、喉炎、心肌炎、脑炎等。

(5)有传播感染的危险:与患儿排出有传染性的病毒有关。

(六)护理措施

1.维持正常体温

(1)卧床休息至皮疹消退、体温正常;出汗后及时更换衣被,保持干燥。

(2)监测体温,观察热型;处理高热时要兼顾透疹,不宜用药物或物理方法强行降温,忌用冷敷及乙醇擦浴,以免影响透疹;体温>40 ℃时可用小剂量退热剂或温水擦浴,以免发生惊厥。

2.保持皮肤黏膜的完整性

(1)加强皮肤护理:保持床单整洁干燥和皮肤清洁,每天温水擦浴更衣 1 次;勤剪指甲,避免抓伤皮肤继发感染;如出疹不畅,可用中药或鲜芫荽煎水服用并抹身,帮助透疹。

(2)加强五官护理:用生理盐水清洗双眼,滴抗生素眼药水或涂眼膏,并加服鱼肝油预防眼干燥症;防止眼泪及呕吐物流入外耳道,引起中耳炎;及时清除鼻痂,保持鼻腔通畅;多喂开水,用生理盐水或 2‰硼酸溶液含漱,保持口腔清洁。

3.保证营养供给

给予清淡易消化的流质、半流质饮食,少量多餐;多喂开水及热汤,利于排毒、退热、透疹;恢复期应添加高蛋白、高热量、高维生素食物。

4.密切观察病情,及早发现并发症

出疹期如出现持续高热不退、咳嗽加剧、发绀、呼吸困难、肺部湿啰音增多等表现;出现声嘶、气促、吸气性呼吸困难、三凹征等为喉炎的表现;出现嗜睡、昏迷、惊厥、前囟饱满等为脑炎表现。出现上述表现应给予相应处理。

5.预防感染的传播

(1)控制传染源:隔离患儿至出疹后 5 天,并发肺炎者延至出疹后 10 天。密切接触的易感儿隔离观察 3 周。

(2)切断传播途径:病室通风换气并用紫外线照射;患儿衣被及玩具暴晒 2 小时,减少不必要的探视,预防继发感染。

(3)保护易感人群:流行期间不带易感儿童去公共场所;8 个月以上未患过麻疹者应接种麻

疹减毒活疫苗,7岁时复种;对未接种过疫苗的体弱及婴幼儿接触麻疹后,应尽早注射人血丙种球蛋白,可预防发病或减轻症状。

6.健康教育

向家长宣传控制传染源的知识,说明患儿隔离的时间;指导切断传播途径的方法,如通风换气、定期消毒、用物暴晒等;指导家长对患儿进行皮肤护理、饮食护理及病情观察。

三、水痘

水痘是由水痘-带状疱疹病毒引起的急性出疹性传染病,临床以皮肤黏膜相继出现和同时存在斑疹、丘疹、疱疹及结痂为特征。

(一)病原学及流行病学

病原学及流行病学特点见表10-1。

(二)临床表现

1.潜伏期

一般为2周左右。

2.前驱期

一般为1~2天。婴幼儿多无明显前驱症状,年长儿可有低热、头痛、不适、食欲缺乏等。

3.出疹期

皮疹先出现于躯干和头部,后波及面部和四肢。其特点有以下几点。

(1)皮疹分批出现,可见斑疹、丘疹、疱疹及结痂同时存在,为水痘皮疹的重要特征。开始为红色斑疹,数小时变为丘疹,再数小时发展成椭圆形水疱疹,疱液先清亮后浑浊,周围有红晕。疱疹易破溃,1~2天后开始干枯、结痂,脱痂后一般不留瘢痕,常伴瘙痒使患儿烦躁不安。

(2)皮疹呈向心性分布,主要位于躯干,其次头面部,四肢较少,为水痘皮疹的另一特征。

(3)黏膜疱疹可出现在口腔、咽、结膜、生殖器等处,易破溃形成溃疡。

4.并发症

以皮肤继发细菌感染常见,少数为血小板减少、肺炎、脑炎、心肌炎等。

水痘多为自限性疾病,10天左右自愈。除上述典型水痘外,可有疱疹内出血的出血型重症水痘,多发生于免疫功能低下者,常因并发血小板减少或弥散性血管内凝血而危及生命,病死率高;此外,孕母患水痘可感染胎儿,导致先天性水痘。

(三)辅助检查

1.血常规

白细胞总数正常或稍低,继发细菌感染时可增高。

2.疱疹刮片

疱疹刮片可发现多核巨细胞和核内包涵体。

3.血清学检查

补体结合抗体高滴度或双份血清抗体滴度4倍以上升高可明确病原。

(四)治疗原则

1.抗病毒治疗

抗病毒治疗首选阿昔洛韦,但需在水痘发病后24小时内应用效果更佳。此外,也可用更昔洛韦及干扰素。

2.对症治疗

高热时用退热剂,皮疹瘙痒时可局部用炉甘石洗剂清洗或口服抗组胺药,疱疹溃破后可涂1‰甲紫或抗生素软膏,有并发症时进行相应的对症治疗。水痘患儿忌用肾上腺皮质激素。

(五)护理诊断及合作性问题

(1)体温过高:与病毒血症及继发细菌感染有关。

(2)皮肤完整性受损:与水痘病毒引起的皮疹及继发细菌感染有关。

(3)潜在并发症:皮肤继发细菌感染、脑炎、肺炎等。

(4)有传播感染的危险:与患儿排出有传染性的病毒有关。

(六)护理措施

1.维持正常体温

(1)卧床休息至热退,症状减轻;出汗后及时更换衣服,保持干燥。

(2)监测体温,观察热型;高热时可用物理降温或退热剂,但忌用乙醇擦浴、口服阿司匹林(以免增加瑞氏综合征的危险);鼓励患儿多饮水。

2.促进皮肤完整性恢复

(1)室温适宜,衣被不宜过厚,以免增加痒感。

(2)勤换内衣,保持皮肤清洁,防止继发感染。

(3)剪短指甲,婴幼儿可戴并指手套,以免抓伤皮肤。

(4)皮肤瘙痒时,可温水洗浴,口服抗组胺药物;疱疹无溃破者,涂炉甘石洗剂或5‰碳酸氢钠溶液;疱疹溃破者涂1‰甲紫或抗生素软膏防止继发感染,必要时给予抗生素。

3.病情观察

注意观察疱疹溃破处皮肤、精神、体温、食欲,有无咳嗽、气促、头痛、呕吐等,及早发现并发症,予以相应的治疗及护理。

4.预防感染的传播

(1)控制传染源:患儿应隔离至疱疹全部结痂或出疹后7天;密切接触的易感儿隔离观察3周。

(2)切断传播途径:保持室内空气新鲜,托幼机构应做好晨间检查和空气消毒。

(3)保护易感人群:避免易感者接触,对体弱、免疫功能低下及应用大剂量激素者尤应加强保护,应在接触水痘后72小时内肌内注射水痘-带状疱疹免疫球蛋白,可起到预防或减轻症状的作用。

5.健康教育

向家长宣传控制传染源的知识,说明患儿隔离的时间;指导切断传播途径的方法,如通风换气、定期消毒、用物暴晒;指导家长对患儿进行皮肤护理,防止继发感染;加强预防知识教育,流行期间避免易感儿去公共场所。

四、猩红热

猩红热是由A组β溶血性链球菌引起的急性呼吸道传染病,临床以发热、咽峡炎、杨梅舌、全身弥漫性红色皮疹及疹退后皮肤脱屑为特征。多见于3~7岁小儿,少数患儿在病后2~3周可发生风湿热或急性肾小球肾炎。

(一)病原学及流行病学

病原学及流行病学特点见表 10-1。

(二)临床表现

1.潜伏期

一般为 2～3 天,外科型 1～2 天。

2.前驱期

起病急,有畏寒、高热、头痛、咽痛、恶心、呕吐等。咽部及扁桃体充血,颈及颌下淋巴结肿大、压痛。

3.出疹期

(1)出疹顺序:发病后 1～2 天出疹,先耳后、颈部、腋下和腹股沟,然后迅速蔓延至躯干及上肢,最后至下肢,24 小时波及全身。

(2)皮疹形态:为弥漫性针尖大小、密集的点状红色皮疹,压之褪色,有砂纸感,疹间无正常皮肤,伴瘙痒。

(3)贫血性皮肤划痕:疹间皮肤以手按压红色可暂时消退数秒钟,出现苍白的手印,为猩红热特征之一。

(4)帕氏线:肘窝、腋窝、腹股沟等皮肤皱褶处,皮疹密集成线压之不退,为猩红热特征之二。

(5)杨梅舌:病初舌面有灰白苔,边缘充血水肿,2～3 天后白苔脱落,舌面呈牛肉样深红色,舌乳头红肿突起,称杨梅舌,为猩红热特征之三。

(6)环口苍白圈:口周皮肤与面颊部发红的皮肤比较相对苍白。

4.恢复期

一周后皮疹按出疹顺序开始脱皮,脱屑程度与皮疹轻重一致,轻者呈糠屑样,重者呈大片状脱皮,手、脚呈"手套""袜套"状。

5.并发症

急性肾小球肾炎、风湿热。

除上述普通型外,还可出现中毒型、脓毒型、外科型猩红热。

(三)辅助检查

1.血常规

白细胞总数增高,中性粒细胞可达 80% 以上,严重者可有中毒颗粒。

2.细菌培养

鼻咽拭子培养出 A 组 β 溶血性链球菌为诊断的"金标准"。

3.抗链球菌溶血素"O"

滴度明显增高提示 A 组链球菌近期感染。

(四)治疗原则

1.一般治疗

卧床休息,供给充分的水分及营养;保持皮肤清洁,防止继发感染;高热者给予物理降温或退热剂。

2.抗生素治疗

抗生素治疗首选青霉素,剂量每天 5 万 U/kg,分 2 次肌内注射,严重感染者 10 万～20 万 U/kg 静脉滴注,疗程 7～10 天。如青霉素过敏,可选用红霉素、头孢菌素等药物。

(五)护理诊断及合作性问题

(1)体温过高:与细菌感染及外毒素血症有关。

(2)皮肤完整性受损:与皮疹脱皮有关。

(3)潜在并发症:急性肾小球肾炎、风湿热。

(4)有传播感染的危险:与患儿排出有传染性的病原菌有关。

(六)护理措施

1.维持正常体温

(1)卧床休息 2～3 周,出汗后及时更换衣服,保持干燥。

(2)高热时给予物理降温或退热剂,鼓励患儿多饮水,并用生理盐水漱口。

(3)给予营养丰富,易消化的流质、半流质饮食。

(4)遵医嘱使用青霉素抗感染。

2.病情观察

密切观察病情变化,若出现眼睑水肿、少尿、血尿、高血压等,则提示并发急性肾炎;若出现心率增快、心脏杂音、游走性关节肿痛、舞蹈病等,则提示风湿热,均应及时进行相应处理。

3.预防感染的传播

(1)控制传染源:呼吸道隔离至症状消失后 1 周,咽拭子培养连续 3 次呈阴性。有化脓性并发症者应隔离至治愈为止。

(2)切断传播途径:通风换气,并用紫外线消毒,鼻咽分泌物须以 2%～3% 氯胺或漂白粉澄清液消毒,患者分泌物所污染的物品,可采用消毒液浸泡、擦拭、蒸煮或日光暴晒等。

(3)保护易感人群:接触者观察 7 天,用青霉素或磺胺类药物预防。

4.健康教育

向其家长宣传控制传染源的知识,说明患儿隔离的时间,不需住院者指导在家隔离治疗;指导切断传播途径的方法,如通风换气、定期消毒、用物暴晒;加强预防知识教育,流行期间避免易感儿去公共场所,托幼机构加强晨间检查。

五、流行性腮腺炎

流行性腮腺炎是由腮腺炎病毒引起的急性呼吸道传染病,临床以腮腺非化脓性肿胀、疼痛为特征,大多有发热、咀嚼受限,并可累及其他腺体及脏器,预后良好。

(一)病原学及流行病学

病原学及流行病学特点见表 10-1。

(二)临床表现

1.潜伏期

一般为 14～25 天,平均 18 天。

2.前驱期

此期可无或很短,一般为数小时至 1～2 天。可有发热、头痛、乏力、食欲缺乏、恶心、呕吐等症状。

3.腮腺肿胀期

通常一侧腮腺先肿大,2～4 天内累及对侧,也可双侧同时肿大或始终局限于一侧。腮腺肿大以耳垂为中心,向前、后、下发展,边缘表面热而不红,触之有弹性感,伴有疼痛及压痛,张口、咀嚼、食酸性食物时胀痛加剧。腮腺管口可有红肿,但压之无如液流出。腮腺肿大 1~3 天达高峰,一周左右消退。颌下腺、舌下腺可同时受累。

4.并发症

脑膜脑炎、睾丸炎及卵巢炎、急性胰腺炎、心肌炎等。

(三)辅助检查

1.血常规

白细胞总数正常或稍高,淋巴细胞相对增多。

2.血清及尿淀粉酶测定

90%的患儿发病早期血清及尿淀粉酶增高,常与腮腺肿胀程度平行。血脂肪酶增高有助于胰腺炎的诊断。

3.血清学检查

血清特异性 IgM 抗体阳性提示近期感染。

4.病毒分离

患儿唾液、脑脊液、血及尿中可分离出病毒。

(四)治疗原则

治疗原则主要为对症处理。急性期注意休息,补充水分和营养,避免摄入酸性食物;高热者给予物理降温或退热剂;腮腺肿痛严重时可酌情应用止痛药;并发睾丸炎者局部给予冷敷,并将阴囊托起以减轻疼痛;并发重症脑膜脑炎、睾丸炎或心肌炎者可用中等剂量的糖皮质激素治疗3~7 天。此外,也可采用中医中药内外兼治。

(五)护理诊断及合作性问题

1.疼痛

疼痛与腮腺非化脓性炎症有关。

2.体温过高

体温过高与病毒感染有关。

3.潜在并发症

脑膜脑炎、睾丸炎、胰腺炎等。

4.有传播感染的危险

危险与患儿排出有传染性的病毒有关。

(六)护理措施

1.减轻疼痛

(1)饮食护理:给予富营养、易消化的半流质或软食,忌酸、辣、干、硬食物,以免因唾液分泌增多及咀嚼食物使疼痛加剧。

(2)减轻腮腺肿痛:局部冷敷收缩血管,以减轻炎症充血及疼痛;也可用中药如意金黄散、青黛散调食醋局部涂敷;或采用氦氖激光局部照射。

(3)口腔护理:用温盐水漱口,多饮水,以保持口腔清洁,防止继发感染。

2.降温

监测体温,高热者给予冷敷、温水擦浴等物理降温或服用适量退热剂;发热伴有并发症者应卧床休息至热退;在发热早期遵医嘱给予利巴韦林、干扰素或板蓝根颗粒等抗病毒治疗;鼓励患儿多饮温开水以利汗液蒸发散热。

3.密切观察病情,及时发现和处理并发症

(1)若患儿出现高热、头痛、呕吐、颈强直、抽搐、昏迷等,则提示已发生脑膜脑炎,应立即行脑脊液检查,并给予降低颅内压、止惊等处理。

(2)若患儿出现睾丸肿胀疼痛,提示并发睾丸炎,可用丁字带托起阴囊消肿,局部冰袋冷敷止痛。

(3)若患儿出现上腹痛、发热、寒战、呕吐、腹胀、腹泻等,则提示并发胰腺炎,应给予禁食、胃肠减压等处理。

4.预防感染的传播

(1)控制传染源:呼吸道隔离至腮腺肿大消退后3天;密切接触的易感儿隔离观察3周;流行期间应加强托幼机构的晨检。

(2)切断传播途径:居室应空气流通,对患儿呼吸道分泌物及其污染物应进行消毒。

(3)保护易感人群:易感儿接种减毒腮腺炎活疫苗。

5.健康教育

向其家长宣传控制传染源的知识,说明患儿隔离的时间,不需住院者指导在家隔离治疗。指导切断传播途径的方法,如通风换气、定期消毒、用物暴晒;加强预防知识教育,流行期间避免易感儿去公共场所,托幼机构加强晨间检查;指导患儿家长学会观察病情,有并发症时应即时就诊,并介绍减轻疼痛的方法。

六、中毒型细菌性菌痢疾

中毒型细菌性痢疾是急性细菌性痢疾的危重型,是由志贺菌属引起的肠道传染病,起病急骤,临床以突然高热、反复惊厥、嗜睡、迅速发生休克和昏迷等为特征,病死率高,必须积极抢救。

(一)病原学及流行病学

病原学及流行病学特点见表10-1。

(二)临床表现

潜伏期多为数小时至1~2天。起病急骤,数小时内即可出现严重中毒症状,如高热(可达40℃以上)、惊厥、休克、昏迷等,腹泻、解黏液脓血便、里急后重等肠道症状往往在数小时或十几小时后出现,故常被误诊为其他热性疾病。根据其临床表现分为以下4型。

1.休克型(皮肤内脏微循环障碍型)

休克型主要表现为感染性休克。患儿出现精神萎靡、面色苍白或发灰、四肢厥冷、脉搏细速、皮肤花纹、血压下降、心音低钝、少尿或无尿等。

2.脑型(脑微循环障碍型)

脑型主要表现为颅内压增高、脑水肿和脑疝。患儿出现头痛、呕吐、嗜睡、血压增高、反复惊厥、昏迷等;严重者出现脑疝,表现为两侧瞳孔大小不等、对光反射迟钝或消失,呼吸节律不齐,甚至呼吸停止。此型较重,病死率高。

3.肺型(肺微循环障碍型)

肺型主要表现为呼吸窘迫综合征。以肺微循环障碍为主,此型少见,常由休克型或脑型发展而来,病情危重,病死率高。

4.混合型

上述两型或三型同时或先后出现,最为凶险,病死率更高。

(三)辅助检查

1.血常规

白细胞总数及中性粒细胞量增高,可见核左移。有 DIC 时,血小板减少。

2.大便常规

有黏液脓血便者,镜检可见大量脓细胞、红细胞和吞噬细胞。尚无腹泻的早期病例,可用生理盐水灌肠后做大便检查。

3.大便培养

分离出志贺菌属痢疾杆菌,有助于确诊。

4.免疫学检测

可用免疫荧光抗体等方法检测大便得细菌抗原,有助于早期诊断,但应注意假阳性。

5.血清电解质及二氧化碳结合力

测定血钠、血钾及二氧化碳结合力等多偏低。

(四)治疗原则

1.对症治疗

高热时用物理、药物或亚冬眠疗法降温;惊厥者给予地西泮、苯巴比妥钠、10％水合氯醛等止惊。

2.控制感染

选用两种痢疾杆菌敏感的抗生素静脉滴注。常用阿米卡星、头孢哌酮、头孢噻肟钠、头孢曲松钠等。

3.抗休克治疗

扩充血容量,纠正酸中毒,维持水、电解质及酸碱平衡;在充分扩容基础上应用多巴胺、酚妥拉明等血管活性药物改善微循环;及早应用地塞米松静脉滴注。

4.降低颅内压,防治脑水肿及脑疝

首选 20％甘露醇,每次 0.5～1 g/kg,每 6～8 小时 1 次,必要时应与利尿剂交替使用。呼吸衰竭时应保持呼吸道通畅,给予吸氧及呼吸兴奋剂,使用人工呼吸器。

(五)护理诊断及合作性问题

1.体温过高

体温过高与痢疾杆菌感染及内毒素血症有关。

2.组织灌注量改变

组织灌注量改变与机体高敏状态和毒血症致微循环障碍有关。

3.潜在并发症

颅内压增高。

4.有皮肤完整性受损的危险

危险与腹泻时大便刺激臀部皮肤有关。

5.有传播感染的危险

危险与患儿排出有传染性的细菌有关。

(六)护理措施

1.降低体温

保持室内通风,卧床休息;监测体温变化,高热时给予物理降温或药物降温,持续高热不退甚至惊厥者采用亚冬眠疗法,控制体温在 37 ℃左右;遵医嘱给予敏感抗生素,控制感染;供给富营养、易消化流质或半流质饮食,多饮水,促进毒素排出。

2.维持有效的血液循环

每 15～30 分钟监测生命体征 1 次,观察神志、面色、肢端肤色、尿量等;休克患儿应迅速建立静脉通道,遵医嘱用 2∶1 等张含钠液、低分子右旋糖酐等扩充血容量,给予抗休克治疗,并保证输液通畅,维持水、电解质及酸碱平衡;患儿取平卧位,适当保暖,以改善周围循环。

3.降低颅内压、控制惊厥,防治脑水肿及脑疝

(1)遵医嘱用 20％甘露醇降低颅内压,必要时配合使用呋塞米及肾上腺皮质激素,以减轻脑水肿、防止脑疝发生。

(2)遵医嘱用地西泮、苯巴比妥钠、10％水合氯醛等止惊,并注意防止外伤和窒息。

(3)密切观察病情变化,当出现两侧瞳孔不等大、对光反射迟钝或消失、呼吸节律不规则、甚至呼吸停止时,应考虑脑疝及呼吸衰竭的存在,立即用脱水剂快速降颅内压,同时保持呼吸道通畅,给予吸氧和呼吸兴奋剂,使用呼吸机维持呼吸。

4.预防疾病的传播

(1)控制传染源:患儿应消化道隔离至症状消失后 1 周或大便培养 3 次阴性;密切接触者应隔离观察 7 天;对饮食行业及托幼机构的工作人员应定期做大便培养,及早发现带菌者并积极治疗。

(2)切断传播途径:加强对饮食、饮水、粪便的管理及消灭苍蝇;加强卫生教育,注意个人卫生和饮食卫生,如饭前便后洗手、不喝生水、不吃变质及不洁食品。

(3)保护易感人群:菌痢流行期间口服痢疾减毒活菌苗。

5.健康教育

向其家长宣传控制传染源的知识,说明患儿隔离的时间;指导切断传播途径的方法,对患儿的排泄物及污染物进行消毒;加强预防知识教育,注意饮食卫生,不吃生冷及不洁食品,养成饭前便后洗手的良好卫生习惯。

（王立军）

第十一章　麻醉科护理

第一节　麻醉科护理工作制度

制度是要求大家共同遵守的办事规程或行动准则,是一系列的规范体系。要求所有护士共同遵守的、按一定程序办事的规程。

一、记费制度

(1)严格执行本省医疗服务项目价格标准。

(2)记费人员培训合格后上岗。

(3)在记费中不准出现重复记费、套用项目等乱收费现象。

(4)合理收费,实事求是。

(5)代码与项目要相符。

(6)记费单书写清晰明白。

(7)记费员每天如实电脑录入费用,双人互相交叉核查当天麻醉费用,杜绝错记、漏记,发现问题及时修改,如有错误及时更正。

(8)处方划价、记费员计费确认之前,再次检查患者姓名及住院号。

(9)统计当月各项收入,报护士长及财务处。

二、交接班制度

交接班制度包括手术间、恢复室、总务班、夜班交班柜、节假日值班的交班。

(一)手术间麻醉单元交接

手术间麻醉单元交接为每月底交接,交接内容如下。

(1)麻醉车、输液泵、简易呼吸器、监护仪、麻醉机及仪器配线齐全、整洁。

(2)负责手术间实行月轮转制,分管护士每天填充麻醉车内物品、药品,同时逐一检点其有效期。

(3)保持麻醉车的整洁、有序,各类物品按标签放置,不可乱放,无菌物品和非无菌物品分开放置。

(4)月初与接班护士交接,如接班护士发现有不符合要求时可拒接,令交班人改正,否则与考核挂钩。

（二）总务班交接

药品为专人管理，交接时查对麻醉药品和精神药品基数、空安瓿数量，以杜绝药品丢失，交接包括日常药品柜和夜班交班柜在内所有药品、物品的数量，有效期的交接。

（三）交班柜药品、物品交接

护士与夜班医师按柜内基数交接，双方签字。次日晨夜班医师与总务护士交接，双方签字。

（四）节假日交接

值班护士清点交班柜，填充交班柜内物品数量，下班前与值班医师交接，双方签字。

三、药品管理制度

在护士长的领导下，具有护士执照的护士按照相关规定实施双人管理药品。

（一）贵重药品

（1）发药前清点贵重药品数量，麻醉医师凭领药条领取贵重药品，护士根据处方核消药品数量，确保剩余药品如数交回。

（2）逐台手术核对医师所开处方中药品的数量，如有错误及时修改。

（3）从药房领回的贵重药品清点数量，检查有效期，按有效期先后顺序放入药柜内。

（二）普通药品

（1）麻醉车内有普通药品基数，按基数每天补充。

（2）督促医师及时开具所用普通药品的处方。

（3）领回的普通药品清点数量，检查有效期，按有效期先后顺序放入药柜内。

（三）麻醉药品和第一类精神药品

双人双锁、基数固定、专柜（保险柜）保存、专用账册、专用处方、专用登记本。

（1）麻醉、精神药品（下简称麻、精药品）按照相关管理条例管理，领回的麻、精药品核对数量后登记入账。

（2）麻、精药品杜绝丢失、短缺，按处方和批号回收安瓿并妥善保管。

（3）如遇安瓿丢失，应及时寻找，确认丢失时麻醉科护士与麻醉医师当面核对并登记丢失安瓿的名称、数量、地点、日期、时间、安瓿批号，双方签字确认，并上报科主任及药房。

（4）下班前清点麻、精药品总基数，并登记签字。

（5）做好麻、精剩余药品使用和废弃量登记，医护双方签字。

（6）麻、精药品保险柜内保存，一人保管钥匙，一人管理密码，两人同时在场打开保险柜。

（7）发药前清点麻、精药品数量，麻醉医师凭领药条领取麻精药品，护士根据处方核消药品数量，剩余药品和空安瓿如数收回。第二类精神类药品管理同麻精药品，不要求回收安瓿。

（8）每天统计核对麻、精药品基数，空安瓿数量与处方药品数量相对应。

（9）将处方和相应数量的空安瓿交药房，双方确认签字，按处方领药。

（10）专用账册登记麻、精药品出入数量，按有效期先后顺序放入保险柜内。

（11）专用处方：麻醉药品用"麻醉"处方，第一类精神药品开"精一"处方，第二类精神药品开"精二"处方。

（12）专用登记本登记：患者重要信息，使用药品剂量、剩余剂量和处理方式，医护双方签字。要求可以根据登记追溯到患者、医师、护士本人。

(四)高危药品

高危药品是指药理作用显著且迅速、易危害人体的药品,包括高浓度电解质制剂、肌肉松弛剂及细胞毒化药品等。

(1)高危药品单独专柜存放,不可与其他药品混放,并贴有"高危药品"标志。

(2)手术间高危药品有基数,并贴有高危药品标志,用后及时补充。

(3)领回的高危药品清点数量,检查有效期,按有效期先后顺序放入柜内。

(4)肌松剂、酚妥拉明和巴曲酶粉剂等专用冰箱保存,每天进行温湿度监测,如停电导致冰箱断电,应将冰块置于冰箱最底层,保持冰箱内温度。

(五)夜班交班柜内药品管理

(1)夜班交班柜内药品供夜班医师麻醉使用,基数固定,护士与医师当面清点,双人签字。夜班所用麻、精药品要登记,签名。

(2)柜内药品标志清楚,便于取放,定期检查药品有效期。

(3)清点核对处方与药品数量,如有丢失,立即追回。

(4)夜班预留的麻、精药品存放于夜班专用保险柜内,需要冷藏保存的药品存放于夜班专用冰箱内。

私自外借麻醉药品属违法行为,特殊情况下需有科主任批示,违者上报护理部,按照相关规定处罚。

四、无菌室工作制度

(1)在科主任、护士长领导下工作。

(2)存放一次性用物,灭菌后无菌物品。

(3)做好出入库物品登记,建立台账,高值耗材单独存放,专账管理。

(4)一次性麻醉耗材的贮存:领回物品检查外包装、有效期,登记入库,按日期先后顺序、无菌程度要求自上而下顺序置于柜内,如接触血液的用物(如三通,穿刺针等物品)放置最高层,接触口腔的用物如气管导管、牙垫等放置位置靠下。要求离地 20 cm,离墙 5 cm,离天花板 50 cm。

(5)每月统计一次性耗材使用情况,做出入库小结。

(6)双人管理,月底清点数量向设备处上报进货计划。

(7)根据麻醉需要准备特殊麻醉用物。

(8)保持无菌室的卫生清洁。

五、药品室工作制度

(1)在科主任、护士长领导下工作。

(2)早交班后发放贵重药品,记录,麻醉结束后清点核对。

(3)清点、补充夜班交班柜内药品,如有短缺及时追回。

(4)统计处方数量、领药,药品按有效日期先后顺序放置,避免过期。

(5)每月清点一次药品数量并汇报,每月检查药品有效期时间。

(6)麻醉药品(指具有中枢抑制作用,使用后能产生欣快感,连续使用极易成瘾的药物)的管理:实行专人、专账、专用处方、专用登记本,专柜加锁,做到逐方统计,逐天消耗。一次处方限量,严格掌握麻醉药品的处方权限,除权限规定的医师外,任何人不得擅自开麻醉药品处方。交班柜内特别交接麻醉药品,医师护士双方签字。

(7)按照特殊麻醉要求准备相应的麻醉药品。①嗜铬细胞瘤切除术麻醉:准备血管活性药物(酚妥拉明、多巴胺、硝普钠、去甲肾上腺素等)、抗心律失常等药物。②经鼻腔气管插管:1%丁卡因做鼻腔喷雾表面麻醉,1%麻黄碱滴鼻收缩黏膜毛细血管。③清醒气管插管:1%丁卡因或2%利多卡因环甲膜穿刺,做气管内表面麻醉。④控制性降压:需准备硝普钠、硝酸甘油或吸入麻醉药等。

(8)为不同麻醉方式做好药品的准备。

全身麻醉药物。①静脉麻醉药,如丙泊酚、依托咪酯、氯胺酮、羟基丁酸钠、巴比妥类药物。②肌肉松弛药,包括非去极化肌松药(维库溴铵、阿曲库铵、泮库溴铵、罗库溴铵等)和去极化肌松药(氯化琥珀胆碱)。③镇静镇痛药,包括苯二氮䓬类(咪达唑仑、地西泮)和阿片类药物(哌替啶、芬太尼、瑞芬太尼、阿芬太尼、舒芬太尼等)。④抗胆碱能药物,包括长托宁、东莨菪碱、阿托品。⑤吸入麻醉药,如七氟醚、异氟烷、恩氟醚、地氟醚等。⑥代血浆:聚明胶肽、羟乙基淀粉等。

椎管内麻醉药物。①硬膜外阻滞药物:2%利多卡因、丁卡因、碳酸利多卡因、罗哌卡因、肾上腺素、阿托品、麻黄碱等。②蛛网膜下腔阻滞药物:普鲁卡因、2%利多卡因、丁卡因、布比卡因、10%葡萄糖、芬太尼、肾上腺素、阿托品、麻黄碱等。

神经阻滞药物:2%利多卡因、丁卡因、罗哌卡因、肾上腺素、阿托品、麻黄碱等。

六、值班制度

周末不安排择期手术,值班医师负责急诊手术麻醉和急救的任务,护士可轮流值班。负责周末的药品、一次性耗材的管理,值班药柜内物品药品的补充,计费及处理处方等工作,建立节假日值班制度,工作时间可根据本科室工作特点具体制定。

(1)工作时间8~12时。

(2)周末由所有护士轮转值班。

(3)早8时与夜班医师当面核对交接柜内物品、药品,确认后签字,补充药品和物品。

(4)处方划价记帐、计费。

(5)检查急救箱内物品,喉镜的亮度,及时更换消毒,如有短缺及时追回。

(6)巡视每个手术间,整理麻醉单元,检查气源、电源,麻醉车上锁。

(7)配合急诊麻醉,配制镇痛泵。

(8)下班前与值班医师当面交接并签字。

(9)3天以上小长假原则上最后1天由总务护士值班,以便与第2天正常工作衔接。

(10)收回使用后的镇痛泵主机并进行消毒处理。

(11)检点冰箱温湿度和高危药品基数,并登记签名。

(12)清点麻醉、精神药品基数,喉镜总数。

七、休假、请假制度

(1)执行国家事业单位职工带薪休假制度,职工累计工作已满1年不满10年的,年休假5天;已满10年不满20年的,年休假10天;已满20年的,年休假15天。原则上不跨年,干休假可由本人提出申请,提前报护士长,在工作允许情况下安排休假,补休原则上不累加,护士长根据情况安排补休。

(2)病假需开具诊断建议书,3天内报护士长批准,3天以上报护理部,填写"护士请假表"。

(3)产假:护士产后98天时需开具节育证明可延休至2个月。

(4)婚假、晚婚假1个月,人流假2周,丧假和探亲假按事假对待。

(5)除特殊情况外,不得电话请假。

(6)提前一天向护士长提出申请,护士长根据工作情况具体安排。

(7)上班期间外出必须告知护士长,外出时间不得超过30分钟。

八、通讯员管理制度

(1)热爱宣传工作,积极参加宣传科室组织的活动。

(2)宣传麻醉科护理人员好人好事,最新动态。

(3)定期组织向院刊、护理刊物投稿。

(4)加强政治学习,提高思想素质。

(5)积极参加通讯员业务学习和学术会议。

(6)随时报道麻醉科开展的新技术、新业务。

九、抢救车管理制度

抢救车备用于患者发生紧急情况危及生命时,故抢救车的管理十分重要,要求急救物品配置全面,物品药品合理分布,定点放置,外贴药品分布图,各抽屉外贴明显的物品标签,以便寻找。及时补充所用物品药品,专人管理,有物品药品使用登记本和定期检查记录本。

(1)在护士长的指导下,抢救车由双人管理。

(2)严格执行"六固定"。即定专区放置、定专人负责、定车内药品物品数量和种类、定期清洁消毒灭菌、定期检查维修。

(3)车内药品数量、物品功能务必随时处于急救备用状态;非抢救时不得随意取用抢救车内的物品和药品。

(4)实行封条管理,使用单封条,封条内容填写完整,包括封存日期、有效期、双人签字。封条一次性使用,不允许重复使用。

(5)抢救车要放在明显易取,靠近手术间的位置。

(6)车内药品、液体:分开放置,并注明药品的名称、剂量、有效期,高危药品要有明显标志。

(7)车内物品:分层放置,包括输液用物、气管插管用物、吸氧用物、电源插座、约束带、手电筒等。

(8)抢救车旁挂定期检查登记本(注明最先失效物品名称和失效日期)、药品物品基数一览表、剪刀、医疗废物容器桶。

(9)封条到期由专人清点,检查,如有到期或短缺及时补充,并再次贴封条。

(10)护士长定期培训护士的抢救配合能力,确保每个人都能熟练使用抢救车。

十、耗材管理制度

(1)耗材管理工作由专人负责,并在科主任及护士长的双重领导下开展工作。

(2)耗材计划实行周报或月报制,每月末制订下个月的耗材预订计划,与设备科相互协调,保证日常工作中的耗材供应。

（3）接收耗材时查看耗材包装是否严密，灭菌有效期，进口耗材是否有对应的中文标志，按照制订的计划清点数量。

（4）耗材入库前，去除外包装至最小包装，按照感染管理办法放至相应的位置。

（5）每天根据领药单发放耗材，并有出入库登记本。

（6）定期清点库房，核查出入库的数量及记录。

（7）建立专柜保存近三个月失效的物品。

十一、查对制度

（1）患者入手术室后，首先与手术室护士、外科医师共同查看腕带和病历，核对患者姓名、住院号、诊断、手术间号，手术部位标志等信息。

（2）麻醉药物按照三查七对的原则进行准备，双人共同进行，彼此互相查对。三查：操作前、操作中、操作后。七对：床号、姓名、药名、浓度、剂量、时间、用法。

（3）麻醉诱导、维持期间用药，因麻醉科用药特殊性，目前仍按照口头医嘱执行办法实施，医师下达口头医嘱，护士复述一遍，确认无误后，方可实施并记录，并随时报告用药情况。

（4）诱导期间所有药品抽药后，保留安瓿，以便术毕查对。

（5）术中失血过多时，遵照医嘱取血，输血前与手术室护士共同进行输血查对，即三查八对。三查：血的质量，血的有效期，输血设备。八对：姓名、床号、住院号、血型、交叉配血试验结果、采血时间、储血号、血的类型及剂量。

（6）配制术后镇痛泵根据麻醉医师的书面医嘱，按照具体配方配制后签全名，连接镇痛泵之前再次核对患者姓名、住院号，并予以计费。

（7）麻醉恢复室交接患者时，与手术室护士当面交接并查对患者身份，携带物品、管道、术口情况，情况属实后签全名。

（8）根据领药单核查患者使用的药物，如有漏开处方的药品及时通知麻醉医师补开处方。

（9）双人互相核查计费单，确保计费正确。

（杨莉娜）

第二节　麻醉科护理人员工作职责

工作职责是指在工作中所负责的范围和所承担的相应责任，包括完成效果等。制定相对完善的各级各类人员职责，可以最大限度地进行科学的配置，规范行为，提高工作效率和工作质量，减少违规事件的发生。

一、护士长职责

（1）在科主任业务指导下，根据护理部及科内工作计划制定本科室具体护理计划，并组织实施。

（2）督促护理人员严格执行各项规章制度及操作规程，加强医护配合，严防差错事故发生。

（3）参加科室院内感染管理小组，监督医护人员对院内感染制度的执行情况。

（4）负责本科室护理人员的思想工作，教育护理人员加强责任心，改善服务态度，遵守劳动纪律。

（5）指导护士完成科室护理工作，做好每个环节的质量控制。

（6）组织开展新技术、新业务与护理科研工作。

（7）组织领导护理人员的业务学习，查房，技术训练，定期考核。

（8）负责管理和指导实习、进修人员。

（9）协助医师管理本科室仪器设备。

（10）负责参与本科室的财务经济核算，收入，支出管理。

二、麻醉科护士职责

（1）在护理部、科主任的双重领导下，在护士长的直接指导下开展工作。

（2）严格执行各项护理部及麻醉科的规章制度及技术操作规程，防止差错事故的发生。

（3）严格执行院内感染管理制度，积极预防和控制交叉感染。

（4）严格管理麻醉药品和物品，防止丢失短缺，造成不良后果。

（5）配合麻醉医师完成临床麻醉护理工作，包括：管理麻醉药品和物品，麻醉恢复室患者的护理，围麻醉期监测及护理，急救配合，镇痛泵的配制及回访，疼痛诊疗护理等。

（6）麻醉科计费，经济收支统计，协助仪器管理员进行麻醉科门诊、麻醉后恢复室（PACU）、手术间仪器设备、资料等的管理。

（7）参加麻醉护理教学和科研工作，指导学生和进修生等学习和工作。

（8）参加护理部和科室的政治、业务学习，危重患者的病历讨论等。

（9）根据具体工作情况，各班护士互相协助，共同完成麻醉护理工作。

三、总务护士职责

总务护士主要负责麻醉科药品和耗材的管理工作。

（1）在科主任、护士长的领导下工作。

（2）根据需要与药房、设备处做好协调工作，必要时请示护士长。

（3）负责科室药品管理，包括麻醉、精神药品、高危药品及常规药品。

（4）负责一次性耗材的管理，包括入库、出库、账册登记。

（5）负责麻醉用具保管。

（6）负责低温保存药品的冰箱管理。

（7）负责计费工作。

（8）负责麻醉工作量及收入的月统计及上报工作。

四、手术间辅助护士职责

手术间辅助护士主要负责协助医师进行全麻诱导期工作，椎管内麻醉及其他麻醉时的配合工作，以及其他辅助性护理工作。根据护士人数和手术台数等具体情况，一名护士分管数个手术间，各医院可视具体情况而定。

（1）每天检点手术间的物品、药品、急救物品，常用仪器性能，处于完好备用状态。

（2）根据医嘱配制各种药物，做好三查七对，保留安瓿。

（3）准备麻醉所需用具。

（4）核对患者身份，落实术前准备情况。

（5）连接监护，安慰患者。

（6）全身麻醉，遵医嘱给药，配合麻醉诱导，气管插管。

（7）椎管内麻醉、神经阻滞麻醉等，协助摆放合适的麻醉体位，医师操作过程中，监测生命体征，发现异常向医师汇报。

（8）清洁消毒麻醉用具。

（9）根据麻醉方式、所用药品、物品如实计费。

（10）保持分管手术间麻醉仪器清洁，做好医疗废弃物分类管理。

（11）根据医嘱配制术后镇痛泵，每天回访镇痛患者。

（12）参与患者抢救。

（13）准备次日麻醉特殊用物。

（14）保持喉镜柄的亮度，及时更换电池，消毒备用。

（15）检查外出急救箱内物品，处于备用状态。

（16）检查手术间麻醉药品处于有效期内。

五、临床麻醉监护护士职责

临床麻醉监护护士在主管麻醉医师和护士长的领导下工作。参与麻醉全程，主要负责术中患者各项生命指标的一般监测，特殊监测由医师亲自完成，如遇到变化需要进行药物或仪器参数的调整时，必须严格遵照医师医嘱执行。气管插管是医护人员必须掌握的基本技能之一，但困难气道的处理应由医师完成。有创动脉置管护士可以在医师指导下完成，不允许护士进行中心静脉穿刺置管、椎管内穿刺和神经阻滞，可配合医师完成操作。

（1）做好麻醉前患者一般情况的评估、相应的告知及健康宣教工作。

（2）领取当天手术需要的麻醉药品及物品。

（3）患者入室后，核对患者身份，核实禁饮食时间。

（4）连接监护，测量基础生命体征，如发现异常及时上报麻醉医师，填写麻醉记录单。

（5）根据患者情况及医嘱，准备麻醉和急救药品，标志清楚，放入无菌盘，配制静脉维持麻醉药，连接延长管排气，将注射器卡入微量注射泵内。

（6）打开麻醉机，更换钠石灰，连接呼吸回路，检查麻醉机性能，添加吸入药。

（7）根据麻醉方式准备全麻插管用物、椎管内穿刺用物或神经阻滞用物。

（8）椎管内麻醉时协助麻醉医师摆放麻醉体位，全麻时配合麻醉诱导、插管和有创穿刺，进行有创压监测。

（9）术中监测患者的生命体征及麻醉机的运行情况，椎管内麻醉者，评估麻醉阻滞平面。

（10）进行动脉血气分析，根据医嘱调节麻醉机参数或药物的剂量。

（11）及时向麻醉医师汇报患者的情况，遵医嘱用药及管理液体，不可擅自用药。

（12）填写各种麻醉文书，根据医嘱配制术后镇痛泵。

（13）手术即将结束，遵医嘱停止药物输注，在医师的指导下吸痰拔管或拔除椎管内置管。

（14）经麻醉医师同意后送患者入恢复室或病房。

（15）所有处方经麻醉医师检查无误后提交上传，麻醉、精神药品处方医师签字后交给总务护士,麻醉文书经医师签字夹入病历。

(16)根据次日手术安排,访视手术患者,从护理角度告知注意事项,进行术前指导和宣教。

(17)回访当天手术后患者的情况,并汇报主管麻醉医师。

六、带教老师职责

科室护士长主管教学,工作 2 年以上护士参与带教。

(1)科室护士长主管教学,严把教学质量。耐心、细致地向学生传达新知识、新信息。

(2)经常与学生沟通交流,每周开一次座谈会,了解学生的需求。

(3)积极组织讲课学习,小组讨论,鼓励学生主动学习。

(4)言传身教,理论联系实际,为学生讲解。

(5)掌握本学科发展前沿新的理论和方法,遇到特殊病例,积极组织查房。

(6)能严格管理学生,杜绝学生独自操作,防止护理差错、事故的发生。

(7)及时反馈带教工作中的问题,掌握实习生临床实习动态,及时调整带教工作。

(8)按照护理部的要求考核本科室的实习生,填写实习生鉴定表,完成本年度带教任务。

(9)发生不良事件或护理差错事件要及时上报。

(10)对学生表示尊重和信任,关心、爱护学生,注重学生适应状况,帮助建立自信心。

(杨莉娜)

第三节　麻醉前访视

为使患者及家属更全面的了解麻醉,减轻患者术前焦虑,促进麻醉的顺利实施,减少术后并发症,麻醉科护士应进行术前麻醉护理访视。与麻醉医师的术前访视不同的是,麻醉医师的术前访视注重对患者各系统功能状态、对麻醉的耐受能力进行评估,介绍术中可能发生的麻醉意外并进行麻醉同意书的签字;而麻醉科护士更注重除此之外的健康宣教和指导,帮助患者和家属了解麻醉,关注患者及家属精神心理的变化,从心理和各方面做好充分的麻醉前准备,了解术中的麻醉配合及术后麻醉恢复和镇痛的注意事项等,帮助患者更顺利的度过围麻醉期。

一、全身麻醉术前访视

(一)核查身份

(1)询问患者姓名,做简单的自我介绍。

(2)查看腕带、病历,核对手术信息,说明来意。

(二)说明访视目的

(1)让患者了解麻醉相关知识和麻醉配合要点及要求,做好麻醉前准备,以减少术后麻醉并发症。

(2)减轻恐惧、焦虑情绪,增强战胜疾病的信心,以良好的心态接受手术。

(3)增加患者及家属对麻醉的了解。

(4)做好术后镇痛宣教。

(三)麻醉介绍

(1)全身麻醉:从呼吸道吸入或静脉注射麻醉药物,出现可逆性意识丧失、痛觉消失的状态。

(2)进入手术室后,工作人员对患者的身份、手术部位、术前用药、禁饮食情况进行再次确认。

(3)身份确定后,患者平躺于手术床上,重症患者由工作人员协助转移至手术床上。麻醉科护士对患者进行持续生命体征监护,连接血压计、脉氧饱和度探头和心电监护导连线。麻醉医师根据监测结果再次判断患者是否可以进行麻醉。手术护士会选择患者一侧肢体进行静脉输液。根据手术的需要留置尿管,告知患者尿管刺激的不适感,以免术后因尿管不适引发躁动,造成伤口裂开及出血。

(4)麻醉医师通过静脉或呼吸面罩进行麻醉,因药物刺激,输液肢体或有短暂的疼痛。

(5)保持放松、深呼吸,麻醉医师会将呼吸面罩放在患者口鼻处,让患者吸氧。

(6)如有不适可与麻醉医师沟通。

(7)逐渐感觉头晕,进入睡眠,即麻醉状态。

(8)麻醉医师经口或鼻部置入气管导管,帮助患者呼吸。

(9)手术结束后,患者会听到呼唤而醒来,并感觉咽部不适,麻醉医师根据情况,尽早拔除气管导管,患者应听从指令,切不可乱动。

(10)拔除气管导管后,尽量深呼吸,并及时排出口、鼻、咽部的分泌物。

(11)为判断麻醉恢复情况,患者需按照麻醉医师指令活动。

(12)特殊患者为安全起见,需在麻醉之前先置入气管导管,麻醉医师会采取一些预先处理措施,以减轻不适感,患者要积极配合麻醉医师的操作。

(13)鼻腔手术后,鼻孔堵塞,患者需多练习张口呼吸,以减轻术后不适。

(四)体格检查

(1)测量基础生命体征、身高、体重。

(2)检查两侧上肢血供情况,保证测量无创血压的一侧肢体血运良好。

(3)合并脑血管疾病的患者,注意观察双侧肢体活动及肌力状况。

(4)全麻患者检查张口度、头颈部活动度、颏甲间距等,判断有无困难气道。

(5)椎管内麻醉患者检查穿刺部位皮肤。

(6)询问四史:现病史、个人史、既往史、过敏史。

(7)判断患者精神、心理状况。

(五)术前指导

(1)术前应戒烟 2 周,至少入院后即戒烟,利于术后呼吸功能恢复。

(2)成人术前禁食 6~8 小时,禁水 4 小时,小儿可根据年龄适当缩短时间(详见麻醉前禁饮食告知),并告知患者及家属不服从禁饮食时间的危害。

(3)女性患者术前勿化妆,涂指甲油,以免妨碍术中观察病情。

(4)告知术晨清洁口腔,排空膀胱。

(5)义齿、活动牙齿请取出,如无法取出,一定告知麻醉医师,以免术中跌落。

(6)术前用药:①有并发症的患者,进入手术室时随身携带平时服用的药物,如哮喘患者需备特效气雾剂、糖尿病患者备胰岛素、高血压患者术晨服用降压药等。②心血管系统用药患者术日晨(6:30 以前)遵医嘱服药,仅用一口水(约 10 mL)服下药物。③禁食患者术日晨禁服降糖药。④紧张或失眠者可遵医嘱服用安定镇静药。⑤抗凝药物需遵医嘱执行停药时间。

（7）指导患者练习深呼吸、咳嗽活动，在咳嗽时，保护术口，减轻疼痛。

（8）术前灌肠患者晚间注意防止因频繁如厕导致感冒。

（9）小儿手术患者，访视时与患儿做好沟通，尽量避免麻醉前抵触，减少因哭闹诱发气道痉挛，胃内积气诱发恶心呕吐，避免留下不良刺激的记忆。

（10）嘱患者提供身份证号，以便于术中使用麻醉性镇痛药物。

（11）术后待患者神志清楚，生命体征平稳、无术后并发症，麻醉医师允许后，方可护送返回病房。

（12）术前根据手术大小，可能带来的疼痛程度，麻醉医师会建议患者使用术后镇痛泵减轻伤口疼痛，减少术后并发症，需要家属自愿同意并签字。护士应讲解术后镇痛的优缺点。

二、椎管内麻醉术前访视

（一）核查身份
同全身麻醉术前访视。

（二）说明访视目的
同全身麻醉术前访视。

（三）麻醉介绍

（1）椎管内麻醉：将局麻药物注入椎管内某一腔隙，可逆性阻断脊神经传导功能或减弱其兴奋性的一种麻醉方法，包括蛛网膜下腔阻滞（又称腰麻）和硬脊膜外腔阻滞（又称硬膜外麻醉）。

（2）进入手术室后，工作人员再次确认患者身份，协助除去衣物，平躺于手术床上。

（3）麻醉科护士监护患者，测量术前生命体征，手术室护士输液，开通液路，根据医嘱留置尿管。

（4）摆放麻醉体位：患者改平卧为侧卧，背靠手术床一侧边缘；后背与床的边缘呈垂直状态，禁向后靠，防止坠床；双下肢尽可能贴近腹部，双臂抱膝，头低。禁止随意改变体位，如有不适，及时与麻醉医师沟通。

（5）麻醉医师根据手术需要，在患者背部选择穿刺点，并进行定位。

（6）以穿刺点为中心，进行消毒，铺无菌单，消毒液温度低，对皮肤有一定刺激。

（7）消毒区域为无菌区，严禁患者触摸。

（8）为减轻麻醉过程中的疼痛，麻醉医师会注射适量的局麻药，有轻度痛感，请勿闪躲。

（9）麻醉过程中保持全身放松，避免体动或及时告知麻醉医师。

（10）穿刺过程中背部有憋胀感，属于正常感觉，不需要紧张。

（11）穿刺结束后，穿刺点敷无菌贴，恢复体位时，保持背部悬空，避免与床面发生摩擦，防止导管或贴膜脱落。

（12）背部注射局麻药时，会有凉意或臀部有发热感。

（13）配合医师进行麻醉平面的测试，正确区分有感觉与疼痛两种不同的感受，正确表述这种感觉，以便于为医师继续使用麻醉药物提供依据。

（14）麻醉实施后，双下肢会暂时失去知觉，属于正常现象。

（15）平卧后，口鼻面部或头旁侧会有麻醉面罩，供患者吸入氧气。

（16）术中发生恶心或呕吐时，应头偏向一侧，避免误吸，做深呼吸运动。

（17）术中如有眩晕、胸闷、心慌或呼吸困难等不适症状，即刻告知麻醉医师或护士。

(四)体格检查

(1)测量基础生命体征,身高、体重。

(2)检查两侧上肢血供情况,保证测无创血压的一侧肢体血运良好。

(3)注意观察双侧肢体感觉、活动及肌力状况。

(4)检查脊椎有无畸形、评估穿刺周围皮肤的完整性,有无感染病灶。

(5)询问四史:现病史、个人史、既往史、过敏史。

(6)判断患者精神、心理状况,确认患者能否配合指令。

(五)术前指导

(1)指导患者在病床上练习椎管内麻醉穿刺体位。

(2)术前应戒烟2周,至少入院后即戒烟。

(3)成人术前禁食6~8小时,禁水4小时,小儿可根据年龄适当缩短时间(详见麻醉前禁饮食告知),并告知患者及家属不服从禁饮食时间的危害。

(4)女性患者术前勿化妆,涂指甲油,以免妨碍术中观察病情。

(5)入手术室之前,在保暖的前提下,尽量减少衣物的穿着。

(6)术前需练习床上大小便,以缓解术后床上大小便的不适感。

(7)其他同全身麻醉术前访视。

三、神经阻滞术前访视

(一)核查身份

同全身麻醉术前访视。

(二)说明访视目的

同全身麻醉术前访视。

(三)麻醉介绍

(1)神经阻滞麻醉:将局麻药注射至神经干、神经丛或神经节旁,暂时地阻断该神经的传导功能,使受该神经支配的区域产生麻醉作用。

(2)进入手术室后,再次确认患者身份,平躺于手术床上,输液。

(3)监护患者时避免血压袖带与输液、血氧探头在同一肢体,如不可避免,及时调整测压间隔时间,以免影响补液和血氧监测。

(4)再次核查禁饮食情况。

(5)摆放麻醉体位。①颈丛神经阻滞体位:去枕仰卧,头偏向对侧,双上肢紧贴身体两侧,听从医师指令做抬头动作,以利于确定穿刺点。②臂丛神经阻滞体位。肌间沟入路体位:去枕仰卧,头偏向对侧,手臂紧贴身体,手尽量下垂,根据医师指令做抬头动作。腋路体位:头偏向对侧,患肢外展90°,屈肘90°,前臂外旋,手背贴床,呈"敬礼"状。锁骨上入路体位:患者平卧,肩下垫一薄枕,头偏向对侧,患侧上肢靠胸。

(6)以穿刺点为中心,进行消毒,铺无菌单,消毒液温度低,对皮肤有一定刺激。

(7)消毒区域为无菌区,严禁触摸,患者如有不适,及时告知麻醉医师。

(8)麻醉医师可能在神经刺激仪或超声引导下进行定位。

(9)局部穿刺后,局部会有憋胀感或轻度痛感。

(10)穿刺针触及神经干(丛)周围时有异感,及时说出异感放射的部位。

（11）操作完毕,配合医务人员下达的指令活动,正确表达麻与不麻的感觉。

（12）麻醉注药过程中严禁活动,如有眩晕、口周麻木、胸闷、心慌或呼吸困难等不适症状即刻告知医务人员。

（13）麻醉实施过后,局部感觉暂时丧失。

（14）根据具体情况有可能更改麻醉方式,做好全身麻醉的一切准备工作。

（四）体格检查

（1）测量基础生命体征,身高、体重。

（2）检查两侧上肢血供情况,保证测无创血压的一侧肢体血运良好。

（3）外伤的患者注意检查是否存在骨折及关节脱位。

（4）检查穿刺点周围有无感染灶、肿瘤或畸形。

（5）其他同椎管内麻醉术前访视。

（五）术前指导

同椎管内麻醉术前访视。

四、麻醉前饮食限制告知

（1）确认患者,做简单的自我介绍,说明来意。

（2）目的:让患者尤其是患儿家属了解禁饮食的意义和未按规定时间禁饮食的危害。

（3）麻醉过程中,有诸多诱发恶心呕吐的因素,有发生恶心呕吐的风险。

（4）严格禁饮食,保持手术当天空腹状态,防止胃内容物误入呼吸道,损伤呼吸道黏膜,引起呼吸衰竭或窒息。

（5）询问患者年龄,了解有无胃肠功能问题。

（6）成人麻醉前禁食固体食物 6～8 小时,禁饮 4 小时。

（7）食用肉类、油煎制品等脂肪较高的食物,术前禁食 8 小时,含脂肪较少的饮食,术前禁食 6 小时。

（8）小儿禁食禁奶 4～8 小时,禁水 2～3 小时。

（9）6 个月内的新生儿术前禁固体食物(包括奶)4 小时,禁水 2 小时。

（10）6～36 个月的婴儿术前禁固体食物(包括奶)6 小时,禁水 2 小时。

（11）3 岁以上儿童术前禁固体食物(包括奶)8 小时,禁水 2 小时。

（12）有活动性反流和胃肠道手术的患者,更需严格限制。

五、麻醉恢复室告知

（1）目的:让患者了解在麻醉恢复室内观察的重要性,为患者提供专人护理,降低并发症的发生率,保证恢复期安全。

（2）患者清醒后告知手术已经结束,在麻醉恢复室,专人监护。

（3）为患者提供专人护理,在最大限度上满足患者需求。

（4）全麻术后部分患者会有轻度口唇干燥、咽部不适,饮食正常后,不适症状会逐渐恢复。

（5）麻醉未清醒的患者,去枕,平卧,头偏一侧。

（6）完全清醒者,可根据具体病情和患者的需求适当改变体位。

（7）患者如合并颈椎疾病,经麻醉医师同意,可适当垫薄枕。

(8)胃肠功能未恢复之前禁止饮水,可以漱口,或用湿纱布/黄瓜片外敷口唇。

(9)鼻内镜手术患者术后鼻孔堵塞,可经口呼吸。

(10)患者有任何不适要及时告诉护士,不可随意活动,防止坠床,配合工作人员的安排。

(11)护士会做好患者和家属的沟通,请患者安心恢复。

(12)告知门外等待的家属,患者在恢复室继续观察,病情稳定,如有病情变化,会及时告知家属,请耐心等待。

(13)患者符合出室指征后,经麻醉医师同意,可由麻醉科护士送回病房。

(杨莉娜)

第四节　麻醉护理常规

为更好的服务患者,满足临床麻醉需要,提高麻醉护理服务质量,麻醉科护士不仅要掌握不同麻醉方法的护理,还要了解各种手术、不同患者的麻醉特点,从而总结出相应的麻醉护理常规,有助于临床麻醉护理工作的开展。

一、吸入麻醉护理

(一)定义

吸入麻醉是麻醉药经呼吸道吸入,产生中枢神经系统抑制,使患者意识消失而致不感到周身疼痛,称为吸入麻醉。

(二)麻醉特点

(1)麻醉深浅与大脑组织中药物分压有关。

(2)药物主要经肺部排泄。

(3)不留后遗症。

(三)麻醉前护理要点

(1)呼吸指标:呼吸音、呼吸频率、呼吸次数、潮气量、肺功能、气体交换功能等。

(2)呼吸系统疾病史:呼吸道有无感染、哮喘等。

(3)生命体征。

(4)生化检查。

(5)麻醉方法指导。

(6)心理指导。

(四)麻醉前准备

1.药物准备

吸入药、急救药品。

2.仪器准备

麻醉机、挥发罐、呼吸回路、二氧化碳吸收器、氧气、负压吸引器、抢救设备、插管用物。

3.患者准备

手术核查患者,麻醉前准备的落实。

（五）麻醉期间护理措施

（1）检查挥发罐内药量，关闭挥发罐，倒入足量药物。

（2）确保呼吸回路严密，防止吸入药物外泄。

（3）遵医嘱用药，控制呼吸，监测生命体征。

（4）重点观察呼吸和循环系统变化。

（5）正确迅速插入气管导管，控制呼吸。

（6）血气分析。

（7）录入麻醉记录单。

（8）拔管前遵医嘱关闭挥发罐，适量过度通气，纯氧冲洗呼吸回路。

（9）正确吸痰，遵医嘱拔除气管导管。

（10）送麻醉恢复室，继续观察患者各项指标，直至达出恢复室标准。

（六）健康指导

（1）戒烟。

（2）指导呼吸运动，便于有效吸入麻醉药。

（3）术中吸入麻醉药气味，吸入方法。

（4）心理指导。

（七）护理结局评价

（1）了解吸入麻醉知识。

（2）配合吸入麻醉的过程。

（3）心理焦虑减轻。

（4）针对个体采取的麻醉护理措施有效。

二、静脉全身麻醉护理

（一）定义

静脉全身麻醉是指将静脉全麻药注入静脉，通过血液循环作用于中枢神经系统而产生全身麻醉作用的方法。

（二）麻醉特点

（1）起效快、效能强。

（2）患者依从性好。

（3）麻醉实施相对简单。

（4）药物种类齐全。

（5）无手术室污染和燃烧爆炸的潜在危险。

（6）麻醉效应可以逆转。

（7）可控性差。

（三）麻醉前准备

（1）了解静脉麻醉药相互作用和配伍禁忌。

（2）药物准备：静脉全麻药、肌肉松弛药、镇痛镇静药，急救药。

（3）仪器准备：麻醉机、监护仪、微量输注泵、氧气装置、负压吸引装置、抢救设备、气管插管用物、四头带（非气管插管麻醉使用）。

(4)患者准备:落实患者麻醉前准备是否到位;麻醉前再次核查患者身份;选择较粗静脉输液,防止因药液刺激引起静脉穿刺局部疼痛。

(四)麻醉期间护理措施

(1)核对患者,再次确定麻醉机,监护仪,环路紧密。

(2)遵医嘱用药,管理呼吸道;如需行气管插管,行控制气道护理。

(3)严密观察生命体征变化,尤其循环和呼吸系统的观察。

(4)保护肢体勿受损伤,按需协助调节体位。

(5)监测麻醉药物输注速度,各管路整齐,观察麻醉深浅度。

(6)术中血气分析,以调整呼吸参数。

(7)做好肌松监测。

(8)电脑录入麻醉记录单。

(9)正确吸痰,遵医嘱拔除气管导管。

(五)健康指导

(1)利用图片或宣传资料向患者及其家属介绍静脉全身麻醉相关知识、流程、注意事项。

(2)对手术、麻醉要有正确认识,相信医师。

(3)向患者介绍麻醉前禁饮食的重要性,须严格遵守。

(4)掌握患者身体状况和心理状况,给予一定的心理指导。

(5)执行医师交代的麻醉前特殊医嘱,如服用某些药物等。

(6)药物对静脉可能会有轻度刺激,可能造成术后不适的因素应交代清楚。

(7)呼吸功能训练:指导术后保护伤口咳嗽排痰方法、戒烟。

(8)术后镇痛护理,如镇痛目的、方法、原理、重点观察项目。

(9)有并发症的患者,进入手术室时随身携带平时服用的特效药:如哮喘患者需备特效气雾剂;糖尿病患者备胰岛素。

(10)合并心血管系统疾病患者,术日晨(6:30以前)遵医嘱服药,仅用一口水(约 10 mL)服下药物。

(11)禁食患者术日晨禁服降糖药。

(12)女性患者术前勿化妆,勿涂指甲油,以免妨碍术中监测。

(13)询问女性患者是否在月经期。

(六)护理结局评价

(1)麻醉效果满意。

(2)患者配合顺利,能理解术后不适。

(3)患者及时与护士沟通,焦虑缓解。

(4)苏醒满意。

三、椎管内麻醉护理

(一)定义

椎管内麻醉是将药物(局麻药、阿片类)注入椎管内某一腔隙,可逆性阻断脊神经传导功能或减弱其兴奋性的一种麻醉方法。包括:蛛网膜下腔阻滞(又称腰麻)、硬脊膜外腔阻滞(又称硬膜外麻醉)和腰麻联合硬膜外麻醉。

(二)麻醉特点

(1)节段性麻醉,时间可控性强。

(2)患者术中清醒,便于术后护理。

(3)达到足够镇痛,肌松完善。

(4)全身应激反应小。

(5)对全身各系统干扰小。

(6)经济,对麻醉用物及设备要求不高。

(三)麻醉前准备

1.药物准备

局麻药,镇静镇痛药,血浆代用品,急救药品,10％葡萄糖。

2.仪器准备

麻醉机,监护仪,微量输注泵,氧气装置,负压吸引装置,抢救设备,气管插管用物。

3.患者准备

落实患者麻醉前准备是否到位;麻醉前再次核查患者身份;选择较粗静脉输液,防止因药液刺激引起静脉穿刺局部疼痛。

(四)麻醉期间护理措施

(1)准备麻醉机和插管用物,以备不时之需。

(2)指导患者摆椎管内穿刺麻醉体位,并协助固定。

(3)穿刺过程中随时告知患者将要发生的自身感受与配合要求。

(4)固定硬膜外导管,恢复平卧位,测试麻醉平面,遵医嘱用药。

(5)严密观察生命体征变化,尤其循环和呼吸系统的观察,吸氧。

(6)发生恶心呕吐时指导患者头偏向一侧,及时吸尽呕吐物,避免误吸。

(7)观察患者有无头晕、胸闷或呼吸困难等症状。

(8)录入麻醉记录单,遵医嘱用药,椎管内用药前先回抽。

(9)出室前再次测试麻醉平面并记录。

(10)搬动患者时慢抬轻放,防止麻醉平面波动,推车缓慢拐弯,以防患者不适。

(五)健康指导

(1)利用图片或宣传资料向患者及其家属介绍椎管内麻醉相关知识、流程、注意事项。

(2)训练患者麻醉体位的摆放,指导配合麻醉平面测试。

(3)术后 4～6 小时下肢逐渐恢复知觉,如有不适向医师反映。

(4)术后镇痛护理,如镇痛目的、方法、原理、重点观察呼吸、神志、疼痛评分等。

(5)排空膀胱,避免术中损伤。

(6)检查穿刺部位的皮肤有无感染损伤。

(7)向患者介绍麻醉前禁饮食的重要性,须严格遵守。

(8)其余健康指导参考"静脉全身麻醉的护理"。

(六)护理结局评价

(1)麻醉用物准备齐全。

(2)麻醉操作时间缩短。

(3)监测效果满意。

(4)平稳送返病房。

(5)患者恢复良好。

四、全身麻醉并发症护理

(一)分类

(1)呼吸道梗阻:舌后坠,分泌物或呕吐物阻塞气道,反流误吸,插管位置异常或管腔堵塞,气管受压,喉头水肿或气道痉挛。

(2)呼吸抑制:中枢性呼吸抑制,外周性呼吸抑制。

(3)体温变化:体温升高或降低。

(4)血压变化:高血压或低血压。

(5)术中知晓。

(6)苏醒延迟。

(7)恶心呕吐。

(8)躁动。

(二)麻醉前准备

1.药物准备

除麻醉必需用药外,备足急救药品。

2.仪器准备

任何麻醉均需准备全套的麻醉抢救设备和全麻用具。

3.患者准备

落实患者麻醉前准备是否到位;麻醉前告知程序到位。

(三)专科护理特点

(1)严密观察生命体征和患者情况,进入PACU后行恢复室护理常规。

(2)观察呼吸:及时清除呼吸道分泌物;观察气管导管位置;发生呼吸道梗阻及时畅通气道(托下颌扣面罩、放置口咽通气道或气管插管),保持有效供氧,遵医嘱用药。

(3)术中监测体温:调整室内温度;输入常温库血;使用加温毯;高热时使用冰袋降温。

(4)血压变化:调节液体入量,遵医嘱用药,严密监测,及时发现术后并发症。

(5)术中知晓:遵医嘱控制麻醉药用量;观察有无呼吸抑制和术中严重并发症,避免患者术中长期低血压和低体温。

(6)苏醒延迟者及时告知麻醉医师,共同分析原因,必要时做动脉血气分析。

(7)恶心呕吐:核查患者术前禁饮食的时间;及时预防术中低血压;发生恶心时立即吸氧、升压;发生呕吐时,头偏向一侧,吸引口腔内呕吐物,防止误吸并使用止吐药。

(8)躁动患者及时固定,防止坠床,遵医嘱给药,吸氧,加强监测。

(四)健康指导

(1)利用图片或宣传资料向患者及其家属介绍全身麻醉相关知识、流程、注意事项。

(2)所有可能发生的并发症和不适均向患者清楚告知。

(3)术前严格禁饮食可防止部分术中恶心呕吐的发生。

(五)护理结局评价

(1)患者获得相关麻醉常识。

（2）并发症发生后护理及时有效。

（3）麻醉前健康指导有效。

五、椎管内麻醉并发症护理

(一)分类

（1）全脊髓麻醉。

（2）血压下降。

（3）硬膜外间隙出血、血肿和截瘫。

（4）恶心呕吐。

（5）穿刺针或导管误入血管。

（6）硬膜外腔感染、脓肿。

（7）头痛。

（8）尿潴留。

(二)麻醉前准备

1.药物准备

除麻醉必需用药外,备足急救药品。

2.仪器准备

任何麻醉均需准备全套的麻醉抢救设备和全麻用具。

3.患者准备

患者麻醉穿刺部位皮肤检查。

(三)专科护理特点

（1）严密观察生命体征。

（2）全脊髓麻醉:并发症最严重,需行气管插管、加快输液、严密观察呼吸和循环、积极配合抢救。

（3）血压下降:交感神经受抑制,需加快补液,遵医嘱使用升压药。

（4）每次椎管内注药时需反复回抽,防止药物入血,面罩辅助呼吸,保持呼吸循环稳定,压迫止血。

（5）恶心呕吐:因麻醉平面高或血压偏低导致,发生后嘱患者头偏向一侧,吸引口腔内呕吐物、吸氧。

（6）硬膜外间隙出血、血肿和截瘫:观察术后患者下肢活动情况,如有异常情况提醒医师做 CT。

（7）硬膜外感染、脓肿:术后观察患者体温、局部皮温、血象等感染指征。

(四)健康指导

（1）利用图片或宣传资料向患者及其家属介绍椎管内麻醉相关知识、流程、注意事项。

（2）所有可能发生的并发症均向患者告知清楚。

（3）术前严格禁饮食,控制好麻醉平面可防止部分术中恶心呕吐的发生。

(五)护理结局评价

（1）患者获得相关麻醉常识。

（2）术前准备充足。

（3）术前宣教到位。

（4）并发症发生后护理及时有效。

六、支气管麻醉护理

（一）专科护理特点

（1）气管插管后导管位置不易确定，需反复听诊。

（2）术中分泌物和血性渗液多，位置较深，充分吸痰。

（3）根据手术需要进行双、单侧肺通气形式更换。

（4）单肺通气时遵医嘱调节麻醉机的相关参数。

（二）麻醉前护理要点

（1）明确风险因素：患者年龄、吸烟史、体态和手术方式等。

（2）呼吸系统疾病史：感染、哮喘、阻塞性肺疾病等，有无气胸或肺大疱等。

（3）查看有无肺功能检查及术前血气分析结果。

（4）双腔气管导管较粗，注意评估口腔及气道状况。

（5）其他见全麻护理要点。

（三）麻醉前准备

1.药物准备

抗胆碱药、其他同全身麻醉准备。

2.仪器用物准备

选择开口、型号适合的双腔导管，充分润滑，和与之相配的吸痰管，夹管钳、听诊器、纤维支气管镜、其余同全身麻醉准备。

3.患者准备

查患者腕带及携带物品、麻醉前准备情况：如禁烟，服用降压药等。

（四）麻醉期间护理措施

（1）调高氧流量，控制通气时气道压不可过高，注意调节潮气量和呼吸频率。

（2）必要时协助麻醉医师在纤维支气管镜下定位导管位置。

（3）插管后辅助调节导管位置，反复听诊双肺和单侧肺的呼吸音。

（4）协助摆放体位，保护管路，改变体位后再次听诊，确定导管的位置和深度。

（5）及时监测麻醉深度，保证开胸时麻醉深度足够。

（6）术中遵医嘱及时夹闭一侧支气管，行单肺通气。

（7）单肺通气后遵医嘱调节麻醉机参数，潮气量适当减小，频率增加。

（8）及时清理口腔、主气道、支气管的分泌物，保证呼吸通畅。

（9）术中散热多，注意体温监测，如有条件可使用保温设备。

（10）根据动脉血气分析结果调整麻醉机参数，潮气量适当减小，频率加快。

（11）术后双肺通气，呼吸机改为手控模式，适当延长吸气时间防止术后肺不张。

（12）一侧肺叶切除后，注意调节输液的速度，以防发生肺水肿。

（13）合并肺大疱患者气道压不可过高，防止加重原发病。

（14）对术后患者做好术后镇痛和疼痛评分，遵医嘱用药，确保足够的镇痛。

（15）尽量避免躁动，防止胸腔闭式引流管脱落。

(16)搬运过程中注意胸腔闭式引流护理,其他同全麻护理。

(五)健康指导

(1)严格戒烟,降低高气道反应,减少分泌物产生。

(2)低浓度吸氧,增加机体氧储备。

(3)指导患者双手保护胸部切口,深呼吸,防止发生术后肺不张。

(4)术后保持呼吸道通畅,指导正确排痰:双手固定伤口周围的组织,用力咳嗽,排出深部分泌物。

(5)心理指导,负面情绪会加重病情。

(6)明确告知术后必须保持安静,防止引流导管脱出。

(7)清醒后可以改为半坐卧位,利于排痰和呼吸恢复。

(六)护理结局评价

(1)患者明白禁烟的重要性,严格遵守护理人员的指导。

(2)麻醉用物准备合适。

(3)双腔导管固定良好,改变体位后深度未改变,呼吸道通畅。

(4)患者情绪良好,积极配合护理,呼吸恢复快。

(5)术中术后患者体温波动不大。

(6)术后患者学会正确排痰,深呼吸,清理呼吸道有效。

七、心血管手术麻醉护理

(一)专科护理特点

(1)生命体征变化快,监测即时数据,行动脉和中心静脉穿刺置管,监测有创动脉压。

(2)患者身体状态欠佳,有不同程度心功能不全。

(3)用药复杂,心血管药物和麻醉药物要分开放置、标记清楚。

(4)液体管路繁多,注意理顺,固定,标记。

(5)人工肺代替麻醉机供氧,注意血氧监测和血气监测。

(6)根据中心静脉压、有创动脉压和尿量评估患者体内的有效血容量。

(7)协助测量心排血量和肺毛细血管楔压。

(8)采集动脉血,及时监测凝血时间、血常规、各种离子浓度,防止出现内环境紊乱。

(9)遵医嘱大量输血、补液,注意尿量。

(10)监测体温,注意末梢循环,应用保温措施。

(11)人为干预导致凝血时间紊乱,需反复监测凝血时间。

(12)维护转运用呼吸机和监护仪,使其时刻处于备用状态。

(二)麻醉前护理要点

(1)明确患者目前的心功能,ASA 分级。

(2)了解患者及家属的心理状态,患者情绪是否平静。

(3)查看术前心脏特殊检查结果是否完善和机体其他并发症。

(4)注意患者目前的生命体征,有无呼吸道炎症或体温升高。

(5)由于麻醉的要求很高,术中会用到很多精密的仪器,并告知患者家属。

(6)术前测量患者体重以便根据体重配制血管活性药。

（7）其他同全麻。

（三）麻醉前准备

1.药物准备

（1）麻醉药：抗胆碱药，激素，麻醉药及止血药等，尽量选择对心脏作用温和的药物。

（2）心血管药：利多卡因，多巴胺，多巴酚丁胺，硝酸甘油，硝普钠，艾司洛尔，异丙肾上腺素，去甲肾上腺素等。

2.仪器准备

（1）物品：压力传感器、动脉穿刺针、中心静脉套件、加压袋、利多卡因、安尔碘、棉棒、传感器支架、垫枕、贴膜、纱布、宽胶布条、避光注射器、避光延长管、插管用物、喉头喷雾器或气管内喷雾器，其余同全麻护理常规。

（2）仪器：多功能监测仪器（有创压、呼气末二氧化碳分压、体温、肌松监测、脑电监测）、多普勒超声仪、心排血量监测仪、除颤仪、多通道输液泵、麻醉机、转运呼吸机和监护仪等。

3.患者准备

良好的心态、术前药物、清晨测生命体征未见异常、血库有足够的配血等。

（四）麻醉期间护理措施

（1）保证室温，防止术中低体温，开启控温毯。

（2）心功能不全者，协助平卧，吸氧，连接监护，心电图选择五导联，监测 S-T 段变化。

（3）根据医嘱准备药物，心血管药物和普通全麻药分开放置，并明确标记名称、剂量或浓度，硝普钠等需用避光装置。

（4）500 mL 生理盐水中注入 2 500 U 肝素，置于加压袋中悬挂，加压袋的压力调至 40.0 kPa（300 mmHg），连接压力传感器，排气。

（5）将压力传感器固定于支架，高度与右心房平齐，分别调零；灵活运用三通，将传感器与大气相通，按调零键，至有创压数字均为 0，连通患者端与传感器端。

（6）选择博动良好的一侧桡动脉或者足背动脉、股动脉行动脉穿刺置管术，临床一般选择桡动脉。

（7）桡动脉置管之前要做 Allen 实验，Allen 实验阴性（＜10 秒手掌转红）表示尺动脉和桡动脉间存在良好的侧支循环，如果为阳性不建议在该侧行动脉穿刺置管。

（8）动脉穿刺置管：放置托手架，将患者穿刺侧上肢外展，手心向上，固定手的位置，腕部垫棉垫充分暴露穿刺部位。

（9）两次消毒，麻醉医师戴无菌手套行局麻、动脉穿刺，注意患者的反应，保证其情绪平稳，穿刺成功后接动脉压力传感器，再次排气，用透明贴膜固定穿刺针，胶布叠瓦状固定导管，查看动脉波形是否规律，延长管沿手臂走向固定，三通下垫纱布，防止局部皮肤损伤，小儿患者，一般先麻醉，后进行穿刺。

（10）保持传感器官路通畅，及时排尽管内气泡，改变位置后及时调零。

（11）麻醉医师诱导期间所有急救药品都放在手边，护士严密监测患者生命体征的变化，如需紧急抽药，动作应迅速，并严格执行三查七对。

（12）气管导管插入时尽量轻柔，避免引起循环剧烈波动（其他同全麻）。

（13）颈内静脉穿刺置管：患者头偏向左侧，头低足高位，右肩下垫小沙枕，充分暴露穿刺部位，打开中心静脉穿刺套件，倒入消毒液和抗凝液，如用超声引导，待麻醉医师定位后协助固定，以便穿刺准确。

（14）整理输液管路，并在管路上标记清楚，注意输液速度，及时观察出入量，根据医嘱补钾补钙，高危药品明确标记。

（15）协助手术医师摆放体位，垫高肩背，充分暴露术野。

（16）置入鼻咽温度探头，监测鼻咽（接近核心）温度。

（17）劈胸骨前遵医嘱用药加深麻醉，劈胸时遵医嘱停止运行麻醉机，以防伤及双肺。

（18）从三通处采动脉血行血气分析时，防止所抽血液被稀释，影响结果，及时汇报凝血时间和各离子浓度。

（19）体外循环开始后遵医嘱停止麻醉机，及时追加麻醉药，监测麻醉深度是否足够。

（20）严密监测患者生命体征及末梢循环，术中如有需要遵医嘱手控麻醉机。

（21）与手术室护士共同执行输血查对制度，并遵医嘱输入。

（22）辅助测量心排血量和肺毛细血管楔压，及时汇报测量数据。

（23）体外循环结束，心脏复跳，重新开启并运转麻醉机，严密监护循环系统数据。

（24）注意心电图变化，如发生心律失常，及时配合抢救。

（25）术后与ICU联系，备好床位，呼吸机，电梯，经专用通道，用转运呼吸机和转运监护仪送患者返回，尽量缩短路途时间。

（五）健康指导

（1）与家属一起协助安抚患者情绪，解除患者心中的疑虑。

（2）患者入室时尽量避免剧烈活动。

（3）术前严格戒烟。

（4）术前练习深呼吸和排痰，术后患者持续带气管导管进行呼吸支持，利于自主呼吸的早日恢复。

（六）护理结局评价

（1）患者做好充足准备，麻醉期间心态良好，配合积极。

（2）控温毯温度合适，末梢循环良好。

（3）患者清醒后深呼吸及时排痰，呼吸道通畅。

（4）各种药品标记清楚，管理清晰。

（5）用物准备齐全。

八、神经外科手术麻醉护理

（一）专科护理特点

（1）手术部位特殊，术中牵拉易引起呼吸、循环的突然改变，术中需加强监测。

（2）术中呼吸管道管理：导管宜选加强型，防止打折影响呼吸，固定防止脱落。

（3）面部被手术单遮挡，应加强术中监测。

（4）控制液体速度不可过快。

（5）手术时间长，注意及时追加药品和补液。

（6）昏迷患者，注意患者安全。

（7）颅骨缺如者插管期间动作轻柔。

（8）术中可运用低体温降颅压。

(9)遵医嘱合理控制血压。

(二)麻醉前护理要点

(1)评估患者目前并发症及所用药物。

(2)明确患者术前的生命体征,瞳孔,四肢肌力等。

(3)评估有无困难气道及颅骨是否完整。

(4)检查患者是否有偏瘫或感觉障碍,四肢肌力是否正常,两侧瞳孔是否对称。

(5)尽量选择较轻的螺纹管和弹簧导管。

(6)术前适当镇静,消除紧张。

(7)病情严重者,遵医嘱准备用物。

(三)麻醉前准备

1.物品准备

加强型导管,导管固定器,呼吸末二氧化碳分压($P_{ET}CO_2$)监测,有创压监测者见心脏麻醉护理。

2.药品准备

根据医嘱选择合适的药物,备急救药:阿托品、麻黄碱等。

3.患者准备

术前继续服用降压药,血压平稳,心理准备充分,情绪平稳,昏迷患者注意核对腕带。

(四)麻醉期间护理措施

(1)无创血压监测时袖带下垫纱布,防止时间过长产生压痕,如有条件可监测有创压。

(2)术中长时间因手术单遮盖无法吸痰,监测气管导管气囊压力,防止口腔内分泌物流入下呼吸道。

(3)导管固定牢靠,检查螺纹管各接口处,连接紧密。

(4)及时行动脉血气分析,监测酸碱平衡及水电解质变化。

(5)遵医嘱调节麻醉机参数,适当过度通气,降低颅内压。

(6)根据医嘱合理控制血压,尽量使术野清晰,利于手术进行。

(7)开颅前应控制补液速度(甘露醇除外)。

(8)术中严密监测,如发现心率突然下降,暂停手术,待生命体征平稳后再继续手术。

(9)监测麻醉深度及时追加药物,防止麻醉变浅出现呛咳。

(10)术后严格遵医嘱拔管,减少刺激,防止颅内出血。

(11)避免躁动,使用床挡、约束带保护患者安全。

(12)患者生命体征平稳后,在心电监护下送重症监护室(ICU)或神外监护室。

(五)健康指导

(1)保持心态平和。

(2)规律服用降压药,术日不停药。

(3)术前向患者介绍躁动的危害,尽量配合,如有不适可直接表达。

(4)昏迷患者及时清理呼吸道分泌物。

(5)注意保暖,保证末梢循环血运,及时避免寒战。

(六)护理结局评价

(1)术前焦虑减轻,按时服用降压药,血压平稳。

(2)护患及时沟通,未出现躁动,能积极配合。

(3)术中测血压,肢体未出现皮下出血。

(4)其他同全麻。

九、五官科手术麻醉护理

(一)专科护理特点

(1)手术麻醉时间短,操作快。

(2)术中易刺激交感神经、迷走神经,严密监测。

(3)鼻腔手术术后渗血,易引起患者及家属恐慌,加强心理安抚。

(4)眼科手术精细,局麻多见,术前指导更重要。

(5)支撑喉镜手术选择稍细的加强导管。

(6)分泌物和渗血较多,充分吸引,导管套囊压力要足够,防止流入气管。

(7)术中常用纱布填塞止血,术后注意观察,防止纱布脱落堵塞气道。

(8)呼吸道易水肿,要保持呼吸通畅,吸氧。

(9)术中手术医师用肾上腺素减少渗血,严密观察循环系统。

(10)常有困难气道或采取经鼻插管,麻醉科护士积极配合。

(11)鼻孔堵塞,影响正常呼吸,易引发躁动,采取安全措施。

(12)小儿患者较多见,注意沟通。

(13)麻醉手术共用气道,面部被遮观察困难,加强呼吸管理。

(二)麻醉前护理要点

(1)查看近日患者体温,有无呼吸道炎症,询问患者有无合并呼吸系统疾病。

(2)评估气道、口、鼻腔情况,看病变部位是否影响插管,按要求准备插管用物(困难气道清醒插管或经鼻插管)。

(3)年老有合并慢性阻塞性呼吸疾病者,检查是否有胸廓畸形。

(4)小儿患者要建立互相信任感,以便术日可以顺利进入手术室。

(三)麻醉前准备

1.物品准备

(1)困难气道特殊用物:McCoy 喉镜、引导导丝、纤支镜、可视喉镜、喉头喷雾器、插管喉罩。

(2)经鼻插管:喉头喷雾器、利多卡因胶浆、插管钳、牙垫备用、合适型号的加强型导管或经鼻异型导管。

(3)特殊情况下根据需要准备:如气道异物备高频喷射式呼吸机。

2.药品准备

1％丁卡因(50 mg 丁卡因溶入 5 mL 生理盐水)或利多卡因注入喉头喷雾器,麻黄碱(经鼻插管,收缩鼻腔血管)、抗胆碱药、糖皮质激素、患者带入室的药物如沙丁胺醇等。

3.患者准备

患者有充分心理准备、自带必备急救药、术前气道炎症得到控制,听诊双肺呼吸音,评估气道。

(四)麻醉期间护理措施

(1)清醒置管者做好黏膜表面麻醉,协助医师挤压喉头喷雾器球囊。

（2）经鼻置管者,选择通气较好的鼻孔,滴入1‰的麻黄碱和利多卡因凝胶。

（3）插管时协助插入气管导管,插管钳切勿夹持导管套囊。

（4）置管后,导管固定牢靠,必要时告知术者缝合固定导管。

（5）声门手术在选择气管导管时,选择较细的导管。

（6）需局麻气切者,给予患者面罩吸氧。

（7）注意填塞纱布是否脱落,以免堵塞气道。

（8）及时清除面部血迹,保持皮肤清洁。

（9）鼻孔堵塞者提示经口呼吸,减轻不适。

（10）气切患者切口处可覆盖生理盐水纱布。

（11）眼科手术严密监测心率,防止眼心反射引起心率下降。

（12）取气道异物者使用支气管镜,用高频呼吸机维持氧供,注意监测经皮动脉血氧饱和度（SpO_2）。

（13）SpO_2下降过快,立即暂停手术,面罩控制呼吸,直至SpO_2恢复正常再继续手术。

（14）异物取出后严密听诊并观察生命体征,及时发现并发症。

(五)健康指导

（1）曾有过哮喘的患者及时告知并携带自备药物。

（2）清醒插管者会感觉咽部不适,深呼吸全身放松,尽量配合麻醉医师。

（3）术后有轻度渗血、血性分泌物都是正常的,请患者和家属勿紧张,术后如果患者口腔内有分泌物,应及时排出,以免影响呼吸。

（4）小儿恢复期可采取侧卧位,利于口咽部分泌物流出和呼吸恢复。

（5）术前练习经口呼吸,适应术后鼻孔堵塞。

（6）不要用手触摸外露切口,防止感染。

（7）口腔手术后有绷带压迫和固定,张口困难或局部不适,请患者有心理准备。

（8）完全清醒后改为半卧位,利于呼吸恢复。

(六)护理结局评价

（1）患者心态良好,积极配合,主动告知不适。

（2）主动携带特效药并与护士交流使用方法。

（3）鼻腔填塞者术后患者改为经口呼吸,未出现不适,氧饱和度良好。

（4）患者术前术后严格戒烟,能理解其严重性。

十、内分泌疾病患者手术麻醉护理

(一)专科护理特点

（1）甲亢患者情绪不稳,需耐心交流。

（2）循环系统波动大,加强监测,辅助麻醉医师动静脉穿刺,监测有创压。

（3）用药复杂,包括高危药和心血管活性药,液体管路标记清楚。

（4）术中易发生水、电酸碱平衡紊乱,反复动脉血气分析监测。

（5）皮质醇增多症患者肥胖易出现困难气道,积极配合插管。

（6）糖尿病患者下肢血管病变,采集动脉血时慎重选择血管。

(二)麻醉前护理要点

(1)再次核查患者目前的精神状态,各项化验检查,甲状腺手术患者有气管软化试验结果。

(2)评估患者当前的生命体征,尤其是甲亢、嗜铬细胞瘤患者。

(3)遵医嘱做术前准备。

(4)术前与患者进行沟通,取得配合。

(5)术前再次测量身高、体重,以便术中麻醉用药,皮质醇增多症患者计算标准体重。

(三)麻醉前准备

1.物品准备

困难气道用药准备(见五官科手术麻醉护理常规),有创压(动静脉)监测用物(见心脏麻醉护理常规)。

2.药品准备

东莨菪碱、山莨菪碱、利多卡因、去甲肾上腺素、麻黄碱、酚妥拉明、艾司洛尔、硝普钠、肝素、氢化可的松;糖尿病患者:胰岛素和葡萄糖,其他同全麻准备。

3.患者准备

精神状态好、情绪稳定,如紧张遵医嘱适当使用镇静剂,术日晨生命体征和各项检查均正常。

(四)麻醉期间护理措施

(1)动脉穿刺,中心静脉穿刺护理(见心血管麻醉护理)。

(2)整理液路,标注三通,药物分开放置,硝普钠采用避光设备。

(3)嗜铬细胞瘤手术切除瘤体时血压波动大,遵医嘱调整药物剂量及补液速度。

(4)瘤体切除后血压下降,遵医嘱使用升压药,补充糖皮质激素。

(5)血压平稳后拔除有创动脉压监测,局部按压15分钟,送恢复室继续观察。

(6)库欣综合征患者按照标准体重调整呼吸机参数。

(7)合并甲亢眼球突出者,控制呼吸时避免面罩压迫眼睛。

(8)甲状腺手术患者注意有无气管塌陷、畸形。

(9)及时监测血糖、血酮及血中各离子浓度。

(10)使用利尿剂后及时记录出入量。

(11)注意用药禁忌,合并青光眼者禁用阿托品。

(12)甲状腺术后,观察患者有无胸闷气短,若发现伤口出血及时通知麻醉医师。

(13)术后注意观察呼吸,防止甲状腺术后低钙,发生喉痉挛。

(14)术后观察苏醒状况,完全苏醒方可出室。

(五)健康指导

(1)糖尿病患者入室时带胰岛素。

(2)皮质醇增多症青壮年多见,心理自卑,术前多讲成功病例,增强信心。

(3)甲状腺手术,指导术前练习肩部抬高,利于术后呼吸恢复。

(4)指导术前练习深呼吸适应术后腹带压力。

(六)护理结局评价

(1)患者心态积极,配合治疗。

(2)药品标记清楚,液路有序。

(3)术后呼吸通畅,血氧良好,能耐受腹带。

(4)护理操作轻柔,血压波动小。

十一、小儿麻醉护理

(一)专科护理特点

(1)小儿气道结构特殊,易出现呼吸困难,严密监测呼吸、血氧。

(2)交流障碍,不配合。

(3)机体耐受差,加强术中用药观察。

(4)生长差异大,麻醉用物、护理措施各不相同。

(5)禁食禁饮时间视年龄而定,严格限定禁饮食时间。

(6)小儿保护反射欠佳,充分清理呼吸道。

(7)代谢功能低下,严格遵医嘱用药,控制注射速度。

(8)出现不适无具体主诉,需加强基础护理保护患儿安全。

(9)呼吸、循环功能与年龄相关,注意监护。

(二)麻醉前护理要点

(1)明确具体年龄、身高、体重。

(2)与患儿试沟通,了解主观意愿。

(3)测量患儿当前生命体征,记录其基础水平。

(4)评估患儿张口度,有无活动牙齿。

(三)麻醉前准备

1.物品准备

小儿氧饱和度,小儿袖带,吸痰管,面罩,呼吸回路,垫枕,根据患儿具体情况选择导管,小儿导管内径计算公式:内径=年龄/4+4;插入长度=年龄/2+12。

2.药品准备

所用药物根据医嘱稀释。术前不能配合的小儿,入手术间前注射氯胺酮或静脉注射丙泊酚,入睡后快速转运至手术间。

3.患者准备

术日晨体温正常、呼吸道无炎症、小儿查对腕带,与家属再次确认禁食禁饮的时间。

(四)麻醉期间护理措施

(1)调整室温至 22～24 ℃,一切准备完善后方可带患儿入室。

(2)协助患儿脱衣,让患儿轻松接受的方式,连接监护。

(3)不能安静带入室者,手术室门口用药,麻醉后抱入手术间,途中保持气道通畅,不宜强行带入室,以免造成患儿恐惧。

(4)患儿入睡后去枕,垫高肩部,通畅呼吸道。

(5)动作轻柔,缓缓送入导管,避免暴力,减轻气道损伤。

(6)听诊双肺呼吸音,插入导管深度合适。

(7)麻醉机参数根据患儿体重计算,呼吸频率快,潮气量小。

(8)术中合理控制液体的滴速和总量,防止发生肺水肿。

(9)短小手术未行气管插管者,麻醉诱导后托下颌辅助呼吸,保持呼吸道通畅防止气体进入胃内。

(10)术中严密监测心率,如心率下降超过20％,及时汇报。

(11)术毕充分吸痰,保护反射恢复后拔管,患儿可取侧卧位,利于渗血和分泌物的引流。

(12)拔管时轻柔揭开固定导管胶布或贴膜,避免损伤皮肤。

(13)及时解除术后可能出现的不适,防止躁动,加强安全防范,注意保暖。

(14)小儿行椎管内麻醉前可给予一定的镇静剂,协助固定体位,防止躁动。

(15)送患儿至恢复室,哭声响亮或完全清醒、生命体征平稳可返病房。

(五)健康指导

(1)耐心沟通,建立信任感。

(2)向家属介绍禁食禁饮的重要性及利害关系。

(3)术后侧卧或仰卧肩下垫薄枕,呼吸道可有轻度水肿,盖被勿堵塞口鼻。

(4)注意观察患儿的呼吸,如有分泌物及时清除,保护伤口。

(六)护理结局评价

(1)患儿信任护士,能主动跟随入室。

(2)患儿及家属严格执行禁食禁饮。

(3)小儿用物准备合适。

十二、妇产科麻醉护理

(一)专科护理特点

(1)术中迷走神经兴奋,心率减慢,恶心呕吐,加强监护。

(2)手术对肌松要求高,及时遵医嘱追加肌松药。

(3)妊娠妇女稍左侧卧位,专人看护,注意安全。

(4)剖宫产麻醉迅速,积极配合。

(二)麻醉前护理要点

(1)确认血常规、血生化结果检查,尤其凝血时间、血红蛋白量等。

(2)检查患者身体有无畸形,评估气道。

(3)年老者和妊娠妇女注意有无并发症。

(4)按照确定的麻醉方式准备用物。

(三)麻醉前准备

1.用物准备

按照确定的麻醉方式准备用物,非全麻者备麻醉机、插管用物以备急需。

2.药物准备

按照确定的麻醉方式准备药品。

3.患者准备

术前检查落实,生命体征平稳,心态平和。

(四)麻醉期间护理措施

(1)肥胖产妇,准备适宜长度的穿刺针。

(2)椎管内麻醉时,产妇体型较大,保护产妇安全,协助固定麻醉体位。

(3)全麻剖宫产时,诱导迅速,护士熟练配合。

(4)妊娠期高血压疾病患者入室,尽量减少声光刺激,戴避光眼罩,监测术中血压波动。

（5）胎儿出生前后，注意患者的反应。

（6）用镇静剂者严密观察呼吸情况。

（7）术中避免不必要的暴露，注意保护隐私部位。

（8）根据医嘱经硬膜外置管追加局麻药，控制速度和量，以免引起麻醉平面上升。

（五）健康指导

（1）产妇心理复杂，嘱患者镇静放松。

（2）麻醉后如有不适及时与护士沟通。

（3）新生儿出生前，产妇腹部不适，心烦易躁动，孩子出生后逐渐改善。

（4）过度紧张者麻醉医师给予适当镇静。

（5）镇痛药可能不能完全抑制宫缩痛。

（六）护理结局评价

（1）患者情绪稳定。

（2）主动诉说不适，与护士积极沟通。

（3）麻醉用物齐全。

（4）其余同椎管内麻醉或全麻护理。

十三、老年患者手术麻醉护理

（一）专科护理特点

（1）生理功能和耐受力差异大，麻醉、护理措施均不相同。

（2）反射迟钝，对麻醉药敏感，用药宜慢，注意用药后反应。

（3）血流缓慢，高凝，易形成血栓。

（4）心脏功能减弱，血管弹性下降，易出现血压波动。

（5）肺功能差，气体交换、氧储备能力均下降，围术期需持续吸氧。

（6）骨质疏松，操作搬动需谨慎，防骨折，脱位。

（7）牙齿松动，颈椎活动受限造成插管困难。

（8）肝肾功能下降，药物代谢慢，药效增强，时间延长。

（9）体温调节能力差，注意术中保暖。

（10）年老者失聪，识别功能下降，出现交流障碍，耐心沟通。

（二）麻醉前护理要点

（1）落实各系统功能检查，注意肺功能，动脉血气分析，目前并发症。

（2）评估气道，口腔牙齿及四肢活动，有无脊柱疾病。

（3）询问患者有无骨折病史。

（4）与患者交流，确定有效的沟通方式。

（5）增强患者信心，减轻紧张。

（6）向麻醉医师确定麻醉方式，准备用物。

（三）麻醉前准备

1.用物准备

针对具体麻醉方式准备用物，备急救物品。

2.药品准备

根据患者身体状况备心血管药,急救药。

3.患者准备

术日晨生命体征平稳,术前准备齐全。

(四)麻醉期间护理措施

(1)协助患者平卧,注意安全,固定活动牙齿。

(2)失聪患者通过卡片耐心沟通。

(3)合并呼吸系统疾病的患者,术前仔细听诊双侧呼吸音。

(4)行咽喉部和气管表面麻醉,减轻气管插管时循环的波动。

(5)置管时防止牙齿脱落或牙龈受损。

(6)颈椎活动受限的患者,注意调整头后仰的幅度。

(7)无牙齿者,牙垫用纱布包裹固定,防止牙龈出血。

(8)合并肺气肿的患者及时清除呼吸道深部的分泌物。

(9)控制术中液体滴速,注意保暖。

(10)严密监测血压,防止出现脑血管疾病。

(11)患者清醒后,及时检查四肢的活动度。

(12)颈椎疾病患者根据习惯调整体位,减轻不适。

(五)健康指导

(1)严格禁烟。

(2)术前练习深呼吸,有效咳嗽排痰。

(3)降压药规律服用,不可突然停止。

(4)老年人苏醒缓慢,家属耐心等待。

(5)病情允许可抬高床头,利于呼吸恢复。

(6)指导患者区分疼痛和感觉并正确表达。

(7)术后肢体保暖,病情许可情况下被动活动下肢。

(8)老年男性留置尿管后有"尿憋"的感觉,苏醒后尽量避免由此引发的躁动。

(六)护理结局评价

(1)护患沟通有效,患者准确表达,焦虑减轻。

(2)术中牙龈保护完好,无出血。

(3)末梢循环良好,肢体温暖。

(4)牙齿无脱落。

(5)患者能耐受留置尿管。

(6)术后排痰有效。

十四、腹腔镜手术麻醉护理

(一)专科护理特点

(1)不同的腹腔镜手术要求不同的体位和床位。

(2)腹腔压力大,限制呼吸活动,根据具体情况调节麻醉机参数。

(3)术中兴奋迷走神经易引起心率突然减慢,需加强循环监测。

(4)腹腔内二氧化碳压力大,弥散快,注意有无二氧化碳蓄积、皮下气肿等相关并发症。

(二)麻醉前护理要点

(1)查看有无肺功能检查,结果有无异常,有无其他并发症。

(2)明确手术名称,麻醉方法及术中体位。

(三)麻醉前准备

1.用物准备

$P_{ET}CO_2$ 监护仪,保证其准确度,其他同全麻。

2.药物准备

抗胆碱药,止吐药,其他同全麻。

3.患者准备

心态良好,严格禁饮食,术日晨生命体征平稳。

(四)麻醉期间护理措施

(1)控制通气保持呼吸道通畅,防止气体进入胃内致胃内压增高,增加反流误吸的风险。

(2)头低位时注意监测血压,尤其年老合并心血管疾病者防止发生脑血管意外。

(3)侧卧位口腔分泌物容易外流,导管固定要牢靠,防止脱出。

(4)建立气腹后,遵医嘱适当降低潮气量,增加呼吸频率。

(5)严密观察 $P_{ET}CO_2$ 波形是否规律,数值是否在正常范围。

(6)术中动脉血气分析,查动脉血二氧化碳分压($PaCO_2$),防止二氧化碳蓄积。

(7)注意观察皮下组织有无握雪感。

(8)牵拉反射,心率下降,需要加强循环系统的观察。

(9)腹腔镜手术后常并发恶心、呕吐,遵医嘱预防用药。

(五)健康指导

(1)介绍腹腔镜手术术前进食的危险性。

(2)术前练习深呼吸,完全清醒后抬高上半身,利于呼吸功能恢复。

(3)术后如果感觉恶心头偏向一侧,及时清理呕吐物。

(4)腹腔镜手术后切口疼痛程度轻,时间短,术后疼痛可及时告知护士,遵医嘱采取止痛措施。

(六)护理结局评价

(1)家属及患者理解禁饮食的原因。

(2)患者气道通畅,胃内未进气。

(3)患者术后呼吸顺利恢复。

(4)术后未出现恶心呕吐等不适感。

十五、门诊手术麻醉护理

(一)专科护理特点

(1)手术短小,麻醉期间一般保留自主呼吸,术中给予面罩吸氧和监护。

(2)患者害怕疼痛,有恐惧心理,注意心理抚慰。

(二)麻醉前护理要点

(1)向患者确定手术时间。

(2)查看心电图及化验检查结果。

(3)询问患者目前用药状况,需提前停用的药物及时告知。

(三)麻醉前准备

1.物品准备

抢救车,除颤仪,麻醉机,负压吸引器,吸氧装置,插管用物,多功能监护仪。

2.药品准备

止吐药,急救药,静脉麻醉药,镇痛药等。

3.患者准备

术前准备充分。

(四)麻醉期间护理措施

(1)约束四肢,防止术中躁动。

(2)用药后严密监测呼吸,循环,面罩吸氧。

(3)必要时托下颌辅助呼吸。

(4)术后送入监护室,无相关并发症,神志清楚后在家人陪伴下出手术室。

(五)健康指导

(1)手术日麻醉前严格禁饮食 6～8 小时,最好有家人陪伴。

(2)心情放松,如果有疼痛及时告知麻醉科护士。

(3)麻醉药有一定的刺激性,注射局部有轻度疼痛。

(4)术后有一段苏醒期,家属耐心等待。

(六)护理结局评价

(1)患者麻醉前准备合理。

(2)焦虑减轻。

(3)患者能接受药物刺激引起的轻度疼痛。

(杨莉娜)

第五节 麻醉期间监测护理

围麻醉期机体的平稳状态受多种因素的影响,每个系统都有可能发生相应的并发症,系统之间相互累及,最终会危及生命。因此麻醉科护士需做好麻醉期间的各项监测。

一、呼吸功能监测

(一)呼吸功能常见的监测指标

1.呼吸运动

频率、节律、幅度、方式(胸式或腹式呼吸)等。

2.呼吸音

双侧是否对称、有无分泌物、咽喉支气管痉挛等异常呼吸音。

3.皮肤、黏膜颜色

口唇、指甲及手术野颜色。

4.SpO_2监测

反映血液中运输氧气状态,与动脉血氧分压(PaO_2)具有较好的相关性。

5.PaO_2监测

轻度低氧血症:PaO_2为 6.7～7.0 kPa(50～60 mmHg);中度低氧血症:PaO_2为 4.0～6.5 kPa(30～49 mmHg);重度低氧血症 PaO_2＜4.0 kPa(30 mmHg)。

6.全身麻醉下控制呼吸时常用监测指标

可测潮气量、分钟通气量、气道压力和 $P_{ET}CO_2$ 监测。

7.其他

混合静脉血氧分压监测、血乳酸测定等。

(二)各指标的监测方法

1.呼吸运动

(1)观察胸廓起伏或棉絮的活动。

(2)心电图监测的呼吸次数及波形。

(3)全麻患者呼吸参数由麻醉机控制并监测。

2.呼吸音

先听诊左右双肺肺尖呼吸音,由上而下,听诊下肺的呼吸音,双侧对称,呼吸音清,术中勤听诊,及时发现啰音、哮鸣音等异常呼吸音。

3.皮肤、黏膜颜色

老年、呼吸疾病、贫血、心脏病等患者入室时注意观察口唇、黏膜的颜色,便于术后对比。

4.SpO_2

(1)观察波形是否规律。

(2)分辨 SpO_2 的音调、音色。

(3)监测 SpO_2 困难时,可通过观察皮肤、黏膜的颜色判断是否存在缺氧。

5.PaO_2

通过动脉血气分析进行监测。

6.潮气量、分钟通气量、气道压力和 $P_{ET}CO_2$

可通过监测麻醉机显示器或监护仪上的具体数值或波形(图 11-1)来判断。

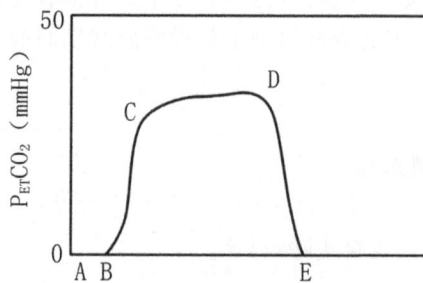

图 11-1　正常 $P_{ET}CO_2$ 波形

(三)常见参数异常的意义

1.频率

正常值为 10～16 次/分。超过 20 次/分即提示有潜在的呼吸功能不全;频率大于 30 次/分,常表现为呼吸窘迫。

(1)加快:缺氧、二氧化碳蓄积、疼痛、应激、呼吸功能不全等。

(2)减慢:呼吸抑制、呼吸遗忘、镇静过度等。

2.节律

(1)深大:酸中毒、缺氧、二氧化碳蓄积、呼吸道梗阻等。

(2)浅快:发热、疼痛、外部刺激、呼吸系统疾病等。

(3)潮式呼吸:呼吸抑制、昏迷、颅内压增高等。

(4)间歇呼吸:中枢神经系统疾病、酸中毒、呼吸抑制等。

3.幅度

注意呼吸幅度大小、双侧胸廓运动是否对称。

(1)增强:呼吸功能异常、酸中毒、缺氧等。

(2)减弱:呼吸道梗阻、呼吸抑制、中枢神经系统疾病等。

4.异常气味

正常情况下呼出气体无味。

(1)烂苹果味:酸中毒。

(2)氨(尿素、鱼腥)味:尿毒症、肾衰竭。

(3)大蒜味:有机磷中毒。

(4)恶臭味:肺脓肿、支气管扩张。

(5)肝腥味:肝性脑病。

(6)醚味:吸入药残余。

5.呼吸音

(1)增强:缺氧、酸中毒、导管插入一侧支气管过深等。

(2)减弱:呼吸抑制、胸廓活动受限、疼痛、外部刺激等。

(3)干、湿啰音:分泌物、渗出物增多、呼吸道梗阻、气道平滑肌痉挛等。

6.皮肤、黏膜颜色

正常情况下为粉红色

(1)充血、潮红:二氧化碳蓄积、酸中毒等。

(2)发绀:缺氧、合并呼吸系统疾病、心脏疾病等。

(3)苍白:贫血、循环不足、低体温等。

(4)樱桃红色:一氧化碳中毒、酸中毒等。

7.全身麻醉下监测指标异常的意义

以下项目为全身麻醉后机械通气时的监测指标。

(1)潮气量或分钟通气量:成人潮气量为 500～800 mL,静息状态下分钟通气量为 6～8 L,超过 10 L 为通气过度,低于 3 L 表示通气不足。①增加:酸中毒、疼痛、缺氧、二氧化碳蓄积、出现自主呼吸等。②减小:呼吸抑制、气道阻力增加、呼吸回路泄漏等。

(2)气道压力:呼吸过程中,气道压呈动态变化,一般用气道峰压、平均气道压、呼气末正压来描述气道压力的特征,气道峰压一般为 $1.0 \sim 2.0$ kPa$(10 \sim 20$ cmH$_2$O$)$,上限一般在 $2.9 \sim 3.9$ kPa $(30 \sim 40$ cmH$_2$O$)$,小儿为 $2.5 \sim 2.9$ kPa$(25 \sim 30$ cmH$_2$O$)$;呼气末正压一般情况下为 $2.0 \sim$ 2.9 kPa$(2 \sim 3$ cmH$_2$O$)$,严重肺功能障碍时可达 1.5 kPa$(15$ cmH$_2$O$)$,甚至 2.0 kPa$(20$ cmH$_2$O$)$ 以上,根据患者的情况设定。①气道压增高:管路打折、堵塞、分泌物过多,出现呛咳反射、自主呼吸等。②气道压降低:呼吸回路泄漏,呼吸中断。

(3)$P_{ET}CO_2$:正常值为 $4.7 \sim 6.0$ kPa$(35 \sim 45$ mmHg$)$。①$P_{ET}CO_2$增高:波形基线抬高,气道梗阻,二氧化碳排出受阻,在体内蓄积,常见于钠石灰失效、分钟通气量不足等。②$P_{ET}CO_2$降低:波形基线降低,过度通气,或通过导管的气流减少,即气管导管前端脱出气管内。③$P_{ET}CO_2$消失:波形突然消失,无气流通过呼吸管道,常见于导管脱落、窒息。

8.脉搏血氧饱和度 SpO_2

吸入空气时正常值:正常值$\geqslant 95\%$,$< 90\%$为低氧血症。SpO_2降低:多见于呼吸抑制、供氧不足、气体交换障碍等。

二、循环功能监测

心电图监测是麻醉期间和手术后重症监测治疗室(ICU)中常用的监测方法。随时发现患者的异常情况并作及时的处理,明显提高患者的存活率,减低了死亡率。

(一)常用的监测指标

(1)心电图。

(2)心率(脉搏)。

(3)血压:无创血压,有创动脉血压,中心静脉压。

(4)肺动脉压。

(5)肺毛细血管楔压。

(6)心排血量。

(二)各指标的监测方法

1.心电图

术中监测一般选择三导联或五导联心电监测。

(1)避开手术消毒范围,以免影响手术。

(2)贴电极片之前,确保皮肤完好无损,局部无炎症、硬结、过敏等。

(3)根据导联提示选择导联位置,防止人为因素导致波形异常。

(4)调节波幅大小,便于术中观察。

(5)选择避免干扰模式。

2.心率(脉搏)

一般情况下脉搏和心率是一致的,但某些心脏疾病如:房颤的患者会出现脉搏短绌,术中需同时监测心率及脉搏。

(1)调节合适的波形幅度,以免波幅过大干扰仪器监测结果。

(2)心电监护被干扰的情况下,听诊心音或触摸颈动脉搏动。

3.无创血压

(1)避开手术消毒部位,选择健康侧肢体,必要时可选择下肢。

(2)尽量避开液路、血氧监测一侧肢体。

(3)如无法避免液路,可适当延长测压间隔时间。

(4)袖带下垫无菌巾,防止长期测压造成的皮下淤血。

(5)下肢血压比上肢血压高 2.7～5.3 kPa(20～40 mmHg)。

4.有创动脉压、中心静脉压

(1)时刻注意保持管道通畅。

(2)随着体位的变动,调整压力传感器的位置。

(3)波形改变,及时调零。

(4)保证加压袋内有足够的压力。

5.尿量

尿量除了反映肾功能,也是循环系统的表现之一。

(1)保证尿管通畅、固定牢靠。

(2)准确记录插入尿管的时间、首次排入尿袋内的尿量、颜色。

(3)结合术中出入量、动脉压、中心静脉压有助于判断患者体内循环状况。

(三)常见参数异常的意义

1.心电图

发现异常心电图及时汇报医师,注意观察 S-T 段的变化。

2.心率(脉搏)

正常值 60～100 次/分。

(1)加快:麻醉减浅、外部刺激(疼痛、恶心呕吐、躁动等)、二氧化碳蓄积、有效血容量减少等。

(2)减慢:麻醉过深、循环抑制、迷走神经兴奋、手术触及延髓循环中枢等。

3.动脉血压

正常值为 12.0～18.7/8.0～12.0 kPa(90～140/60～90 mmHg),＞18.7/12.0 kPa(140/90 mmHg)为高血压,＜12.0/8.0 kPa(90/60 mmHg)为低血压。

(1)升高:颅内压增高、麻醉过浅、外部刺激、术前合并高血压、肾功能不全、心率加快、升压药作用等。

(2)降低:心功能不全、麻醉过深、循环抑制、失血过多、有效循环血容量不足、降压药作用等。

4.中心静脉压(CVP)

正常值 0.5～1.2 kPa(5～12 cmH$_2$O),其临床意义通常要结合动脉压来指导临床补液(表 11-1)。

表 11-1 中心静脉压结合动脉压指导补液原则

CVP	血压	原因	处理原则
低	低	血容量严重不足	充分补液
低	正常	血容量不足	适当补液
高	低	心功能不全或血容量相对过多	给予强心药,纠正酸中毒,舒张血管
高	正常	容量血管过度收缩	舒张血管
正常	低	心功能不全或血容量不足	补液试验

5.肺动脉压

正常值 2.4～4.0/0.8～1.6 kPa(18～30/6～12 mmHg)。

(1)增高:左心衰竭、某些先天性心脏病伴有的肺动脉高压等。

(2)降低:右室流出道狭窄、肺动脉瓣狭窄等。

6.肺毛细血管楔压

正常值为 0.7～2.0 kPa(5～15 mmHg),平均值为 1.3 kPa(10 mmHg)。

(1)升高:左心功能减弱或不全。

(2)降低:血容量不足。

7.心排血量

正常成年人静息时正常值为每分钟 4.0～6.5 L。

(1)升高:多见于心率加快、麻醉减浅、疼痛、躁动等。

(2)降低:多见于心率减慢、心功能不全等。

三、体温监测

及时发现麻醉期间体温过高或过低,分析原因,采取预防和治疗措施,指导低温麻醉和体外循环实施,控制降温和升温过程,体温监测要常备。

(一)常见测温部位

1.腋下

皮肤温度是反映末梢循环的指标,但易受环境温度直接影响,各部位的温度差异较大,一般术中以测腋温最常见。

2.鼻咽部

此处接近颈内动静脉,是良好的测温部位,可反映脑温,能迅速反应体温的变化,但易受吸入气流温度的影响,并有发生鼻出血的可能,出血倾向及已肝素化不宜用。使用降温措施的患者术中多测鼻咽温度。

3.食管

其温度接近中心温度能迅速反映心脏温度。

4.直肠

传统测量深部体温的部位,与中心体温相差 1 ℃左右,有时受粪便、腹腔和膀胱的影响,反应体温变化较慢。

5.耳鼓膜

鼓膜温度反应脑温、很精确,但有引起外耳道出血或鼓膜穿孔的可能。

(二)监测方法

1.腋温

(1)将温度探头用胶布或贴膜固定在腋下皮肤。

(2)固定上肢,以免探头脱落。

(3)注意保持皮肤干燥。

(4)使用降温措施的患者尽量避免皮肤测温。

2.鼻咽温度

(1)酒精擦拭鼻咽温度探头。

(2)凝胶稍稍润滑,不可涂抹过多,以免影响测温。

(3)动作轻柔,不可使用暴力。

(三)体温

腋温正常值:36.0～37.2 ℃。

1.升高

常见于感染、室温高、散热少、药物、甲状腺功能亢进、恶性高热,体温中枢手术等。

2.降低

常见于术中输入低温液体、使用低温冲洗液、室温低、散热多、产热少等原因。

四、血气监测

动脉血气分析是判断机体是否存在酸碱失衡及缺氧程度的可靠指标,可以对临床麻醉患者的治疗提供客观依据。

(一)常见参数正常值及临床意义

血气分析常见参数正常值及临床意义见表 11-2。

表 11-2　血气分析常见参数正常值及临床意义

监测指标	正常值	临床意义
pH	7.35～7.45	pH 在 7.35～7.45:无酸碱失衡或代偿酸碱失衡或复合性酸碱失衡
		pH<7.35 为失代偿性酸中毒
		pH>7.45 为失代偿性碱中毒
动脉氧分压(PaO$_2$)	10.7～13.3 kPa(80～100 mmHg)	PaO$_2$<8.0 kPa(60 mmHg)为呼吸衰竭
		PaO$_2$<5.3 kPa(40 mmHg)为重度缺氧
动脉二氧化碳分压(PaCO$_2$)	4.7～6.0 kPa(35～45 mmHg)	PaCO$_2$>6.0 kPa(45 mmHg)为通气不足,二氧化碳潴留
		PaCO$_2$<4.7 kPa(35 mmHg)为过度通气
标准碳酸氢根(SB)	22～27 mmo/L	SB>27 mmol/L 为代谢性碱中毒
		SB<22 mmol/L 为代谢性酸中毒
实际碳酸氢根(AB)	21～27 mmol/L	HCO$_3^-$↓,AB<SB 为呼吸性碱中毒
		HCO$_3^-$↑,AB>SB 为呼吸性酸中毒
		HCO$_3^-$↓,AB=SB<正常值为代谢性酸中毒
		HCO$_3^-$↑,AB=SB>正常值为代谢性碱中毒
剩余碱(BE)	±3 mmol/L	BE>3 为代谢性碱中毒
		BE<−3 为代谢性酸中毒
阴离子间隙(AG)	8～16 mmol/L	AG>16 mmol/L 为高 AG 代谢性酸中毒
		AG<8 mmol/L 为低蛋白血症

(二)常见酸碱平衡特征

常见酸碱平衡特征见表 11-3。

表 11-3 常见酸碱平衡特征

原发紊乱	PH 变化	原发变化	代偿变化
代谢性酸中毒	降低	HCO_3^- 降低	$PaCO_2$ 降低
代谢性碱中毒	升高	HCO_3^- 升高	$PaCO_2$ 升高
呼吸性酸中毒	降低	$PaCO_2$ 升高	HCO_3^- 升高
呼吸性碱中毒	升高	$PaCO_2$ 降低	HCO_3^- 降低

五、麻醉深度监测

(一)麻醉深度监测的方法

1.麻醉深度的临床判断

通过生命体征或各系统的临床表现来判断麻醉的深度。

2.脑电图 EEG

反应麻醉状态下的大脑皮层电活动。

3.双频谱脑电图 BIS

对 EEG 进行分析处理,将 EEG 量化,临床最常用。

4.诱发电位

神经系统在受到刺激时产生的生物电活动。

(二)常见监测异常结果的临床意义

1.麻醉深度临床判断

(1)深麻醉:患者呼吸、循环系统受抑制,反射消失或迟钝。

(2)浅麻醉:出现自主呼吸或保护反射,心率加快,血压升高,瞳孔对光反射灵敏。

2.双频谱脑电图 BIS

正常范围为 0~100,数值越小,麻醉越深。

（裴　丹）

参 考 文 献

[1] 袁越,宋春梅,李卫,等.临床常见疾病护理技术与应用[M].青岛:中国海洋大学出版社,2021.

[2] 张兰凤.护理院护理技术[M].北京:科学出版社,2021.

[3] 陈艳琼.新编专科护理理论与护理实践[M].开封:河南大学出版社,2020.

[4] 张晓霞,于丽丽.外科护理[M].济南:山东人民出版社,2021.

[5] 侯桂华,肖娟,王英.介入诊疗器材应用与护理[M].北京:北京大学医学出版社,2021.

[6] 吴雯婷.实用临床护理技术与护理管理[M].北京:中国纺织出版社,2021.

[7] 曾广会.临床疾病护理与护理管理[M].北京:科学技术文献出版社,2020.

[8] 周红梅.实用临床综合护理[M].汕头:汕头大学出版社,2021.

[9] 王艳.常见病护理实践与操作常规[M].长春:吉林科学技术出版社,2020.

[10] 关再凤,孙永梅.常见病护理技术[M].合肥:中国科学技术大学出版社,2021.

[11] 汤优优.现代护理管理与常见病护理[M].北京:科学技术文献出版社,2020.

[12] 奖争艳.外科护理技术[M].上海:同济大学出版社,2021.

[13] 左岚.现代临床护理实践与护理管理[M].北京:科学技术文献出版社,2020.

[14] 王岩.护理基础与临床实践[M].北京:化学工业出版社,2021.

[15] 郑学风.实用临床护理操作与护理管理[M].北京:科学技术文献出版社,2020.

[16] 何绮月,方郁岚.现代麻醉护理实践新思维[M].长春:吉林科学技术出版社,2020.

[17] 赵芳芹.实用临床护理[M].北京:科学技术文献出版社,2020.

[18] 刘峥.临床专科疾病护理要点[M].开封:河南大学出版社,2021.

[19] 王颖.临床医学护理[M].长春:吉林大学出版社,2020.

[20] 李雪梅.实用护理学与护理管理[M].哈尔滨:黑龙江科学技术出版社,2021.

[21] 魏瑛琪.临床全科护理[M].长春:吉林大学出版社,2020.

[22] 章志霞.现代临床常见疾病护理[M].北京:中国纺织出版社,2021.

[23] 王颖.临床医学护理[M].长春:吉林大学出版社,2020.

[24] 肖娟.实用护理技术与专科护理规范[M].长春:吉林科学技术出版社,2020.

[25] 张玉玲.现代临床实用护理[M].哈尔滨:黑龙江科学技术出版社,2020.

[26] 张薇薇.综合护理实践与技术新思维[M].北京:中国纺织出版社,2021.

[27] 袁秀云.新编临床护理实践[M].长春:吉林科学技术出版社,2020.

[28] 刘爱杰,张芙蓉,景莉,等.实用常见疾病护理[M].青岛:中国海洋大学出版社,2021.

［29］吴春格.临床护理研究指导［M］.北京:科学技术文献出版社,2020.

［30］于红,刘英,徐惠丽,等.临床护理技术与专科实践［M］.成都:四川科学技术出版社,2021.

［31］杜映荣.实用肝病临床护理［M］.昆明:云南科技出版社,2020.

［32］刘楠楠.内科护理［M］.北京:人民卫生出版社,2021.

［33］贾青,王静,李正艳.临床护理技术规范与风险防范［M］.北京:化学工业出版社,2021.

［34］管清芬.基础护理与护理实践［M］.长春:吉林科学技术出版社,2020.

［35］朱新红.综合护理临床实践［M］.哈尔滨:黑龙江科学技术出版社,2020.

［36］孟焦.护理干预在小儿腹泻护理中的应用［J］.中国医药指南,2020,18(7):235-236.

［37］潘静.系统护理干预在慢性胃炎及胃溃疡患者中的应用探讨［J］.中国医药指南,2021,19(25):172-174.

［38］刘娜.分析综合性护理对雾化吸入治疗支气管扩张患者的临床价值［J］.中国医药指南,2021,19(24):164-165＋168.

［39］朱明英.羊水栓塞患者的临床护理分析［J］.中国医药指南,2020,18(27):181-183.

［40］刘腾飞.综合护理干预对术后留置导尿管减轻尿路感染的效果［J］.中国医药指南,2021,19(36):130-131.